Romrell/Lanier/Ross/von Hagens

Der menschliche Körper

Romrell/Lanier/Ross/von Hagens

Der menschliche Körper

Schnittanatomie und Tomographie

Zweite, vollständig überarbeitete
und erweiterte Auflage

127 Farbtafeln mit Schnittdarstellungen in ungewöhnlich hoher Kontrastschärfe
sowie 132 integrierte Computer- und Kernspintomogramme

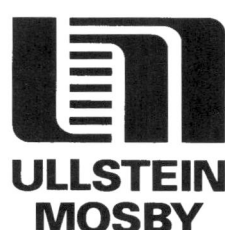

ULLSTEIN
MOSBY

Prof. Dr. L. J. Romrell
Abteilung für Anatomie
und Zellbiologie der
Universität Florida,
College of Medicine,
Gainsville, Florida

Linde Lanier
Abteilung für Radiologie
Universität Florida
Gainsville, Florida

Prof. Dr. H. Ross
Abteilung für Anatomie
und Zellbiologie der
Universität Florida,
College of Medicine,
Gainsville, Florida

Dr. G. v. Hagens
Institut für Anatomie
und Zellbiologie der
Universität Heidelberg

Die Deutsche Bibliothek – CIP-Einheitsaufnahme

Der **menschliche Körper** : Schnittanatomie und Tomographie ;
Farbtafeln mit Schnittdarstellungen in ungewöhnlich hoher
Kontrastschärfe sowie integrierte Computer- und
Kernspintomogramme / Romrell ... – 2., vollst. überarb. und
erw. Aufl. – Berlin ; Wiesbaden : Ullstein Mosby 1996.
  Früher u.d.T.: Farbatlas der Schnitt-Anatomie
  ISBN 3-86126-122-7
  NE: Romrell, Lynn J.

1. Auflage: von Hagens, G., Romrell, L., Ross, H., Tiedemann, K.: Farbatlas der Schnitt-Anatomie. Plastinierte Scheiben des menschlichen Körpers.
   © Stuttgart: Schwer Verlag 1991.

2., vollständig überarbeitete und erweiterte Auflage
   © Ullstein Mosby GmbH & Co. KG, Berlin/Wiesbaden, 1996

Die Verfasser haben größte Mühe darauf verwandt, daß die Angaben von Medikamenten, ihren Dosierungen und Applikationen dem jeweiligen Wissensstand bei Fertigstellung des Werkes entsprechen. Da jedoch die Medizin als Wissenschaft ständig im Fluß ist, da menschliche Irrtümer und Druckfehler nie völlig auszuschließen sind, übernimmt der Verlag für derartige Angaben keine Gewähr. Jeder Anwender ist daher dringend aufgefordert, alle Angaben in eigener Verantwortung auf ihre Richtigkeit zu prüfen.

Die Wiedergabe von Gebrauchsnamen, Handelsnamen oder Warenbezeichnungen in diesem Werk berechtigt auch ohne besondere Kennzeichnung nicht zu der Annahme, daß solche Namen im Sinne der Warenzeichen-Markenschutz-Gesetzgebung als frei zu betrachten wären und daher von jedermann benutzt werden dürfen.

Lektorat: Sabine Reineke, Regina Pawolka
Herstellung: Detlef Mädje
Satz und Repro: Mitterweger Satz GmbH, Plankstadt
Druck und buchbinderische Verarbeitung: Freiburger Graphische Betriebe, Freiburg

Printed in Germany

ISBN 3-86126-122-7

Vorwort zur zweiten Auflage

Dieser Atlas der Schnittanatomie und Tomographie des menschlichen Körpers ist eine Revision der 1. Auflage des „Farbatlas der Schnitt-Anatomie" von G. von Hagens, L. J. Romrell, M. H. Ross und K. Tiedemann. Die Absicht des vorherigen Atlas war die umfassende Sammlung von Farbschnitten, die die Schnittanatomie des gesamten Körpers repräsentieren. Um den Anregungen von Benutzern, Kollegen und Kritikern dieses Originalatlas nachzukommen, ergänzten wir diese neue Ausgabe durch radiologische Aufnahmen, die mit dem jeweiligen farbigen Schnittbild korrelieren.

Durch die rasche Entwicklung der bildgebenden Verfahren, wie Ultraschall, Computertomographie (CT) und Kernspintomographie (MRI), wird es für Medizinstudenten, Ärzte verschiedener Fachrichtungen und andere Mitarbeiter im Gesundheitswesen immer wichtiger, die zweidimensionalen Anatomiebilder zu verstehen und bestimmte Strukturen aus jeder Bildperspektive wiederzuerkennen. Die Darstellung anatomischer Strukturen anhand von Schnittbildern hat in Studium und Praxis innerhalb der letzten Jahre an Bedeutung gewonnen. Dieser Atlas verhilft dem Studenten zu einem besseren Verständnis der Schnittanatomie und Radiologie.

In diesem neuen Atlas finden Sie auch eine kurze Einführung in die radiologischen Techniken, um dem Studenten die verwendeten Methoden näher zu bringen.

Jedes Kapitel bietet dem Leser auch radiologische Standardabbildungen, die eine gründliche Übersicht über die Radiologie gewährleisten. Wir hoffen, daß dieser Atlas dem Studenten die Würdigung und das Verständnis der Anatomie als Grundlage für die klinische Radiologie erleichtert.

Dr. Gunther von Hagens präparierte die plastinierten Schnitte, die in diesem Atlas verwendet wurden. Die Technik und die Möglichkeiten ihrer Anwendung wurden von Hagens et al. (Anat. Embrol. 175:411-421, 1987) beschrieben. Die hohe Qualität der plastinierten Schnitte ist im Vergleich zu konventionellen Präparationen wesentlich höher, was beim Betrachten der Fotos in diesem Atlas deutlich wird.

Wir hoffen, daß Ihnen dieser Atlas eine interessante Reise durch die Schnittanatomie und Tomographie des menschlichen Körpers bietet.

L. J. Romrell
L. Lanier
H. Ross
G. v. Hagens

Danksagung

Die Autoren danken Herrn Achim Heckert aus Heidenheim für die fotografische Arbeit mit den plastinierten Schnitten. Durch seine Erfahrung erhielten wir farbige Darstellungen, auf denen die Details anatomischer Strukturen deutlich werden. Wir danken ebenfalls Herrn Rudolf Partsch aus Heidenheim für seine Assistenz bei diesem Projekt.

Auch Herrn Denifield Player drücken wir für die Herstellung der Schwarzweißfotografien der Röntgenaufnahmen unseren Dank aus. Die hohe Qualität der Aufnahmen ist ein Hinweis auf die intensive, detaillierte Arbeitsweise.

Für die technische Assistenz bedanken wir uns bei Herrn Rick Johns, der bei der Produktion verschiedener MR-Bilder mitwirkte.

Spezieller Dank geht an unseren Koautor, Herrn Dr. Gunther von Hagens vom Institut für Anatomie und Zellbiologie der Universität Heidelberg. Dr. von Hagens entwickelte die Plastinationstechnik und ermöglichte dadurch die hohe Qualität der Schnitte in diesem Buch. Die Qualität der Schnitte ist nach wie vor eine Bereicherung für Anatomen, Radiologen, Chirurgen und alle anderen, die die komplexe Anatomie des Körpers kennen müssen.

Wir danken ebenfalls Lisa Boother und Jackie Clock, die eine bedeutende Rolle bei der Erstellung und Durchsicht des Manuskripts innehatten. Ihr Fleiß und ihre Motivation machten die effektive Realisierung des Manuskripts möglich. Auch danken wir für die Assistenz von Deanne Romrell, die bei Auswahl und Beschriftung der radiologischen Abbildungen mitwirkte.

Schließlich möchten wir noch für Rat und Unterstützung durch Herrn Harald Schwer und die Mitarbeiter von Ullstein Mosby danken.

Vorwort zur ersten Auflage

In den letzten Jahren sind mehrere Atlanten der Schnitt-anatomie erschienen. Den Anstoß dazu, Schnittschei-ben des menschlichen Körpers zu studieren, hat die Medizintechnik gegeben. Hier sind insbesondere die Fortschritte auf dem Gebiet der Ultraschalldiagnostik, der Computertomographie (CT) und der Kernspintomo-graphie (MRI) zu nennen. Diese neuen bildgebenden Verfahren erfordern vom Medizinstudenten, vom Arzt sowie vom medizinischen Hilfspersonal eine andere Betrachtungsweise des Körpers. Sie unterscheidet sich stark von der im Präparierkurs oder der beim kon-ventionellen Röntgen gewonnenen Anschauung. Heut-zutage müssen die Angehörigen der Heilberufe daher auch ein Bild der Anatomie in unterschiedlichen Schnitt-ebenen im Kopf haben und befunden können.

Wir haben uns zur Herausgabe eines Farbatlas der Schnittanatomie entschlossen, der auf plastinierten Präparaten basiert. Sie stellen gegenwärtig das beste Anschauungsmaterial für die Schnittanatomie dar. Bei dieser Plastinationstechnik wird zunächst eine Leiche mit einer Bandsäge in 2,5 bis 4 mm dünne Scheiben zersägt. Sie werden in kaltem Aceton entwässert. Das extrahierte Wasser und Fett wird anschließend im Vakuum durch ein Epoxidharz ersetzt. Nach der Aus-härtung besticht eine durch Plattenplastination dauer-haft imprägnierte, feste Gewebescheibe durch ihre Transparenz, wie die Farbabbildungen zeigen. Alle topographischen Beziehungen sind unzerstört erhal-ten, die unterschiedlichen Gewebe sind durch die Ent-fettung des Bindegewebes scharf voneinander abge-grenzt. Die geringe Schnittdicke bewirkt eine hohe Auflösung, so daß auch feinste Strukturen identifiziert werden können.*

Die Studenten im Präparierkurs an der Universität Hei-delberg und an der Universität Florida benutzen die pla-stinierten Schnittpräparate sehr gern. Der Vergleich dieser Schnittpräparate mit der präparierten Leiche vertieft den Eindruck dreidimensionaler Lagebezie-hungen.

Überdies stellen die plastinierten Präparate eine große Hilfe dar, um Strukturen auf CT- und MRI-Bildern sicher zu diagnostizieren. Wir hoffen daher, daß die Farbfotos plastinierter Körperschnitte in diesem Atlas dem Leser ein besseres Verständnis der Anatomie im Hinblick auf die modernen bildgebenden Verfahren vermitteln.

Dr. med. G. von Hagens
Institut für Anatomie und Zellbiologie I
der Universität Heidelberg

L. J. Romrell, Ph. D.
Universität Florida, College of Medicine

M. H. Ross, Ph. D.
Universität Florida College of Medicine

Prof. Dr. K. Tiedemann
Institut für Anatomie und Zellbiologie I
der Universität Heidelberg

*Eine detaillierte Übersicht über die Plastinationstechnik findet sich in dem Review-Artikel von v. Hagens, G., Tiedemann, K., Kriz, W.: The current potential of plastination. Anat. Embryol. 175: 411–421 (1987).

Inhalt

Einleitung

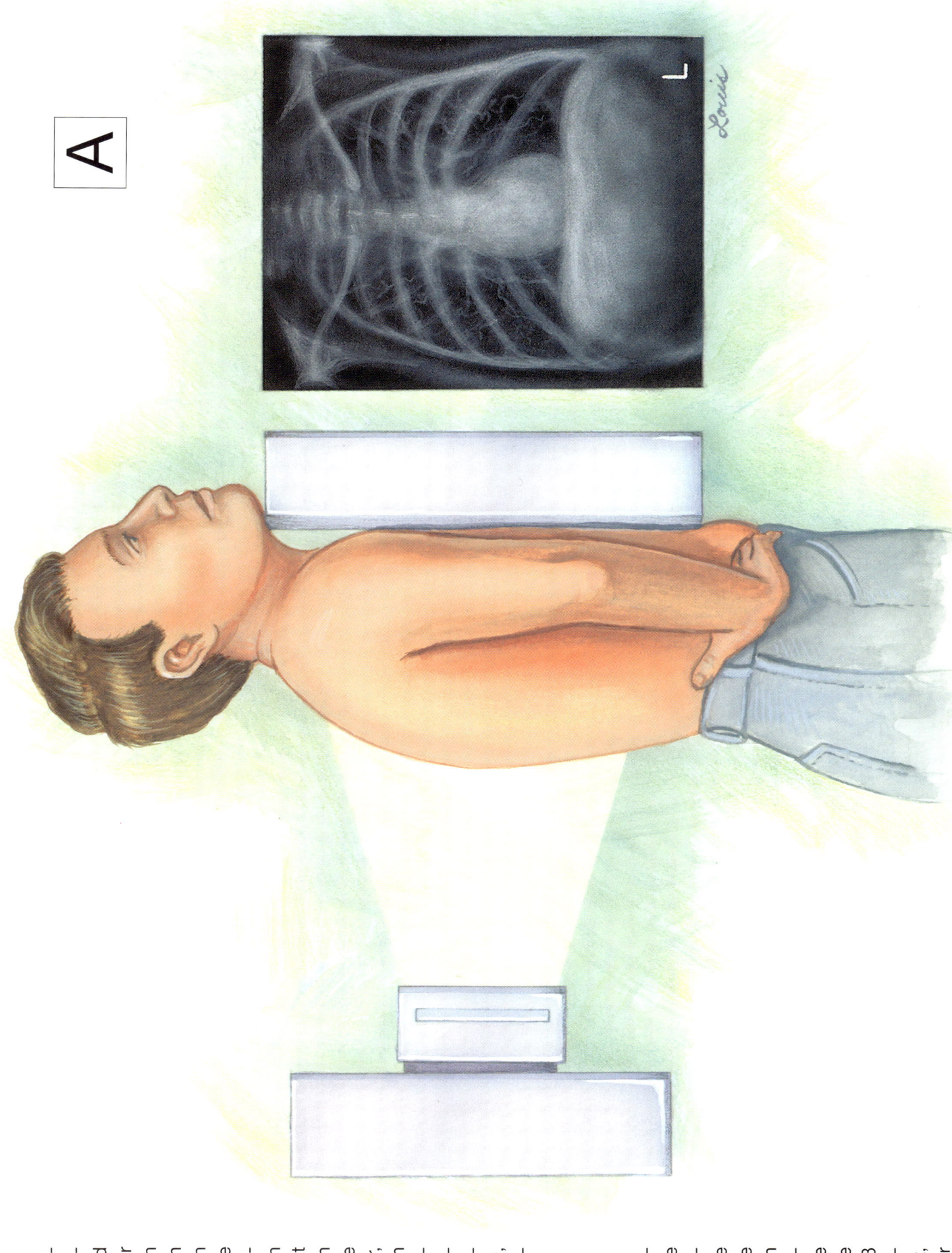

A

Die bildgebenden Verfahren haben in der westlichen Welt innerhalb kürzester Zeit eine fundamentale Bedeutung für die Diagnostik und Behandlung der Patienten gewonnen. Nach ihrer Ausbildung sehen die meisten Ärzte, außer den Chirurgen, die Strukturen des menschlichen Körpers nur noch mit Hilfe der bildgebenden Verfahren. Diagnostische Bilder unterstützen die Schichtdarstellung als einen Teil des Verständnisses der normalen Anatomie, da die Strukturen auf vielen verschiedenen Bildebenen dargestellt werden können. Die Bilder, die für dieses Buch ausgesucht wurden, geben hauptsächlich die normalen, anatomischen Verhältnisse wieder, wie sie auch auf den Standardaufnahmen in den klinisch relevanten Bildern täglich gesehen werden. In diesem Buch werden verschiedene bildgebende Verfahren vorgestellt: native Röntgenaufnahmen, Röntgenkontrastmitteldarstellung, Computertomographie (CT) und Magnetic Resonance Imaging (MRI).

Radiographie

Röntgenstrahlen sind hochfrequente, hochenergetische elektromagnetische Wellen, die durch Beschleunigung und anschließendes Auftreffen eines negativ geladenen Elektrons auf eine positiv geladene Anode erzeugt werden. Die Anode besteht meistens aus Wolfram, aber auch Molybdän, Rhodium und andere Elemente werden als Anode genutzt. Die Röntgenstrahlen, die so produziert werden, besitzen eine Energie, die es ihnen ermöglicht, in verschiedenem Ausmaß durch den Körper zu dringen. Viele Röntgenstrahlen werden durch den Körper absorbiert, aber einige passieren ihn auch und treffen auf der anderen Seite auf einen „Detektor". Dies kann ein

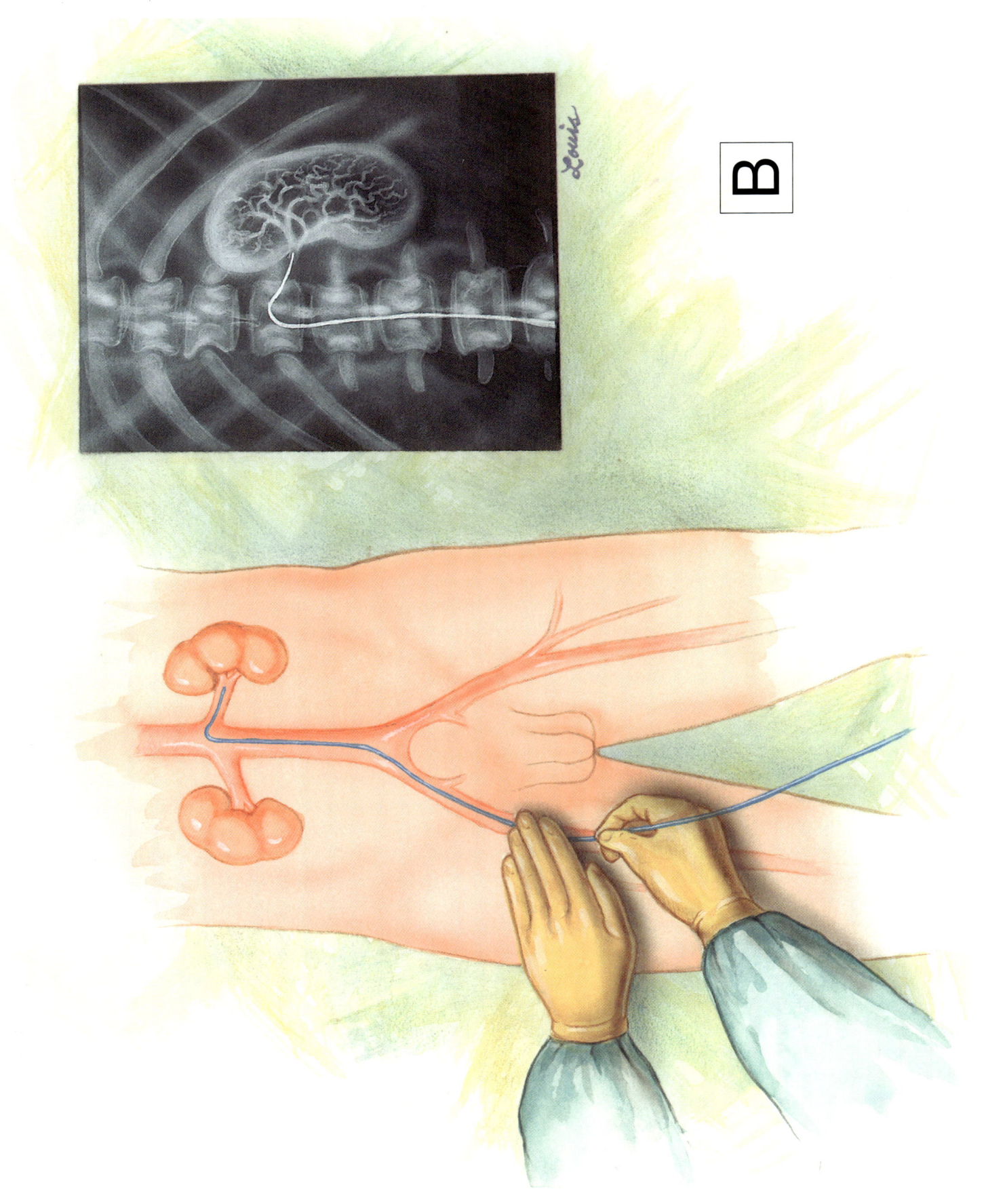

B

Film sein, ein fluoreszierender Schirm oder – im Falle eines computerunterstützten Bildes – , ein digitaler Detektor. Die Bilder, die mit Hilfe dieser Methode gewonnen werden, bezeichnen wir als Röntgenbilder. Im Falle der Aufzeichnung auf einen Film durchdringen die Strahlen den Körper und treffen auf der anderen Seite auf einen silberbeschichteten Film, wo sie eine Veränderung der Silberkristalle bewirken. Bei der Entwicklung des Films wird das Bild an den Stellen dunkel, an denen die Strahlen auf die Filmoberfläche getroffen sind. Die anderen Stellen, die nicht von den Röntgenstrahlen getroffen wurden, bleiben hell. Diese Technik erzeugt demnach „Schattenbilder", die aus den Farben schwarz und weiß und den möglichen Grauschattierungen bestehen. Das entstandene Schattenbild ist abhängig von der Form und Dichte der durchleuchteten Strukturen.

Die qualitative Zusammensetzung der durchleuchteten Körpergewebe bedingt ein Röntgenbild, das signifikant mit den Strukturen korreliert. Einige Gewebe, wie z.B. Knochen, absorbieren sehr viele Röntgenstrahlen und lassen nur wenige Strahlen passieren, während Luft den größten Anteil der Röntgenstrahlen passieren läßt. Die meisten Gewebe sind durchlässig für die höherenergetischen Strahlen, während Röntgenstrahlen mit niedriger Energie leichter absorbiert werden. Dadurch erscheinen Knochen auf der Röntgenaufnahme weiß, die luftgefüllten Lungen schwarz und andere Gewebe in verschiedenen Grauabstufungen (siehe Abbildung A).

Röntgenkontrastmitteldarstellung

Gewebe von gleicher Zusammensetzung und Struktur erzeugen gleichartige Schatten und können auf dem Bild nicht voneinander unterschieden werden. Daher wird manchmal ein Kontrastmittel gegeben, wodurch die kontrastmittelenthaltende Struktur auf dem Röntgenbild nun deutlich gegen andere Strukturen abgrenzbar wird. Kontrastmitteldarstellungen werden heute sehr häufig für diagnostische Zwecke eingesetzt. Als Substanzen werden meist Barium oder Jod verwendet.

Barium

Barium ist eine inerte Substanz, die meistens zur Untersuchung des Gastrointestinaltrakts verwendet wird. Barium wird häufig in Form einer Suspension gegeben und oral verabreicht, wodurch eine Darstellung des Darmlumens möglich wird. In den meisten Fällen wird eine Durchleuchtung gemacht, so daß auch die Darmmotilität beurteilt werden kann.

Jod

Die Jodsuspension wird intravasal gegeben, um eine Darstellung von Gefäßen zu ermöglichen, die normalerweise nicht von dem umgebenden Gewebe unterschieden werden können. Bei der Angiographie werden bestimmte Gefäße untersucht. Jod kann auch für die Untersuchung des Darms verwendet werden, meist wird jedoch Barium bevorzugt.

Durchleuchtung

Die Durchleuchtung (Fluoroskopie) ist eine Echtzeitröntgenaufnahme. Ein konstanter Röntgenstrahl ermöglicht eine erweiterte Untersuchung der Gewebe über mehrere Sekunden oder sogar Minuten. Durch diese Technik wird die Bewegung und die Beziehung verschiedener Strukturen untereinander deutlich. Die Fluoroskopie wird meist beim Bariumschluck, der Bariumdarstellung des Gastromtestinaltraktes, beim Bariumeinlauf und anderen ähnlichen Untersuchungen eingesetzt.

Angiographie

Die Angiographie ist eine spezielle Technik, die zur Untersuchung von Blutgefäßen eingesetzt wird. Zu diesem Zweck wird die Radiographie und die Durchleuchtung verwendet. Die Darstellung einer Arterie wird Arteriogramm genannt, die Untersuchung von Venen wird als Phlebographie bezeichnet. Ein Arteriogramm wird dann angefertigt, wenn der Verdacht

auf einen abnormalen Verlauf oder eine Blockade der Arterie besteht. Der Zugang zum arteriellen System wird durch Punktion einer leicht zugänglichen Arterie, meist der A. femoralis, mittels einer Kanüle und Einbringen eines kleinen Katheters in die Arterie gewonnen. Der Katheter wird dann im arteriellen System bis zum gewünschten Gefäß vorgeschoben, worüber dann jodhaltiges Kontrastmittel injiziert wird. Der Blutfluß transportiert das Kontrastmittel weiter, wodurch die Gefäßinnenräume darstellbar werden. Arteriogramme zeigen meist die normale Anatomie der Gefäße sehr gut und sind daher auch in diesem Buch aufgenommen worden (siehe Abbildung B).

Computertomographie

Die Computertomographie, das CT, wird mit dem Einsatz von Röntgenstrahlen, einem digitalen Detektor und der computerunterstützten Manipulation der aufgenommenen Signale durchgeführt. Die CT-Bilder zeigen den Körper in Schnittbildern. Diese Technologie wurde Mitte der siebziger Jahre ent

wickelt und hat mit ihren relativ genauen Einsichten „in den Körper" die diagnostische Medizin revolutioniert.
Der Patient wird für die CT-Aufnahme auf einen Tisch gelegt, der in eine röhrenförmige Rampe geschoben wird, die den Röntgengenerator und eine Anordnung mehrerer digitaler Röntgenstrahlendetektoren enthält. Die erzeugten Röntgenstrahlen passieren den Körper und treffen auf der Gegenseite auf den Detektor. Sowohl der Röntgengenerator, als auch der Detektor rotieren während der ganzen Untersuchung um 360°

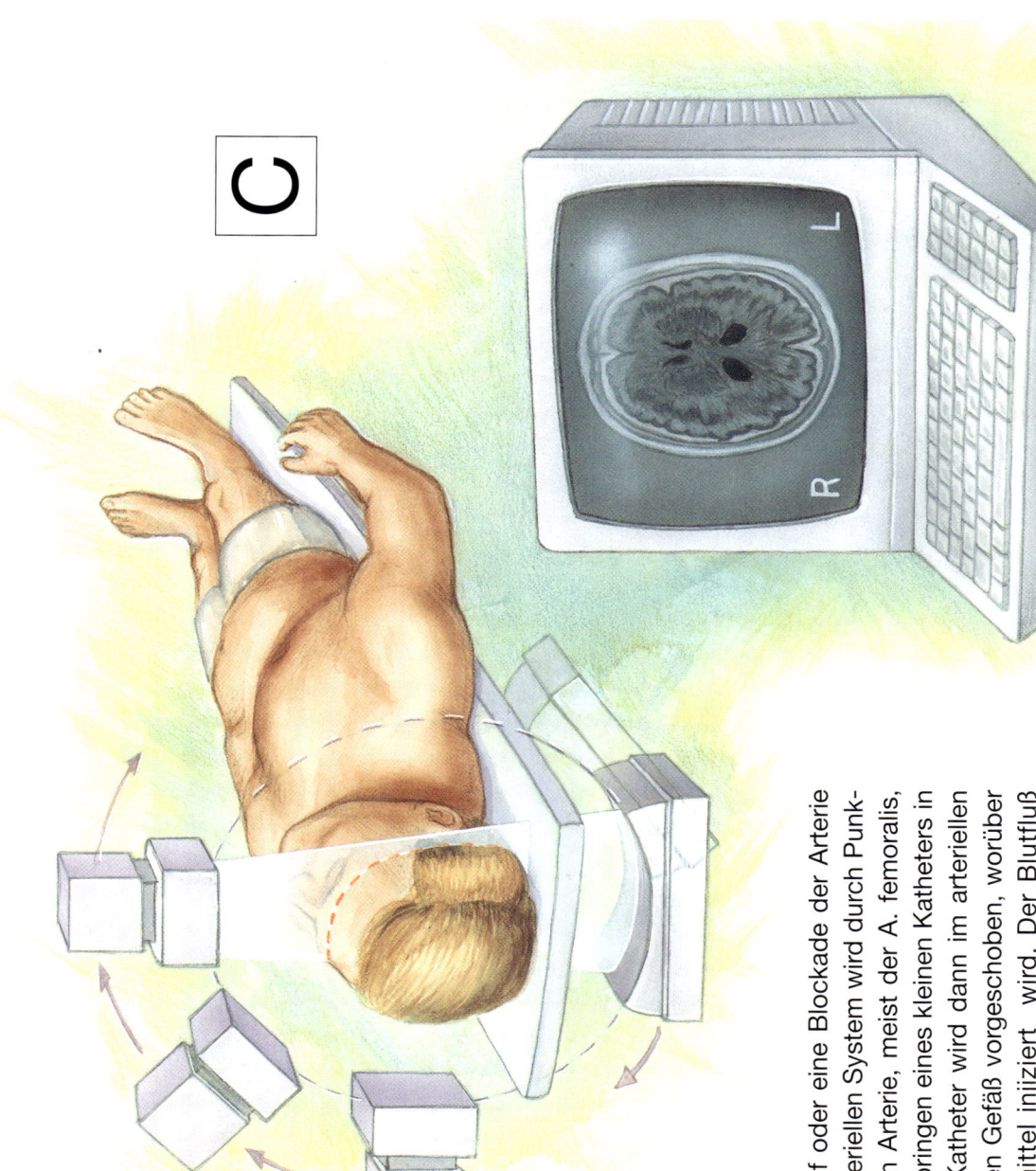

C

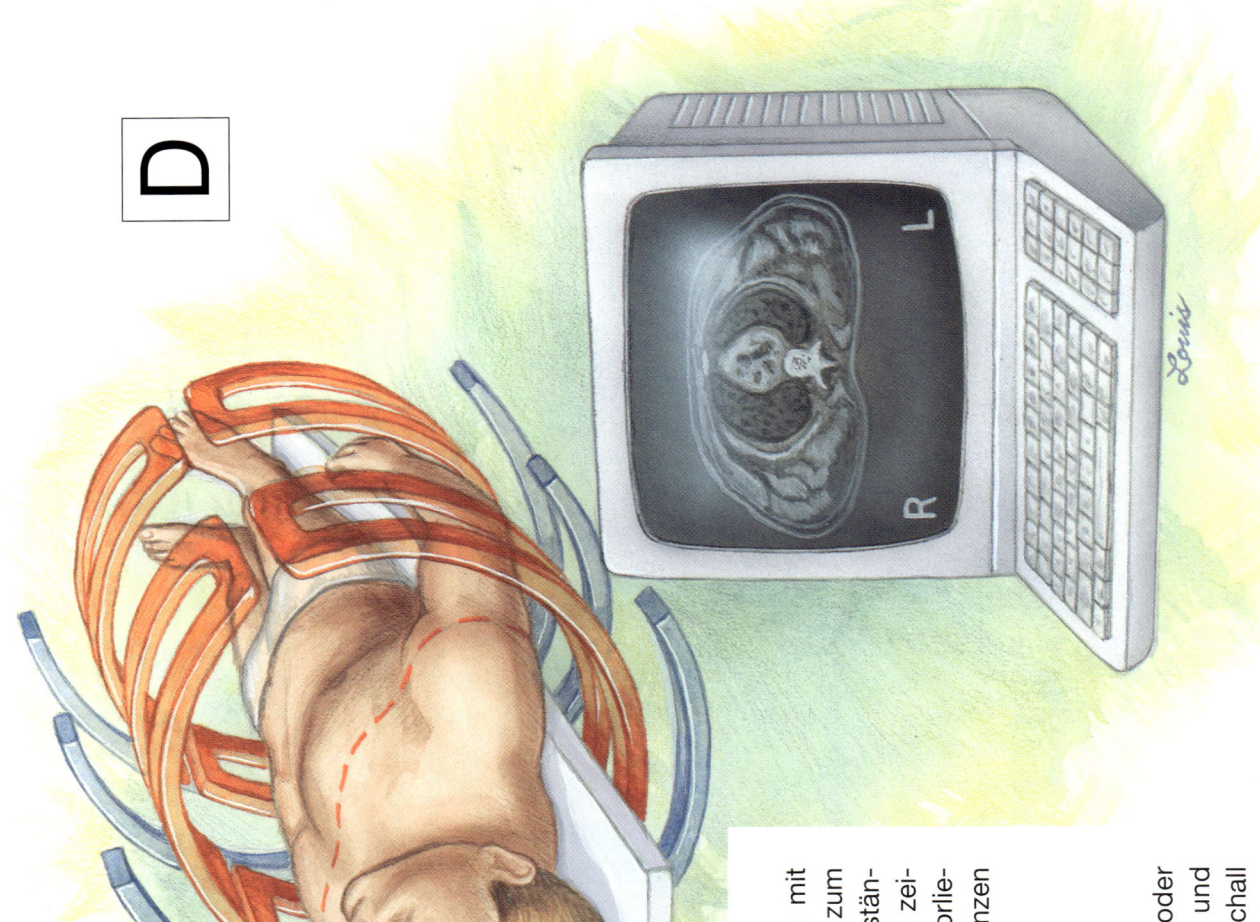

um den Patienten und erzeugen so eine Menge von Daten, die mit Hilfe des Computers zu einem Bild zusammengesetzt werden. Jede Umdrehung erzeugt ein Bild von einer dünnen Schicht des Körpers, die auch als „Scheibe" bezeichnet wird. Die Dicke der Scheiben variiert zwischen 1 und 2 Millimeter. Die Filmserien können dann entweder auf einem Computermonitor oder auf Filmabzügen betrachtet werden.

Ähnlich wie bei der einfachen Röntgenaufnahme wird durch die Zusammensetzung der Gewebe ein Schwarzweißbild erzeugt. Auch hier wird häufig ein Kontrastmittel eingesetzt, um benachbarte Strukturen gleicher Dichte voneinander unterscheiden zu können. Im Gegensatz zur einfachen Röntgenaufnahme, bei der eine komplette Schattenaufnahme resultiert, können durch die „Scheibentechnik" im CT die Strukturen ohne Überlappungen gezeigt werden. Die Bilder ermöglichen eine relativ exakte Definition der abgebildeten Strukturen (Siehe Abbildung C).

Kernspintomographie

Magnetic Resonance Imaging (MRI) oder Kernspintomographie stellt einen Prozeß dar, bei dem mittels der Manipulation von Magnetfeldern und Radiowellen anstelle von ionisierenden Röntgenstrahlen Abbildungen erstellt werden. Die Technologie für diese Methode wurde in den frühen 1980er Jahren entwickelt. Durch MRI wurde die diagnostische Medizin wesentlich verbessert. Die Methode erlaubt eine „Einsicht" in den Körper auf sehr vielen verschiedenen Ebenen (axial, frontal, sagittal, schräg usw.). Da die Bilder ohne Röntgenstrahlen hergestellt werden, erscheinen die Gewebe anders als auf dem einfachen Röntgenfilm oder im CT.

Zur Herstellung der Bilder ist ein sehr komplexer Vorgang erforderlich; er soll hier vereinfacht dargestellt werden: Der Patient wird auf einen Tisch gelegt, der sich in einem runden Radiator befindet und einen starken Magneten enthält. Alle Gewebe, die ein hydrogenierbares Ion enthalten, wie das Wasserstoffproton (H^+), treten in Interaktion mit dem magnetischen Feld des starken Magneten. Anschließend wird eine Impulsserie von Radiowellen abgegeben, um die Wasserstoffprotonen (H^+) in eine fluktuierende Bewegung zu versetzen. Die Protonen reagieren in Abhängigkeit der vorhandenen magnetischen Kräfte und entsenden dabei Signale, die von kleinen, empfindlichen Radioempfängern aufgezeichnet werden. Diese Signale werden vom Computer in Bilder umgesetzt.

MRI ist besonders nützlich für die Untersuchung des Gehirns und Rückenmarks wie auch für die Darstellung von Gelenken, deren Knorpelteile auf Röntgenbildern und im CT nicht so gut beurteilt werden können. Nicht mobile Protonen, wie sie z.B. im Knochen vorkommen, geben nur ein geringes Signal ab, weshalb die Kortikalis des Knochens auf den Bildern schwarz erscheint (im Gegensatz zur weißen Darstellung im Röntgenbild und CT). Andere Gewebe geben unterschiedliche Signalstärken ab und erscheinen auf den Bildern in verschiedenen Grautönen.

Durch die vielen Möglichkeiten der Datenverarbeitung mit Hilfe des Computers können spezielle Fragestellungen zum Blutfluß, einer Organfunktion oder zu pathologischen Zuständen bearbeitet werden. Die T1-„gewichteten" Sequenzen zeigen die normale Anatomie sehr gut, weshalb wir im vorliegenden Buch im wesentlichen T1-gewichtete Sequenzen zeigen (siehe Abbildung D).

Andere bildgebende Verfahren

Andere bildgebende Verfahren, wie z.B. Ultraschall oder Nuklearszintigraphie, sind ebenfalls für die Diagnose und Behandlung von Krankheiten von Bedeutung. Beim Ultraschall werden Schallwellen verwendet, die mit Hilfe des Computers zu Bildern von inneren Organen verarbeitet werden. Die Methode der Nuklearszintigraphie liefert Bilder von inneren Organen und die Interpretationsmöglichkeit von Organfunktionen. Die Technik beruht auf der Verwendung radioaktiver Substanzen, die an Pharmaka gebunden sind und dem Patienten verabreicht werden. Obwohl dieses Verfahren in der Klinik eine breite Verwendung findet, haben die Abbildungen für die Anatomie eine geringere Bedeutung als die Ergebnisse von Röntgenaufnahmen, CT und MRI. Deshalb wurden solche Aufnahmen nicht in das vorliegende Buch aufgenommen.

Teil 1
Kopf und Hals

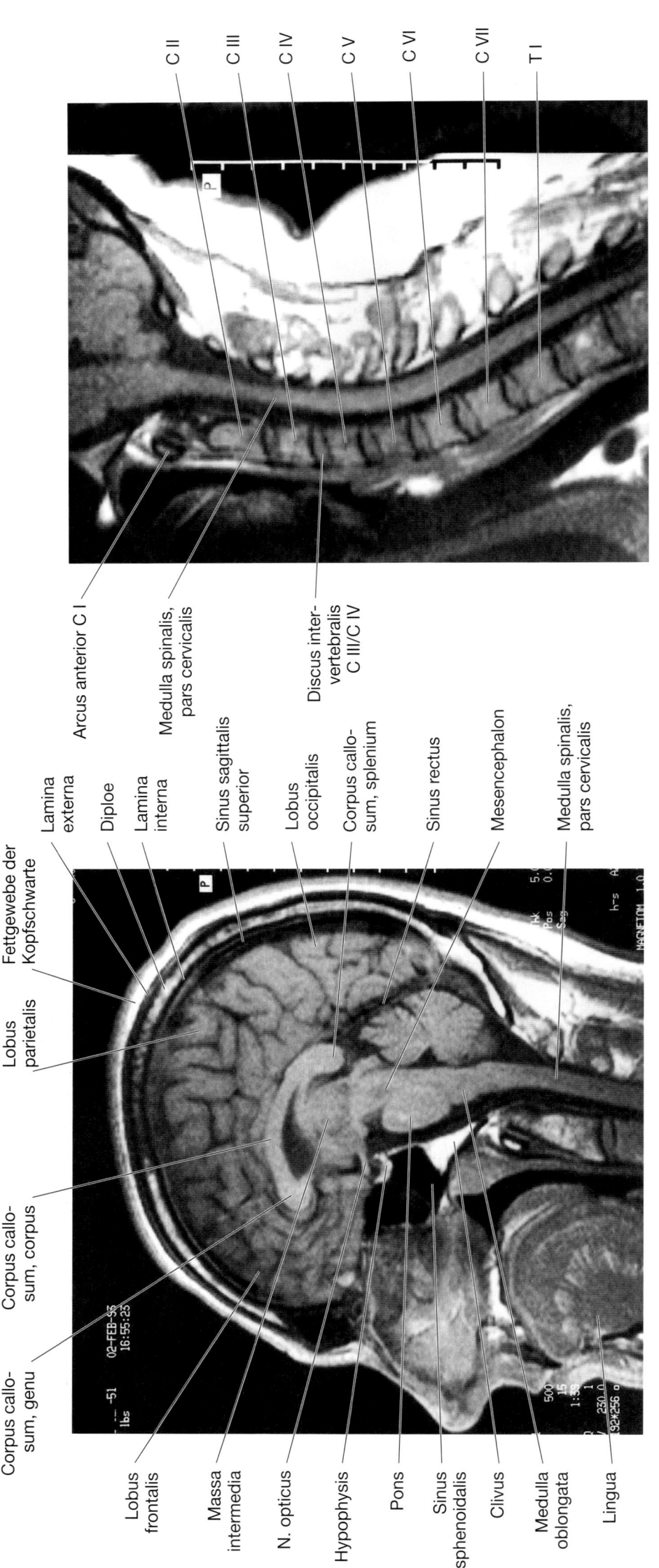

Corpus callo-
sum, genu

Corpus callo-
sum, corpus

Fettgewebe der
Kopfschwarte

Lobus
parietalis

Lamina
externa

Diploe

Lamina
interna

Sinus sagittalis
superior

Lobus
occipitalis

Corpus callo-
sum, splenium

Sinus rectus

Mesencephalon

Medulla spinalis,
pars cervicalis

Lobus
frontalis

Massa
intermedia

N. opticus

Hypophysis

Pons

Sinus
sphenoidalis

Clivus

Medulla
oblongata

Lingua

C II

C III

C IV

C V

C VI

C VII

T I

Arcus anterior C I

Medulla spinalis,
pars cervicalis

Discus inter-
vertebralis
C III/C IV

Die Abbildung zeigt ein T1-gewichtetes, sagittales MR-Bild durch die Kopfmitte. Die Aufnahme demonstriert einige der Strukturen in der Medianebene, wie z.B. das Corpus callosum, die Pons, die Medulla oblongata, die Hypophyse und den Sinus sphenoidalis.

Dieses T1-gewichtete, sagittale MR-Bild des Zervikalmarks verläuft auf der Mittellinie. Nach dem Austritt aus dem Schädel wird die Medulla oblongata zur Medulla spinalis. Beachte die Beziehung zwischen dem Mark, das in dieser Sequenz von dunkelgrauem Liquor umgeben ist, und den knöchernen Elementen des Zervikalkanals. Der Knorpel der Zwischenwirbelscheiben ist – im Gegensatz zu den MR-Bildern – auf einfachen Röntgenaufnahmen nicht zu sehen.

MRI

Sagittalschnitte

Abb. 1.1a und 1.1b

Kopf und Hals

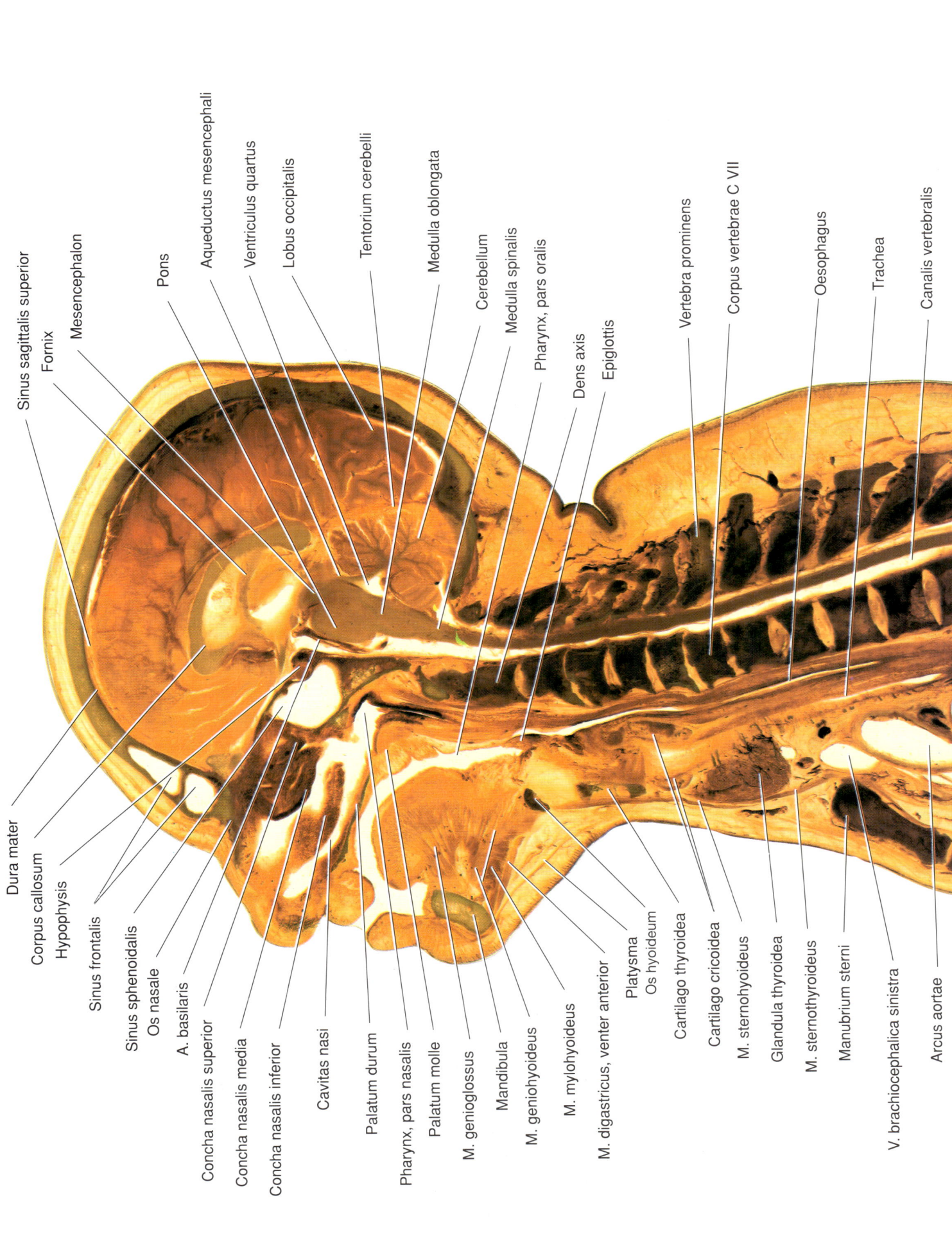

Dura mater
Corpus callosum
Hypophysis
Sinus frontalis
Sinus sphenoidalis
Os nasale
A. basilaris
Concha nasalis superior
Concha nasalis media
Concha nasalis inferior
Cavitas nasi
Palatum durum
Pharynx, pars nasalis
Palatum molle
M. genioglossus
Mandibula
M. geniohyoideus
M. mylohyoideus
M. digastricus, venter anterior
Platysma
Os hyoideum
Cartilago thyroidea
Cartilago cricoidea
M. sternohyoideus
Glandula thyroidea
M. sternothyroideus
Manubrium sterni
V. brachiocephalica sinistra
Arcus aortae

Sinus sagittalis superior
Fornix
Mesencephalon
Pons
Aqueductus mesencephali
Ventriculus quartus
Lobus occipitalis
Tentorium cerebelli
Medulla oblongata
Cerebellum
Medulla spinalis
Pharynx, pars oralis
Dens axis
Epiglottis
Vertebra prominens
Corpus vertebrae C VII
Oesophagus
Trachea
Canalis vertebralis

Sagittalschnitt

Dieser Sagittalschnitt verläuft rechts neben der Medianebene.
Im Gesichtsschädel sind die Nasenmuscheln und die Sinus frontalis et sphenoidalis der rechten Seite angeschnitten.

Abb. 1.1c

7

Lamina cribrosa

Sinus ethmoidalis

Concha nasalis media

Concha nasalis inferior

Sinus maxillaris

Crista galli

Os frontale

Os ethmoidale,
lamina mediana
(perpendicularis)

Foramen infraorbitale

Septum nasi

Maxilla

Mandibula

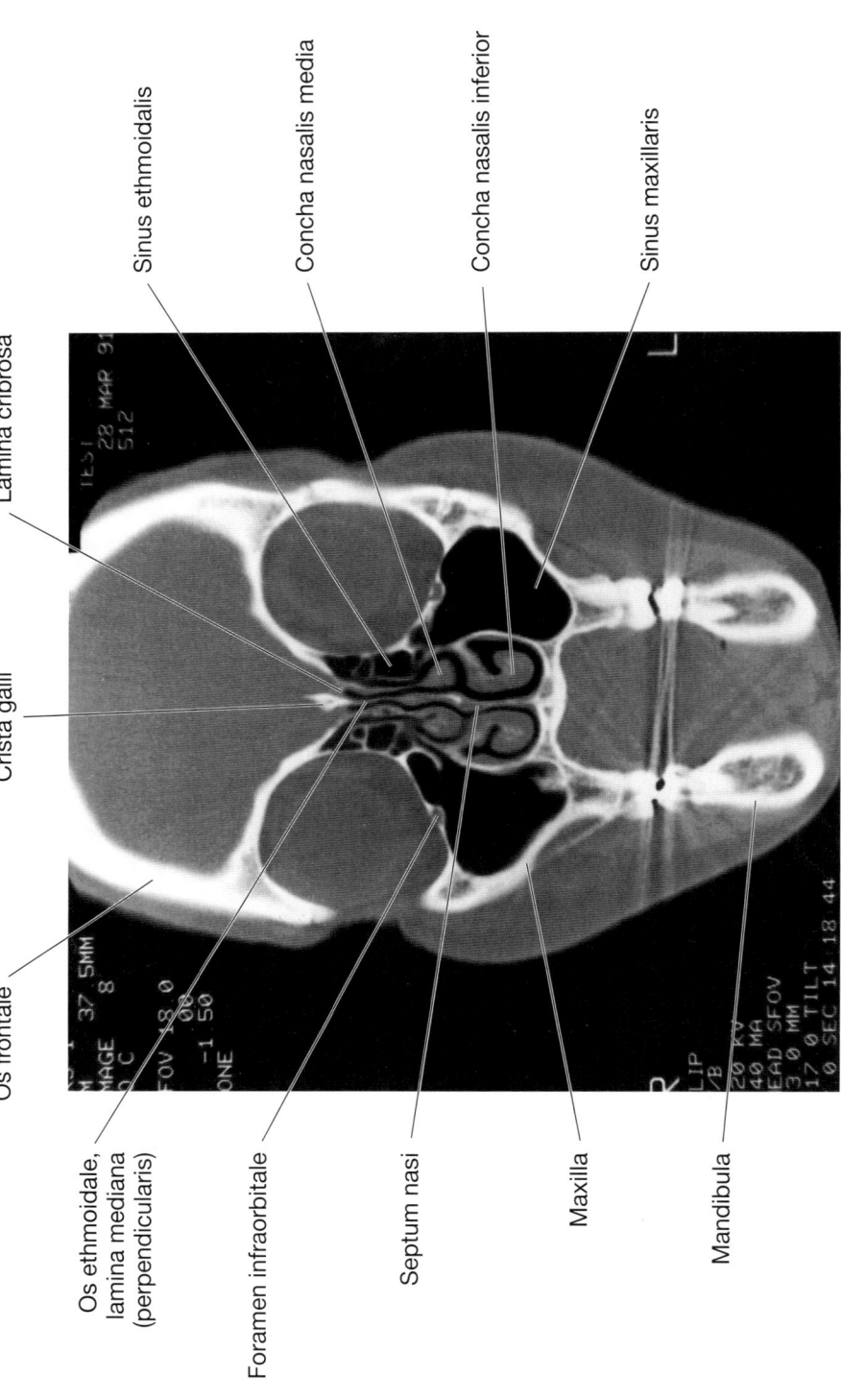

Das frontale CT-Bild des Schädels (Knochenfenster) verläuft durch die Mitte der Orbita und zeigt die Maxilla, den Sinus ethmoidalis und die Concha nasalis. Die Orbitawand ist auf der medialen Seite und nach unten in Nachbarschaft der Sinus relativ dünn, während seitlich und oben eine dickere Orbitawand zu sehen ist. Die streifenförmigen Aufhellungen sind Artefakte und werden durch Zahnfüllungen verursacht.

Frontalschnitt

CT-Aufnahme

Abb. 1.2a

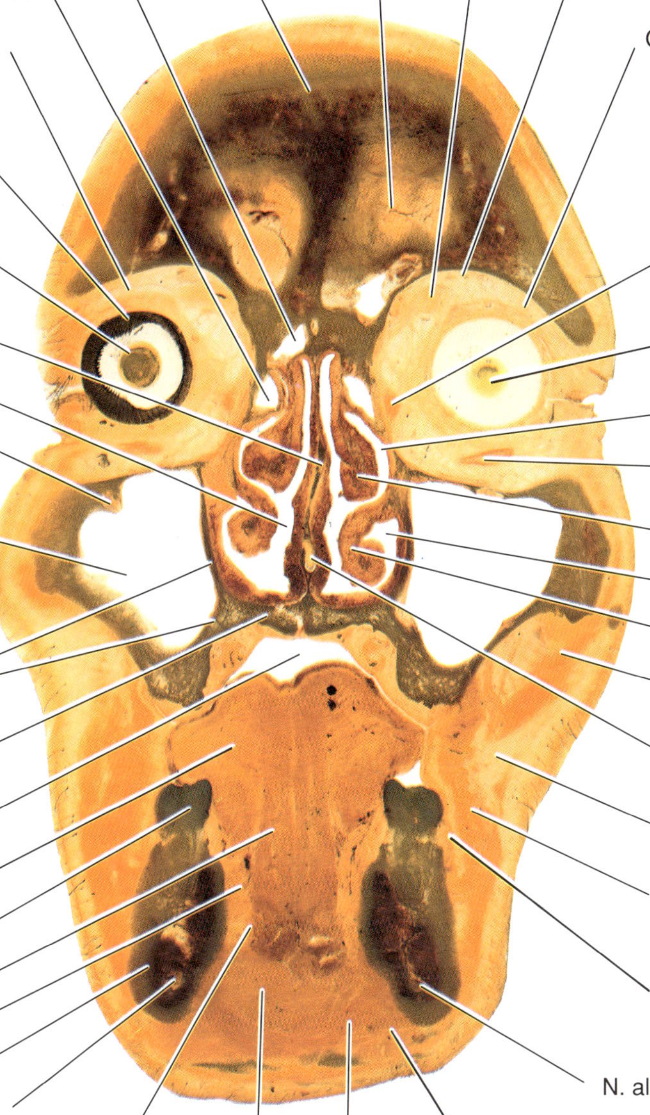

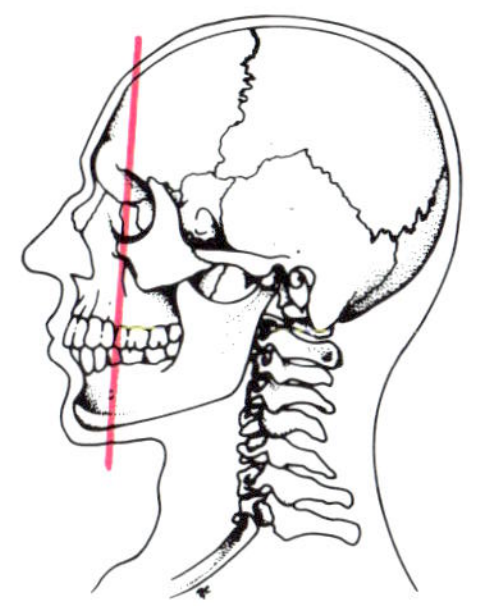

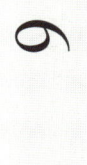

Sehne des M. obliquus superior

N. supraorbitalis

Glandula lacrimalis

M. rectus medialis

Lens

Meatus nasi medius

M. obliquus inferior

Concha nasalis media

Meatus nasi inferior

Concha nasalis inferior

M. masseter

Cartilago septi nasi

A. facialis

M. buccinator

Vestibulum oris

N. alveolaris inferior

M. digastricus,venter anterior

M. mylohyoideus

M. geniohyoideus

Lobus frontalis

Os frontale

Sinus frontalis

Cellulae ethmoidales anteriores

Sehne des M. levator palpebrae superioris

Retina

Iris

Os ethmoidale, lamina perpendicularis

Cavitas nasi

N. infraorbitalis

Sinus maxillaris

Maxilla

Palatum durum

Cavitas oris

M. transversus linguae

Molar I

M. genioglossus

Glandula sublingualis

Mandibula

Canalis mandibulae

Ductus submandibularis

Frontalschnitt

Abb. 1.2b

Diese frontale Schnittebene läuft auf Höhe der Augenlinse durch die Orbita. Sie eröffnet die vordere Schädelgrube sowie die Stirn- und Kieferhöhle.

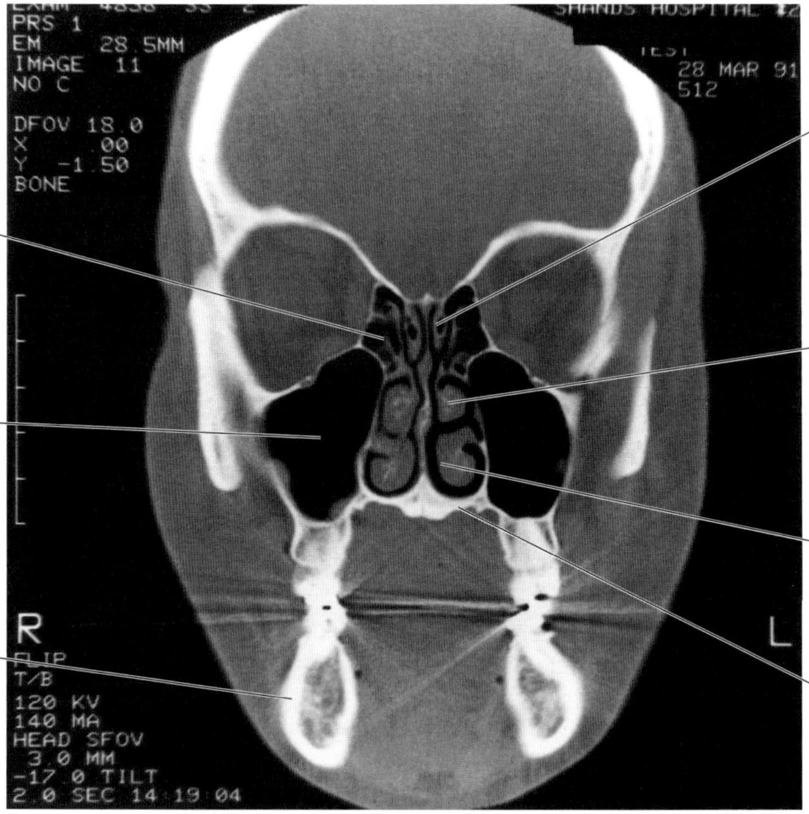
Sinus ethmoidalis
Sinus maxillaris
Mandibula
Concha nasalis superior
Concha nasalis media
Concha nasalis inferior
Palatum durum
PRS 1
EM 28.5MM
IMAGE 11
NO C
DFOV 18.0
BONE
28 MAR 91
512
R
L
T/B
120 KV
140 MA
HEAD SFOV
3.0 MM
-17.0 TILT
2.0 SEC 14:19:04

Hier ist ein frontales CT des Schädels (Knochenfenster) zu sehen, das durch den hinteren Orbitaanteil verläuft und die dünne Wand der Orbita auf der medialen und unteren Seite zeigt. Kleine Areale von Weichteilgeweben in der Nachbarschaft zur Wand des Sinus maxillaris stellen ein verdicktes Mukoperiost dar und sprechen für das Vorliegen einer chronischen Sinusitis. Zahnfüllungen verursachen häufig streifenförmige Artefakte im CT.

Abb. 1.3a CT-Aufnahme Frontalschnitt

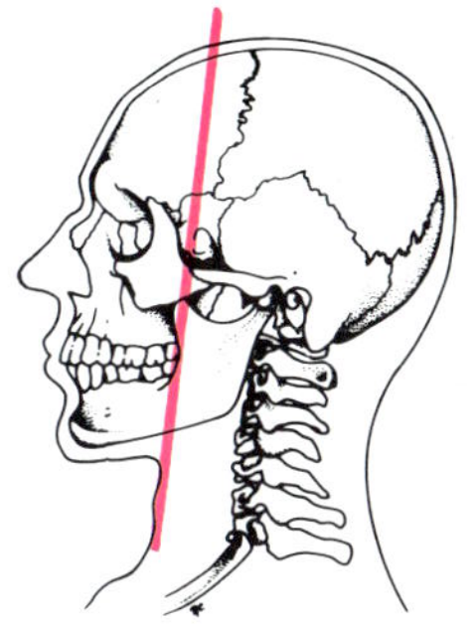

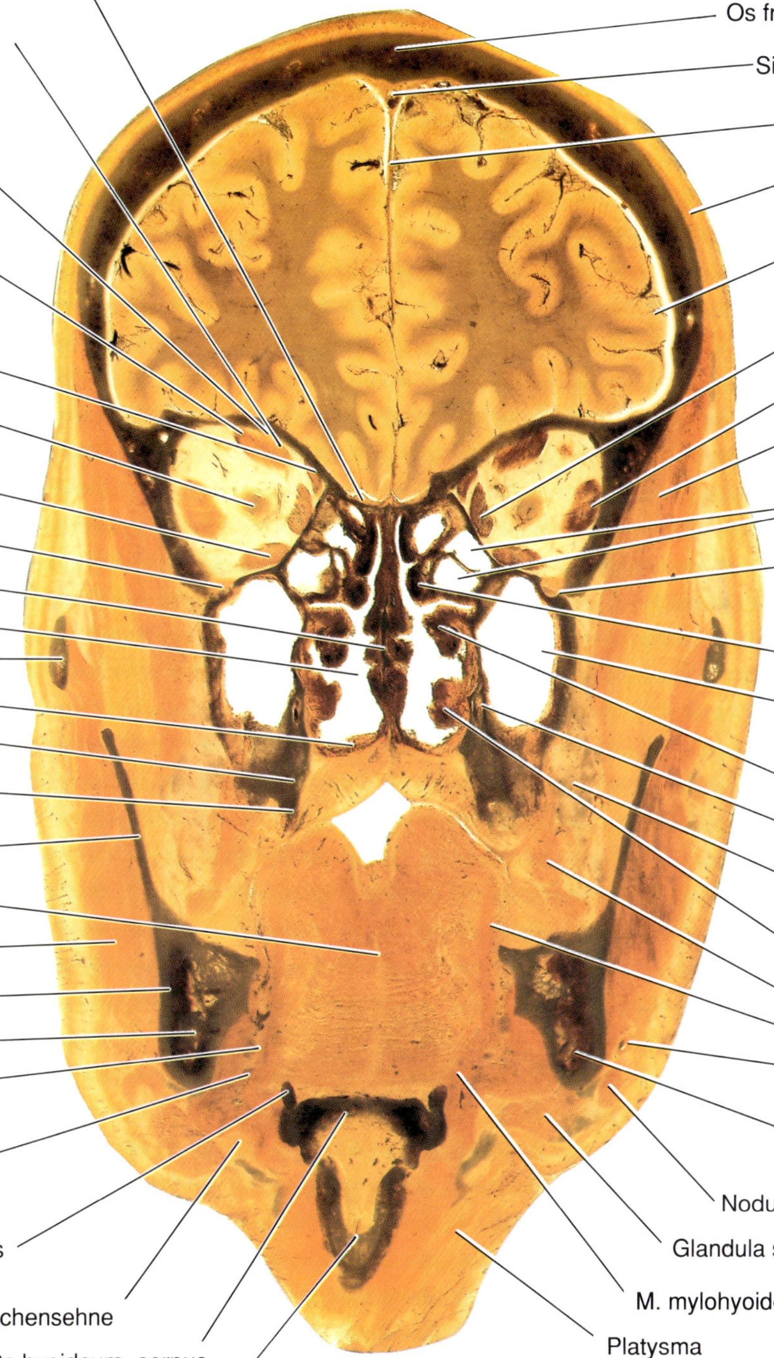

N. olfactorius (I)

M. levator palpebrae superioris

N. supraorbitalis

M. rectus superior

M. obliquus superior

N. opticus (II)

N. rectus inferior

N. infraorbitalis

Vomer

Cavitas nasi

Arcus zygomaticus

Palatum durum

Processus pterygoideus, lamina medialis

Hamulus pterygoideus

Ramus mandibulae

Septum linguae

M. masseter

Mandibula

Canalis mandibulae

N. lingualis

N. hypoglossus (XII)

Hyoid, cornu minus

M. digastricus, Zwischensehne

Os hyoideum, corpus

Incisura thyroidea superior

Os frontale

Sinus sagittalis superior

Falx cerebri

Galea aponeurotica

Lobus frontalis

M. rectus medialis

M. rectus lateralis

M. temporalis

Cellulae ethmoidales medii

Sulcus infraorbitalis

Concha nasalis superior

Sinus maxillaris

Concha nasalis media

Nn. palatini major et minor

Corpus adiposum buccae

Concha nasalis inferior

M. buccinator

M. hyoglossus

A. facialis

N. alveolaris inferior mit Gefässen

Nodus lymphaticus

Glandula submandibularis

M. mylohyoideus

Platysma

Diese frontale Schnittebene läuft auf Höhe des Zungenbeins und des Ramus mandibulae durch den hinteren Teil der Orbita, der Nasenhöhle und der Kieferhöhle.

Frontalschnitt

Abb. 1.3b

11

Lamina externa

Diploe

Lamina interna

Corpus callosum, corpus

Septum pellucidum

Fissura lateralis

M. temporalis

Lobus temporalis

Ramus mandibulae

Fettgewebe der Kopfschwarte

Falx cerebri

Sinus sagittalis superior

Ventriculus lateralis

Nucleus caudatus

Capsula interna

Putamen

A. carotis interna

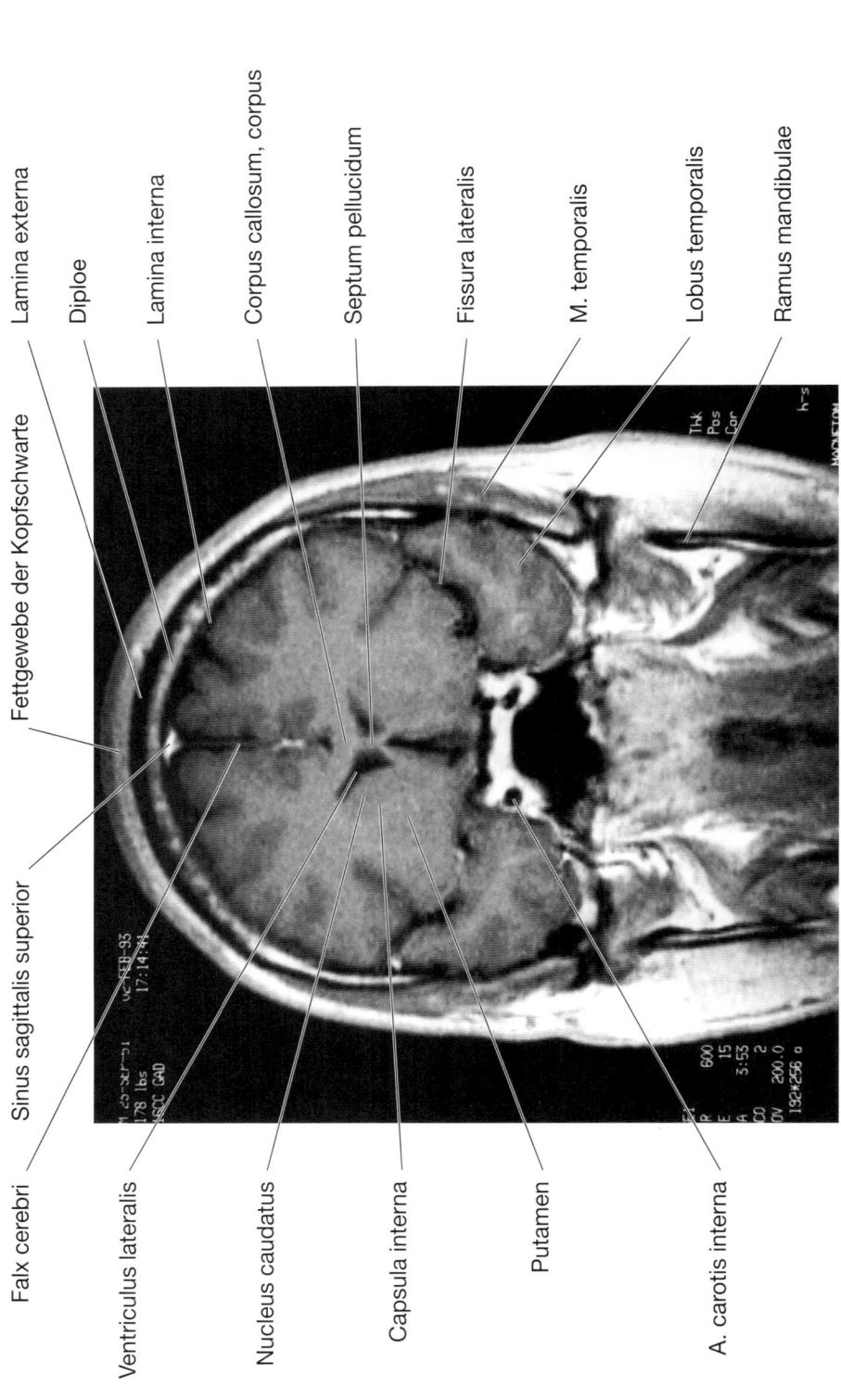

Die Abbildung zeigt ein frontales, T1-gewichtetes MR-Bild vom Kopf. Die Aufnahme verläuft durch den Sinus sphenoidalis und den Sinus cavernosus. Die Relation zwischen den Seitenventrikeln und dem Corpus callosum wird hier deutlich.

Frontalschnitt

MRI

Abb. 1.4a

Kopf und Hals

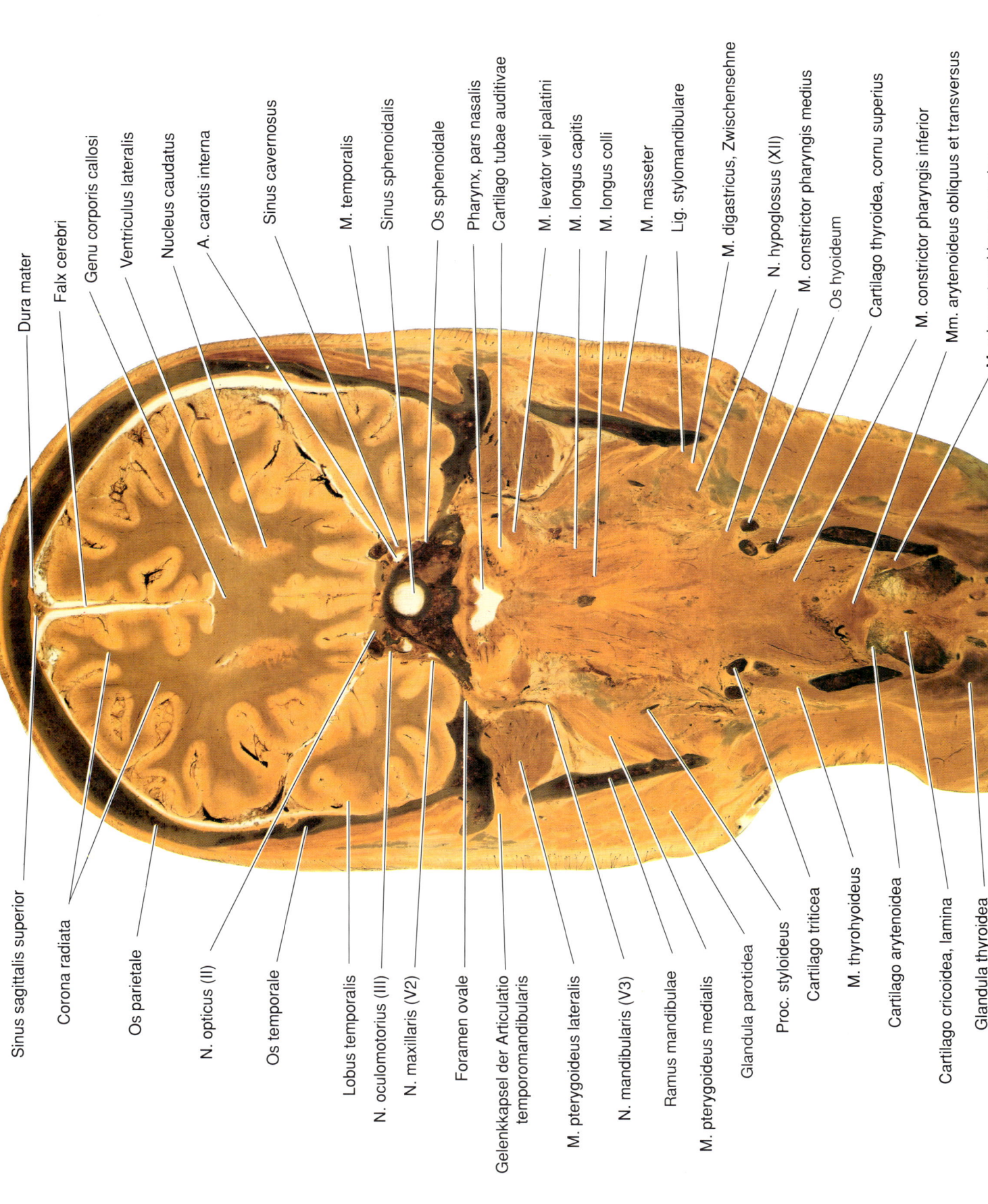

Sinus sagittalis superior
Corona radiata
Os parietale
N. opticus (II)
Os temporale
Lobus temporalis
N. oculomotorius (III)
N. maxillaris (V2)
Foramen ovale
Gelenkkapsel der Articulatio temporomandibularis
M. pterygoideus lateralis
N. mandibularis (V3)
Ramus mandibulae
M. pterygoideus medialis
Glandula parotidea
Proc. styloideus
Cartilago triticea
M. thyrohyoideus
Cartilago arytenoidea
Cartilago cricoidea, lamina
Glandula thyroidea

Dura mater
Falx cerebri
Genu corporis callosi
Ventriculus lateralis
Nucleus caudatus
A. carotis interna
Sinus cavernosus
M. temporalis
Sinus sphenoidalis
Os sphenoidale
Pharynx, pars nasalis
Cartilago tubae auditivae
M. levator veli palatini
M. longus capitis
M. longus colli
M. masseter
Lig. stylomandibulare
M. digastricus, Zwischensehne
N. hypoglossus (XII)
M. constrictor pharyngis medius
Os hyoideum
Cartilago thyroidea, cornu superius
M. constrictor pharyngis inferior
Mm. arytenoideus obliquus et transversus
M. cricoarytenoideus posterior

Abb. 1.4b   Frontalschnitt   Die Schnittebene unmittelbar vor dem Kiefergelenk trifft hintere Teile der Keilbeinhöhle, des Nasopharynx und des Kehlkopfs. Der N. mandibularis ist am Austritt aus dem Foramen ovale deutlich.

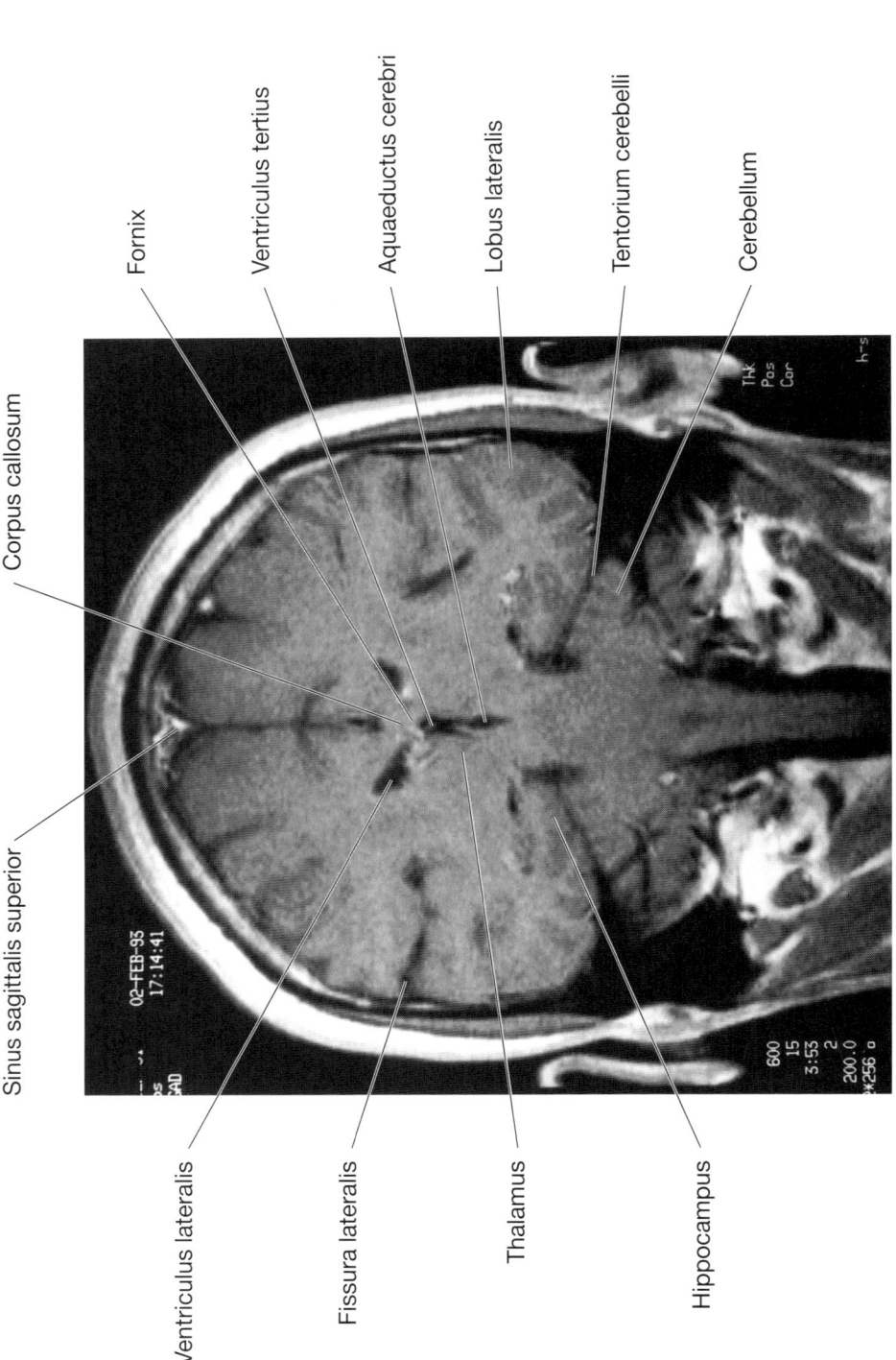

Sinus sagittalis superior

Corpus callosum

Fornix

Ventriculus tertius

Aquaeductus cerebri

Lobus lateralis

Tentorium cerebelli

Cerebellum

Ventriculus lateralis

Fissura lateralis

Thalamus

Hippocampus

Das T1-gewichtete, frontale MR-Bild des Kopfes liegt in einer Ebene hinter dem Hirnstamm. Das Fettgewebe, das im subkutanen Gewebe der Kopfschwarte liegt, gibt ein helles Signal ab. Die Lamina corticalis des Schädelknochens (dunkel) kann nicht gut abgegrenzt werden, während das Fettgewebe im Knochenmark ein Signal abgibt. In dieser Sequenz erscheint der Liquor dunkel.

Abb. 1.5a

MRI

Frontalschnitt

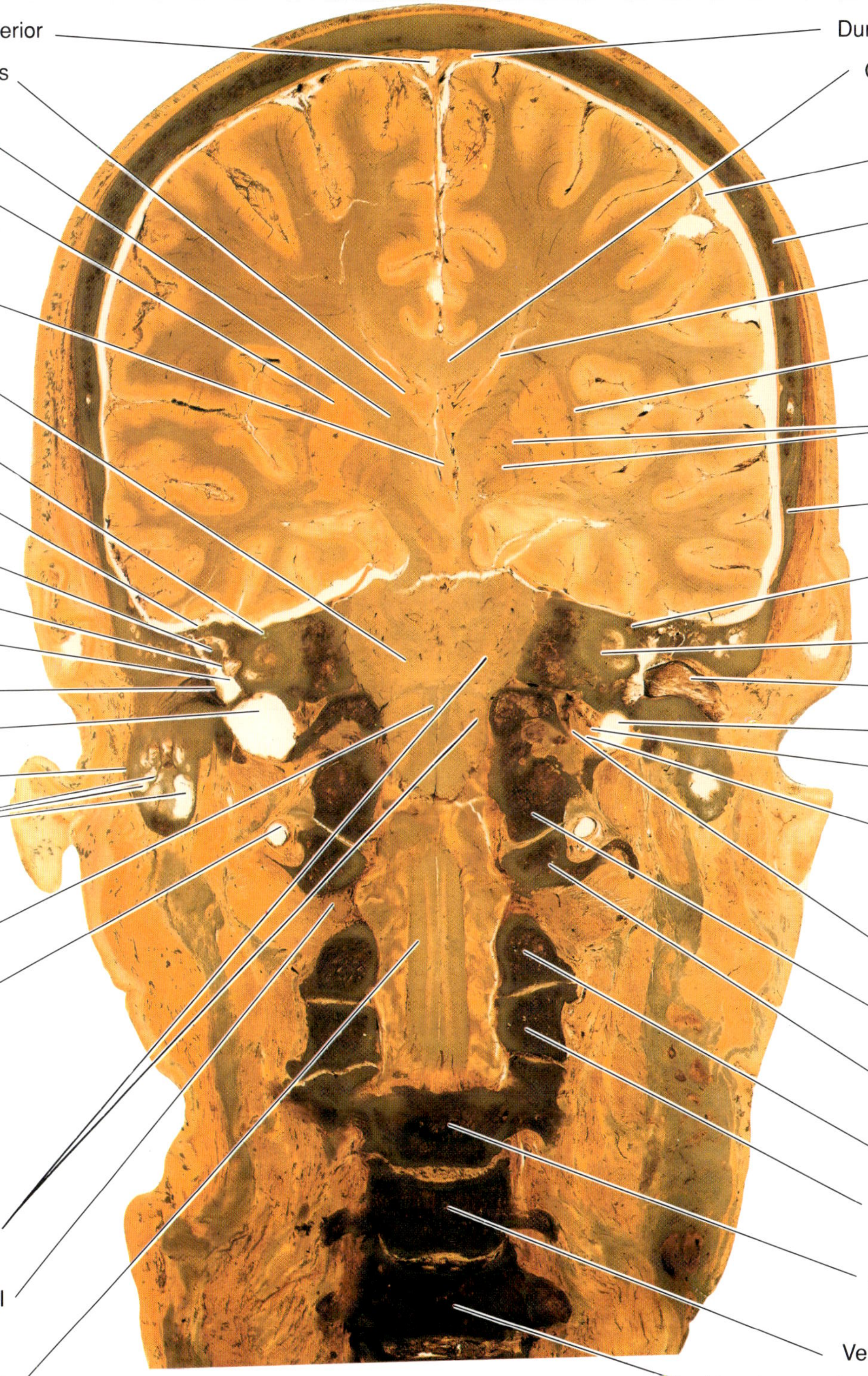

Kopf und Hals

Sinus sagittalis superior
Nucleus caudatus
Capsula interna
Putamen
Columna fornicis
Pons
Os temporale, pars petrosa
Tegmen tympani
Incus
Stapes
Auris media
Membrana tympani
Bulbus venae jugularis
Os temporale, processus mastoideus
Cellulae mastoideae
Pyramis
A. vertebralis
Medulla oblongata
N. cervicalis II
Medulla spinalis

Dura mater
Corpus callosum
Arachnoidea
Os parietale
Ventriculus lateralis
Claustrum
Globus pallidus
Os temporale, pars squamosa
N. facialis (VII)
Cochlea
Meatus acusticus externus
V. jugularis interna
N. accessorius (XI)
N. vagus (X)
N. glossopharyngeus (IX)
Condylus occipitalis
Atlas
Axis
Vertebra cervicalis III, processus transversus
Vertebra cervicalis IV
Vertebra cervicalis V
Vertebra cervicalis VI

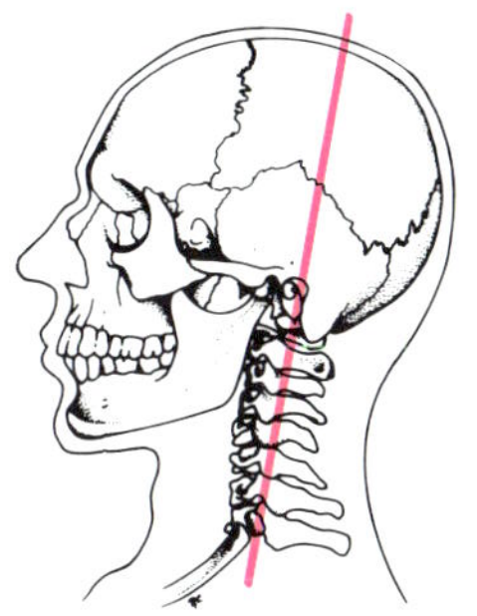

Die Schnittebene läuft durch das Foramen magnum und das Felsenbein und eröffnet Teile des Mittel- und Innenohrs. Über dem Halsmark ist ein Teil des Hirnstamms angeschnitten.

Frontalschnitt

Abb. 1.5b

15

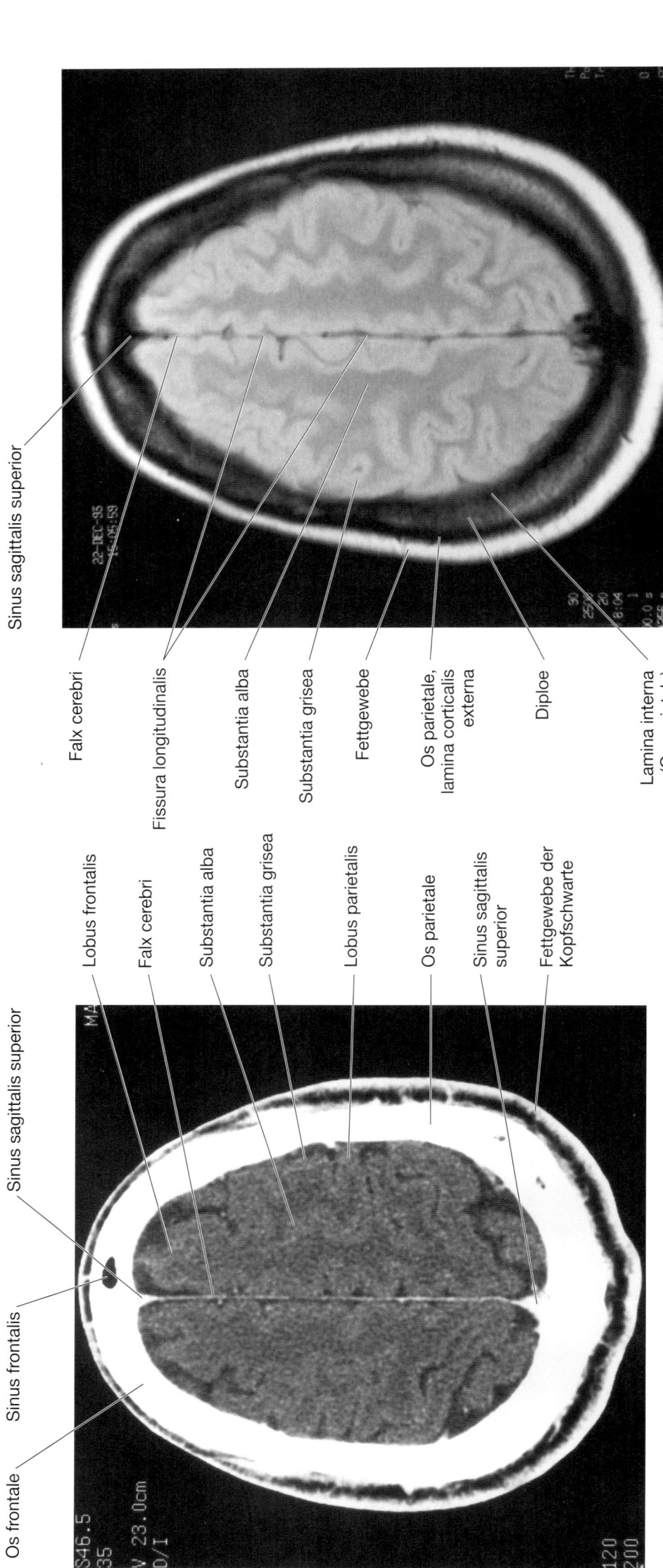

Sinus sagittalis superior

Falx cerebri

Fissura longitudinalis

Substantia alba

Substantia grisea

Fettgewebe

Os parietale, lamina corticalis externa

Diploe

Lamina interna (Os parietale)

Diese Aufnahme ist ein T2-gewichtetes, transversales MR-Bild und wurde in der Nähe des Scheitels aufgenommen, um die Windungen auf der Gehirnoberfläche zu demonstrieren. Beachte den Kontrast zwischen der weißen und der grauen Substanz des Gehirns.

Transversalschnitte

Sinus sagittalis superior

Lobus frontalis

Falx cerebri

Substantia alba

Substantia grisea

Lobus parietalis

Os parietale

Sinus sagittalis superior

Fettgewebe der Kopfschwarte

Os frontale   Sinus frontalis

Sinus sagittalis superior

Sinus frontalis

Die Abbildung zeigt ein kontrastverstärktes, transversales CT-Bild des Kopfes. Die Ebene der Aufnahme liegt in der Nähe des Scheitels und zeigt die Unterteilung der beiden Hemisphären durch die Falx cerebri. Im CT erscheint die „weiße Substanz" des Gehirns dunkelgrau und die „graue Substanz" erhält einen etwas helleren Grauton.

CT-Aufnahme, MRI

Abb. 1.6a und 1.6b

Kopf und Hals

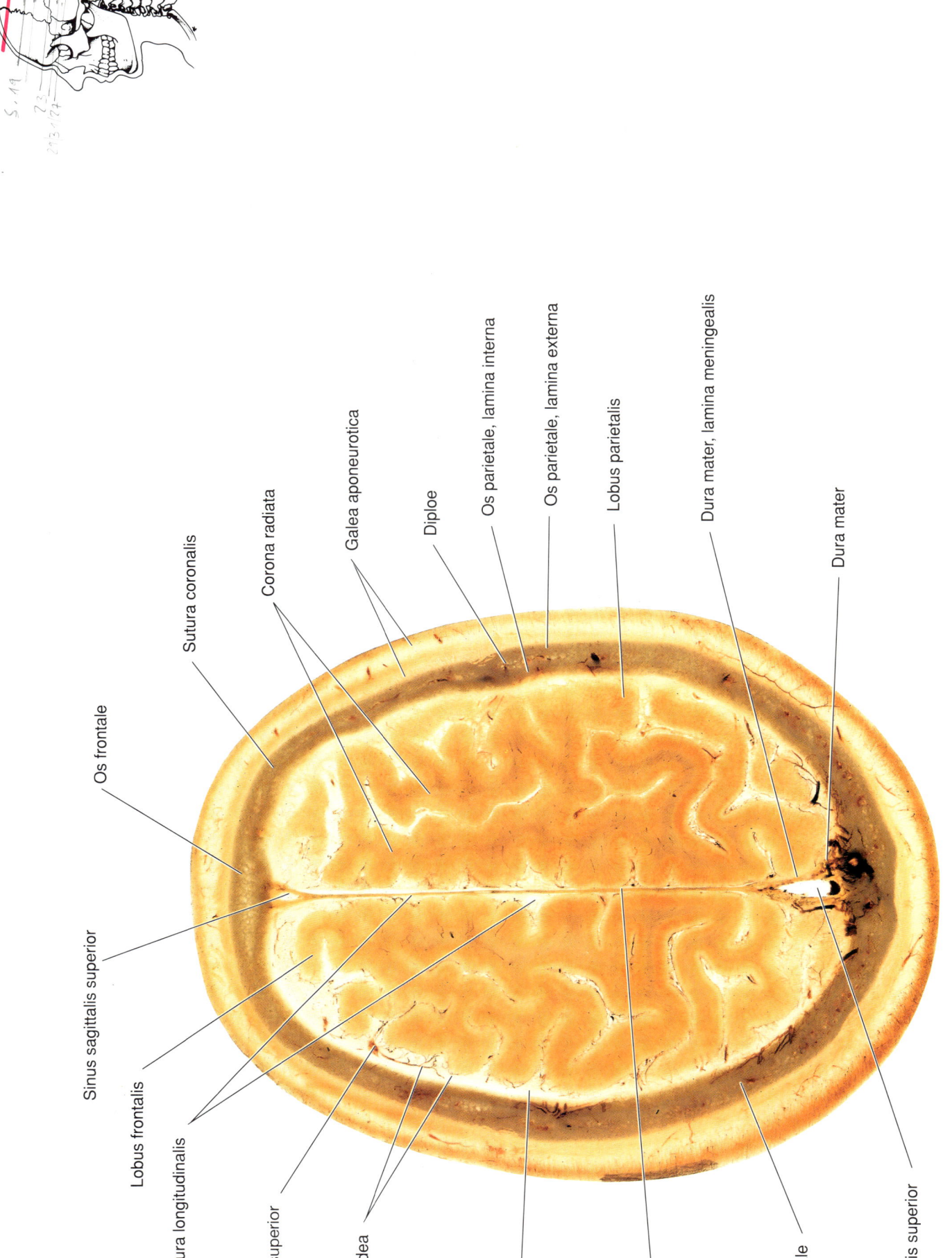

Os frontale

Sutura coronalis

Corona radiata

Galea aponeurotica

Diploe

Os parietale, lamina interna

Os parietale, lamina externa

Lobus parietalis

Dura mater, lamina meningealis

Dura mater

Sinus sagittalis superior

Lobus frontalis

Fissura longitudinalis

V. cerebri superior

Arachnoidea

Spatium subdurale

Falx cerebri

Os parietale

Sinus sagittalis superior

Diese transversale Schnittebene ist bei den Schnitten 1.17 bis 1.19 etwa parallel zur Deutschen Horizontalen ausgerichtet. Sie verbindet den unteren Orbitarand mit dem Oberrand des Porus acusticus externus.

Abb. 1.6c

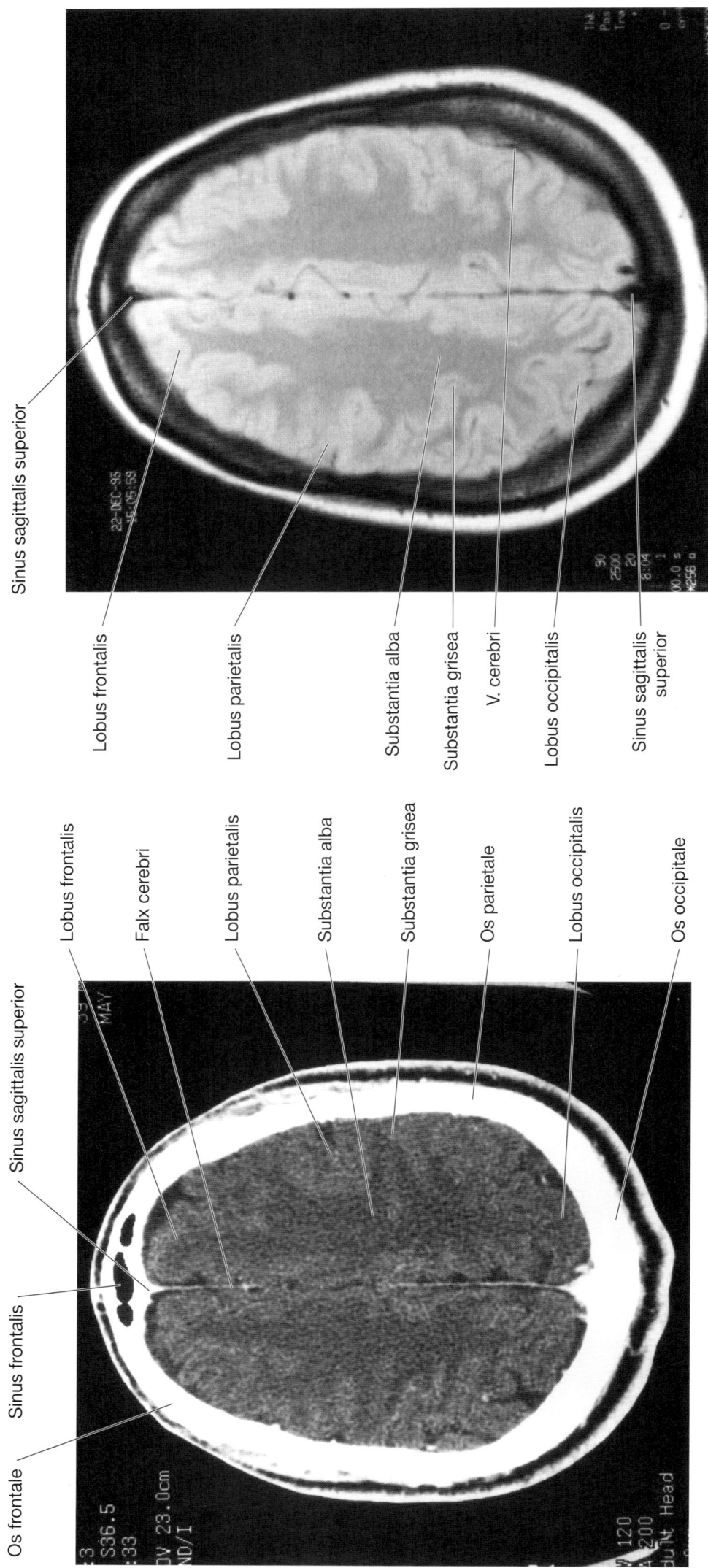

Sinus sagittalis superior

Lobus frontalis

Lobus parietalis

Substantia alba

Substantia grisea

V. cerebri

Lobus occipitalis

Sinus sagittalis superior

Das T2-gewichtete, transversale MR-Bild des Kopfes verläuft durch die Ebene der Corona radiata. Auf Routineaufnahmen des MR zeigen sich die Blutgefäße meist dunkel oder schwarz, da der ständige Blutfluß die angeregten Protonen zu schnell aus dem Level der Aufnahme wieder heraustransportiert. Auf dieser Aufnahme erscheint das Blut in den kleinen Gefäßen und dem Sinus sagittalis superior schwarz.

Transversalschnitte

Os frontale

Sinus frontalis

Sinus sagittalis superior

Lobus frontalis

Falx cerebri

Lobus parietalis

Substantia alba

Substantia grisea

Os parietale

Lobus occipitalis

Os occipitale

Das kontrastverstärkte, transversale CT-Bild des Kopfes läuft durch die Ebene der Corona radiata. Die Gefäße und der Sinus sagittalis superior erscheinen aufgrund des intravenös verabreichten Kontrastmittels auf der Aufnahme weiß. Im Os frontale ist der Sinus frontalis zu sehen.

CT-Aufnahme, MRI

Abb. 1.7a und 1.7b

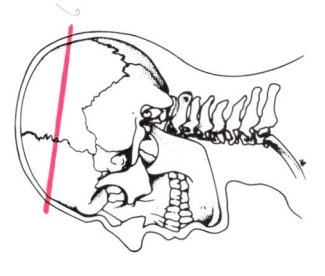

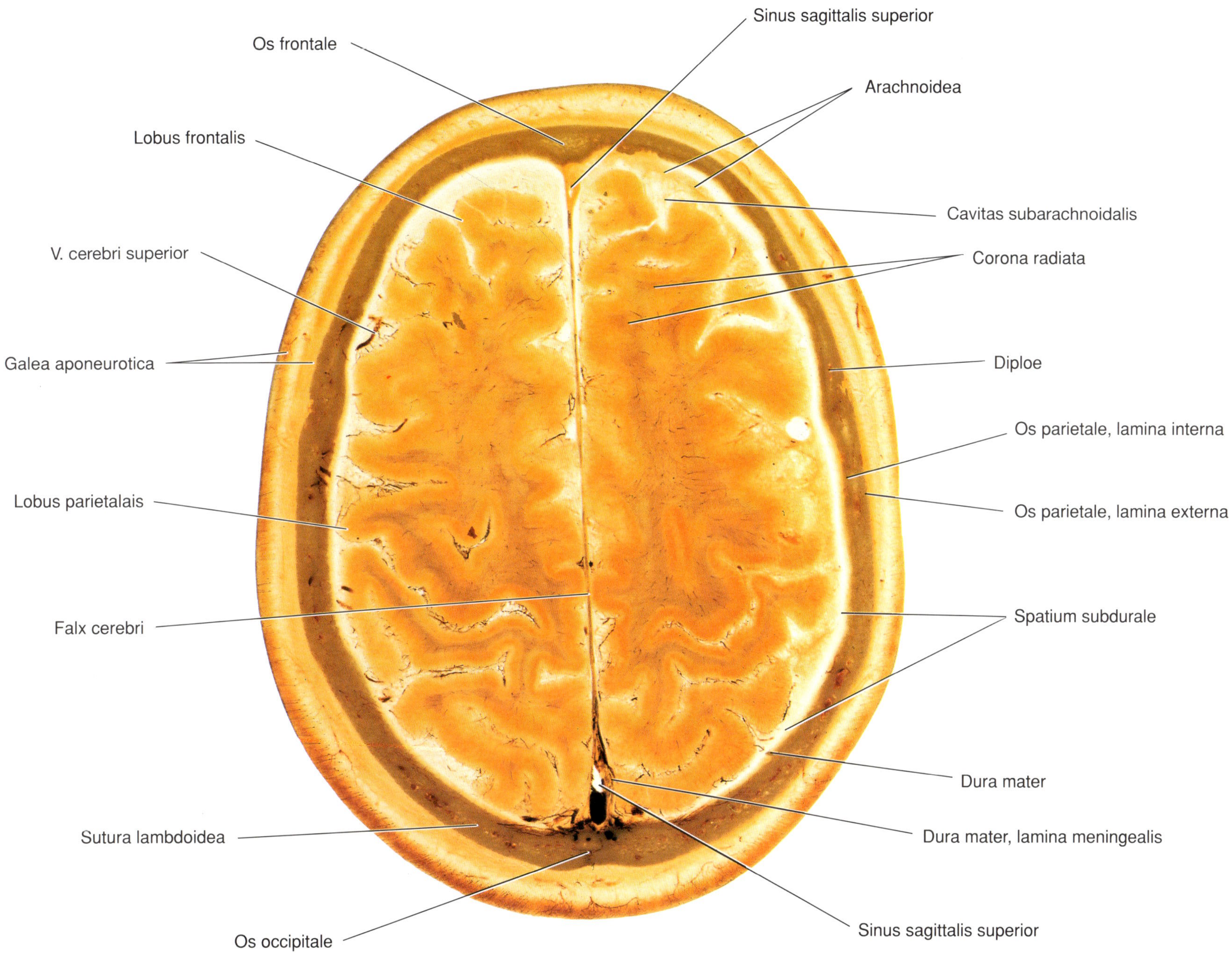

Sinus sagittalis superior

Arachnoidea

Cavitas subarachnoidalis

Corona radiata

Diploe

Os parietale, lamina interna

Os parietale, lamina externa

Spatium subdurale

Dura mater

Dura mater, lamina meningealis

Sinus sagittalis superior

Os frontale

Lobus frontalis

V. cerebri superior

Galea aponeurotica

Lobus parietalis

Falx cerebri

Sutura lambdoidea

Os occipitale

Transversalschnitt

Die Schnittebene, ca. 7,5 cm über der Deutschen Horizontalen, läuft durch das Centrum semiovale und die Falx cerebri.

Abb. 1.7c

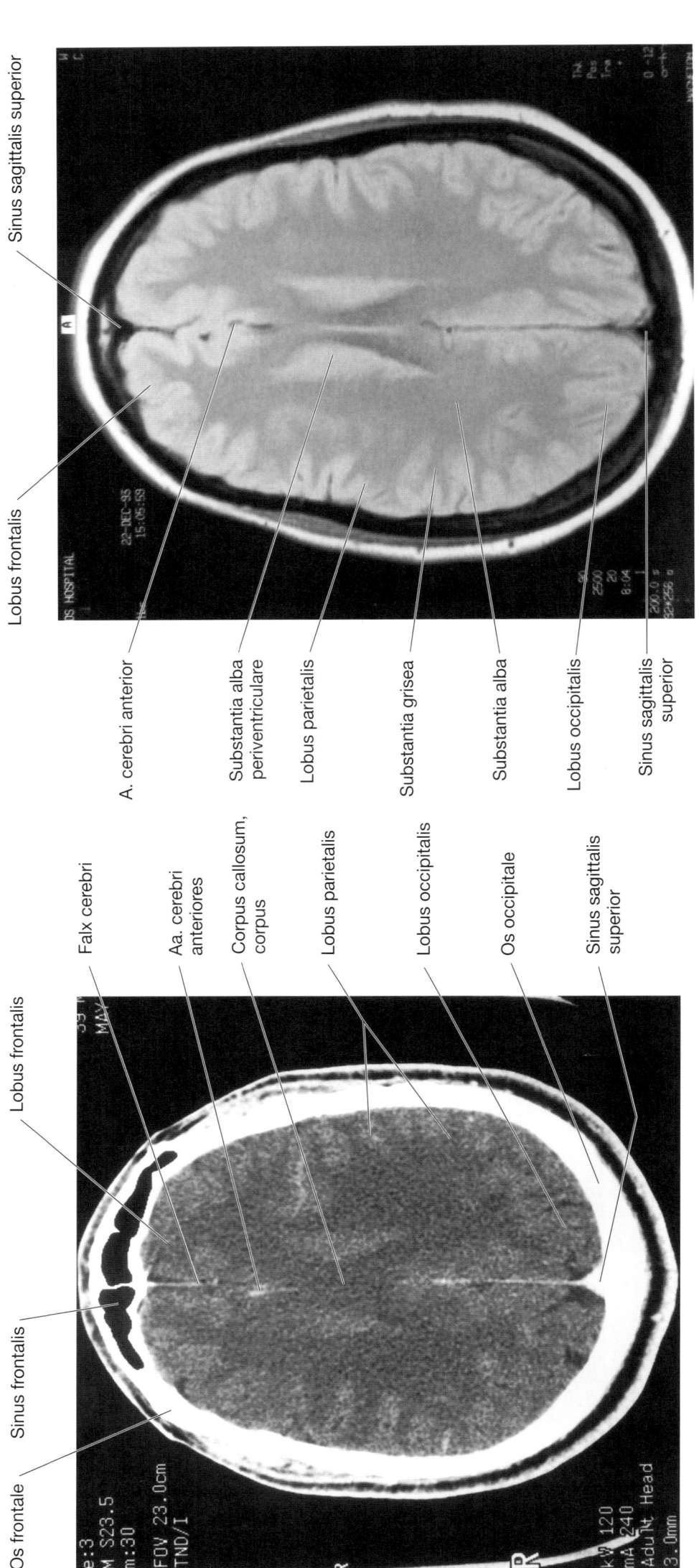

Sinus sagittalis superior

Lobus frontalis

A. cerebri anterior

Substantia alba periventriculare

Lobus parietalis

Substantia grisea

Substantia alba

Lobus occipitalis

Sinus sagittalis superior

Das T2-gewichtete, transversale MRI-Bild des Kopfes wurde in der Ebene des oberen Randes der Seitenventrikel aufgenommen. Aufgrund seiner außergewöhnlichen Form erscheint die Falx cerebri in dieser Ebene nur diskontinuierlich.

Transversalschnitte

Lobus frontalis

Falx cerebri

Aa. cerebri anteriores

Corpus callosum, corpus

Lobus parietalis

Lobus occipitalis

Os occipitale

Sinus sagittalis superior

Os frontale

Sinus frontalis

Das kontrastverstärkte, transversale CT-Bild des Kopfes wurde in der Ebene des oberen Randes der Seitenventrikel aufgenommen. Beachte den Sinus frontalis im Os frontale.

CT-Aufnahme, MRI

Abb. 1.8a und 1.8b

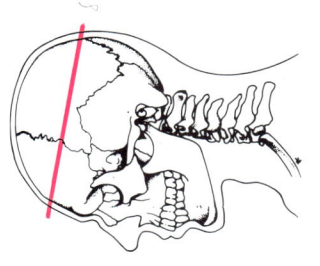

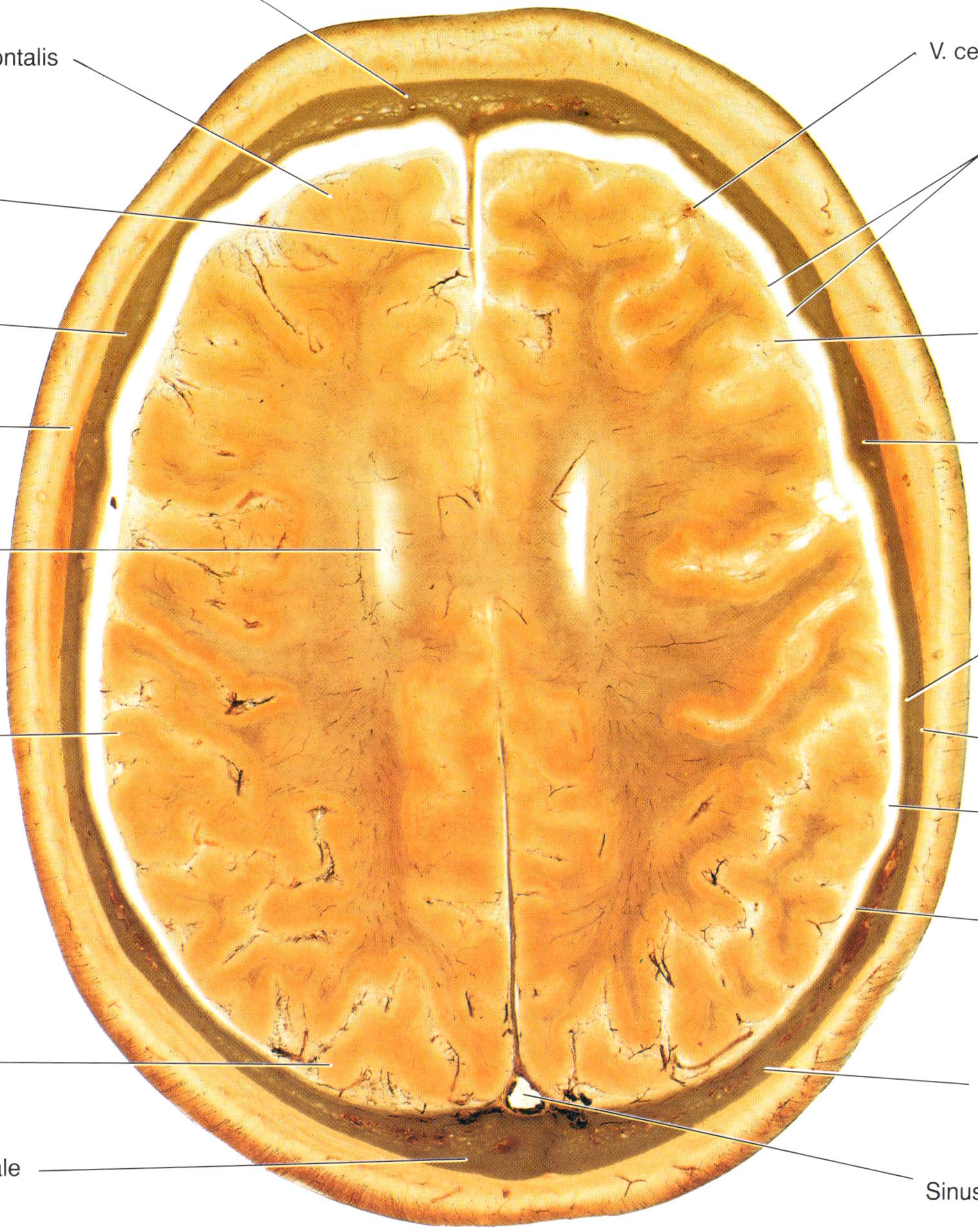

Os frontale

V. cerebri superior

Arachnoidea

Cavitas subarachnoidalis

Diploe

Os parietale, lamina interna

Os parietale, lamina externa

Spatium subdurale

Dura mater

Sutura lambdoidea

Sinus sagittalis superior

Lobus frontalis

Falx cerebri

Sutura coronalis

Galea aponeurotica

Ventriculus lateralis, pars centralis

Lobus parietalis

Lobus occipitalis

Os occipitale

Transversalschnitt

Der Schnitt, ca. 6,5 cm über der Deutschen Horizontalen, eröffnet die Pars centralis der Seitenventrikel. Der Subduralraum ist hier erweitert.

Abb. 1.8c   **21**

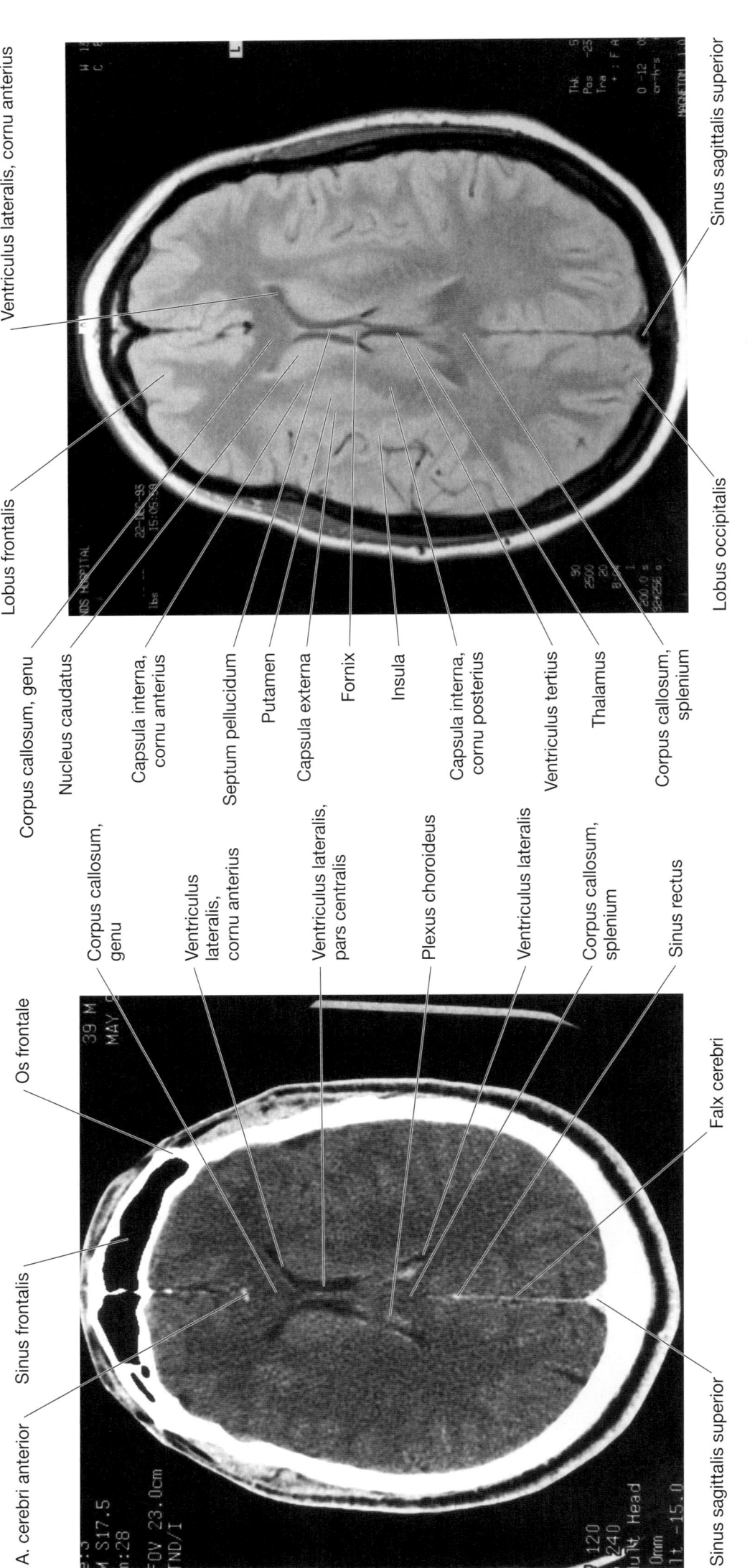

A. cerebri anterior   Sinus frontalis

Os frontale

Ventriculus lateralis, cornu anterius

Lobus frontalis

Corpus callosum, genu

Nucleus caudatus

Capsula interna, cornu anterius

Septum pellucidum

Putamen

Capsula externa

Fornix

Insula

Capsula interna, cornu posterius

Ventriculus tertius

Thalamus

Corpus callosum, splenium

Corpus callosum, genu

Ventriculus lateralis, cornu anterius

Ventriculus lateralis, pars centralis

Plexus choroideus

Ventriculus lateralis

Corpus callosum, splenium

Sinus rectus

Sinus sagittalis superior

Lobus occipitalis

Falx cerebri

Sinus sagittalis superior

Das kontrastverstärkte, transversale CT-Bild des Kopfes zeigt Anteile des vorderen und hinteren Horns der Seitenventrikel.

Das T2-gewichtete, transversale MR-Bild des Kopfes wurde auf der Ebene der Basalganglien aufgenommen. Im CT-Bild können weiße und graue Substanz der Capsula interna und externa unterschieden werden.

CT-Aufnahme, MRI

Transversalschnitte

Abb. 1.9a und 1.9b

Kopf und Hals

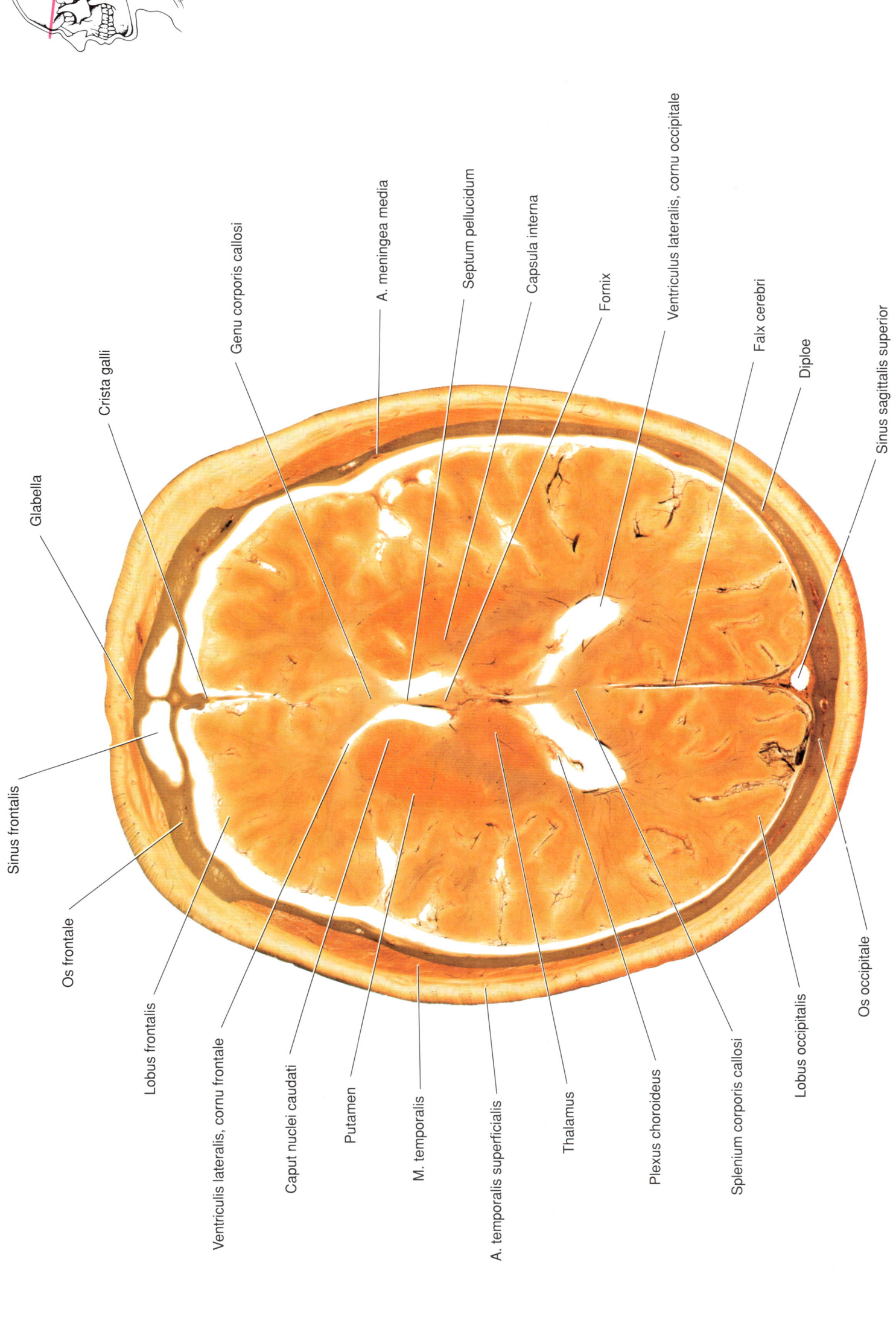

Glabella

Crista galli

Genu corporis callosi

A. meningea media

Septum pellucidum

Capsula interna

Fornix

Ventriculus lateralis, cornu occipitale

Falx cerebri

Diploe

Sinus sagittalis superior

Sinus frontalis

Os frontale

Lobus frontalis

Ventriculis lateralis, cornu frontale

Caput nuclei caudati

Putamen

M. temporalis

A. temporalis superficialis

Thalamus

Plexus choroideus

Splenium corporis callosi

Lobus occipitalis

Os occipitale

Transversalschnitt

Abb. 1.9c   Der Schnitt, ca. 6 cm über der Deutschen Horizontalen, zeigt größere Anschnitte der Basalganglien und der Crura frontalia et lateralia der Seitenventrikel.

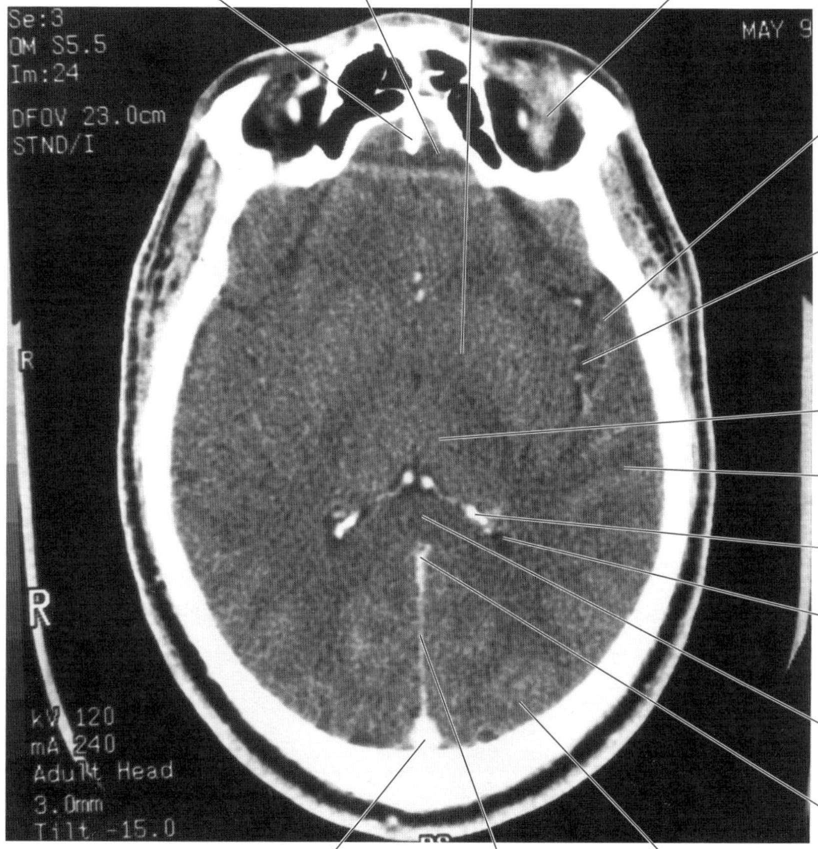

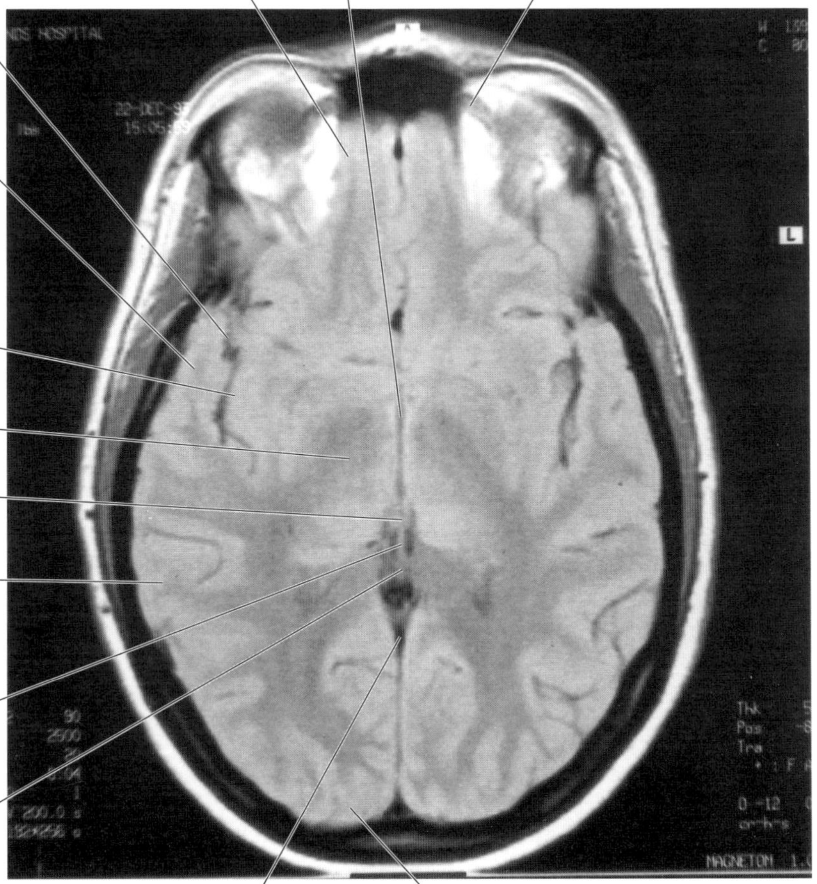

Crista galli   Lobus frontalis

Nucleus caudatus

Mm. rectus superior
et levator palpebrae

Lobus temporalis

Fissura lateralis

Thalamus

Lobus parietalis

Plexus choroideus

Ventriculus lateralis,
cornu posterius

Corpus callosum,
splenium

Sinus rectus

Lobus occipitalis

Falx cerebri

Sinus sagittalis superior

Lobus frontalis

Ventriculus tertius   M. obliquus superior

Fissura lateralis

Lobus temporalis

Insula

Thalamus

Habenula

Lobus parietalis

Corpus pineale

Corpus callosum,
splenium

Sinus rectus

Lobus occipitalis

Dieses kontrastverstärkte CT-Bild des Kopfes verläuft durch das Dach der Orbita. Der Plexus choroideus im hinteren Horn des Seitenventrikels erscheint auf dem kontrastverstärkten CT-Bild hell.

Hier ist ein T2-gewichtetes, transversales MR-Bild zu sehen, das durch die Ebene der oberen Hälfte der Orbita verläuft. Der Lobus frontalis liegt mit seiner Pars olfactoria zwischen den oberen Anteilen der Orbitae.

CT-Aufnahme, MRI

Transversalschnitte

Abb. 1.10a und 1.10b

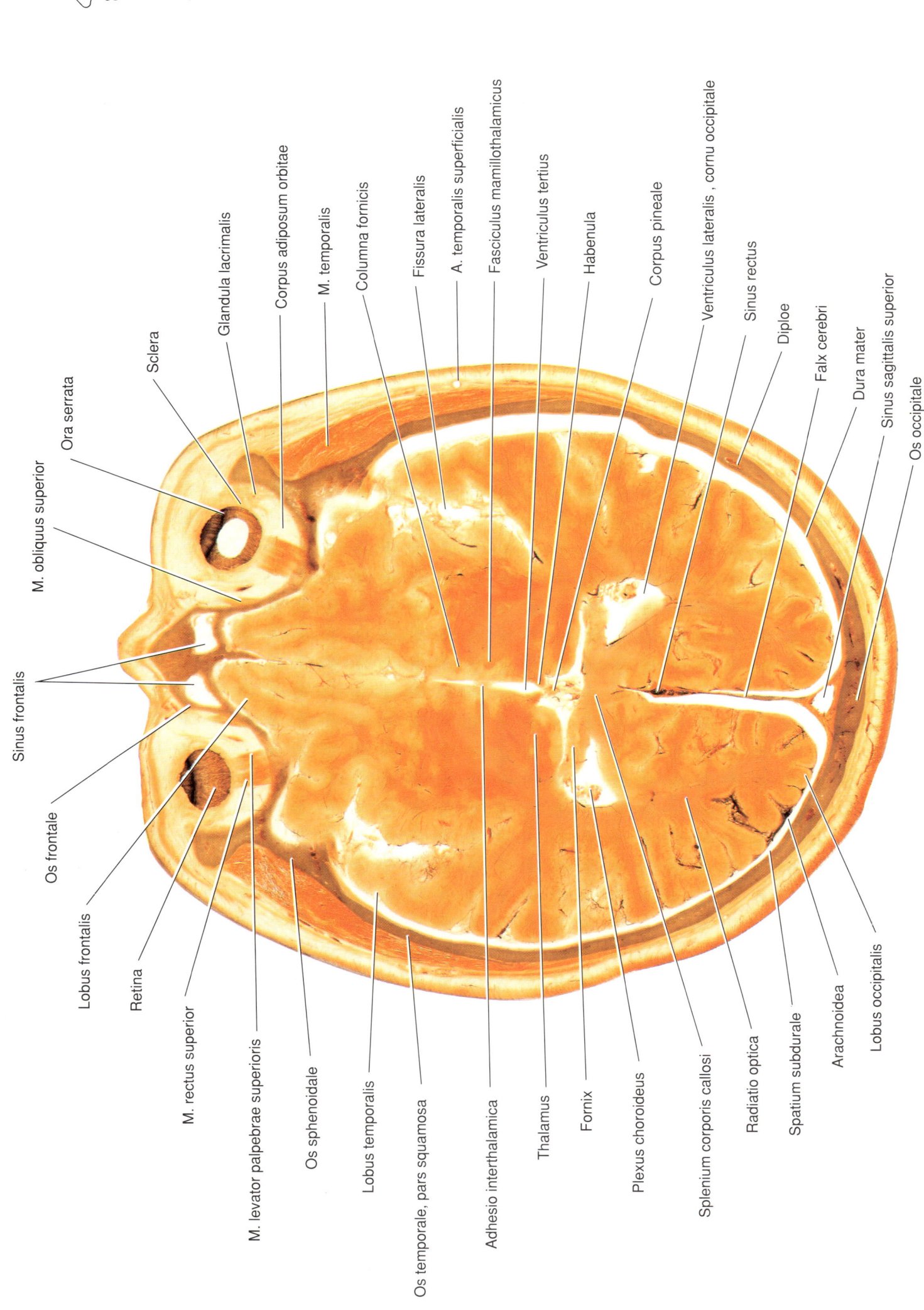

M. obliquus superior

Ora serrata

Sclera

Glandula lacrimalis

Corpus adiposum orbitae

M. temporalis

Columna fornicis

Fissura lateralis

A. temporalis superficialis

Fasciculus mamillothalamicus

Ventriculus tertius

Habenula

Corpus pineale

Ventriculus lateralis , cornu occipitale

Sinus rectus

Diploe

Falx cerebri

Dura mater

Sinus sagittalis superior

Os occipitale

Sinus frontalis

Os frontale

Lobus frontalis

Retina

M. rectus superior

M. levator palpebrae superioris

Os sphenoidale

Lobus temporalis

Os temporale, pars squamosa

Adhesio interthalamica

Thalamus

Fornix

Plexus choroideus

Splenium corporis callosi

Radiatio optica

Spatium subdurale

Arachnoidea

Lobus occipitalis

Transversalschnitt

Der Schnitt durch das obere Orbitadrittel, ca. 3 cm über der Deutschen Horizontalen, zeigt Anschnitte des Bulbus und des Cornu occipitale der Seitenventrikel.

Abb. 1.10c

25

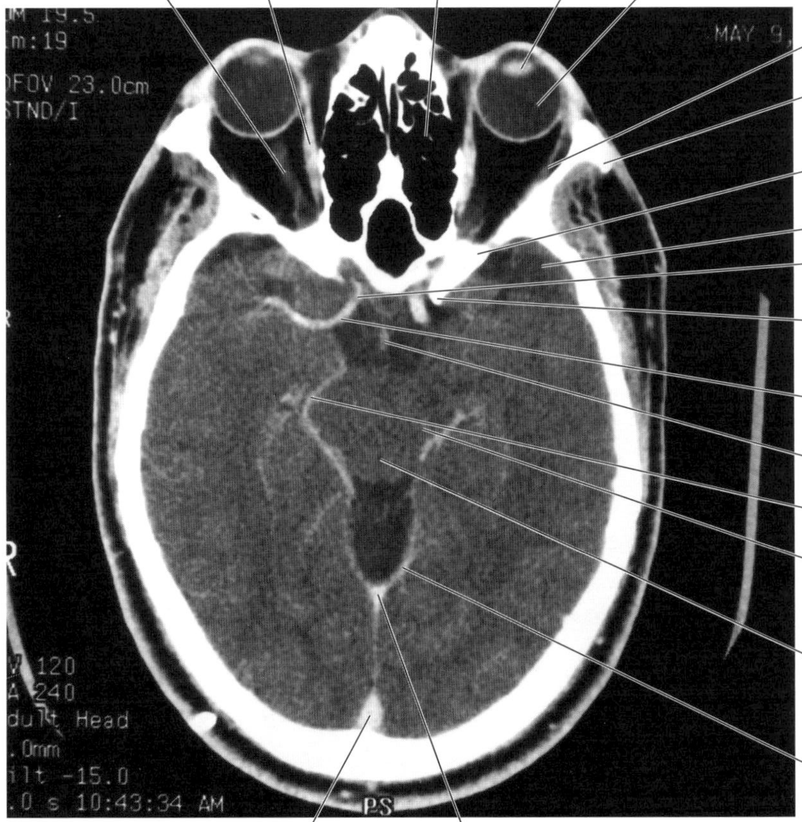

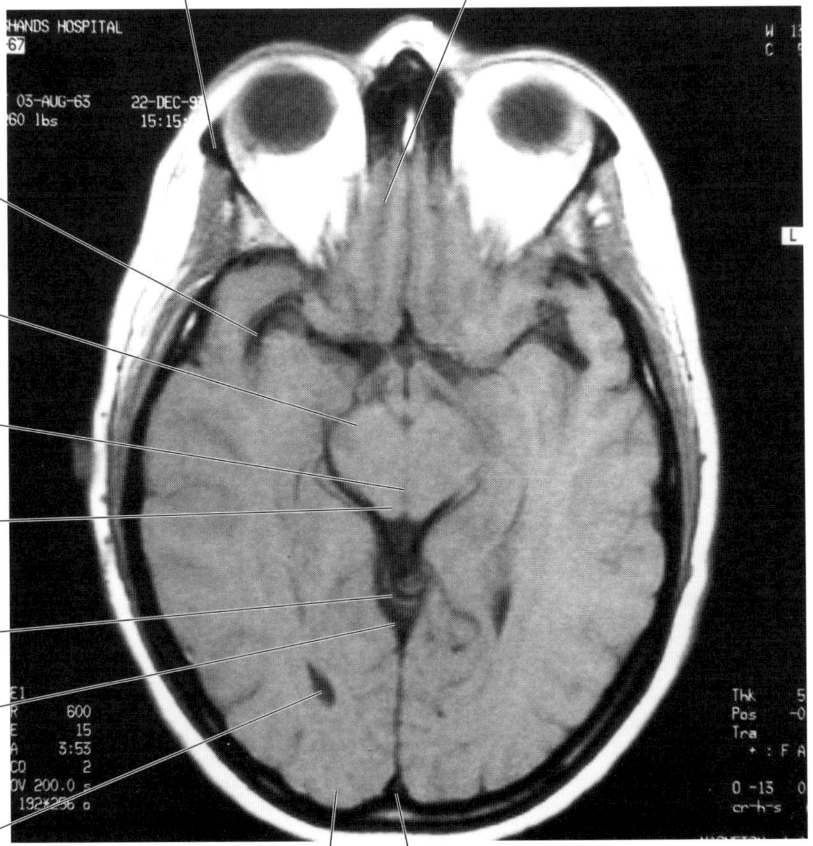

N. opticus M. rectus medius Sinus ethmoidalis Lens Corpus vitreum M. rectus lateralis Os frontale, processus zygomaticus Os sphenoidale Lobus temporalis A. carotis interna Processus clinoideus anterior A. cerebri media Infundibulum A. cerebri posterior Pedunculus cerebri Aquaeductus cerebri Tentorium cerebelli Sinus rectus Sinus sagittalis superior

Lobus frontalis Os frontale, processus zygomaticus Fissura lateralis Crus cerebri Aquaeductus cerebri Colliculus superior Cerebellum Tentorium cerebelli Ventriculus lateralis, cornu posterius Lobus occipitalis Sinus sagittalis superior

Das kontrastverstärkte, transversale CT-Bild des Kopfes verläuft durch das Mittelhirn. Die Augenlinse erscheint hier hell. Das Tentorium cerebelli zeigt eine U-förmige Gestalt. Auf dieser Aufnahme ist der Sinus rectus an der Verbindungsstelle von Tentorium und Falx cerebri zu sehen, das enthaltene Blut erscheint hell.

Das T1-gewichtete, transversale MR-Bild des Kopfes verläuft durch das Mittelhirn. Die Aa. cerebri mediae erscheinen auf diesem Bild dunkel.

CT-Aufnahme, MRI

Transversalschnitte

Abb. 1.11a und 1.11b

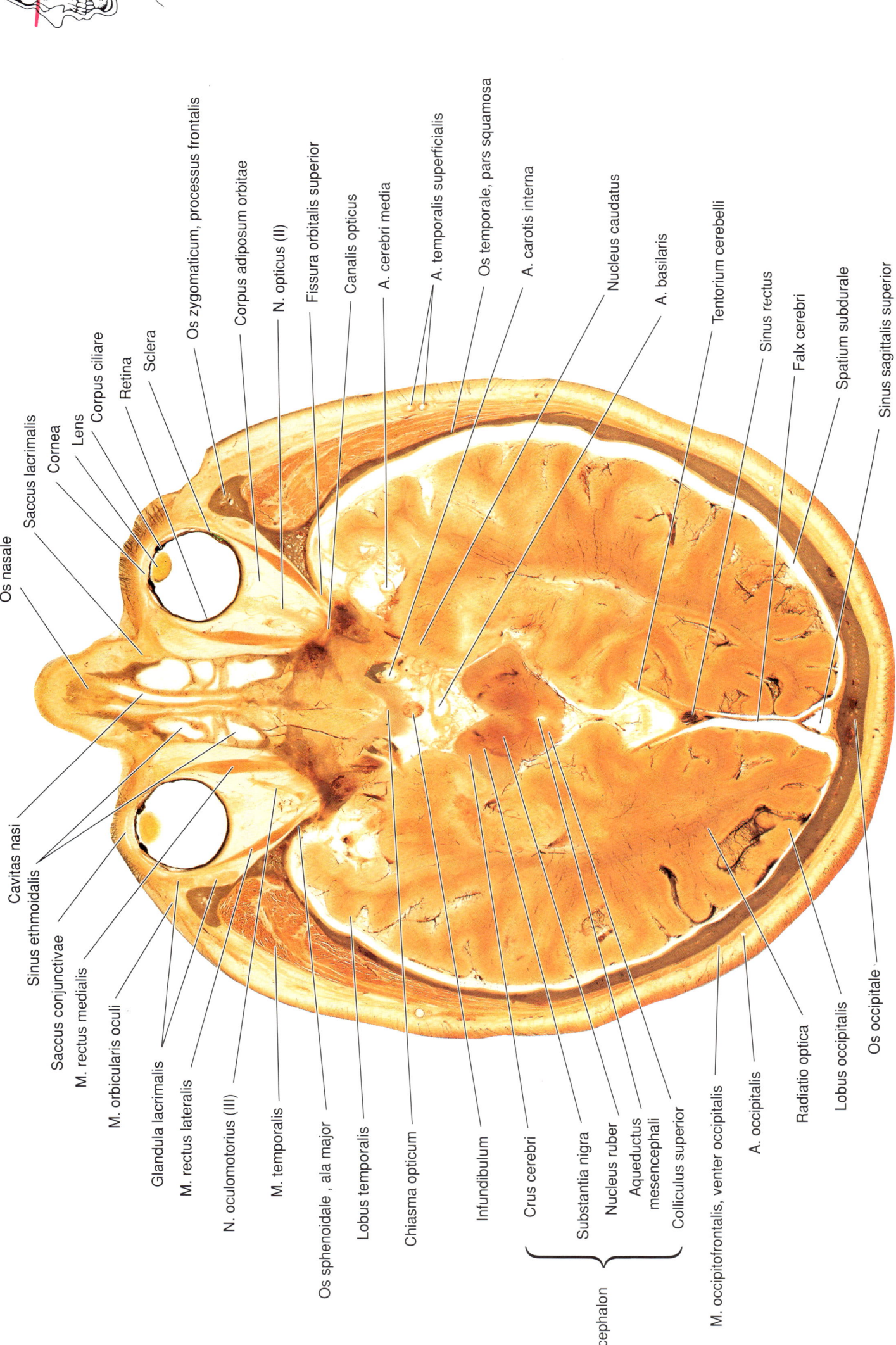

Os zygomaticum, processus frontalis
Corpus adiposum orbitae
N. opticus (II)
Fissura orbitalis superior
Canalis opticus
A. cerebri media
A. temporalis superficialis
Os temporale, pars squamosa
A. carotis interna
Nucleus caudatus
A. basilaris
Tentorium cerebelli
Sinus rectus
Falx cerebri
Spatium subdurale
Sinus sagittalis superior

Os nasale
Saccus lacrimalis
Cornea
Lens
Corpus ciliare
Retina
Sclera

Cavitas nasi
Sinus ethmoidalis
Saccus conjunctivae
M. rectus medialis
M. orbicularis oculi
Glandula lacrimalis
M. rectus lateralis
N. oculomotorius (III)
M. temporalis
Os sphenoidale , ala major
Lobus temporalis
Chiasma opticum
Infundibulum
Crus cerebri
Substantia nigra
Nucleus ruber
Aqueductus mesencephali
Colliculus superior
M. occipitofrontalis, venter occipitalis
A. occipitalis
Radiatio optica
Lobus occipitalis
Os occipitale

Mesencephalon

Transversalschnitt

Der Schnitt, ca. 1,5 cm über der Ebene der Deutschen Horizontalen, läuft durch die Augenlinse, die Sehnervenkreuzung und den Hypophysenstiel.

Abb. 1.11c

27

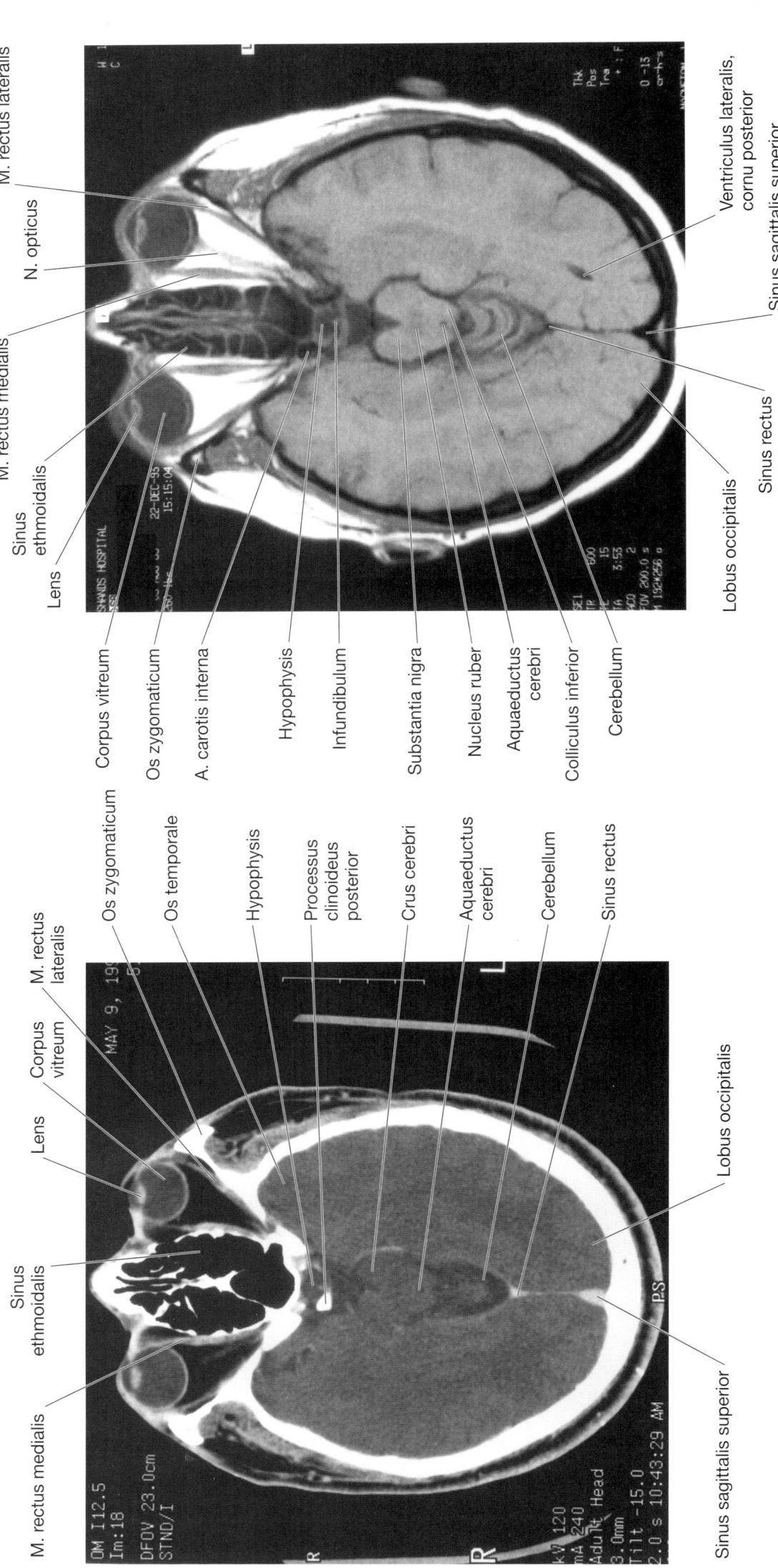

M. rectus lateralis

N. opticus

M. rectus medialis

Sinus ethmoidalis

Lens

Corpus vitreum

Os zygomaticum

A. carotis interna

Hypophysis

Infundibulum

Substantia nigra

Nucleus ruber

Aquaeductus cerebri

Colliculus inferior

Cerebellum

Lobus occipitalis

Sinus rectus

Sinus sagittalis superior

Ventriculus lateralis, cornu posterior

Os zygomaticum

Os temporale

Hypophysis

Processus clinoideus posterior

Crus cerebri

Aquaeductus cerebri

Cerebellum

Sinus rectus

M. rectus lateralis

Corpus vitreum

Lens

Sinus ethmoidalis

M. rectus medialis

Sinus sagittalis superior

Lobus occipitalis

Das T1-gewichtete, transversale MR-Bild des Kopfes verläuft durch das Mittelhirn und die Mitte des Augapfels. Die Muskeln der Orbita sind durch das zwischenliegende Fettgewebe gut abgrenzbar. Die Beziehung zwischen Hypophyse und A. carotis interna wird deutlich.

Transversalschnitte

Dieses kontrastangereicherte, transversale CT-Bild verläuft in der Ebene der Hypophyse. Da der Kopf leicht gedreht ist, ist der linke Processus clinoideus posterior nicht zu sehen.

CT-Aufnahme, MRI

Abb. 1.12a und 1.12b

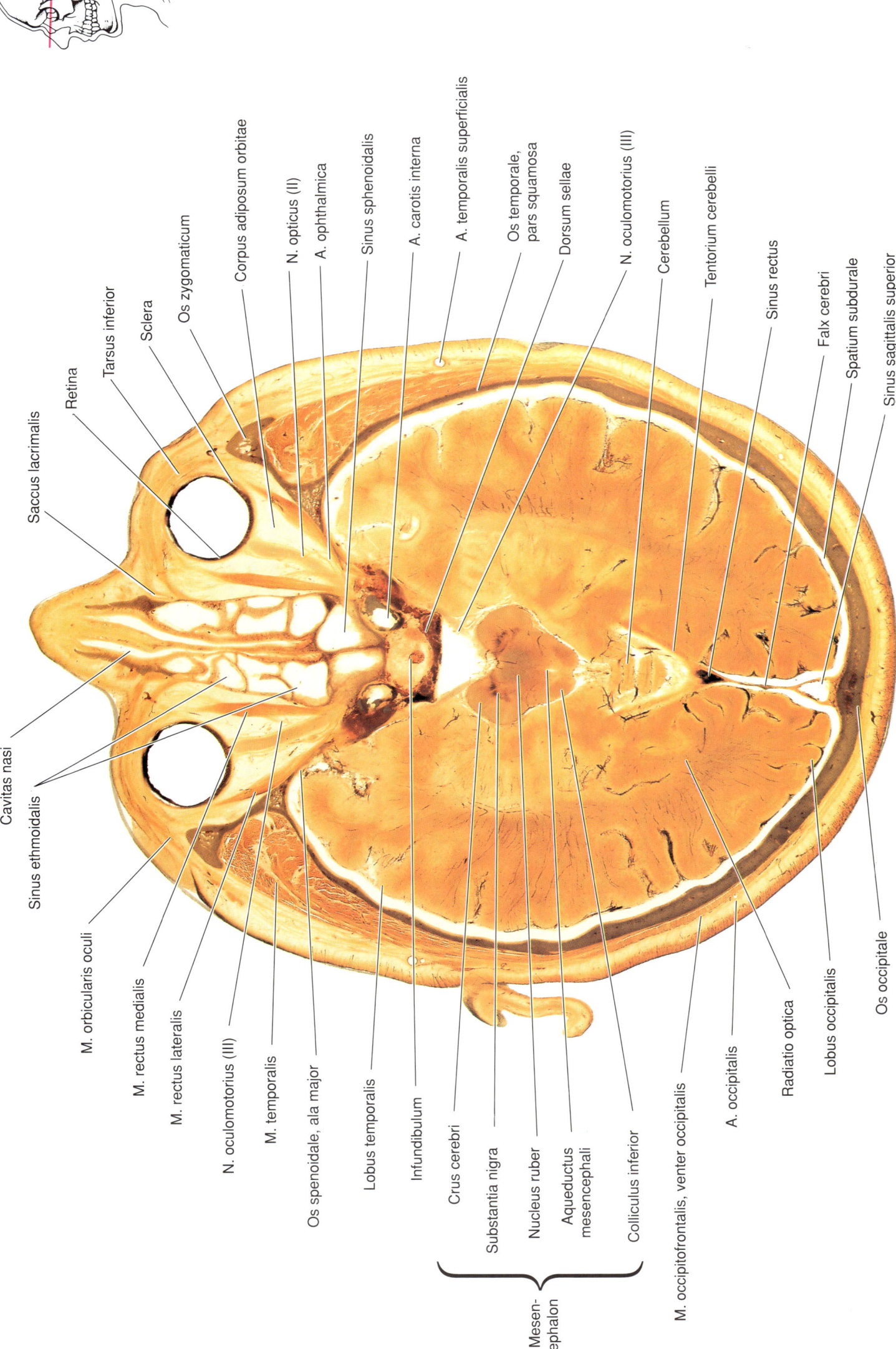

Saccus lacrimalis

Retina

Tarsus inferior

Sclera

Os zygomaticum

Corpus adiposum orbitae

N. opticus (II)

A. ophthalmica

Sinus sphenoidalis

A. carotis interna

A. temporalis superficialis

Os temporale, pars squamosa

Dorsum sellae

N. oculomotorius (III)

Cerebellum

Tentorium cerebelli

Sinus rectus

Falx cerebri

Spatium subdurale

Sinus sagittalis superior

Cavitas nasi

Sinus ethmoidalis

M. orbicularis oculi

M. rectus medialis

M. rectus lateralis

N. oculomotorius (III)

M. temporalis

Os spenoidale, ala major

Lobus temporalis

Infundibulum

Crus cerebri

Substantia nigra

Nucleus ruber

Aqueductus mesencephali

Colliculus inferior

M. occipitofrontalis, venter occipitalis

A. occipitalis

Radiatio optica

Lobus occipitalis

Os occipitale

Mesen-cephalon

Transversalschnitt

Der Schnitt, ca. 1 cm über der Deutschen Horizontalen, läuft in der Orbita längs durch den Sehnerven und zeigt Anschnitte der Keilbeinhöhle und des Kleinhirnwurmes.

Abb. 1.12c

29

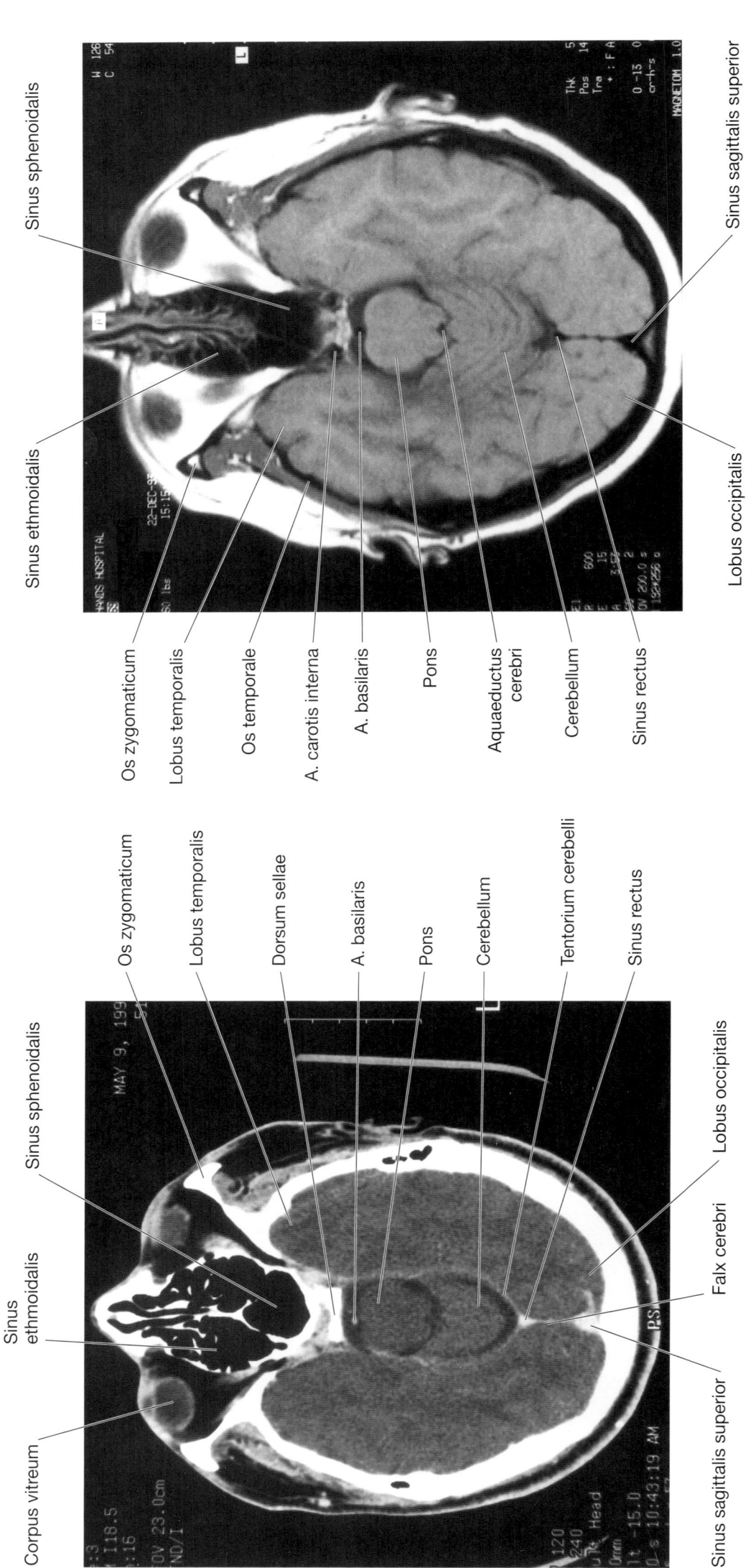

Sinus sphenoidalis

Sinus ethmoidalis

Os zygomaticum

Lobus temporalis

Os temporale

A. carotis interna

A. basilaris

Pons

Aquaeductus cerebri

Cerebellum

Sinus rectus

Sinus sagittalis superior

Lobus occipitalis

Das T1-gewichtete, transversale MR-Bild des Kopfes verläuft in der Ebene der Pons. Die Charakteristik der Fältelung ist am Kleinhirn anders als am Großhirn. Die Beziehung zwischen A. basilaris (schwarz) und der Pons wird auf diesem Bild deutlich.

Transversalschnitte

Os zygomaticum

Lobus temporalis

Dorsum sellae

A. basilaris

Pons

Cerebellum

Tentorium cerebelli

Sinus rectus

Sinus sphenoidalis

Sinus ethmoidalis

Corpus vitreum

Sinus sagittalis superior

Falx cerebri

Lobus occipitalis

Dieses kontrastverstärkte, transversale CT-Bild des Kopfes wurde in der Ebene der Hypophyse aufgenommen. Der Sinus cavernosus erscheint aufgrund des enthaltenen Kontrastmittels hell. Das Tentorium cerebelli zeigt eine U-förmige Gestalt.

CT-Aufnahme, MRI

Abb. 1.13a und 1.13b

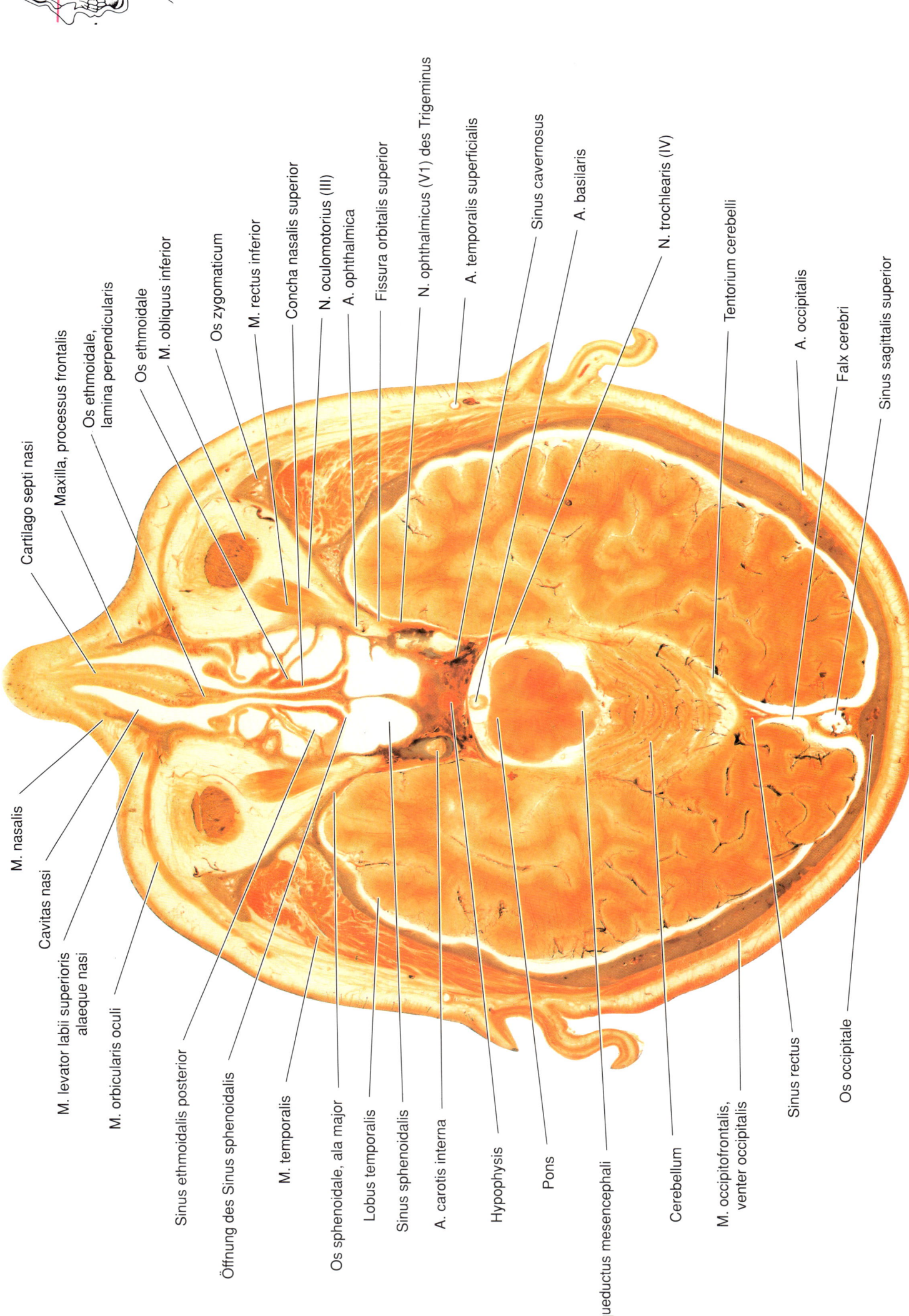

M. nasalis

Cartilago septi nasi

Maxilla, processus frontalis

Os ethmoidale, lamina perpendicularis

Os ethmoidale

M. obliquus inferior

Os zygomaticum

M. rectus inferior

Concha nasalis superior

N. oculomotorius (III)

A. ophthalmica

Fissura orbitalis superior

N. ophthalmicus (V1) des Trigeminus

A. temporalis superficialis

Sinus cavernosus

A. basilaris

N. trochlearis (IV)

Tentorium cerebelli

A. occipitalis

Falx cerebri

Sinus sagittalis superior

M. levator labii superioris alaeque nasi

Cavitas nasi

M. orbicularis oculi

Sinus ethmoidalis posterior

Öffnung des Sinus sphenoidalis

M. temporalis

Os sphenoidale, ala major

Lobus temporalis

Sinus sphenoidalis

A. carotis interna

Hypophysis

Pons

Aqueductus mesencephali

Cerebellum

M. occipitofrontalis, venter occipitalis

Sinus rectus

Os occipitale

Abb. 1.13c

Der Schnitt, ca. 0,5 cm über der Deutschen Horizontalen, trifft den Unterrand des Bulbus, die Hypophyse und die Mündung der Keilbeinhöhle in den Recessus sphenoethmoidalis.

Transversalschnitt

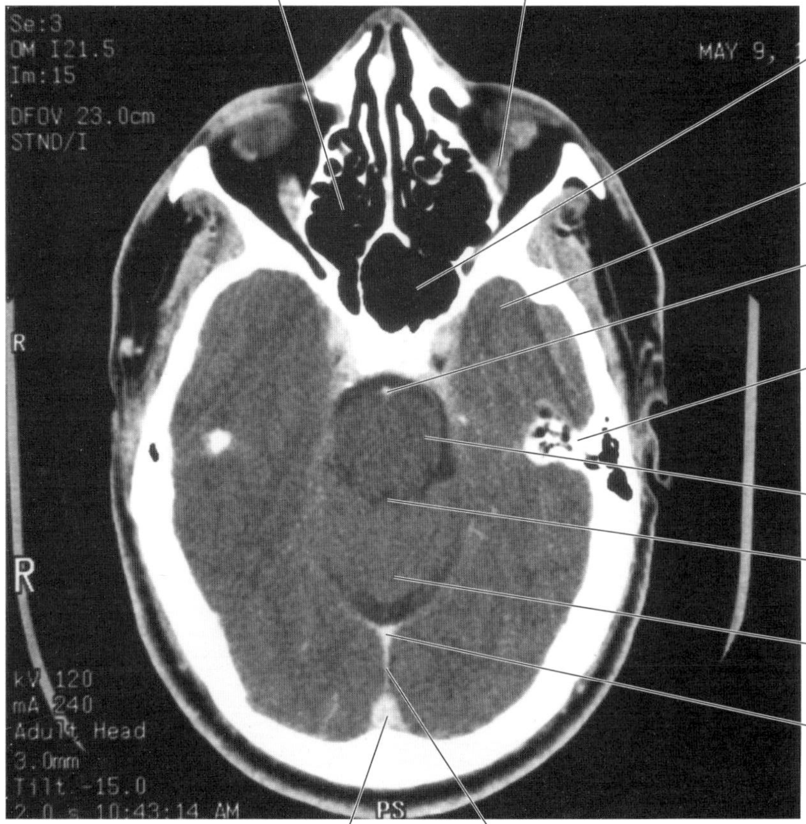

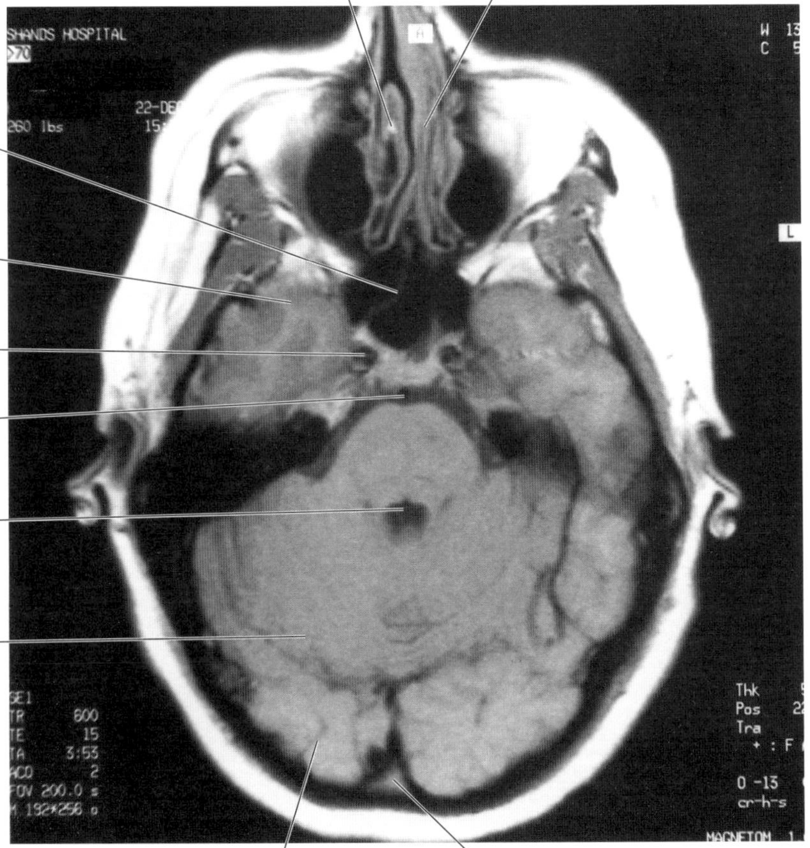

Septum nasi

Concha nasalis media

Sinus
sphenoidalis

Lobus temporalis

A. carotis interna

A. basilaris

Ventriculus quartus

Cerebellum

Sinus sagittalis superior

Lobus occipitalis

Das T1-gewichtete, transversale MR-Bild des Kopfes verläuft durch den Orbitaboden. Da der dichte Knochen nur wenig Signal abgibt, erschient die Pars petrosa des Os temporale auf diesem Bild als Lücke.

Transversalschnitte

Sinus sphenoidalis

Lobus temporallis

A. basilaris

Os temporale,
pars petrosa

Pons

Ventriculus quartus

Cerebellum

Sinus rectus

M. rectus inferior

Sinus ethmoidalis

Falx cerebri

Sinus sagittalis superior

Das kontrastverstärkte, transversale CT-Bild des Kopfes verläuft durch den Orbitaboden. Ein Anteil der linken Pars petrosa des Os temporale ist auf diesem Bild zu sehen. Beachte die dünne mediale Orbitawand.

CT-Aufnahme, MRI

Abb. 1.14a und 1.14b

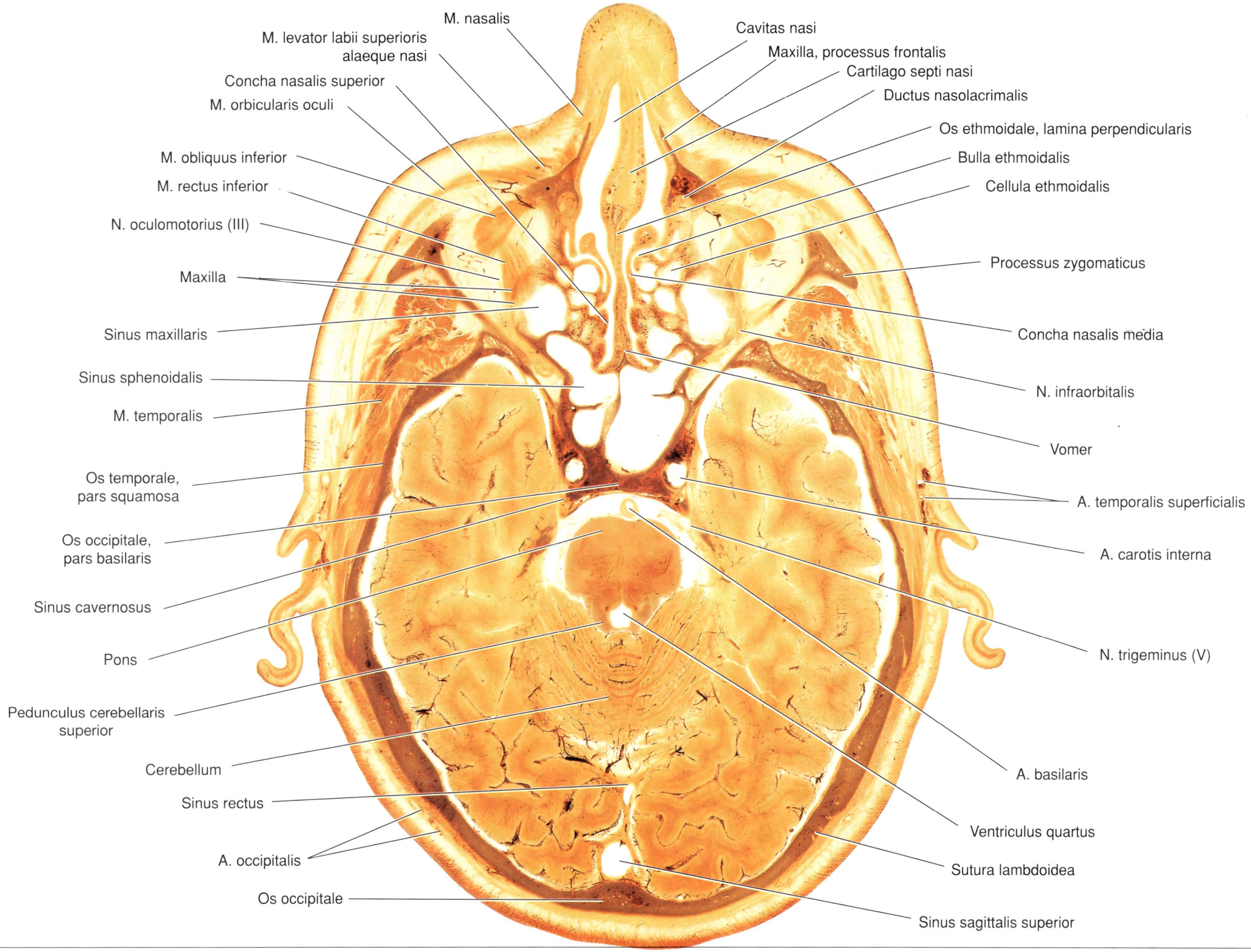

M. nasalis

M. levator labii superioris
alaeque nasi

Concha nasalis superior

M. orbicularis oculi

M. obliquus inferior

M. rectus inferior

N. oculomotorius (III)

Maxilla

Sinus maxillaris

Sinus sphenoidalis

M. temporalis

Os temporale,
pars squamosa

Os occipitale,
pars basilaris

Sinus cavernosus

Pons

Pedunculus cerebellaris
superior

Cerebellum

Sinus rectus

A. occipitalis

Os occipitale

Cavitas nasi

Maxilla, processus frontalis

Cartilago septi nasi

Ductus nasolacrimalis

Os ethmoidale, lamina perpendicularis

Bulla ethmoidalis

Cellula ethmoidalis

Processus zygomaticus

Concha nasalis media

N. infraorbitalis

Vomer

A. temporalis superficialis

A. carotis interna

N. trigeminus (V)

A. basilaris

Ventriculus quartus

Sutura lambdoidea

Sinus sagittalis superior

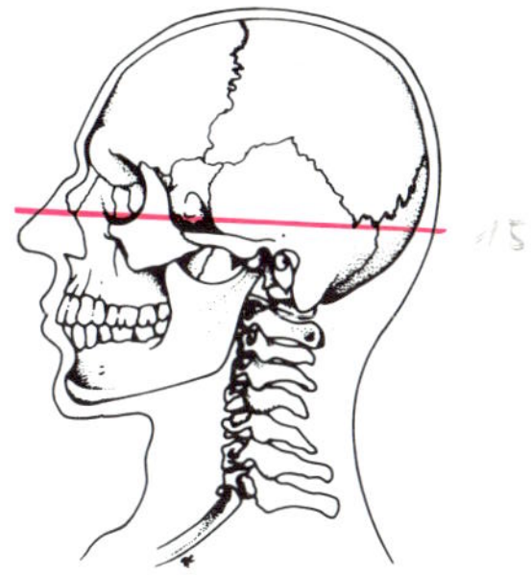

Im Orbitaboden sind der M. rectus inferior und M. obliquus inferior getroffen. Die Keilbeinhöhle zeigt hier
große Ausdehnung, das Dach des Sinus maxillaris ist eröffnet.

Transversalschnitt

Abb. 1.14c

33

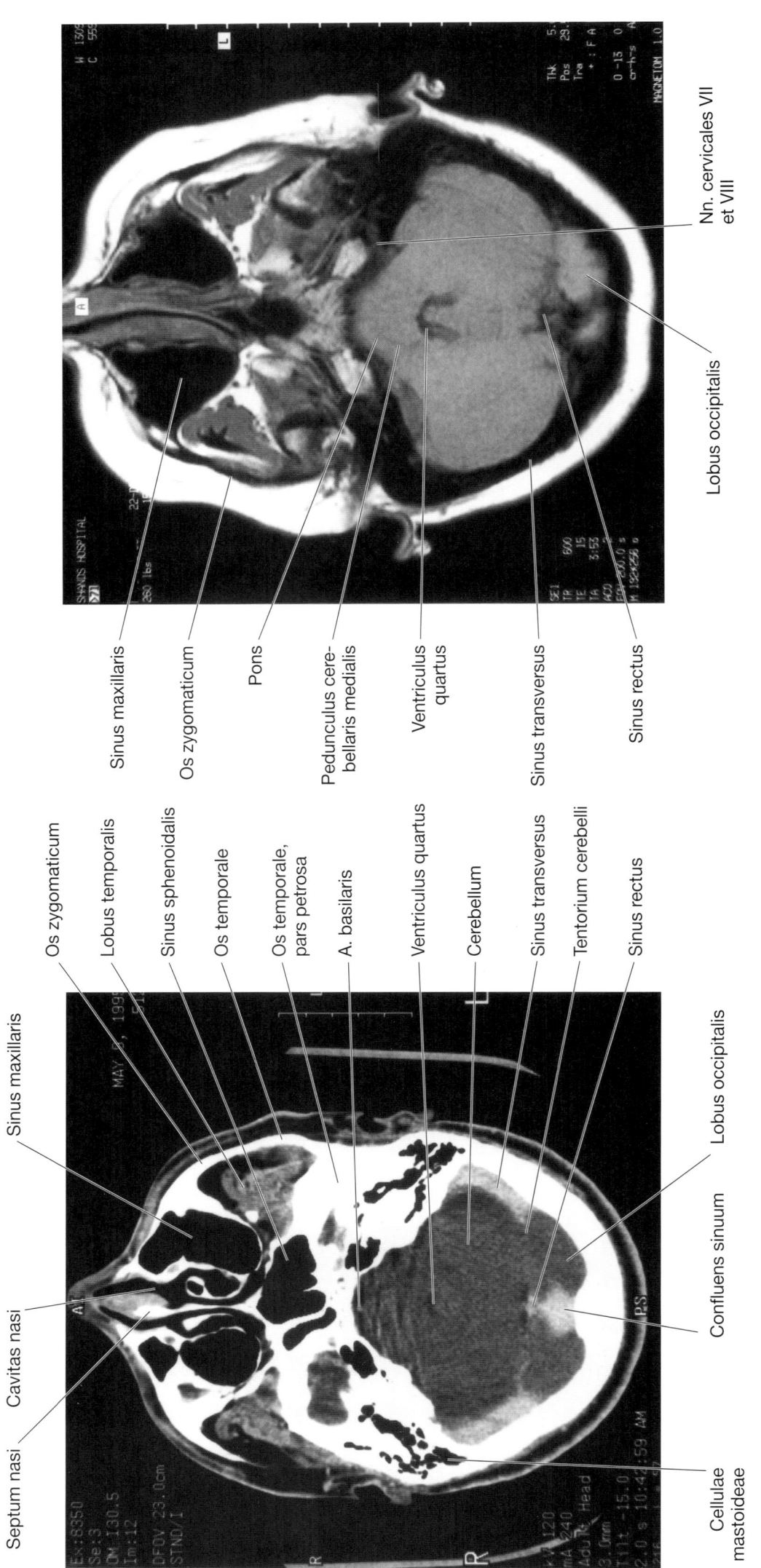

Septum nasi Cavitas nasi

Sinus maxillaris

Cellulae
mastoideae

Os zygomaticum

Lobus temporalis

Sinus sphenoidalis

Os temporale

Os temporale,
pars petrosa

A. basilaris

Ventriculus quartus

Cerebellum

Sinus transversus

Tentorium cerebelli

Sinus rectus

Confluens sinuum

Lobus occipitalis

Sinus maxillaris

Os zygomaticum

Pons

Pedunculus cere-
bellaris medialis

Ventriculus
quartus

Sinus transversus

Sinus rectus

Nn. cervicales VII
et VIII

Lobus occipitalis

Das kontrastverstärkte, transversale CT-Bild des Kopfes liegt in der Ebene der Pars petrosa des Os temporale. Eine vorherige Kontrastmittelgabe bewirkt eine Darstellung von Sinus transversus und Confluens sinuum des Sinus sagittalis und Sinus rectus.

Dieses T1-gewichtete, transversale MR-Bild des Kopfes liegt in der Ebene der Pars petrosa des Os temporale. Da der Knochen nur wenige mobile Protonen besitzt, gibt er nur ein geringes Signal ab, die Pars petrosa ist auf diesem Bild unsichtbar. Diese Eigenart bewirkt eine „Ausradierung" der dichten Knochen und damit die Möglichkeit der Darstellung von Weichteilgeweben, wie hier der Hirnnerven.

CT-Aufnahme, MRI

Transversalschnitte

Abb. 1.15a und 1.15b

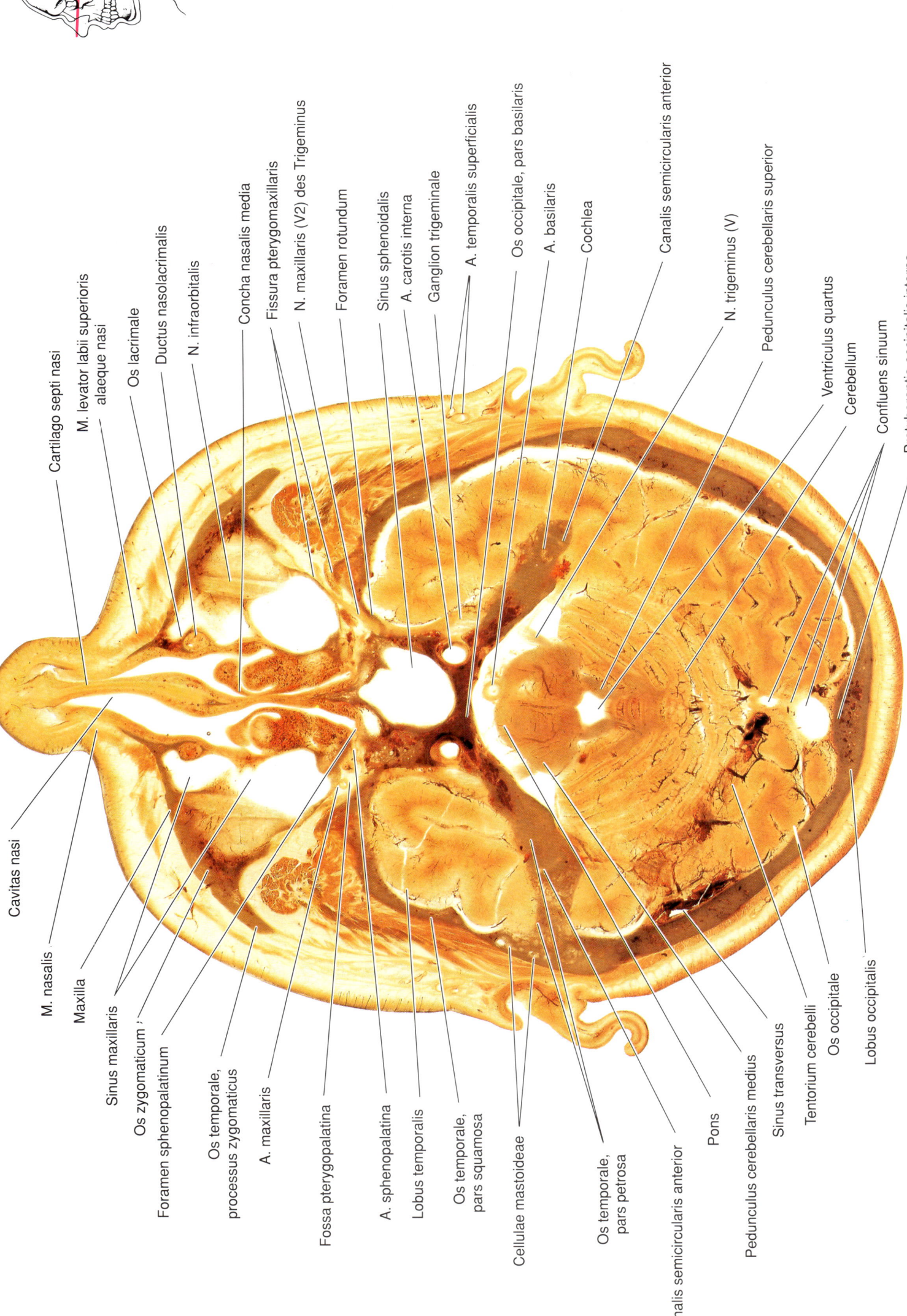

Cartilago septi nasi

M. levator labii superioris alaeque nasi

Os lacrimale

Ductus nasolacrimalis

N. infraorbitalis

Concha nasalis media

Fissura pterygomaxillaris

N. maxillaris (V2) des Trigeminus

Foramen rotundum

Sinus sphenoidalis

A. carotis interna

Ganglion trigeminale

A. temporalis superficialis

Os occipitale, pars basilaris

A. basilaris

Cochlea

Canalis semicircularis anterior

N. trigeminus (V)

Pedunculus cerebellaris superior

Ventriculus quartus

Cerebellum

Confluens sinuum

Protuberantia occipitalis interna

Cavitas nasi

M. nasalis

Maxilla

Sinus maxillaris

Os zygomaticum

Foramen sphenopalatinum

Os temporale, processus zygomaticus

A. maxillaris

Fossa pterygopalatina

A. sphenopalatina

Lobus temporalis

Os temporale, pars squamosa

Cellulae mastoideae

Os temporale, pars petrosa

Canalis semicircularis anterior

Pedunculus cerebellaris medius

Pons

Sinus transversus

Tentorium cerebelli

Os occipitale

Lobus occipitalis

Transversalschnitt

Abb. 1.15c   Der Schnitt durch den unteren Orbitarand liegt nahezu in der Ebene der Deutschen Horizontalen. Er läuft durch die Fossa pterygopalatina und zeigt im Felsenbein Teile der Cochlea und des vorderen Bogengangs des Innenohrs.

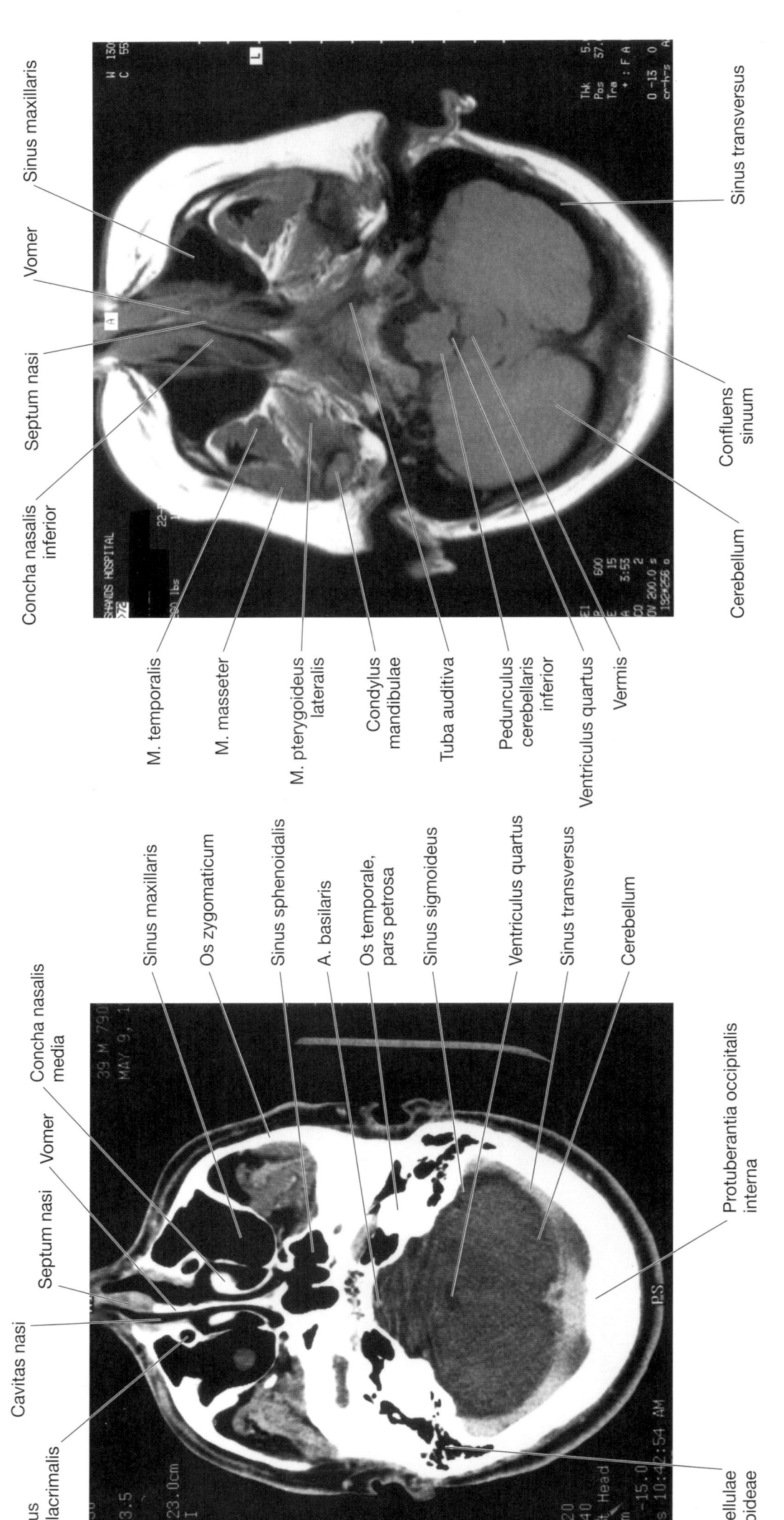

Sinus maxillaris

Vomer

Septum nasi

Concha nasalis
inferior

M. temporalis

M. masseter

M. pterygoideus
lateralis

Condylus
mandibulae

Tuba auditiva

Pedunculus
cerebellaris
inferior

Ventriculus quartus

Vermis

Sinus transversus

Confluens
sinuum

Cerebellum

Ductus
nasolacrimalis

Cavitas nasi

Septum nasi

Vomer

Concha nasalis
media

Sinus maxillaris

Os zygomaticum

Sinus sphenoidalis

A. basilaris

Os temporale,
pars petrosa

Sinus sigmoideus

Ventriculus quartus

Sinus transversus

Cerebellum

Protuberantia occipitalis
interna

Cellulae
mastoideae

Das kontrastverstärkte, transversale CT-Bild des Kopfes verläuft durch die Pars petrosa des Os temporale und die Sinus maxillares. Die Cellulae mastoideae können identifiziert werden.

Hier ist ein T1-gewichtetes, transversales MR-Bild zu sehen, das auf der Ebene des Meatus acusticus externus aufgenommen wurde. Die Pars petrosa erscheint auf dem MR-Bild schwarz. Der Blutfluß im Sinus bedingt ebenfalls eine schwarze Darstellung dieser Gefäße.

CT-Aufnahme, MRI

Transversalschnitte

Abb. 1.16a und 1.16b

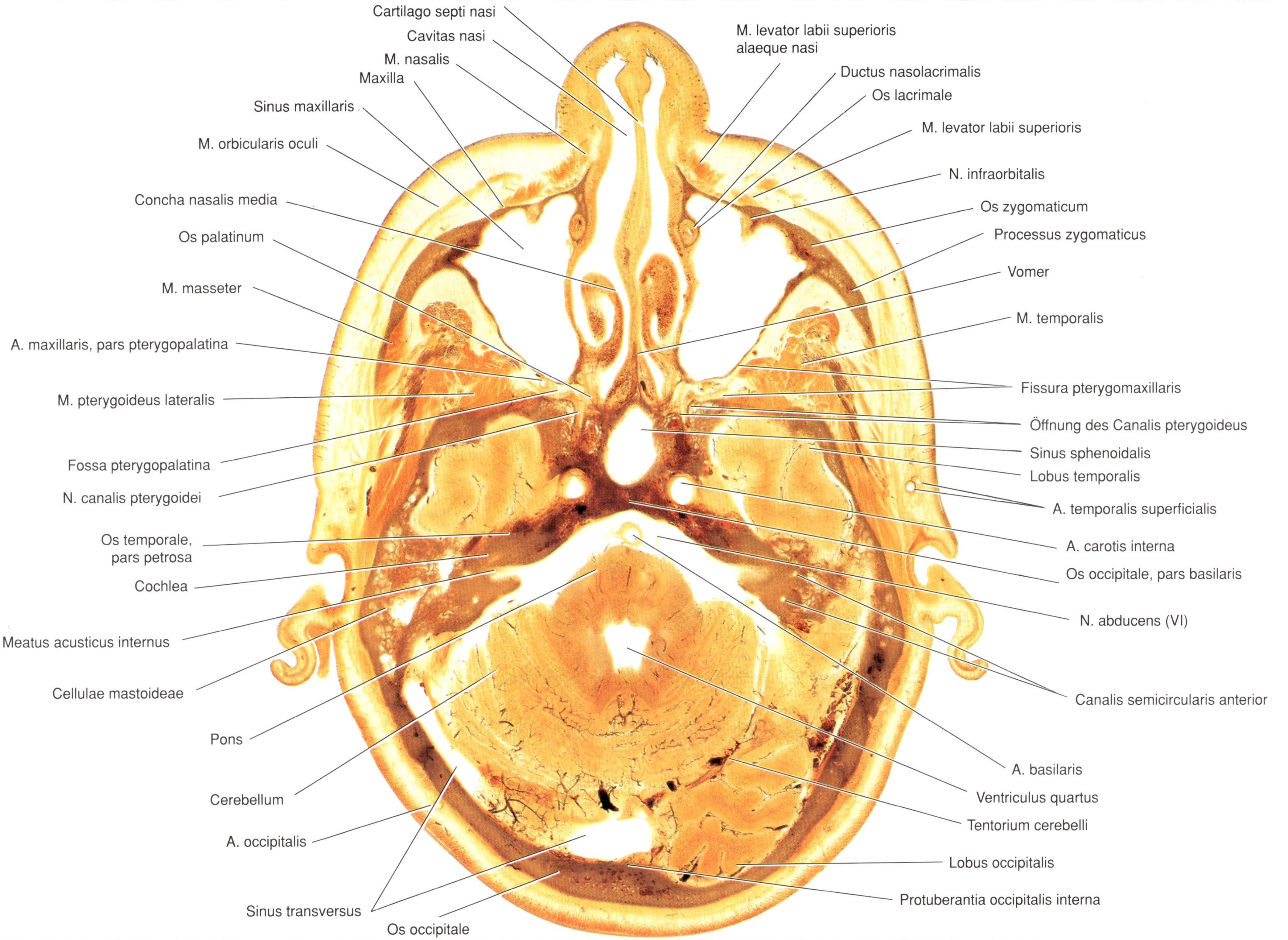

Kopf und Hals

Cartilago septi nasi
Cavitas nasi
M. nasalis
Maxilla
Sinus maxillaris
M. orbicularis oculi
Concha nasalis media
Os palatinum
M. masseter
A. maxillaris, pars pterygopalatina
M. pterygoideus lateralis
Fossa pterygopalatina
N. canalis pterygoidei
Os temporale, pars petrosa
Cochlea
Meatus acusticus internus
Cellulae mastoideae
Pons
Cerebellum
A. occipitalis
Sinus transversus

M. levator labii superioris alaeque nasi
Ductus nasolacrimalis
Os lacrimale
M. levator labii superioris
N. infraorbitalis
Os zygomaticum
Processus zygomaticus
Vomer
M. temporalis
Fissura pterygomaxillaris
Öffnung des Canalis pterygoideus
Sinus sphenoidalis
Lobus temporalis
A. temporalis superficialis
A. carotis interna
Os occipitale, pars basilaris
N. abducens (VI)
Canalis semicircularis anterior
A. basilaris
Ventriculus quartus
Tentorium cerebelli
Lobus occipitalis
Protuberantia occipitalis interna
Os occipitale

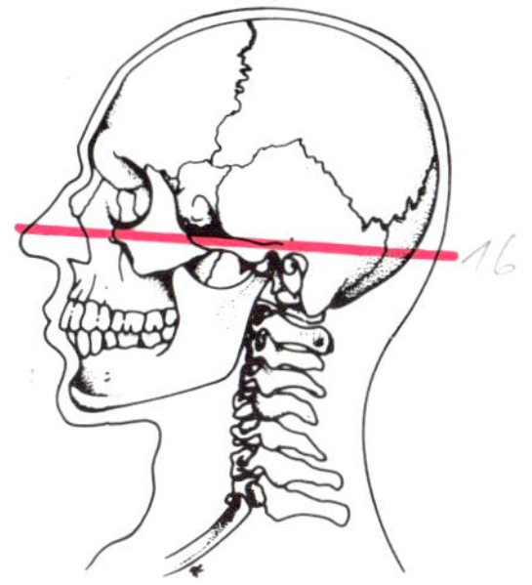

Abb. 1.16c   Transversalschnitt

37

Im Felsenbein ist der Meatus acusticus internus der markanteste Richtpunkt.
In der mittleren Schädelgrube liegen die basalen Anteile des Temporallappens.

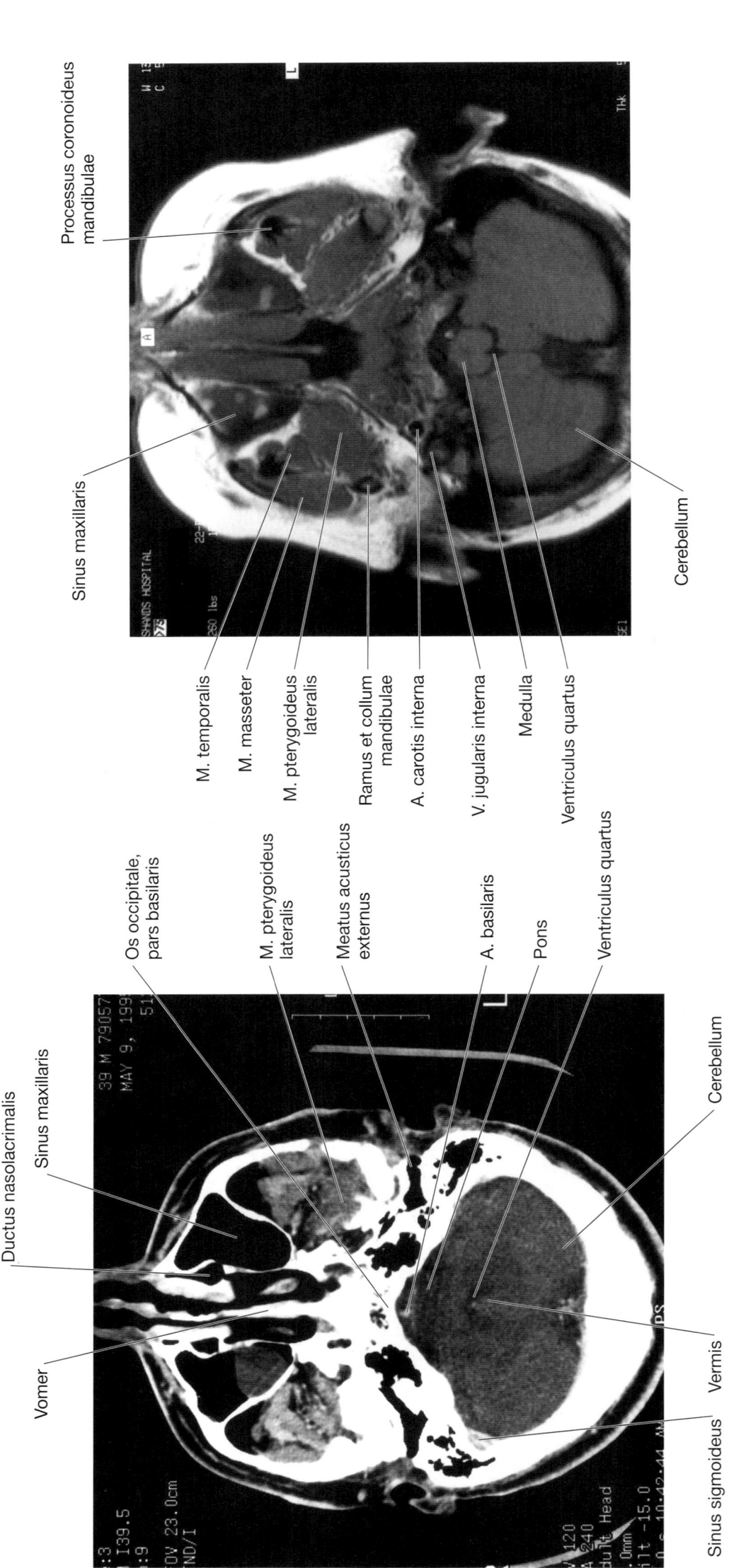

Processus coronoideus
mandibulae

Sinus maxillaris

M. temporalis
M. masseter
M. pterygoideus
lateralis
Ramus et collum
mandibulae
A. carotis interna
V. jugularis interna
Medulla
Ventriculus quartus

Cerebellum

Ductus nasolacrimalis
Sinus maxillaris

Vomer

Sinus sigmoideus

Os occipitale,
pars basilaris
M. pterygoideus
lateralis
Meatus acusticus
externus
A. basilaris
Pons
Ventriculus quartus

Cerebellum

Vermis

Das Bild zeigt ein kontrastverstärktes, transversales CT-Bild des Kopfes in der Ebene des Meatus
acusticus externus.

Das T1-gewichtete, transversale MR-Bild des Kopfes verläuft in der unteren Ebene der Pars petrosa (Os temporale).

CT-Aufnahme, MRI

Transversalschnitte

Abb. 1.17a und 1.17b

Kopf und Hals

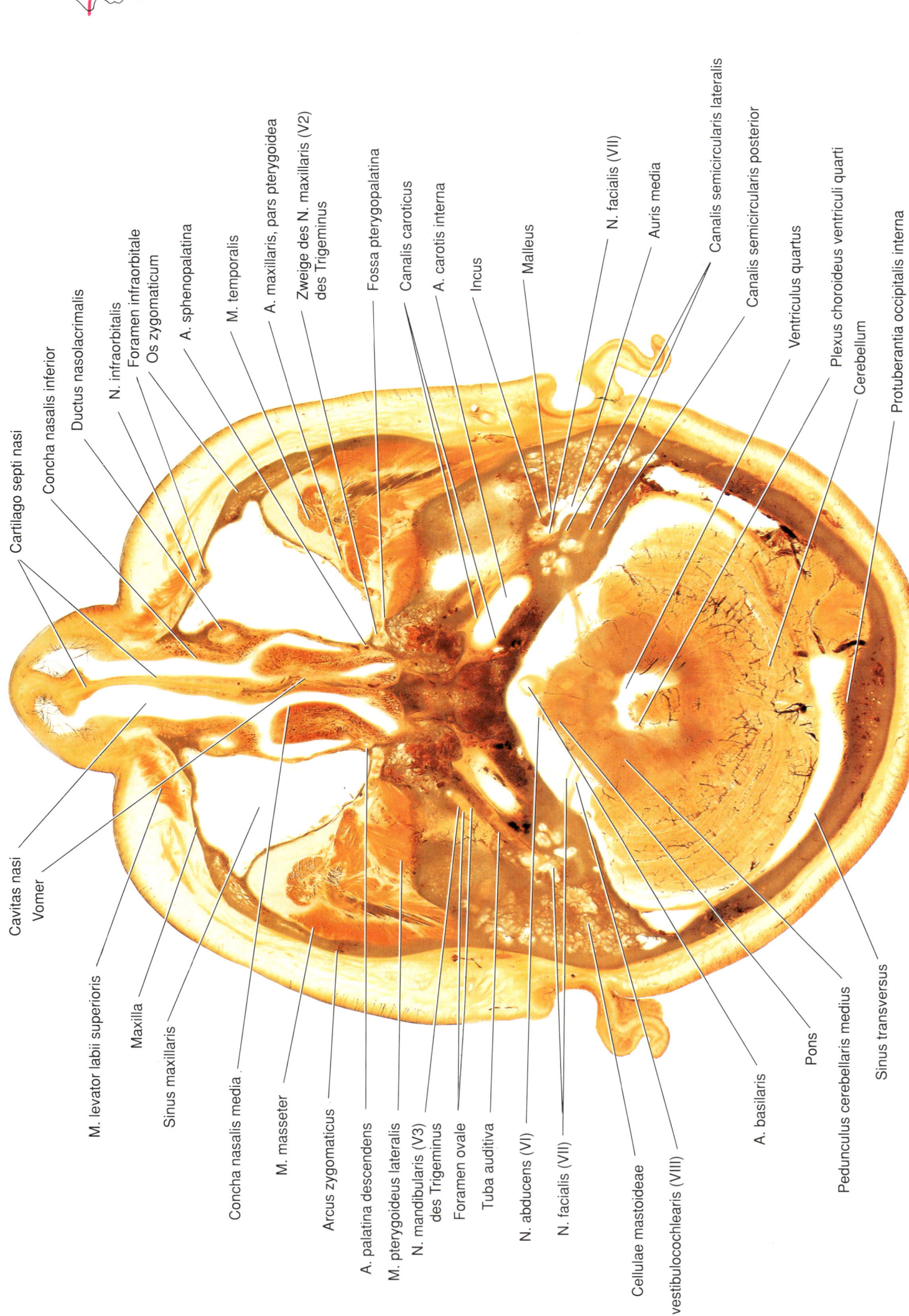

Cavitas nasi
Vomer
Cartilago septi nasi
Concha nasalis inferior
Ductus nasolacrimalis
N. infraorbitalis
Foramen infraorbitale
Os zygomaticum
A. sphenopalatina
M. temporalis
A. maxillaris, pars pterygoidea
Zweige des N. maxillaris (V2) des Trigeminus
Fossa pterygopalatina
Canalis caroticus
A. carotis interna
Incus
Malleus
N. facialis (VII)
Auris media
Canalis semicircularis lateralis
Canalis semicircularis posterior
Ventriculus quartus
Plexus choroideus ventriculi quarti
Cerebellum
Protuberantia occipitalis interna

M. levator labii superioris
Maxilla
Sinus maxillaris
Concha nasalis media
M. masseter
Arcus zygomaticus
A. palatina descendens
M. pterygoideus lateralis
N. mandibularis (V3) des Trigeminus
Foramen ovale
Tuba auditiva
N. abducens (VI)
N. facialis (VII)
Cellulae mastoideae
N. vestibulocochlearis (VIII)
A. basilaris
Pons
Pedunculus cerebellaris medius
Sinus transversus

Im Felsenbein ist die Cochlea beiderseits mittig getroffen. Der Karotiskanal zeigt eine horizontale Verlaufsstrecke.
Die Kieferhöhle ist in Höhe ihres größten Durchmessers eröffnet.

Abb. 1.17c   Transversalschnitt

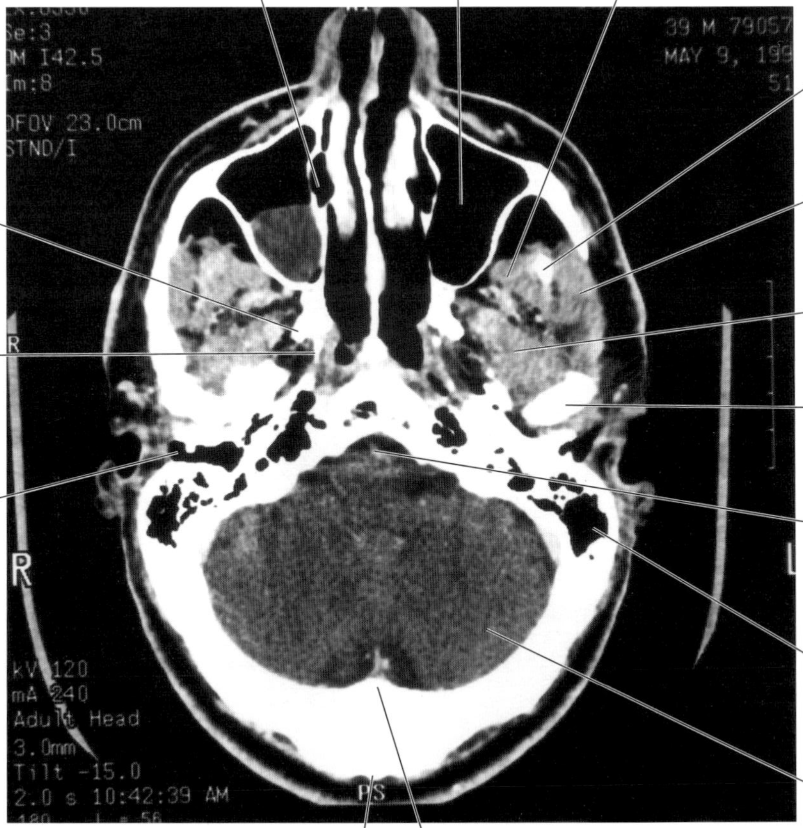

Processus coronoideus mandibulae

M. masseter

M. pterygoideus lateralis

Condylus mandibulae

A. basilaris

Cellulae mastoideae

Cerebellum

M. temporalis

Sinus maxillaris

Protuberantia occipitalis interna

Ductus nasolacrimalis

Protuberantia occipitalis externa

Os sphenoidale, processus pterygoideus, lamina lateralis

Processus pterygoideus, lamina medialis

Meatus acusticus externus

Das kontrastverstärkte, transversale CT-Bild des Kopfes liegt in der Ebene des Meatus acusticus externus und der Pars petrosa des Os temporale. Der Kopf der Mandibula ist kurz unterhalb des Gelenks mit dem Os temporale angeschnitten. Dieser Patient zeigt auf der rechten Seite Anzeichen einer Sinusitis maxillaris.

Transversalschnitt

CT-Aufnahme

Abb. 1.18a

Kopf und Hals

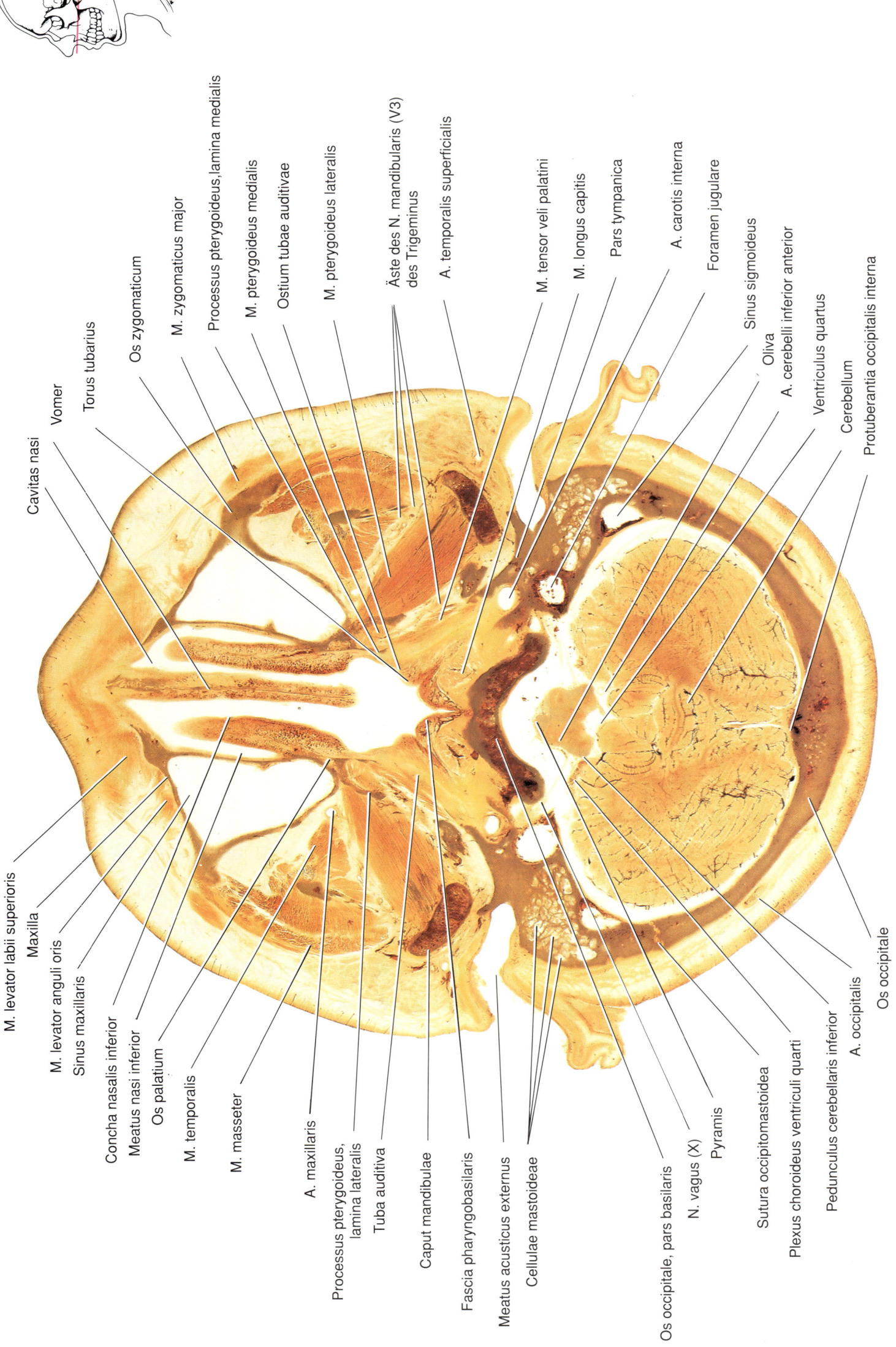

M. levator labii superioris
Maxilla

Cavitas nasi

Vomer

Torus tubarius

Os zygomaticum

M. zygomaticus major

Processus pterygoideus, lamina medialis

M. pterygoideus medialis

Ostium tubae auditivae

M. pterygoideus lateralis

Äste des N. mandibularis (V3)
des Trigeminus

A. temporalis superficialis

M. tensor veli palatini

M. longus capitis

Pars tympanica

A. carotis interna

Foramen jugulare

Sinus sigmoideus

Oliva

A. cerebelli inferior anterior

Ventriculus quartus

Cerebellum

Protuberantia occipitalis interna

M. levator anguli oris
Sinus maxillaris

Concha nasalis inferior
Meatus nasi inferior
Os palatium
M. temporalis

M. masseter

A. maxillaris

Processus pterygoideus,
lamina lateralis

Tuba auditiva

Caput mandibulae

Fascia pharyngobasilaris

Meatus acusticus externus

Cellulae mastoideae

Os occipitale, pars basilaris

N. vagus (X)

Pyramis

Sutura occipitomastoidea

Plexus choroideus ventriculi quarti

Pedunculus cerebellaris inferior

A. occipitalis

Os occipitale

Transversalschnitt

Dieser Schnitt durch den äußeren Gehörgang zeigt die Tubenmündung im Nasopharynx,
den Gelenkkopf des Unterkiefers und die Pneumatisierung des Mastoids.

Abb. 1.18b

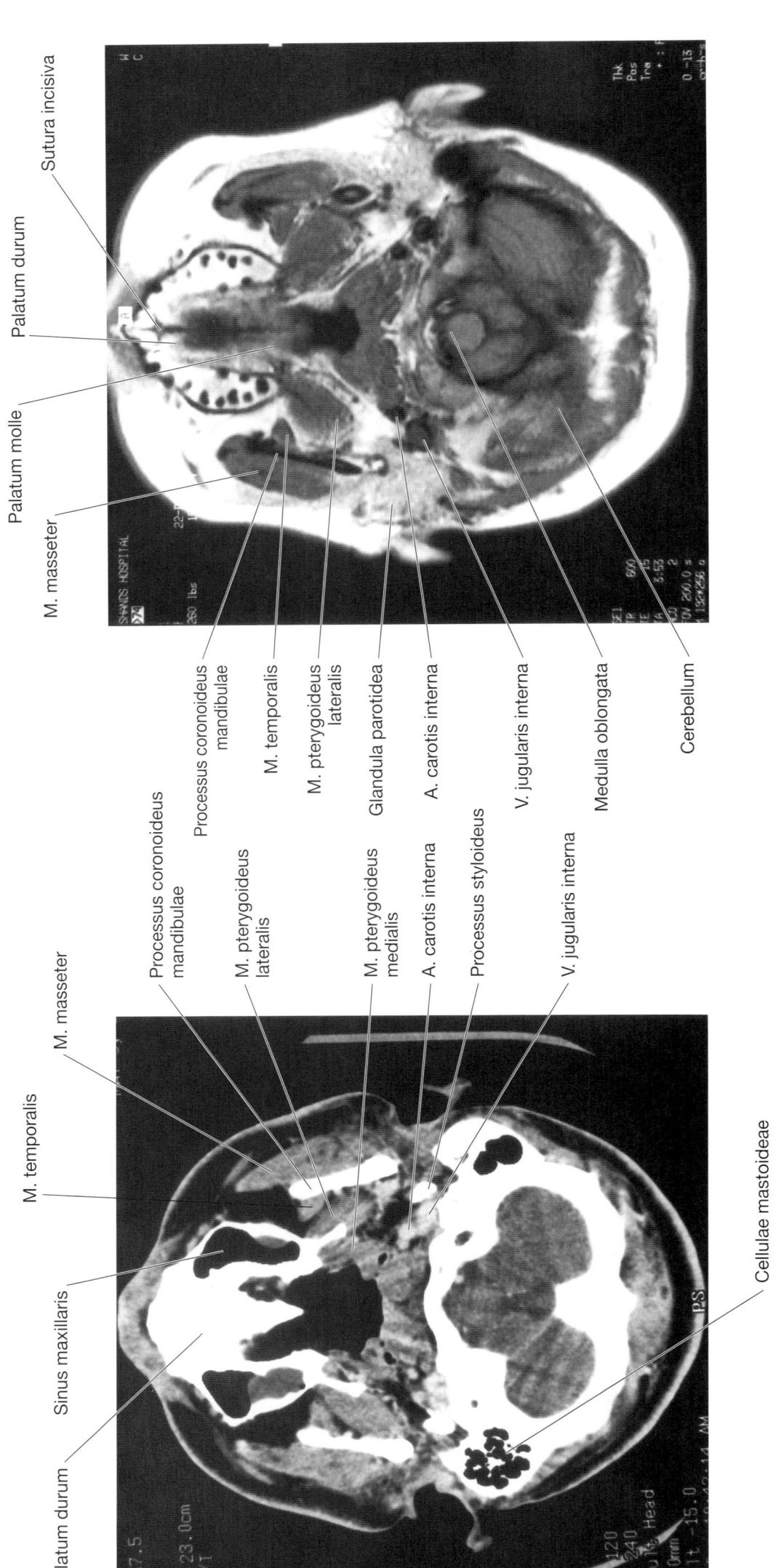

Sutura incisiva

Palatum durum

Palatum molle

M. masseter

Processus coronoideus mandibulae

M. temporalis

M. pterygoideus lateralis

Glandula parotidea

A. carotis interna

V. jugularis interna

Medulla oblongata

Cerebellum

M. masseter

M. temporalis

Processus coronoideus mandibulae

M. pterygoideus lateralis

M. pterygoideus medialis

A. carotis interna

Processus styloideus

V. jugularis interna

Palatum durum

Sinus maxillaris

Cellulae mastoideae

Transversalschnitte

Das T1-gewichtete, transversale MR-Bild des Kopfes liegt in der Ebene des Palatum durum. Die Zahnwurzeln erscheinen als schwarze „Löcher" in der Maxilla. Dies ist auf das geringe Signal zurückzuführen, das die Zähne aufgrund ihrer wenigen mobilen Protonen abgeben.

CT-Aufnahme, MRI

Das kontrastverstärkte, transversale CT-Bild des Kopfes liegt auf der Ebene des Palatum durum. Die Cellulae mastoideae und die unteren Anteile des Sinus maxillaris können identifiziert werden.

Abb. 1.19a und 1.19b

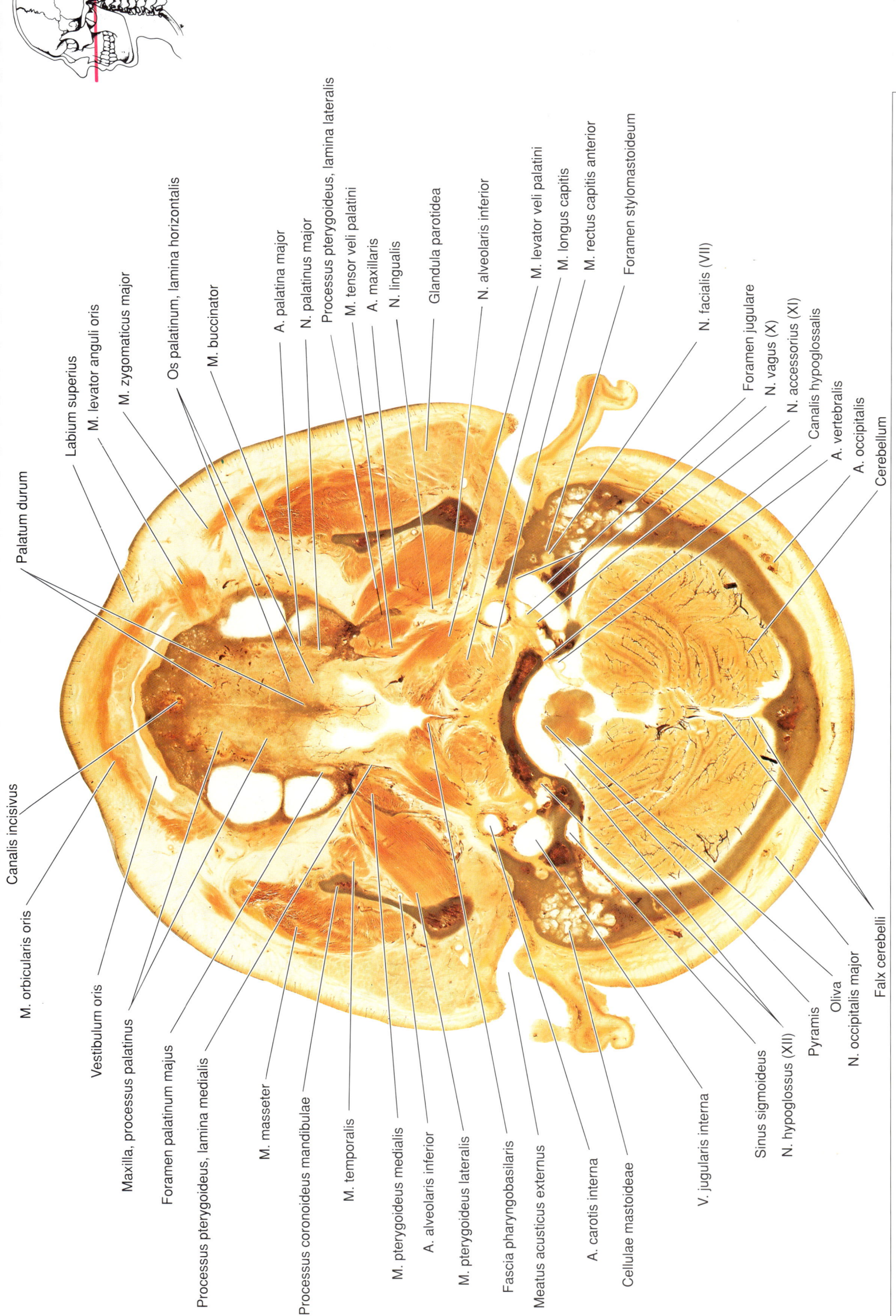

M. orbicularis oris

Canalis incisivus

Vestibulum oris

Maxilla, processus palatinus

Foramen palatinum majus

Processus pterygoideus, lamina medialis

M. masseter

Processus coronoideus mandibulae

M. temporalis

M. pterygoideus medialis

A. alveolaris inferior

M. pterygoideus lateralis

Fascia pharyngobasilaris

Meatus acusticus externus

A. carotis interna

Cellulae mastoideae

V. jugularis interna

Sinus sigmoideus

N. hypoglossus (XII)

Pyramis

Oliva

N. occipitalis major

Falx cerebelli

Palatum durum

Labium superius

M. levator anguli oris

M. zygomaticus major

Os palatinum, lamina horizontalis

M. buccinator

A. palatina major

N. palatinus major

Processus pterygoideus, lamina lateralis

M. tensor veli palatini

A. maxillaris

N. lingualis

Glandula parotidea

N. alveolaris inferior

M. levator veli palatini

M. longus capitis

M. rectus capitis anterior

Foramen stylomastoideum

N. facialis (VII)

Foramen jugulare

N. vagus (X)

N. accessorius (XI)

Canalis hypoglossalis

A. vertebralis

A. occipitalis

Cerebellum

Abb. 1.19c

Transversalschnitt

Dieser Horizontalschnitt durch den harten Gaumen läuft auch durch das Foramen jugulare und den Canalis hypoglossi. Der Processus alveolaris ist aufgrund der fehlenden Zähne zurückgebildet.

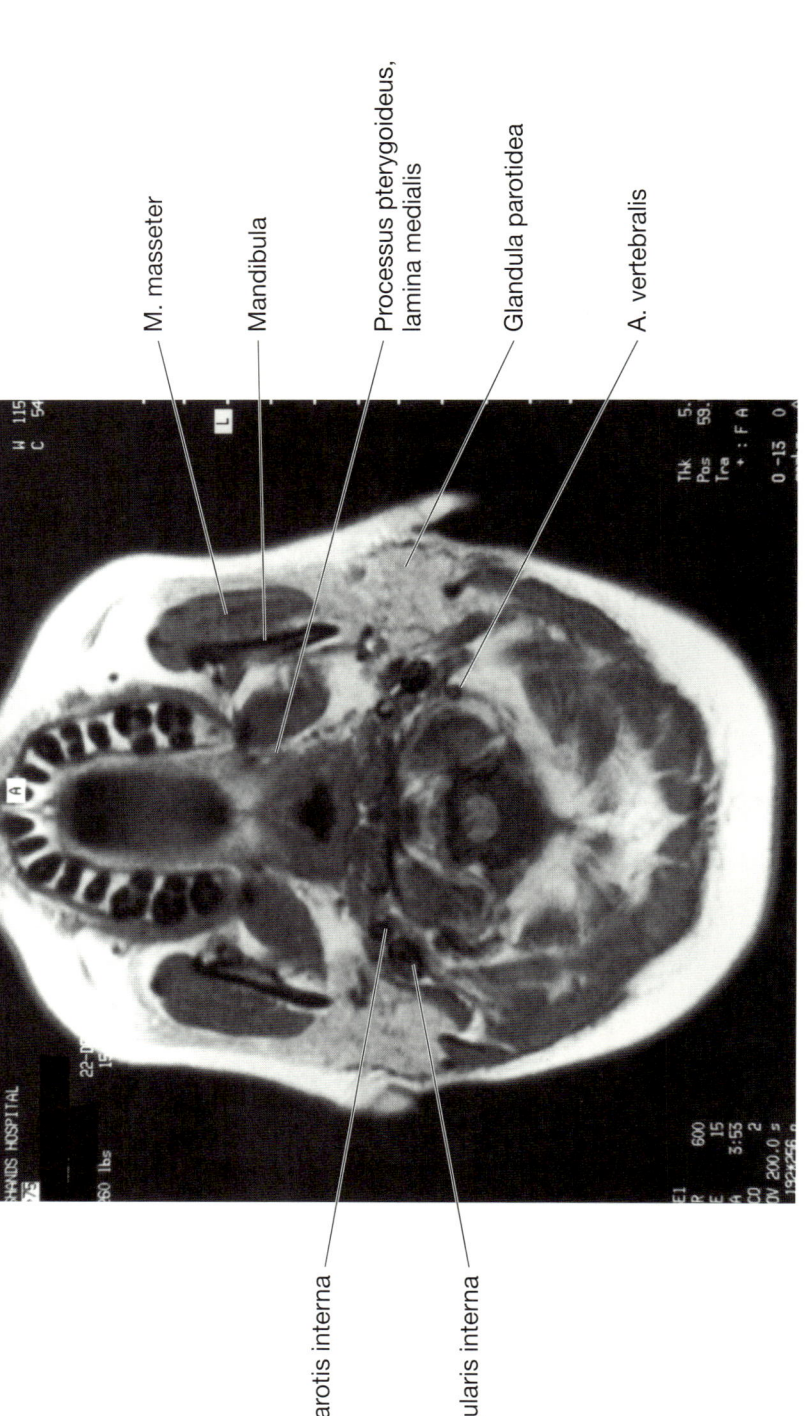

M. masseter

Mandibula

Processus pterygoideus,
lamina medialis

Glandula parotidea

A. vertebralis

A. carotis interna

V. jugularis interna

Das T1-gewichtete, transversale MR-Bild des Kopfes verläuft durch den
Ramus mandibulae und zeigt einige einige Kaumuskeln. Die Glandula parotidea gibt
auf dieser Aufnahme ein helles Signal ab.

Transversalschnitt

MRI

Abb. 1.20a

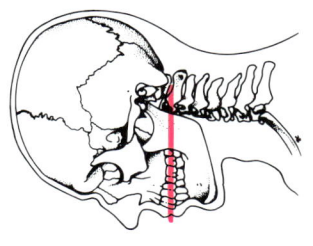

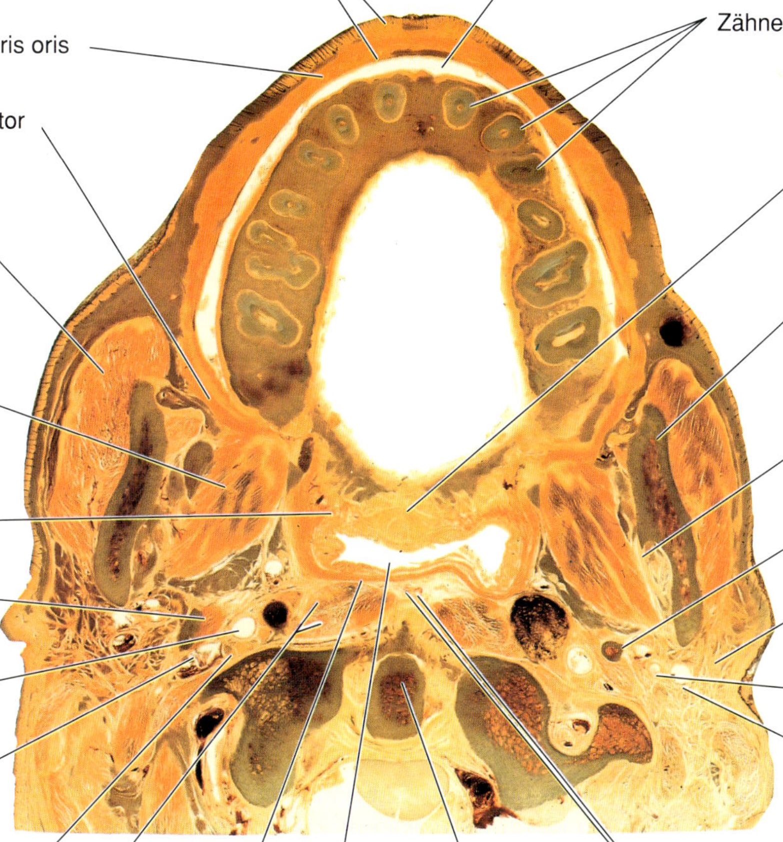

Vestibulum oris

Zähne im Oberkiefer

Palatum molle

Ramus mandibulae

Ligamentum sphenomandibulare

Processus styloideus

Glandula parotidea

A. carotis externa

V. retromandibularis

A. pharyngea ascendens

Labium superius

M. orbicularis oris

M. buccinator

M. masseter

M. pterygoideus medialis

M. palatopharyngeus

M. stylopharyngeus

A. carotis interna

V. jugularis interna

N. vagus (X)

Mm. longus capitis et colli

M. constrictor pharyngis superior

Pharynx

Dens axis

Dieser Schnitt mit fast vollständiger Dentition im Oberkiefer stammt aus einer anderen Serie und ist, wie der Anschnitt des Atlas zeigt, stärker okzipital geneigt als 1.19 und 1.21.

Transversalschnitt

Abb. 1.20b   45

M. masseter

Ramus mandibulae

M. longus capitis

Processus mastoideus

A. vertebralis

Foramen magnum

Maxilla

Lingua

A. carotis interna

V. jugularis interna

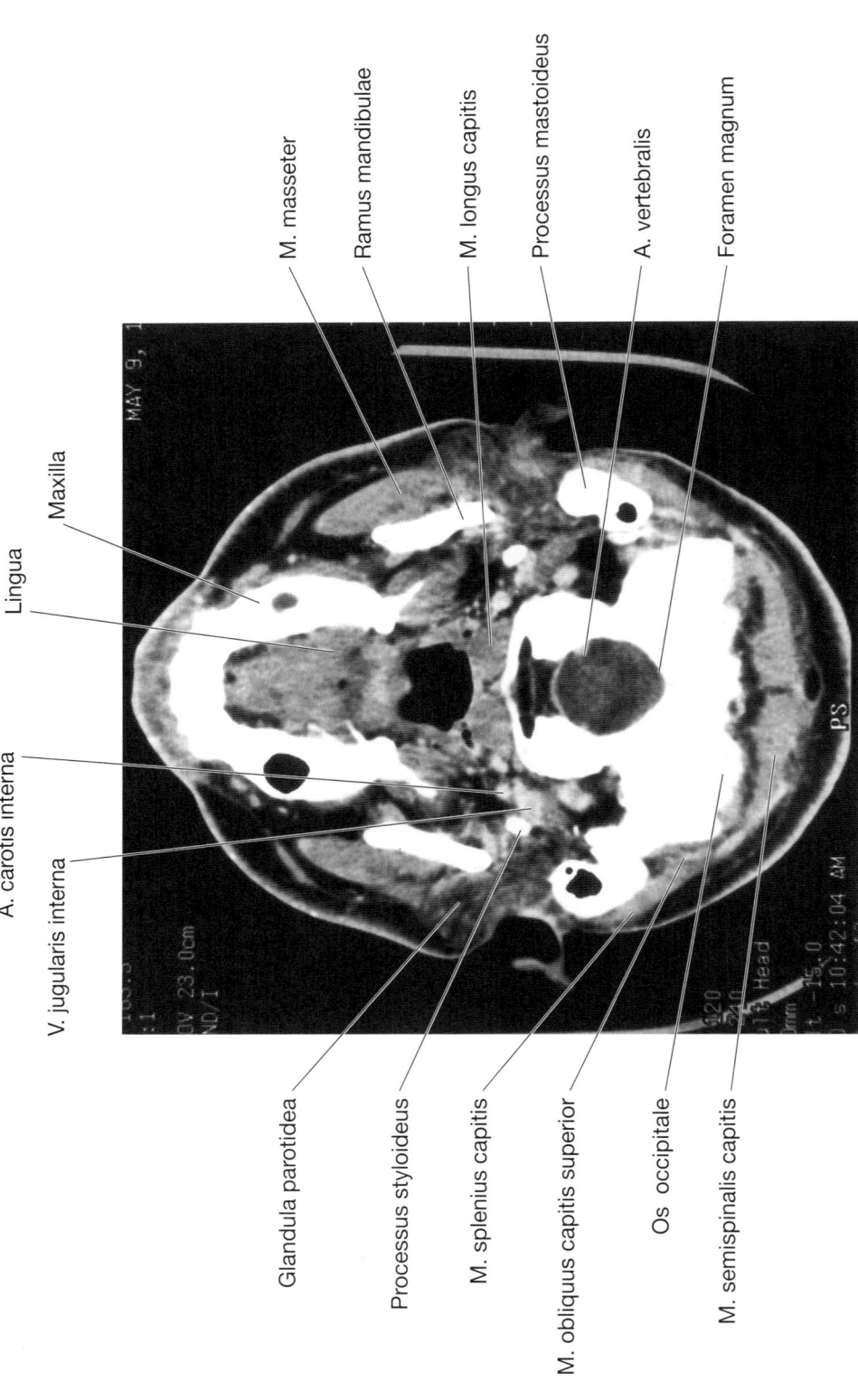

Glandula parotidea

Processus styloideus

M. splenius capitis

M. obliquus capitis superior

Os occipitale

M. semispinalis capitis

Transversalschnitt

CT-Aufnahme

Dieses kontrastverstärkte, transversale CT-Bild liegt in der Ebene der Schädelbasis und zeigt das Foramen magnum. Die Aa. vertebrales können bei ihrem Durchtritt durch das Foramen gesehen werden.

Abb. 1.21a

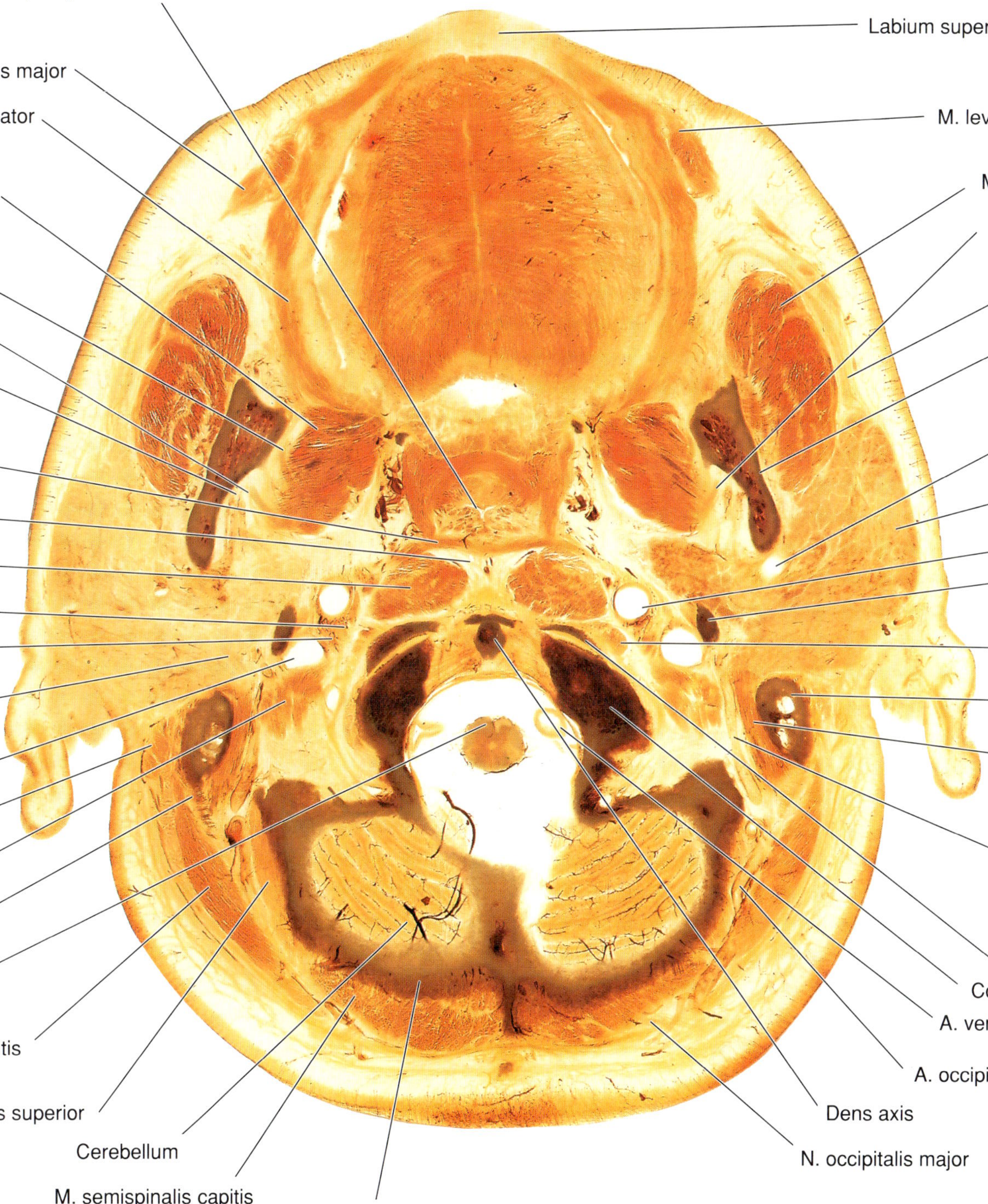

Kopf und Hals

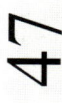

Labium superius

M. levator anguli oris

M. masseter

N. alveolaris inferior

Ductus parotideus

Ramus mandibulae

A. carotis externa

Glandula parotidea

A. carotis interna

Processus styloideus

M. rectus capitis anterior

Processus mastoideus

M. digastricus, venter posterior

A. auricularis posterior

Atlas, arcus anterior

Condylus occipitalis

A. vertebralis

A. occipitalis

Dens axis

N. occipitalis major

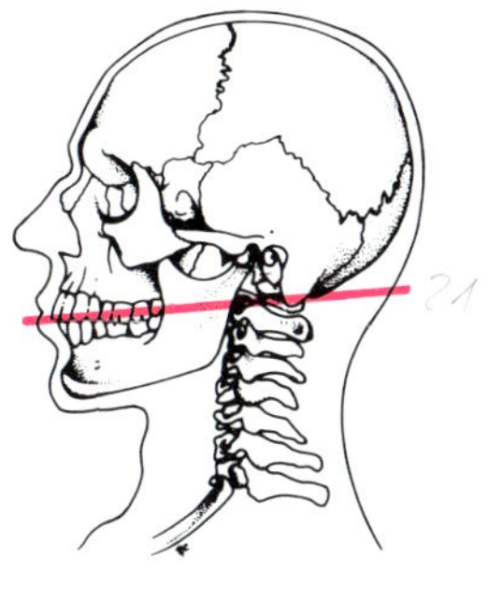

Os occipitale

Pharynx, pars oralis

M. zygomaticus major

M. buccinator

M. pterygoideus medialis

N. lingualis

N. alveolaris inferior

A. alveolaris inferior

M. constrictor pharyngis superior

A. pharyngea ascendens

Mm. longus capitis et colli

Ganglion caudalis nervi vagi

N. hypoglossus (XII)

N. facialis (VII)

V. jugularis interna

M. sternocleidomastoideus

M. rectus capitis lateralis

M. longissimus capitis

Pyramis medullae oblongatae

M. splenius capitis

M. obliquus capitis superior

Cerebellum

M. semispinalis capitis

Abb. 1.21b   Der Schnitt in Höhe der Mundspalte zeigt den Processus styloideus und den Processus mastoideus isoliert voneinander.   Transversalschnitt
In der hinteren Schädelgrube liegen Teile des Neocerebellum.

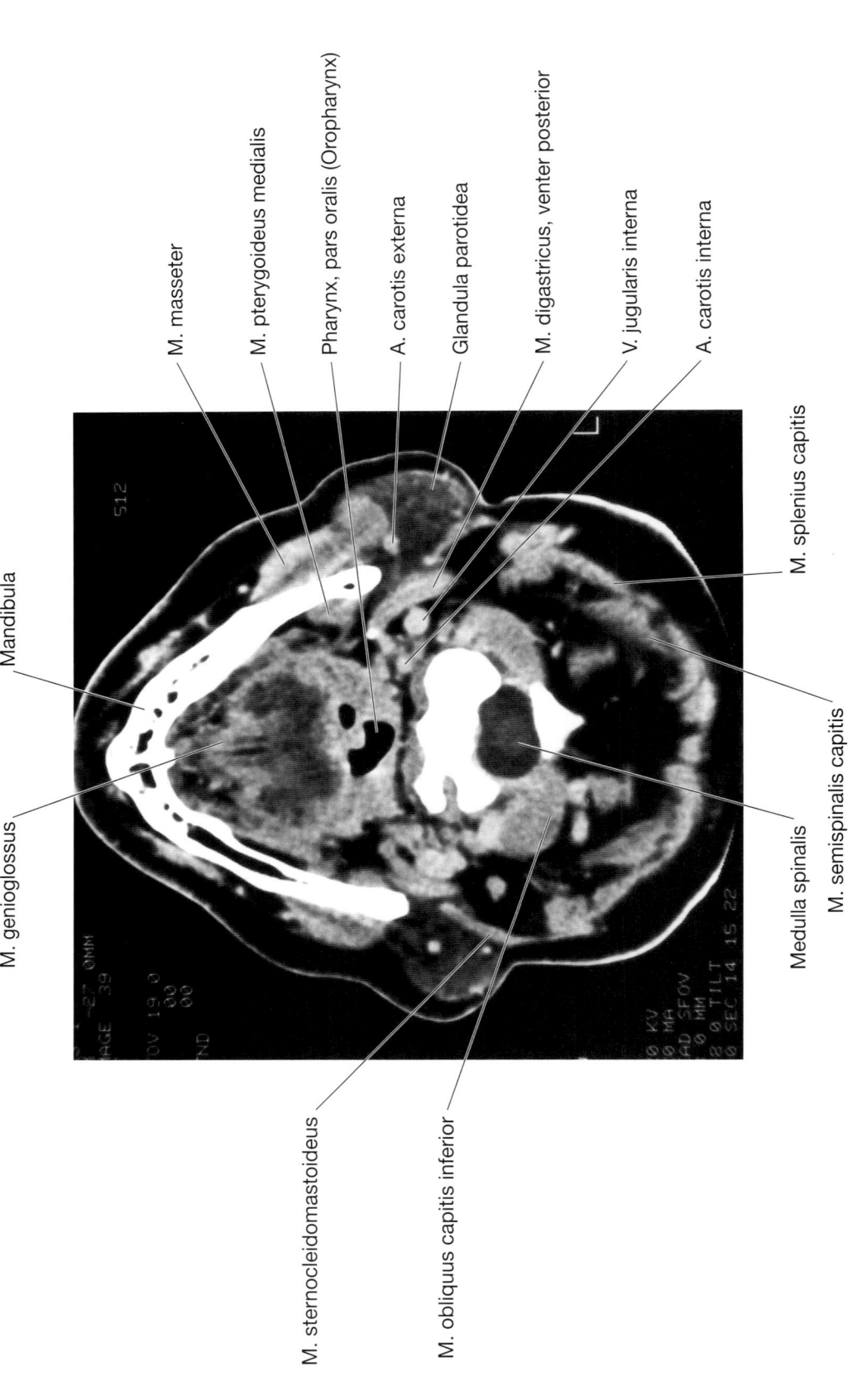

M. masseter

M. pterygoideus medialis

Pharynx, pars oralis (Oropharynx)

A. carotis externa

Glandula parotidea

M. digastricus, venter posterior

V. jugularis interna

A. carotis interna

M. splenius capitis

Mandibula

M. genioglossus

M. sternocleidomastoideus

M. obliquus capitis inferior

Medulla spinalis

M. semispinalis capitis

Das kontrastverstärkte, transversale CT-Bild verläuft durch die Zunge und das Corpus mandibulae. Die Glandula parotidea erscheint im CT dunkel.

Transversalschnitt

CT-Aufnahme

Abb. 1.22a

Kopf und Hals

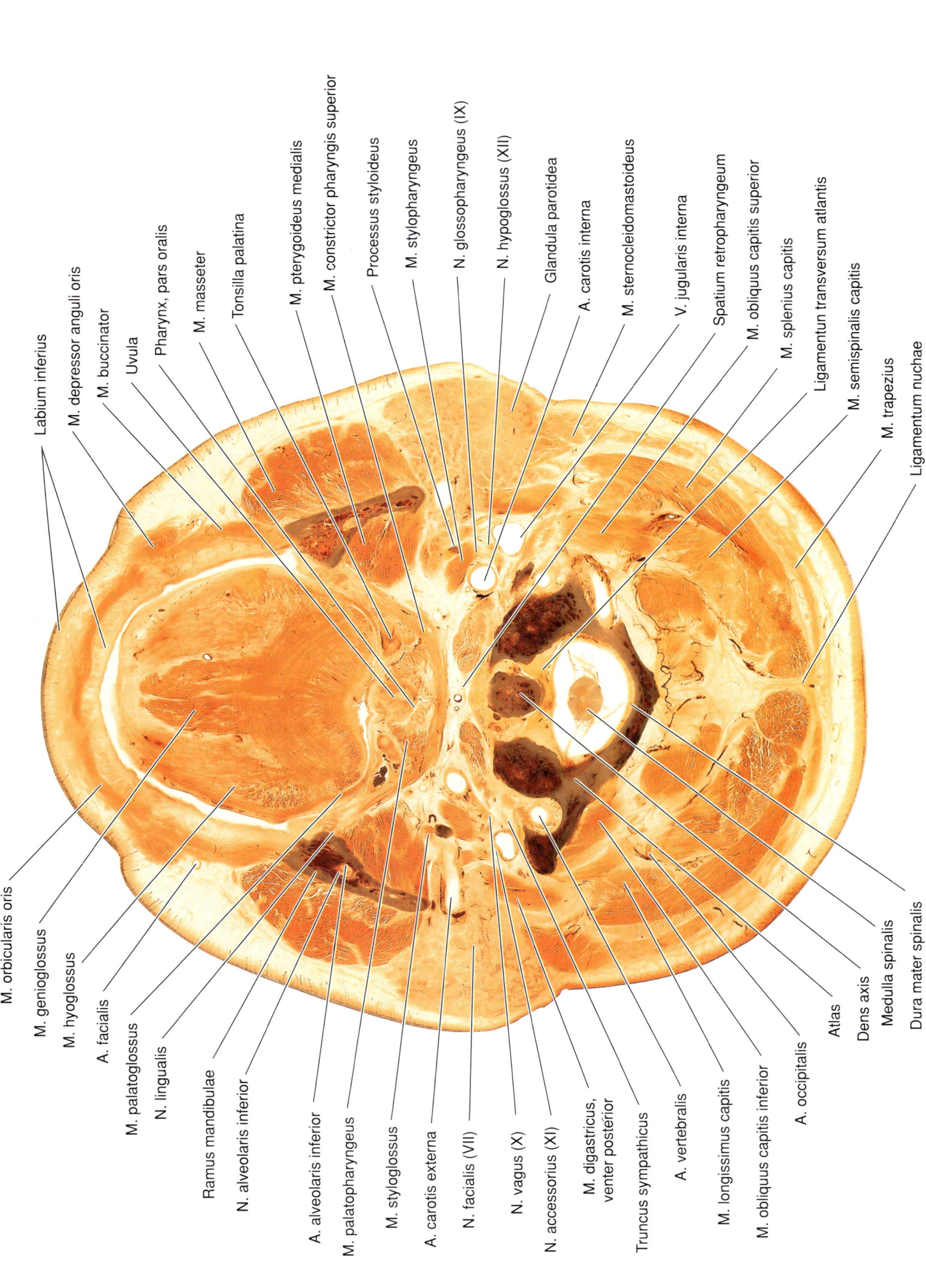

M. orbicularis oris
M. genioglossus
M. hyoglossus
A. facialis
M. palatoglossus
N. lingualis
Ramus mandibulae
N. alveolaris inferior
A. alveolaris inferior
M. palatopharyngeus
M. styloglossus
A. carotis externa
N. facialis (VII)
N. vagus (X)
N. accessorius (XI)
M. digastricus, venter posterior
Truncus sympathicus
A. vertebralis
M. longissimus capitis
M. obliquus capitis inferior
A. occipitalis
Atlas
Dens axis
Medulla spinalis
Dura mater spinalis

Labium inferius
M. depressor anguli oris
M. buccinator
Uvula
Pharynx, pars oralis
M. masseter
Tonsilla palatina
M. pterygoideus medialis
M. constrictor pharyngis superior
Processus styloideus
M. stylopharyngeus
N. glossopharyngeus (IX)
N. hypoglossus (XII)
Glandula parotidea
A. carotis interna
M. sternocleidomastoideus
V. jugularis interna
Spatium retropharyngeum
M. obliquus capitis superior
M. splenius capitis
Ligamentum transversum atlantis
M. semispinalis capitis
M. trapezius
Ligamentum nuchae

Dieser Schnitt der Ebene Unterlippe – erster Halswirbel läuft durch die Zunge, den Oropharynx und die Spitze des Processus styloideus. Die Nackenmuskeln sind hier klar unterscheidbar.

Transversalschnitt

Abb. 1.22b

49

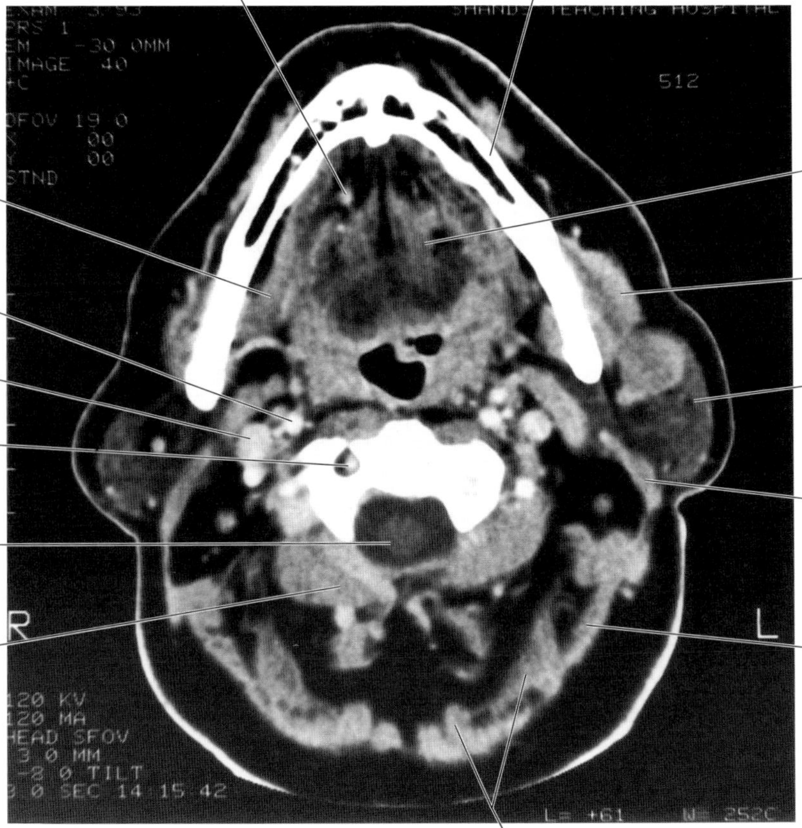

Mandibula

M. genioglossus

M. masseter

Glandula parotidea

M. sternocleidomastoideus

M. splenius capitis

M. semispinalis capitis

A. lingualis

M. mylohyoideus

A. carotis interna

V. jugularis interna

A. vertebralis

Medulla spinalis

M. obliquus capitis inferior

Das kontrastverstärkte, transversale CT-Bild liegt in der Ebene des Mundbo-
dens und der Mandibula. Beachte die A. vertebralis im Foramen transversum.

Abb. 1.23a

CT-Aufnahme

Transversalschnitt

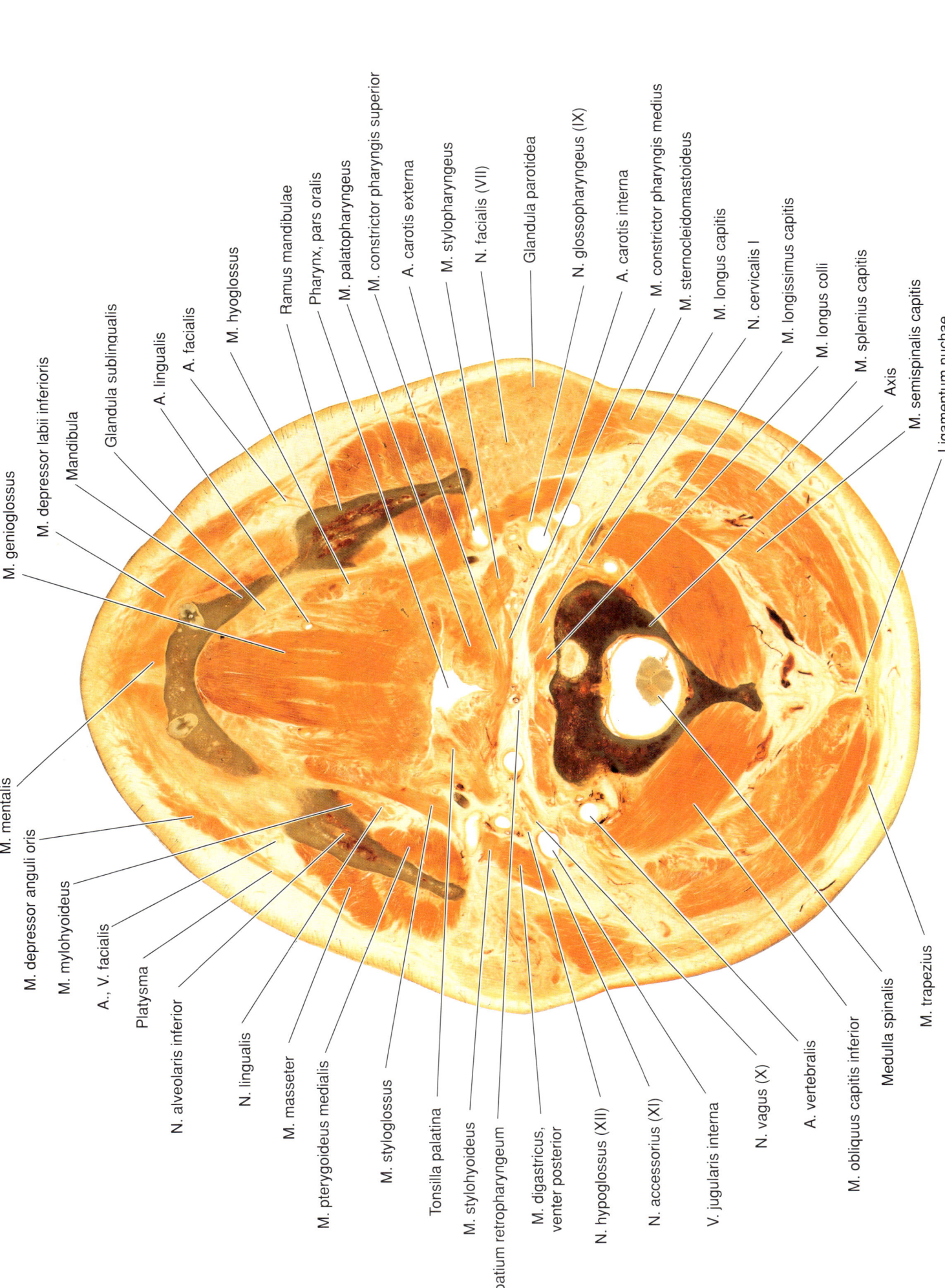

M. mentalis

M. depressor anguli oris

M. mylohyoideus

A., V. facialis

Platysma

N. alveolaris inferior

N. lingualis

M. masseter

M. pterygoideus medialis

M. styloglossus

Tonsilla palatina

M. stylohyoideus

Spatium retropharyngeum

M. digastricus, venter posterior

N. hypoglossus (XII)

N. accessorius (XI)

V. jugularis interna

N. vagus (X)

A. vertebralis

M. obliquus capitis inferior

Medulla spinalis

M. trapezius

M. genioglossus

M. depressor labii inferioris

Mandibula

Glandula sublingualis

A. lingualis

A. facialis

M. hyoglossus

Ramus mandibulae

Pharynx, pars oralis

M. palatopharyngeus

M. constrictor pharyngis superior

A. carotis externa

M. stylopharyngeus

N. facialis (VII)

Glandula parotidea

N. glossopharyngeus (IX)

A. carotis interna

M. constrictor pharyngis medius

M. sternocleidomastoideus

M. longus capitis

N. cervicalis I

M. longissimus capitis

M. longus colli

M. splenius capitis

Axis

M. semispinalis capitis

Ligamentum nuchae

Transversalschnitt

Abb. 1.23b   Das Corpus mandibulae zeigt einen reduzierten Processus alveolaris. Der auffälligste Nackenmuskel ist hier der längsgetroffene M. obliquus capitis inferior.

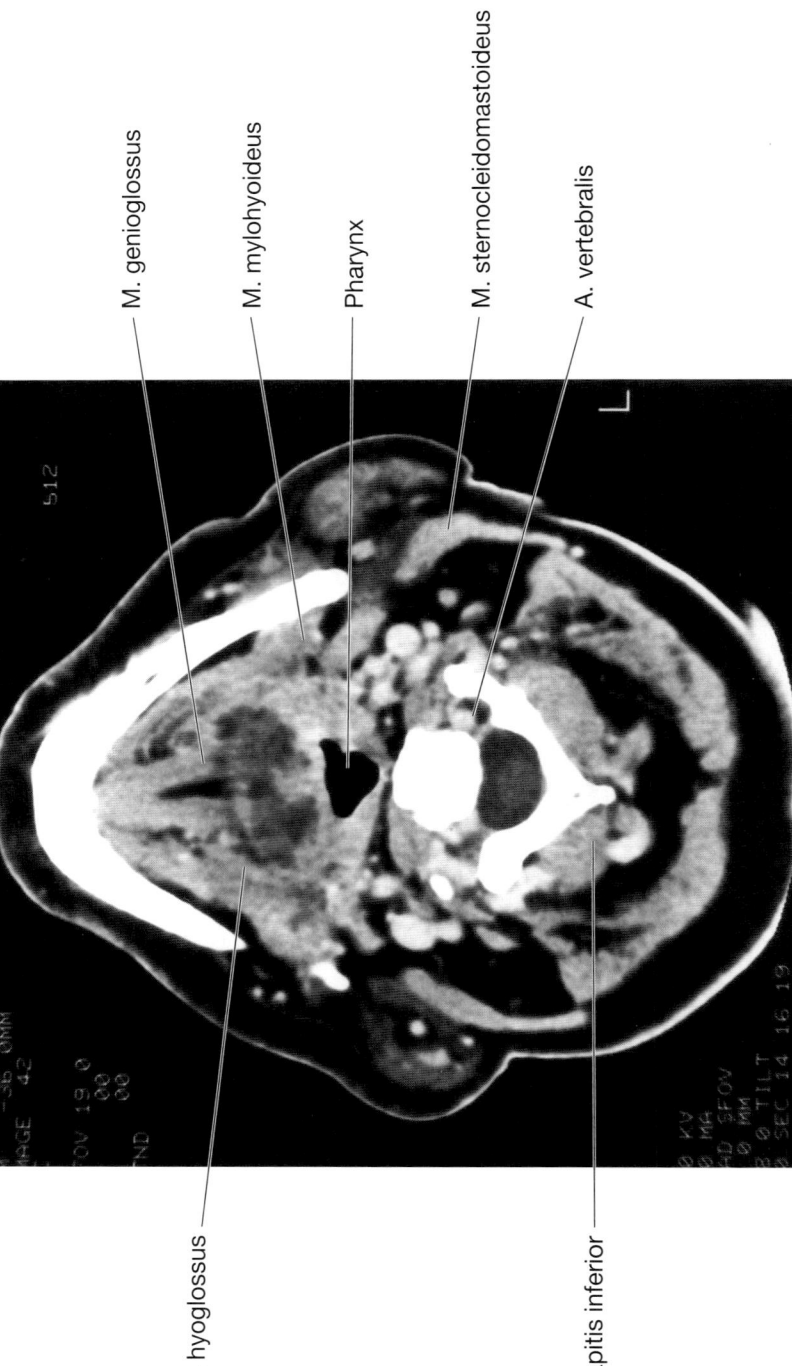

M. genioglossus

M. mylohyoideus

Pharynx

M. sternocleidomastoideus

A. vertebralis

M. hyoglossus

M. obliquus capitis inferior

Dieses kontrastverstärkte, transversale CT-Bild verläuft durch den Mundboden und den Pharynx. Auf dieser Ebene verläuft der M. sternocleidomastoideus hinter dem Angulus mandibulae.

CT-Aufnahme	Transversalschnitt

Abb. 1.24a

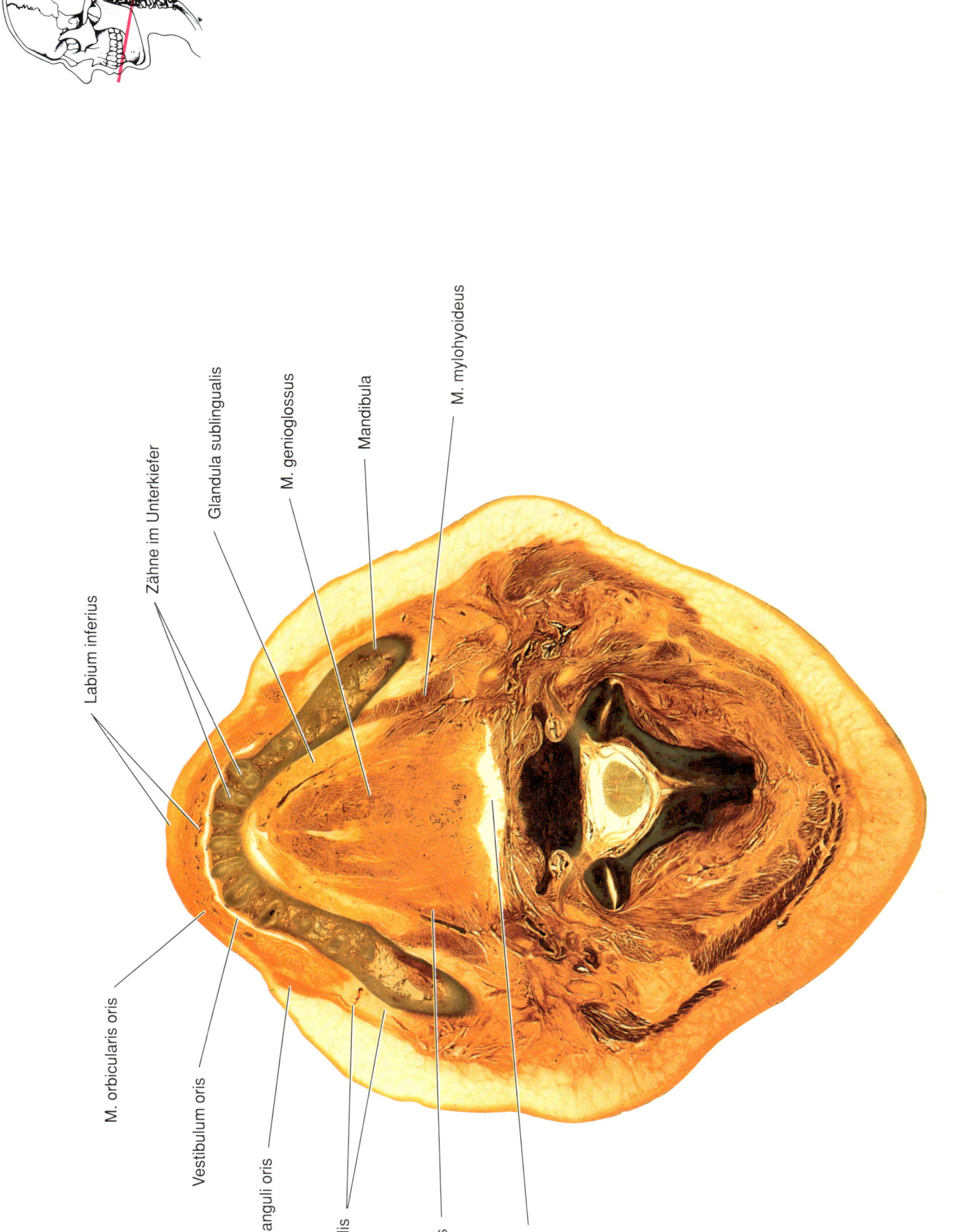

Labium inferius

Zähne im Unterkiefer

Glandula sublingualis

M. genioglossus

Mandibula

M. mylohyoideus

M. orbicularis oris

Vestibulum oris

M. depressor anguli oris

A., V. facialis

M. hyoglossus

Pharynx

Transversalschnitt

Dieser Schnitt verläuft durch die untere Zahnreihe, die Mandibula und den Mundboden. Anteile des M. mylohyoideus, M. hyoglossus und genioglossus sind ebenfalls zu sehen.

Abb. 1.24b

53

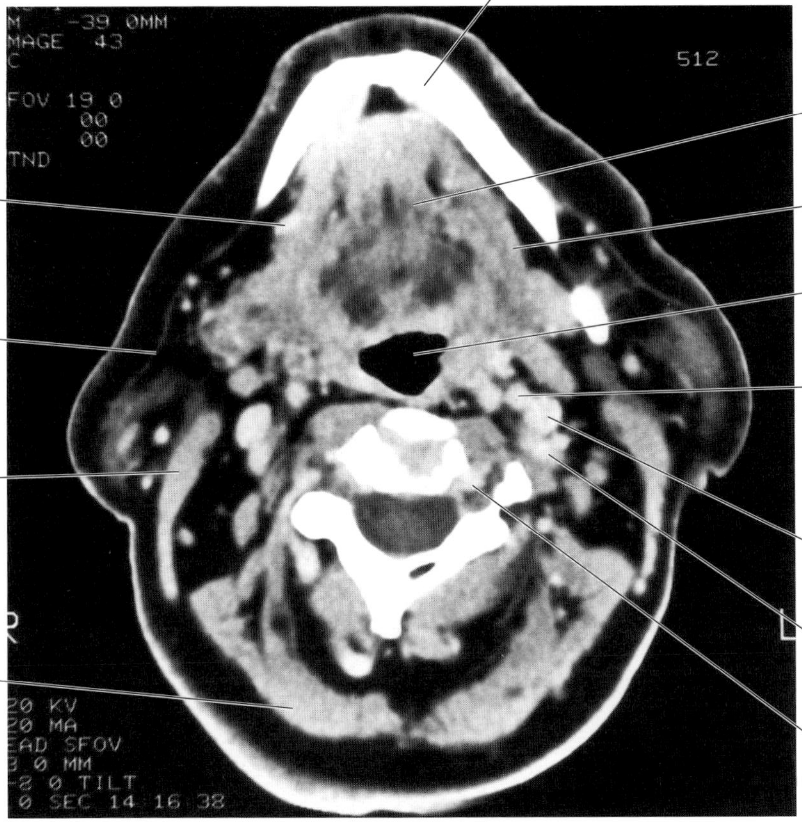

A. lingualis

Platysma

M. sternocleidomastoideus

M. splenius capitis

Mandibula

M. geniohyoideus

M. mylohyoideus

Pharynx

A. carotis interna

A. carotis externa

V. jugularis interna

A. vertebralis

Das kontrastverstärkte, transversale CT-Bild verläuft durch die Mandibula und den Pharynx. Das Platysma kann als schwaches Band im umgebenden Fettgewebe identifiziert werden.

Transversalschnitt

CT-Aufnahme

Abb. 1.25a

Kopf und Hals

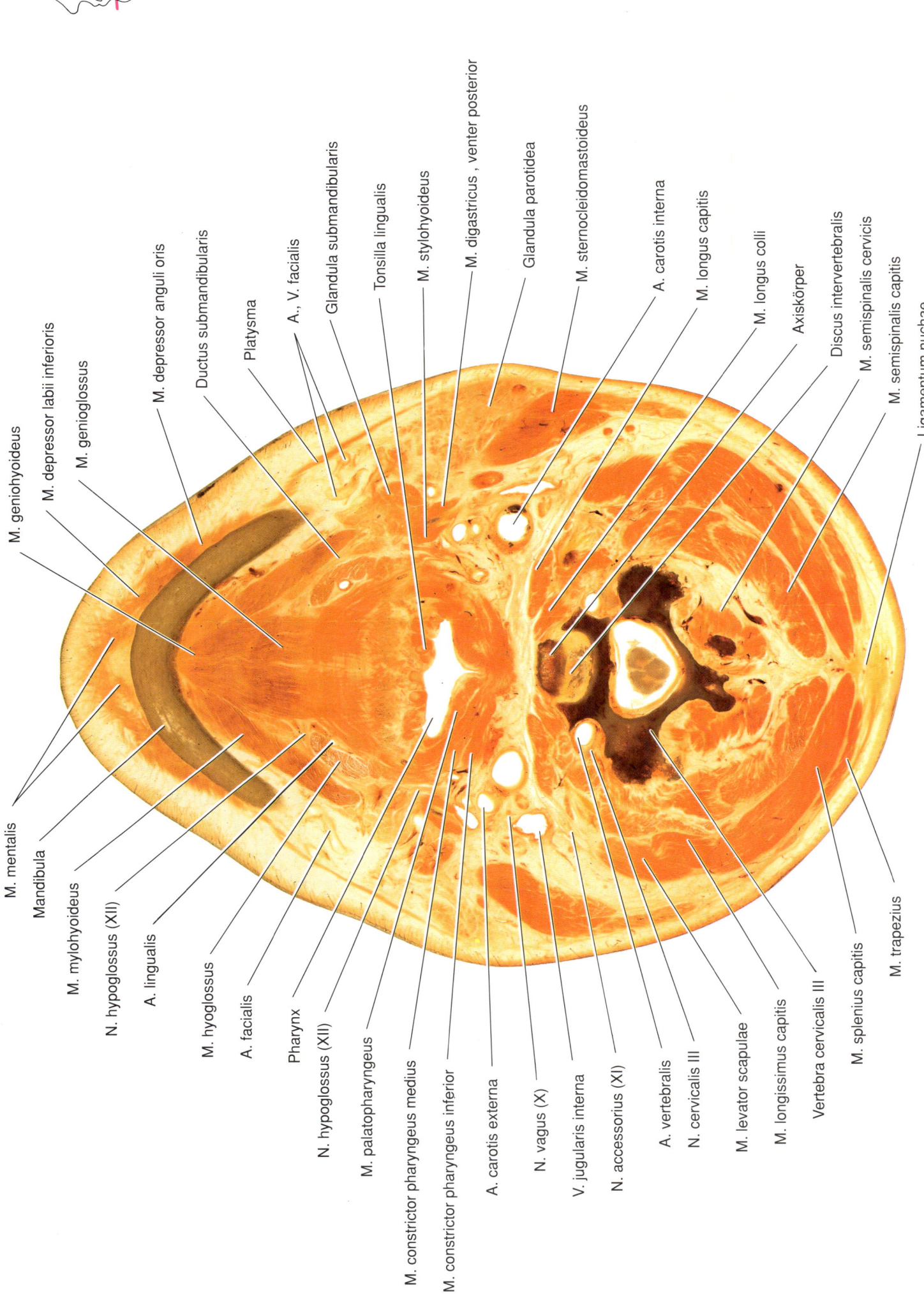

M. geniohyoideus

M. mentalis

Mandibula

M. mylohyoideus

N. hypoglossus (XII)

A. lingualis

M. hyoglossus

A. facialis

Pharynx

N. hypoglossus (XII)

M. palatopharyngeus

M. constrictor pharyngeus medius

M. constrictor pharyngeus inferior

A. carotis externa

N. vagus (X)

V. jugularis interna

N. accessorius (XI)

A. vertebralis

N. cervicalis III

M. levator scapulae

M. longissimus capitis

Vertebra cervicalis III

M. splenius capitis

M. trapezius

M. depressor labii inferioris

M. genioglossus

M. depressor anguli oris

Ductus submandibularis

Platysma

A., V. facialis

Glandula submandibularis

Tonsilla lingualis

M. stylohyoideus

M. digastricus , venter posterior

Glandula parotidea

M. sternocleidomastoideus

A. carotis interna

M. longus capitis

M. longus colli

Axiskörper

Discus intervertebralis

M. semispinalis cervicis

M. semispinalis capitis

Ligamentum nuchae

Dieser Schnitt durch das Kinn und die Bandscheibe zwischen dem zweiten und dritten Halswirbel trifft den Mundboden sowie die Karotisgabel.

Abb. 1.25b

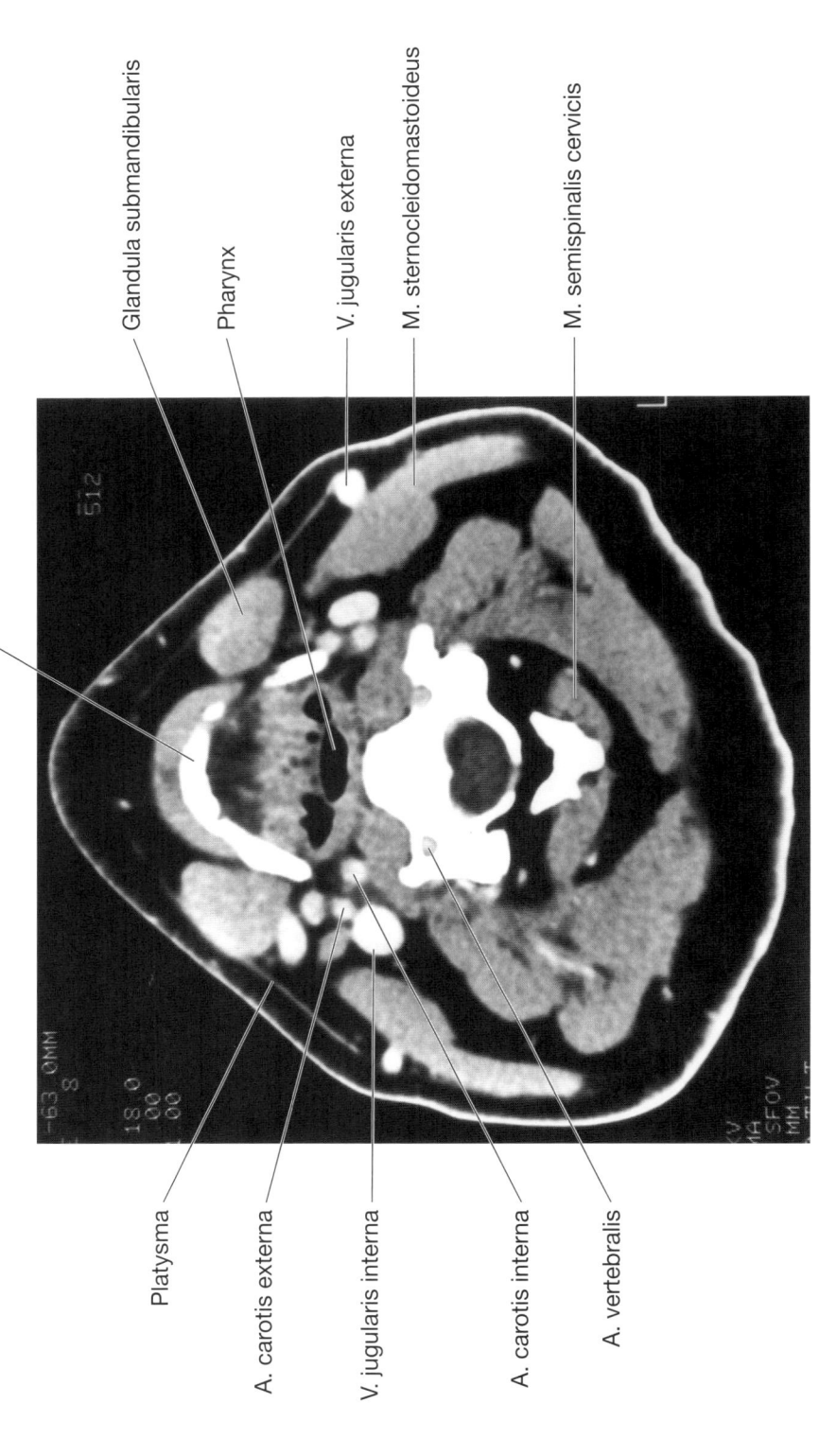

Os hyoideum

Glandula submandibularis

Pharynx

V. jugularis externa

M. sternocleidomastoideus

M. semispinalis cervicis

Platysma

A. carotis externa

V. jugularis interna

A. carotis interna

A. vertebralis

Dieses kontrastverstärkte, transversale CT-Bild verläuft in der Ebene des Os hyoideum und der Glandula submandibularis. Die Aufnahme liegt nur wenig über der Bifurkation der Karotiden.

Transversalschnitt

CT-Aufnahme

Abb. 1.26a

M. geniohyoideus

M. digastricus, venter anterior

Os hyoideum, corpus

Os hyoideum, cornu minus

Cartilago epiglottica

Os hyoideum, cornu majus

Pharynx, pars laryngea

Cartilago thyroidea, cornu superius

M. palatopharyngeus

V. retromandibularis

M. sternocleidomastoideus

Nodi lymphatici

N. accessorius (XI)

M. constrictor pharyngeus inferior

M. longissimus cervicis

Vertebra cervicalis III, corpus

M. longissimus capitis

Vertebra cervicalis IV

M. trapezius

Ligamentum nuchae

Discus intervertebralis

Nodus lymphaticus

Platysma

M. mylohyoideus

M. digastricus, Zwischensehne

Glandula submandibularis

Cartilago thyroidea

Raphe pharyngis

A. thyroidea superior

Glandula parotidea

A. carotis communis

V. jugularis interna

N. vagus (X)

Spatium retropharyngeum

M. longus capitis

M. longus colli

M. scalenus medius

M. levator scapulae

A. vertebralis

N. cervicalis IV

M. semispinalis cervicis

M. semispinalis capitis

M. splenius capitis

Ligamentum flavum

Der Schnitt in Höhe des Hyoids zeigt im Bereich des Laryngopharynx ein leichtes Schleimhautödem. Am Ende der A. carotis communis zweigt die A. thyroidea superior ab.

Cartilago thyroidea

M. sternohyoideus

Bifurcatio der A. carotis communis

V. jugularis externa

M. sternocleidomastoideus

A. vertebralis

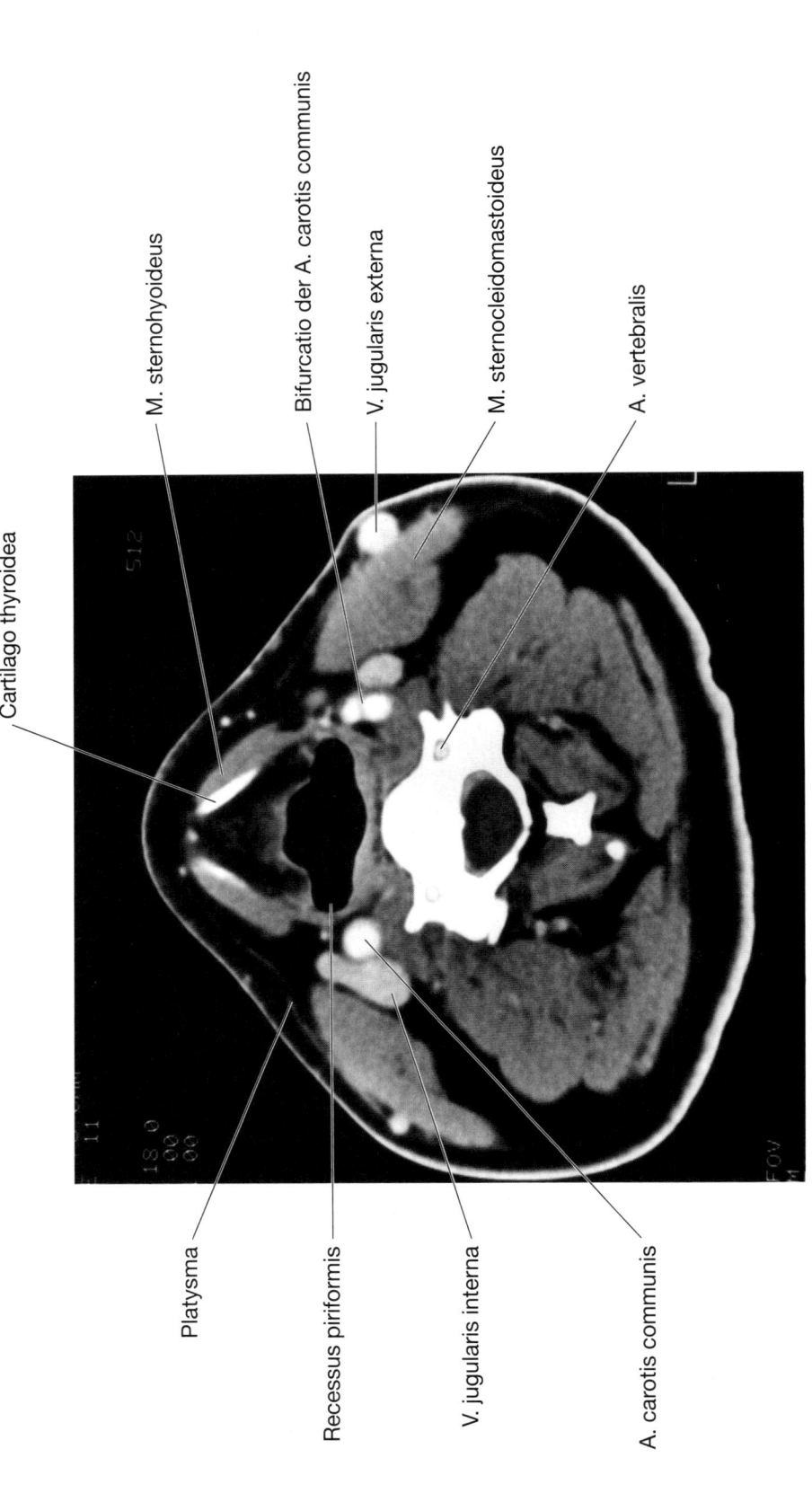

Platysma

Recessus piriformis

V. jugularis interna

A. carotis communis

Transversalschnitt

Das kontrastverstärkte, transversale CT-Bild liegt in der Ebene des obersten
Anteils der Cartilago thyroidea. Die Bildebene durchkreuzt die Bifurkation
der linken A. carotis communis. Der M. sternocleidomastoideus befindet
sich hier in Höhe der Halsmitte.

CT-Aufnahme

Abb. 1.27a

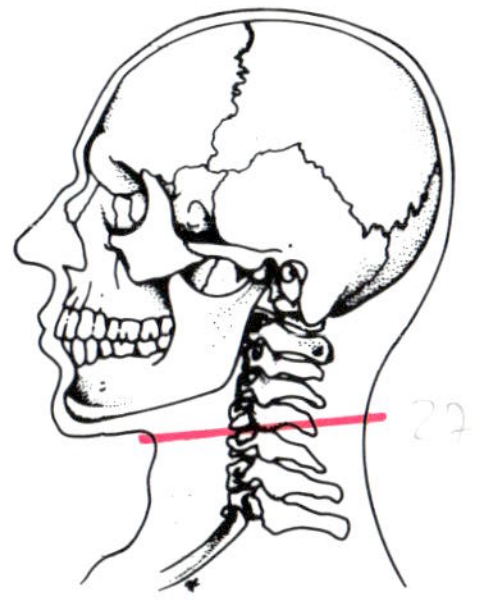

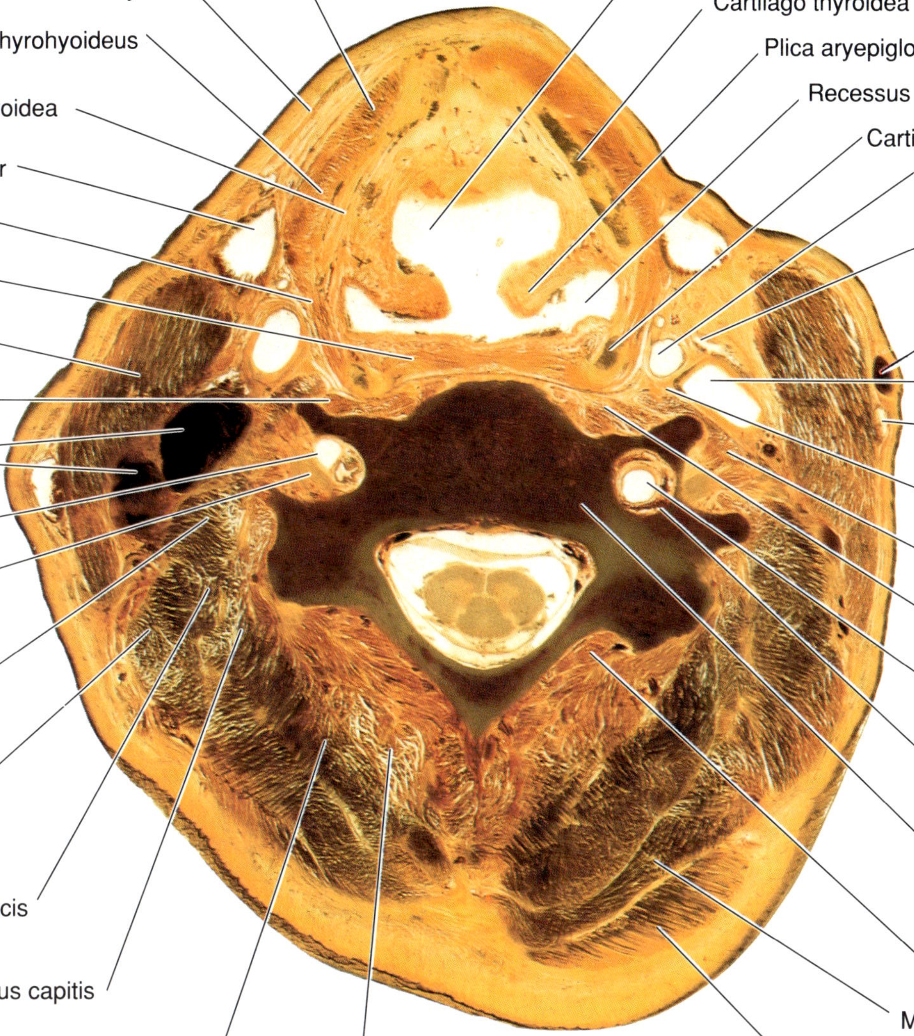

M. sternohyoideus

Platysma

M. thyrohyoideus

Membrana thyrohyoidea

V. jugularis anterior

M. constrictor pharyngis medius

M. constrictor pharyngis inferior

M. sternocleidomastoideus

M. longus capitis

Nodi lymphatici

V. vertebralis

N. cervicalis V

Mm. scalenus medius et posterior

M. levator scapulae

M. longissimus cervicis

M. semispinalis capitis

M. semispinalis cervicis

M. trapezius

M. splenius capitis

M. multifidus

Vertebra cervicalis V

Foramen processus transversi

A. vertebralis

M. longus colli

M. scalenus anterior

N. vagus (X)

V. jugularis externa

A. carotis communis

Nodus lymphaticus

V. jugularis interna

A. thyroidea superior

Cartilago thyroidea, cornu superius

Recessus piriformis

Plica aryepiglottica

Cartilago thyroidea

Vestibulum laryngis

M. longissimus capitis

Abb. 1.27b   Der Halsquerschnitt in Höhe des fünften Halswirbels läuft durch den Oberrand des Schildknorpels und   Transversalschnitt
zeigt das Vestibulum laryngis. Die dunklen Lymphknoten sind vergrößert.

M. sternocleidomastoideus

Platysma

Incisura thyroidea

Cartilago thyroidea

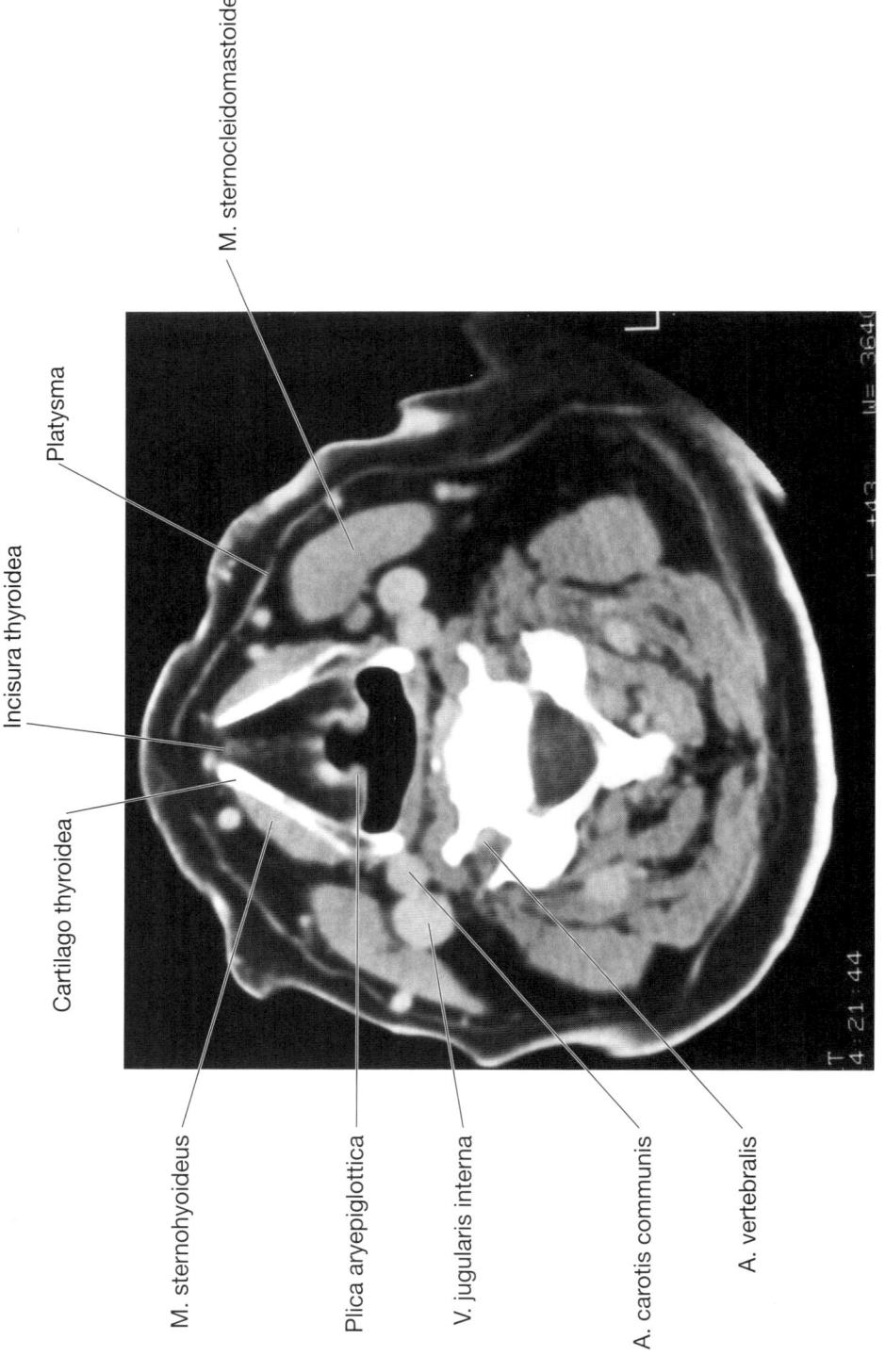

M. sternohyoideus

Plica aryepiglottica

V. jugularis interna

A. carotis communis

A. vertebralis

Das kontrastverstärkte, transversale CT-Bild befindet sich in der Ebene der Cartilago thyroidea und der Plica aryepiglottica.

Transversalschnitt

CT-Aufnahme

Abb. 1.28a

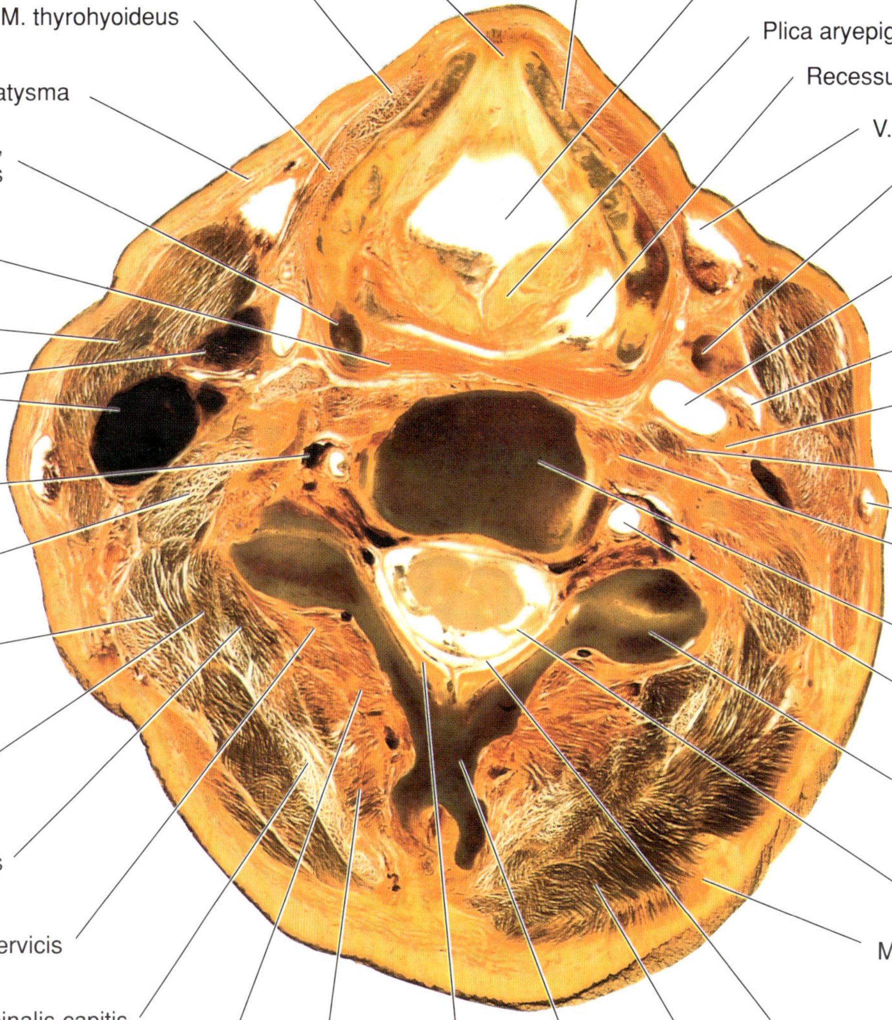

Cartilago thyroidea, lamina

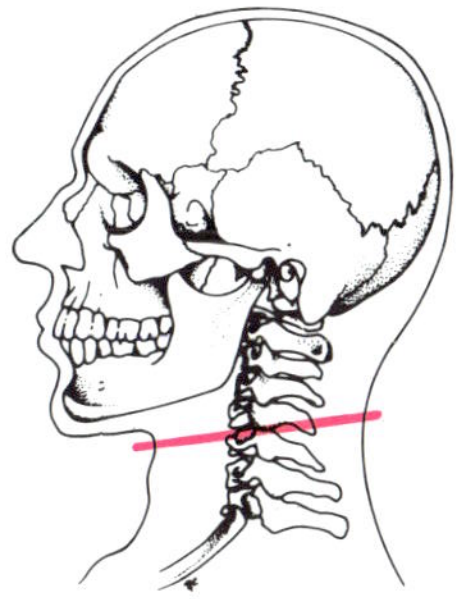

Vestibulum laryngis

Plica aryepiglottica

Recessus piriformis

V. jugularis anterior

Nodus lymphaticus

A. carotis communis

V. jugularis interna

N. vagus (X)

M. longus capitis

V. jugularis externa

M. longus colli

Vertebra cervicalis V, corpus

A. vertebralis

Vertebra cervicalis V, processus articularis

N. spinalis, radix dorsalis

M. trapezius

Cavitas epiduralis

M. splenius capitis

Vertebra cervicalis V, processus spinosus

Ligamentum flavum

M. semispinalis cervicis

M. multifidus

M. semispinalis capitis

M. spinalis cervicis

M. longissimus capitis

M. longissimus cervicis

M. levator scapulae

Mm. scalenus medius et posterior

V. vertebralis

Nodi lymphatici

M. sternocleidomastoideus

M. constrictor pharyngis inferior

Cartilago thyroidea, cornu superius

Platysma

M. thyrohyoideus

M. sternohyoideus

Incisura thyroidea superior

Transversalschnitt

Abb. 1.28b

Der Halsquerschnitt durch den Unterrand des fünften Halswirbels und die Incisura thyroidea zeigt im Vestibulum laryngis, in dem etwas Schleim liegt, die Plicae aryepiglotticae nahe ihrer Vereinigung vor den Aryknorpeln. Lymphknoten vergrößert.

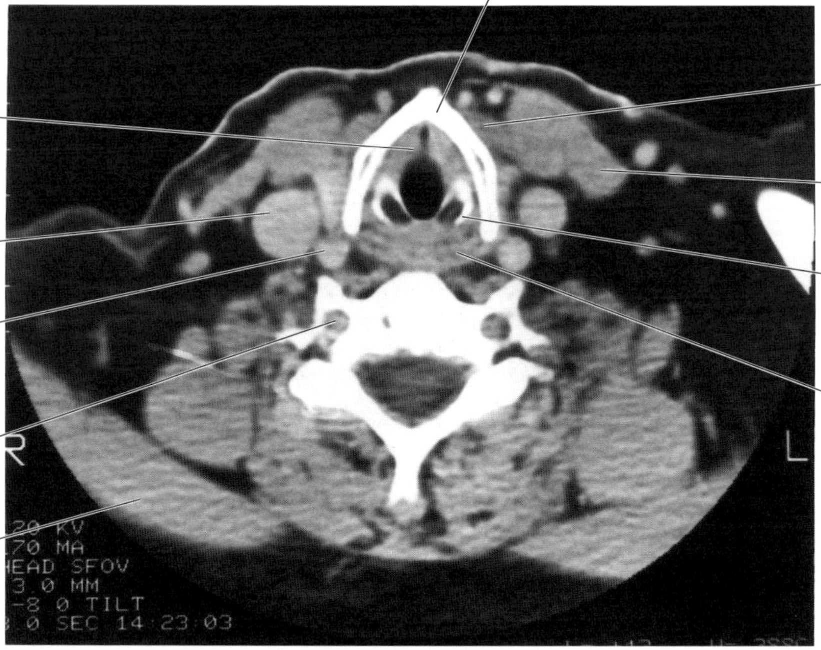

Cartilago thyroidea

M. sternohyoideus

M. sternocleidomastoideus

Cartilago thyroidea, lamina

M. constrictor pharyngis inferior

Lig. vocale

V. jugularis interna

A. carotis communis

A. vertebralis

M. trapezius

Transversalschnitt

Das kontrastverstärkte, transversale CT-Bild verläuft durch die Cartilago thyroidea et cricoidea und die Plicae vocales. Der M. sternocleidomastoideus befindet sich in dieser Ebene vorne am Hals.

CT-Aufnahme

Abb. 1.29a

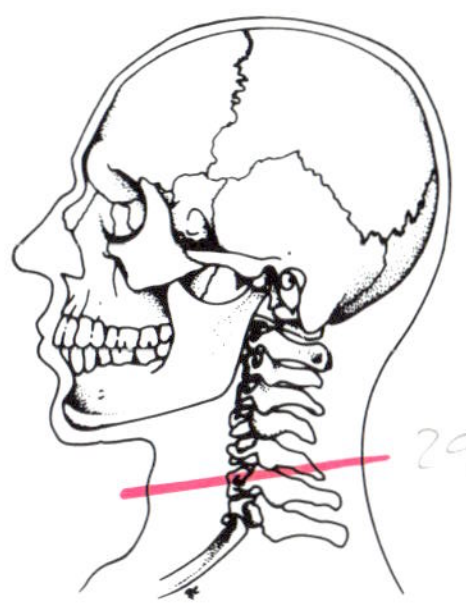

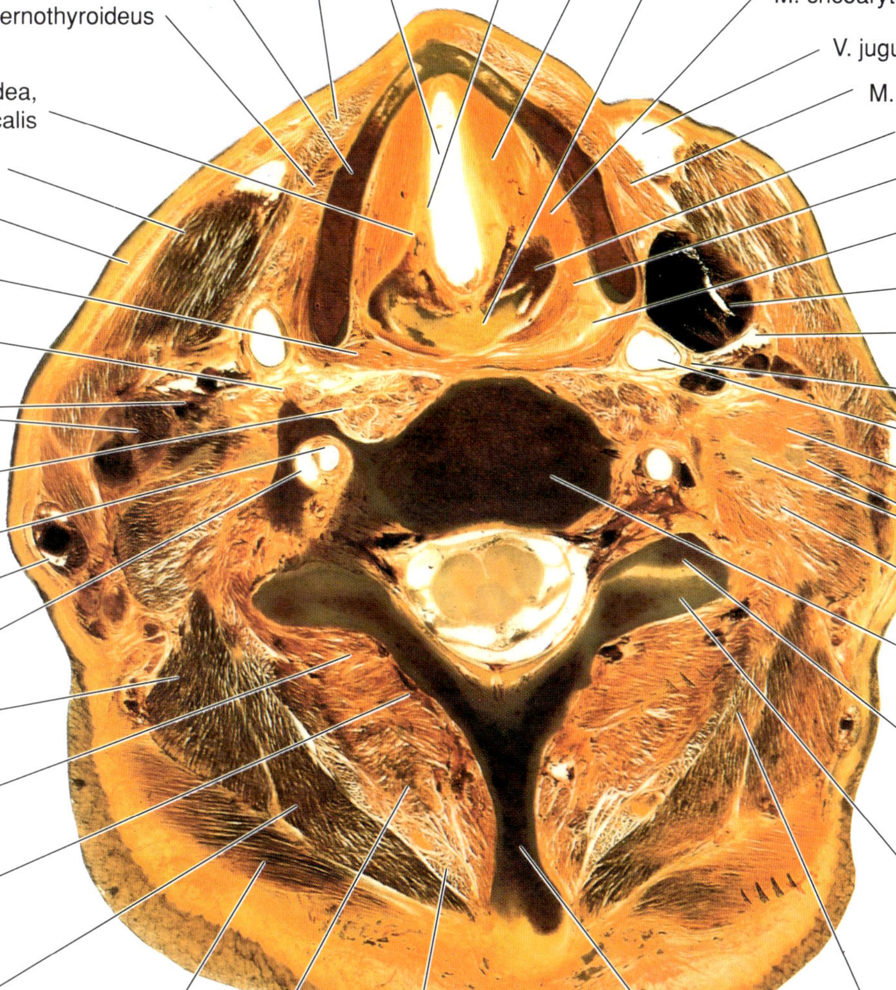

Rima glottidis

M. sternohyoideus

Cartilago thyroidea ,lamina

M. sternothyroideus

Cartilago arytenoidea, processus vocalis

M. sternocleidomastoideus

Platysma

M. constrictor pharyngis inferior

M. longus capitis

Nodi lymphatici

M. longus colli

A. vertebralis

V. jugularis externa

V. vertebralis

M. levator scapulae

M. spinalis cervicis

M. multifidus

M. splenius capitis

M. semispinalis cervicis

M. trapezius

M. semispinalis capitis

Ligamentum vocale

M. thyroarytenoideus

Cartilago cricoidea, lamina

M. cricoarytenoideus lateralis

V. jugularis anterior

M. omohyoideus

Cartilago arytenoidea

M. cricoarytenoideus posterior

Pharynx, pars laryngea

Nodi lymphatici

V. jugularis interna

N. vagus (X)

A. carotis communis

M. scalenus anterior

Wurzeln des Plexus brachialis

Mm. scalenus medius et posterior

Vertebra cervicalis VI, corpus

Vertebra cervicalis VII, processus articularis

Vertebra cervicalis VI, processus articularis

M. longissimus cervicis

Vertebra cervicalis VI, processus spinosus

Transversalschnitt

Abb. 1.29b   Dieser Halsquerschnitt durch den sechsten Halswirbel trifft den Kehlkopf im Bereich des Stimmbands und der Rima glottidis. Der Schildknorpel ist stellenweise verknöchert, die V. jugularis interna komprimiert.

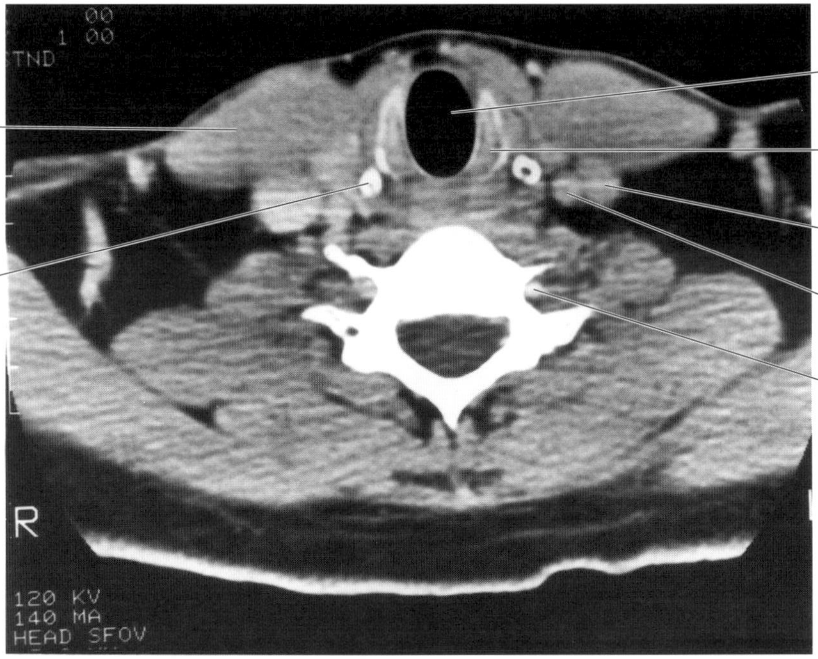
M. sternocleidomastoideus
Cartilago thyroidea, cornu inferius
Cavitas infraglottica
Cartilago cricoidea
V. jugularis interna
A. carotis communis
A. vertebralis
TND
R
120 KV
140 MA
HEAD SFOV

Das kontrastverstärkte, transversale CT-Bild liegt in der Ebene des unteren Halsbereichs. Die Aufnahme zeigt die Cartilago cricoidea und das Cornu inferius der Cartilago thyroidea.

Abb. 1.30a CT-Aufnahme Transversalschnitt

Kopf und Hals

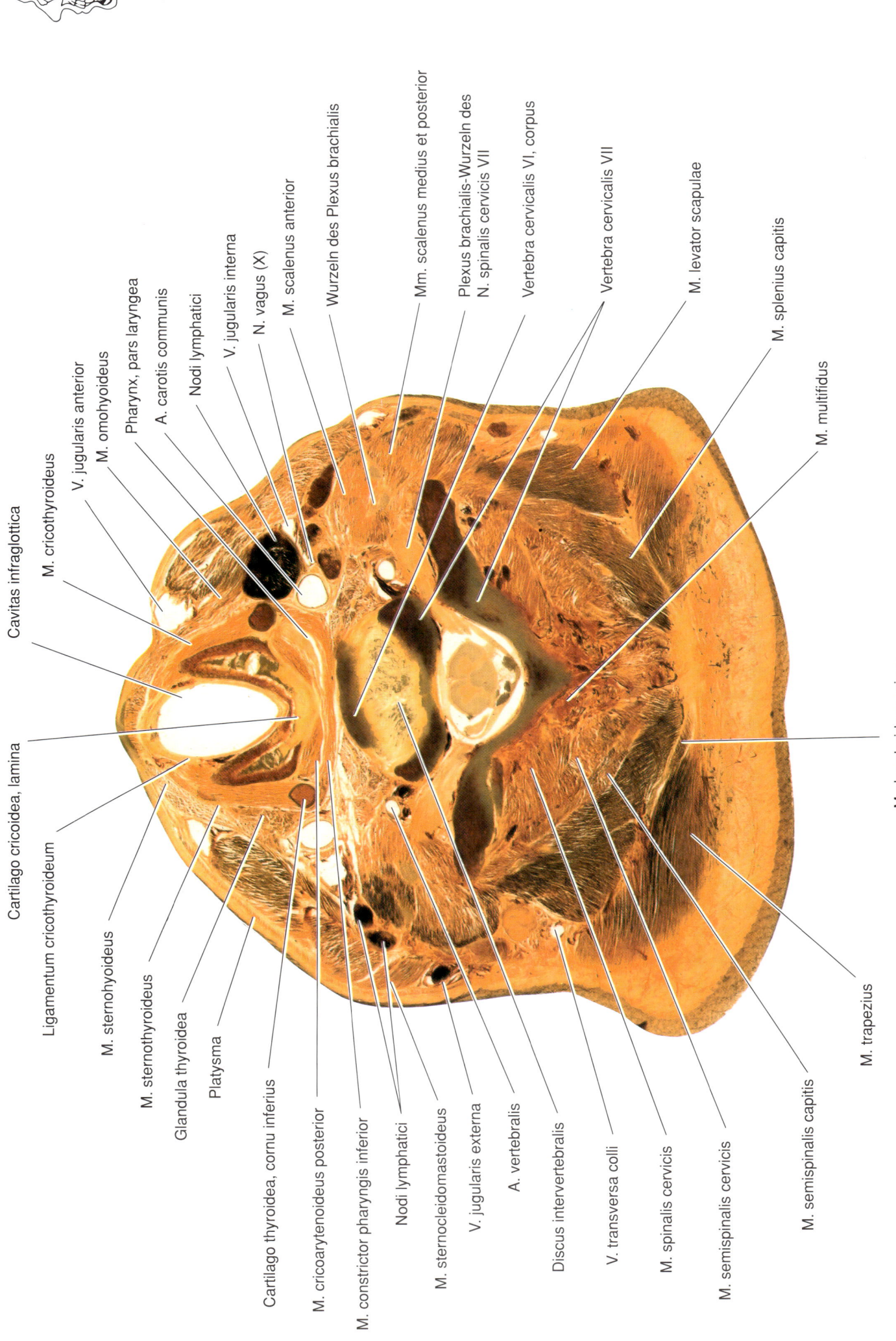

Cartilago cricoidea, lamina

Cavitas infraglottica

M. cricothyroideus

V. jugularis anterior

M. omohyoideus

Pharynx, pars laryngea

A. carotis communis

Nodi lymphatici

V. jugularis interna

N. vagus (X)

M. scalenus anterior

Wurzeln des Plexus brachialis

Mm. scalenus medius et posterior

Plexus brachialis-Wurzeln des
N. spinalis cervicis VII

Vertebra cervicalis VI, corpus

Vertebra cervicalis VII

M. levator scapulae

M. splenius capitis

M. multifidus

M. rhomboideus minor

Ligamentum cricothyroideum

M. sternohyoideus

M. sternothyroideus

Glandula thyroidea

Platysma

Cartilago thyroidea, cornu inferius

M. cricoarytenoideus posterior

M. constrictor pharyngis inferior

Nodi lymphatici

M. sternocleidomastoideus

V. jugularis externa

A. vertebralis

Discus intervertebralis

V. transversa colli

M. spinalis cervicis

M. semispinalis cervicis

M. semispinalis capitis

M. trapezius

Wirbelkörperdeckplatten-paralleler Halsquerschnitt in Höhe der Bandscheibe zwischen dem sechsten und siebten Halswirbel.
Im Kehlkopf ist der Posticus vor dem spaltförmigen Lumen des Laryngopharynx deutlich zu sehen.

Transversalschnitt

Abb. 1.30b

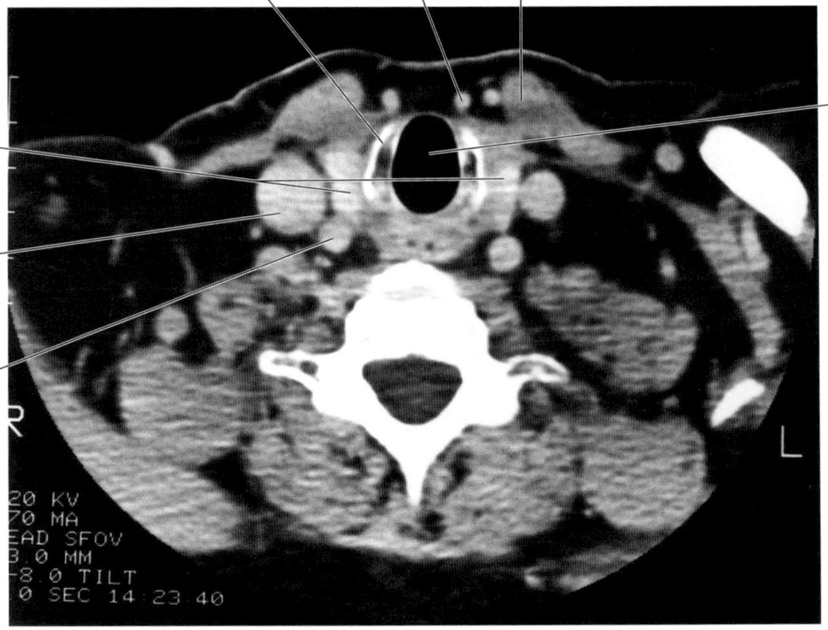
V. jugularis anterior
Cartilago cricoidea
M. sternocleidomastoideus
Cavitas infraglottica
Glandula thyroidea
V. jugularis interna
A. carotis communis
R
L
20 KV
70 MA
EAD SFOV
3.0 MM
-8.0 TILT
0 SEC 14:23:40

Das kontrastverstärkte, transversale CT-Bild läuft durch die Halsbasis und die Cartilago cricoidea. In dieser Ebene setzt der M. sternocleidomastoideus vorne an.

Abb. 1.31a CT-Aufnahme Transversalschnitt

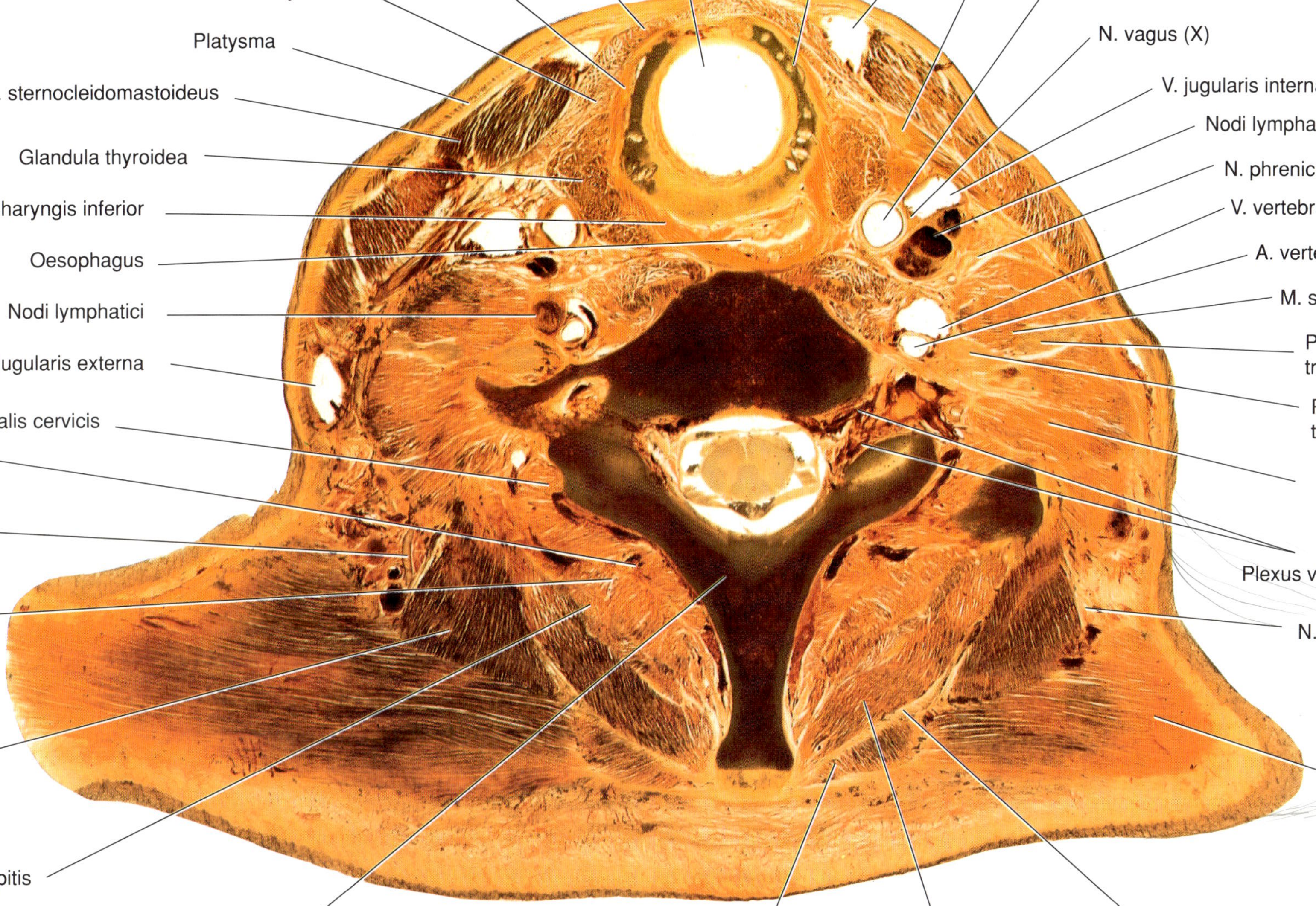

Cartilago cricoidea

V. jugularis anterior

M. omohyoideus

A. carotis communis

N. vagus (X)

V. jugularis interna

Nodi lymphatici

N. phrenicus

V. vertebralis

A. vertebralis

M. scalenus anterior

Plexus brachialis, truncus superior

Plexus brachialis, truncus medius

Mm. scalenus medius et posterior

Plexus venosus vertebralis

N. accessorius (XI)

M. trapezius

M. serratus posterior superior

M. splenius capitis

M. rhomboideus minor

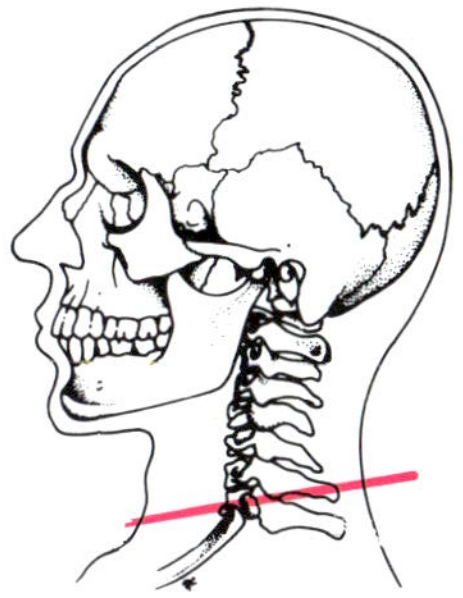

Cavitas infraglottica

M. sternohyoideus

M. cricothyroideus

M. sternothyroideus

Platysma

M. sternocleidomastoideus

Glandula thyroidea

M. constrictor pharyngis inferior

Oesophagus

Nodi lymphatici

V. jugularis externa

M. spinalis cervicis

M. multifidus

A. transversa colli

M. semispinalis cervicis

M. semispinalis capitis

M. levator scapulae

Vertebra cervicalis VII

Halsquerschnitt in Höhe des siebten Halswirbels, parallel zum Ringknorpel. Einstrahlung des unteren Pharynxkonstriktors in den Ösophagusmund.

Transversalschnitt

Abb. 1.31b

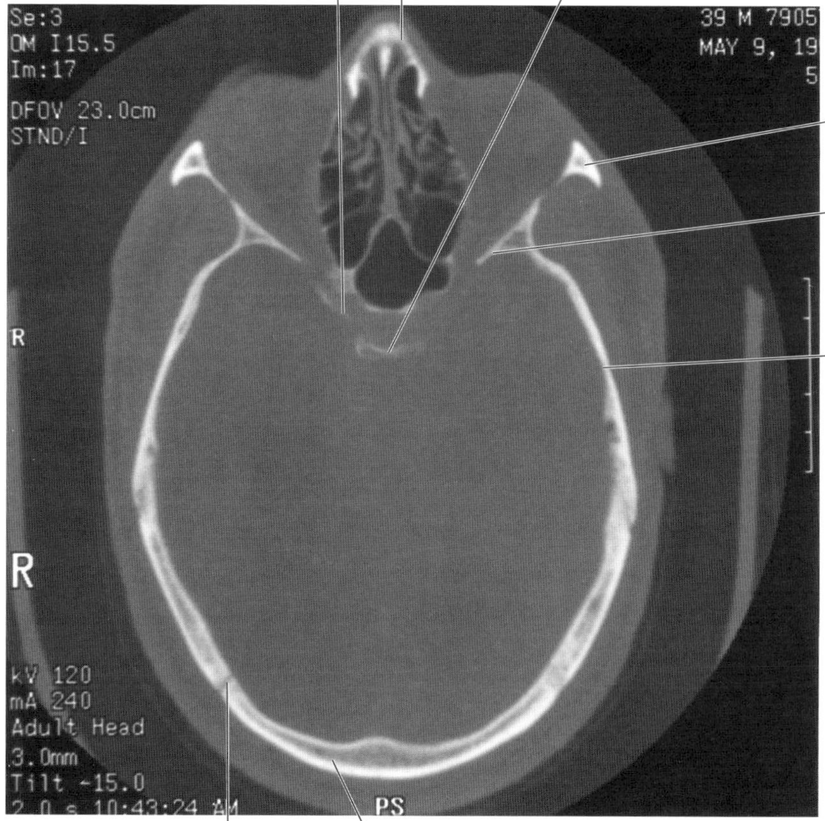

Os zygomaticum

Maxilla

Os lacrimale

Vomer

Os palatinum

Gehör-
knöchelchen
im Mittelohr

Canalis
semicircularis

Sutura lambdoidea

Cochlea   Fossa condylaris

Meatus acusticus internus

Os occipitale

Transversales CT-Bild des Kopfes, Knochenfenster: Das Bild wurde in der Ebene des Meatus acusticus internus aufgenommen. Diese Fensteraufnahmetechnik ermöglicht die Darstellung der
Cochlea, von Anteilen des Canalis semicircularis und der Gehörknöchelchen im Mittelohr.

Transversalschnitte

Os zygomaticum

Os sphenoidale,
ala major

Os temporale

Dorsum sellae

Os nasale

Processus clinoideus anterior

Sutura lambdoidea

Os occipitale

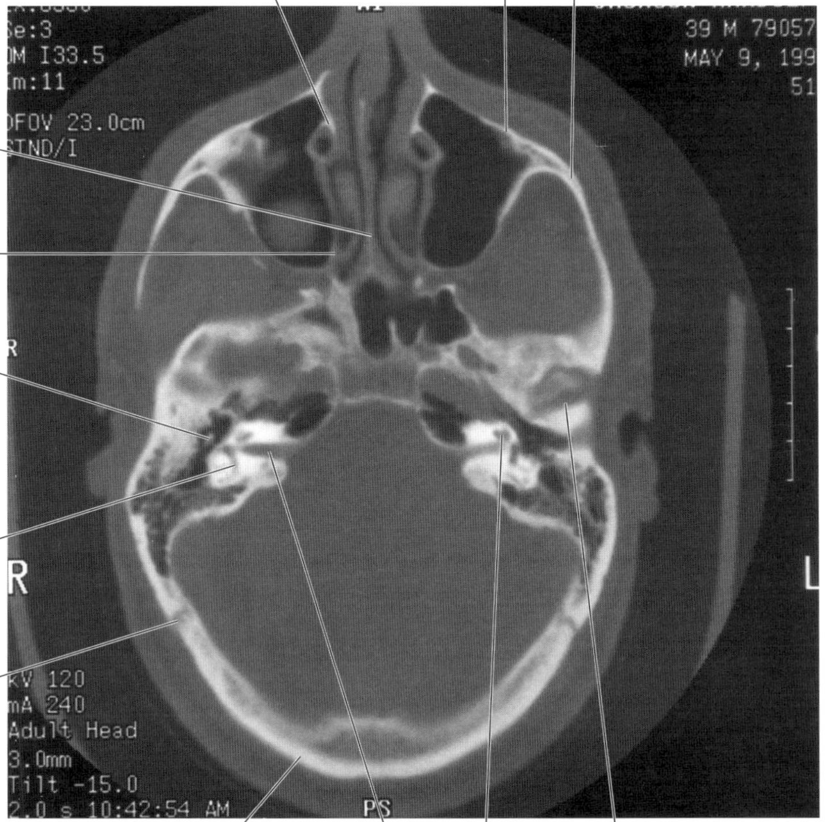

Transversales CT-Bild des Kopfes, Knochenfenster: Die Aufnahme liegt in der Ebene der Fossa
hypophysealis. Bei dieser Aufnahmetechnik werden die CT-Daten so manipuliert, daß die Knochen
hervorgehoben werden.

CT-Aufnahmen (Knochenfenster)

Abb. 1.32a und 1.32b

Kopf und Hals

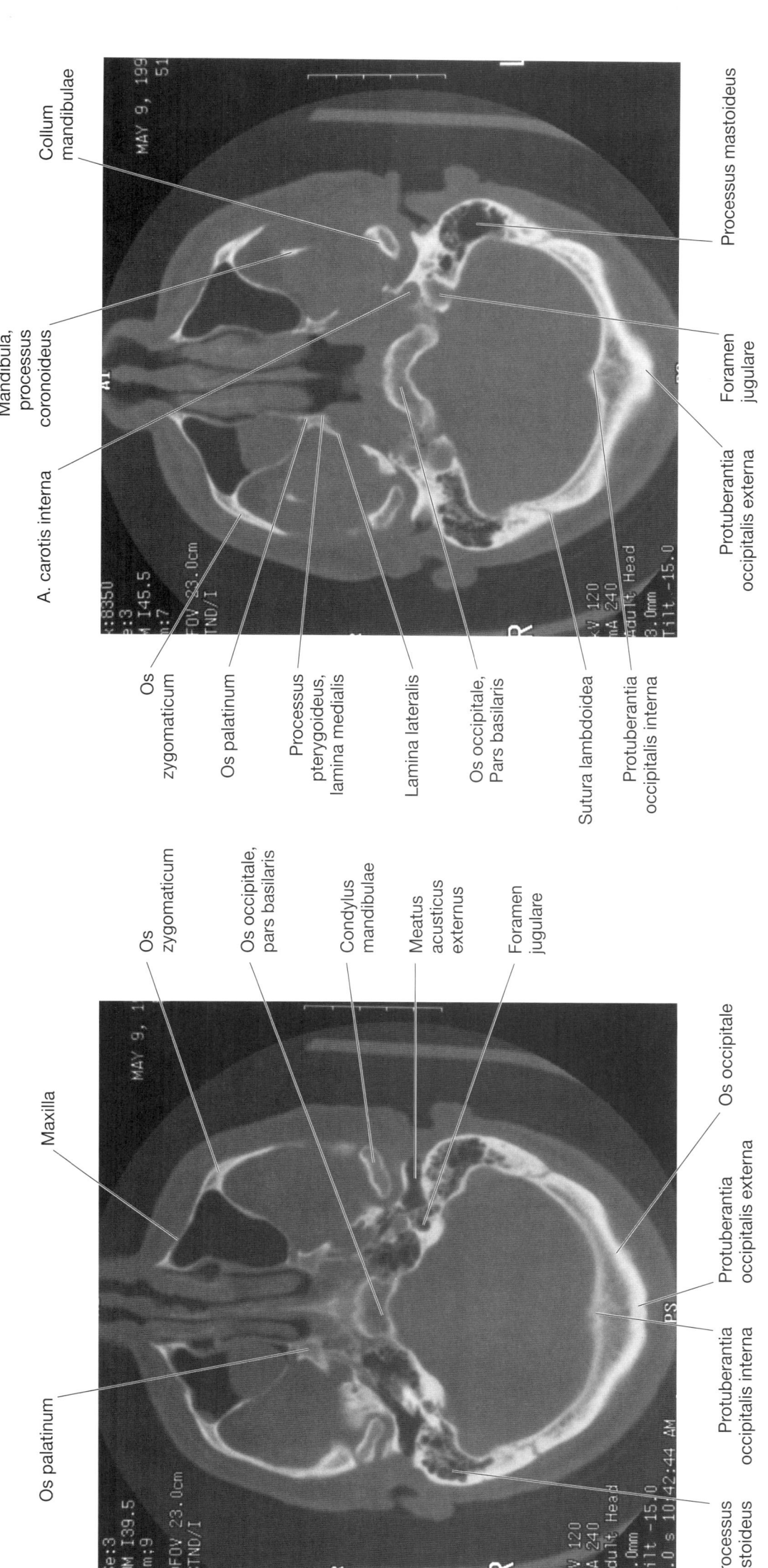

Collum mandibulae

Mandibula, processus coronoideus

A. carotis interna

Processus mastoideus

Foramen jugulare

Protuberantia occipitalis externa

Os zygomaticum

Os palatinum

Processus pterygoideus, lamina medialis

Lamina lateralis

Os occipitale, Pars basilaris

Sutura lambdoidea

Protuberantia occipitalis interna

Os palatinum

Maxilla

Os zygomaticum

Os occipitale, pars basilaris

Condylus mandibulae

Meatus acusticus externus

Foramen jugulare

Os occipitale

Protuberantia occipitalis externa

Protuberantia occipitalis interna

Processus mastoideus

Das transversale CT-Bild des Kopfes (Knochenfenster) liegt in der Ebene des Canalis acusticus externus. Beachte das Gelenk des Condylus mandibularis in der Fossa condylaris des Os temporale.

Transversales CT-Bild (Knochenfenster): Diese Aufnahme wurde in der Ebene des Sinus maxillaris erstellt. Beachte die dünnen Sinuswände. (Der Patient hat Anzeichen einer Sinusitis im rechten Sinus maxillaris.) Zu sehen sind auch die dünnen Wände der Cellulae mastoideae im Os temporale.

Abb. 1.33a und 1.33b

CT-Aufnahmen (Knochenfenster)

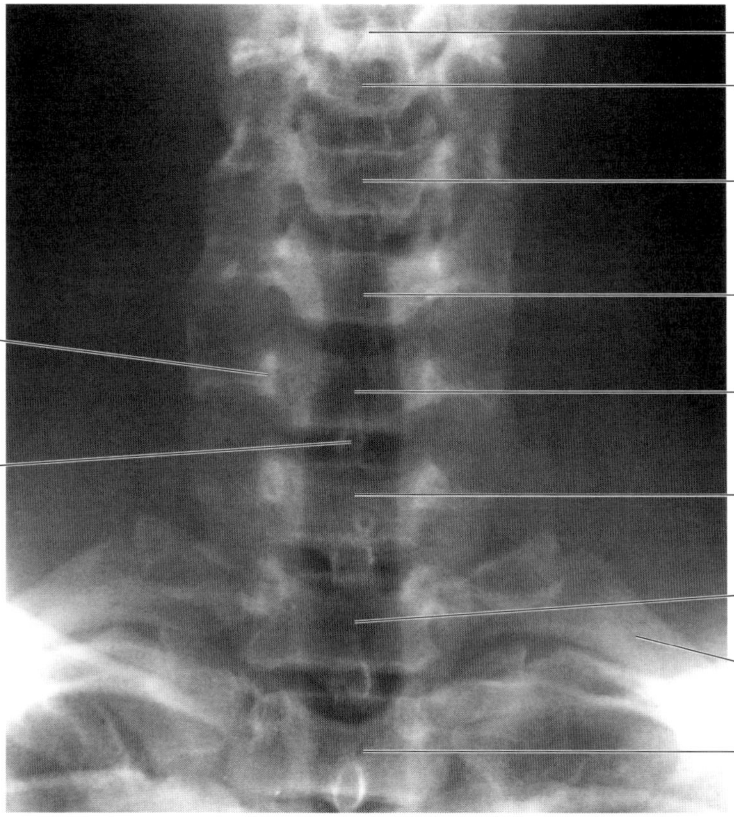

Os occipitale

Arcus posterior C I

Dens axis

Processus spinosus C II

Facies articularis

C I

Mandibula

C II

C III

Os hyoideum

C IV

C V

C VI

C VII

C II

C III

C IV

C V

C VI

C VII

T I

Costa I

T II

Pediculus arcus vertebrae

Processus spinosus

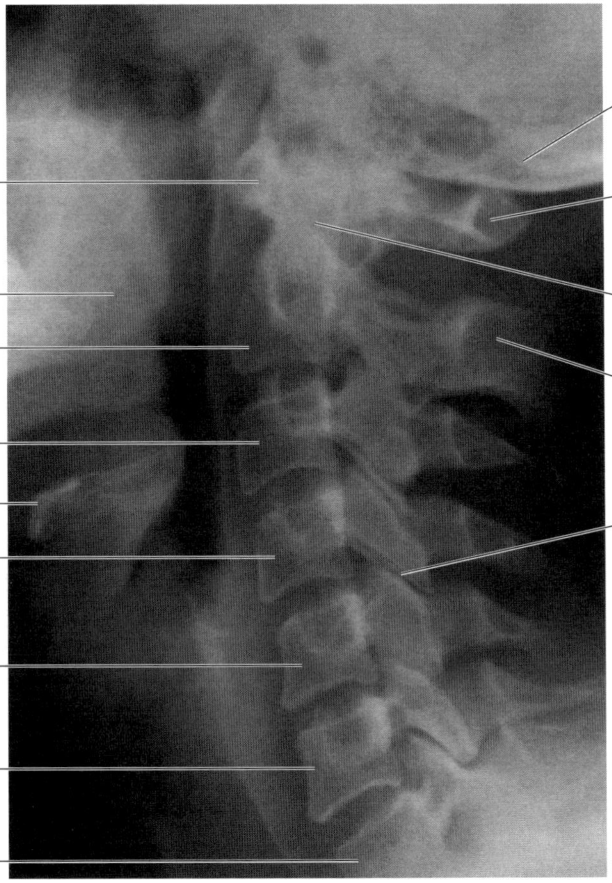

Hier ist ein frontales Röntgenbild des Zervikalmarks zu sehen. Auf der frontalen Aufnahme überlappen sich viele Strukturen der Wirbelsäule. Standardaufnahmen dieser Perspektive zeigen oft nicht den Atlas (C1). Daher erfordert diese Region spezielle Aufnahmeansichten.

Laterales Röntgenbild der zervikalen Wirbelsäule: Diese Sichtweise erlaubt eine Beurteilung der zervikalen Wirbelkörper und der hinteren Elemente. Der Knorpel der Zwischenwirbelscheiben kann auf einer einfachen Röntgenaufnahme nicht gesehen werden.

Röntgenaufnahmen

Frontal- und Lateralansicht

Abb. 1.34a und 1.34b

A. occipitalis

A. carotis interna

A. carotis communis

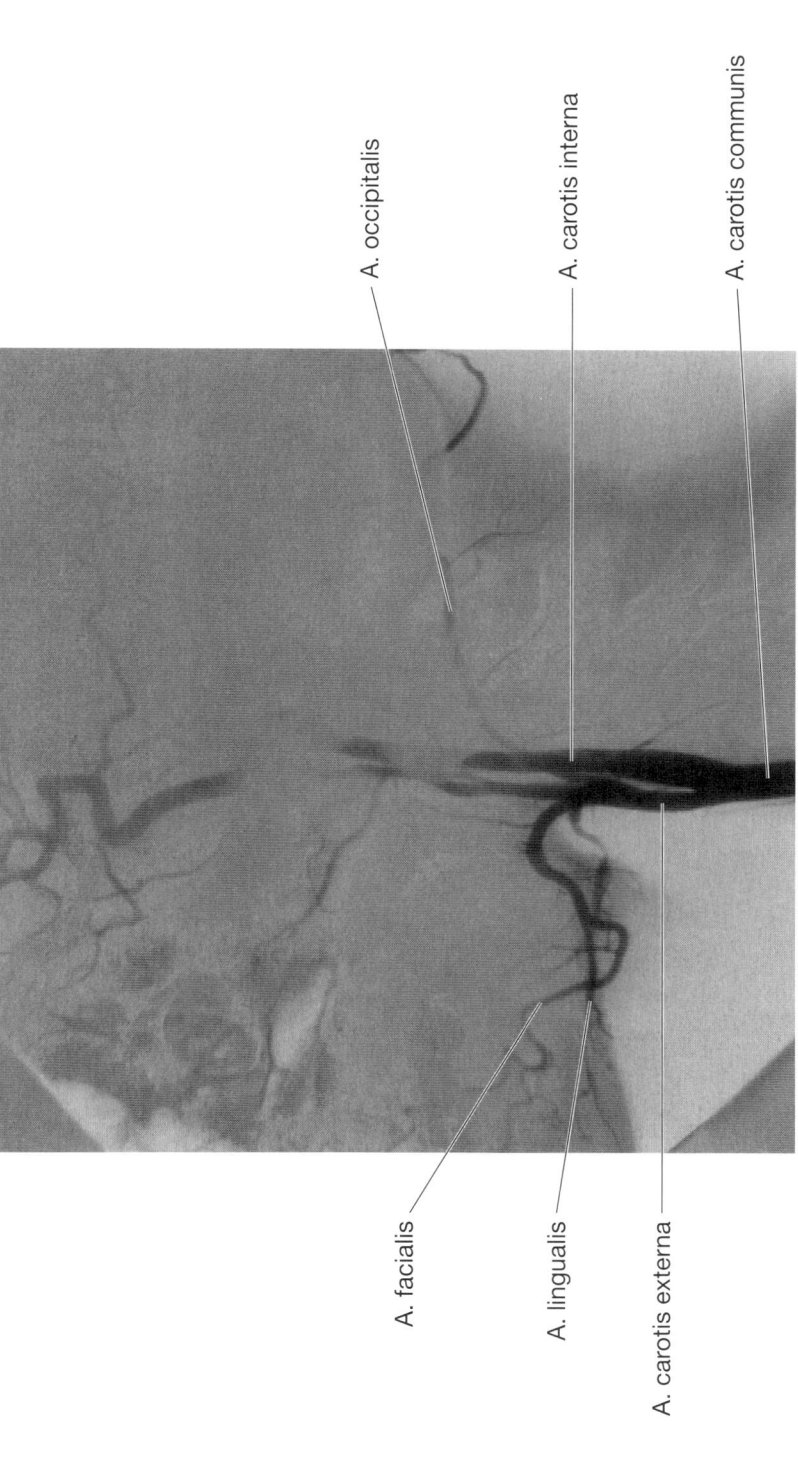

A. facialis

A. lingualis

A. carotis externa

Laterale Sicht, Subtraktionsangiogramm der Karotis: Das Kontrastmittel wurde in die A. carotis communis injiziert und fließt in die Aa. carotis externa et interna und deren Äste. Bei der Subtraktionstechnik werden die Knochen des Schädels fotografisch subtrahiert, so daß das Kontrastmittel in den Gefäßen deutlicher zur Darstellung kommt.

Lateralansicht

Abb. 1.35

Subtraktionsangiogramm, Karotis

Teil 2

Obere Extremität

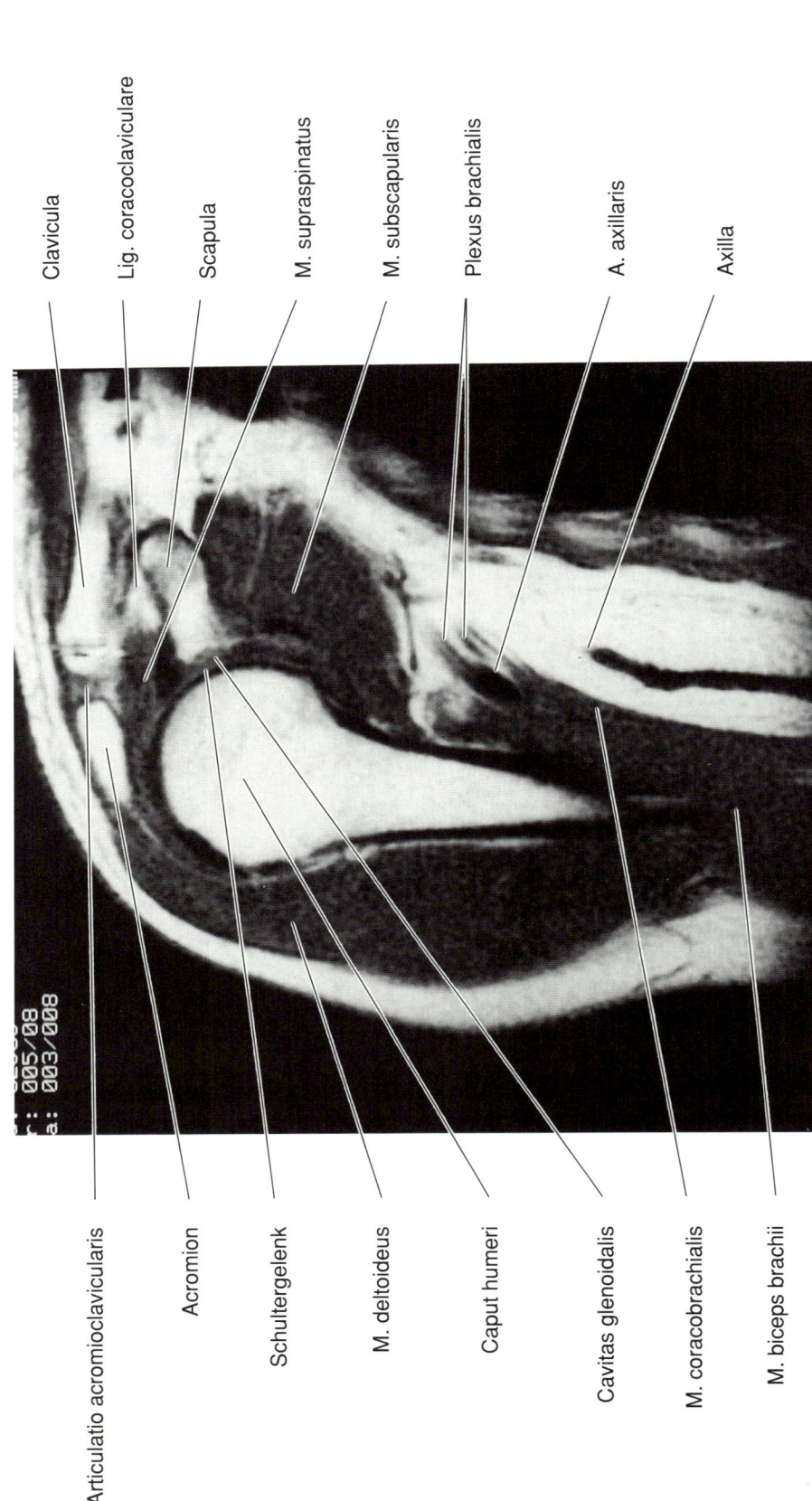

Clavicula

Lig. coracoclaviculare

Scapula

M. supraspinatus

M. subscapularis

Plexus brachialis

A. axillaris

Axilla

Articulatio acromioclavicularis

Acromion

Schultergelenk

M. deltoideus

Caput humeri

Cavitas glenoidalis

M. coracobrachialis

M. biceps brachii

Die Farbabbildung 2.1b und das entsprechende MRI-Bild zeigen frontale Schnittebenen durch das Schultergelenk sowie durch das Akromioklavikulargelenk, welches zwischen dem Akromion der Skapula und dem lateralen Ende der Klavikula ausgebildet ist. Auf der Farbabbildung lassen sich vom Lig. coracoclaviculare, welches das Akromioklavikulargelenk mit stabilisiert, beide Anteile unterscheiden, nämlich das Lig. trapezoideum und das Lig. conoideum. Sie verbinden den Processus coracoideus der Skapula mit dem lateralen Klavikulaende.

Obwohl das Schultergelenk auch im MRI-Bild gut getroffen ist, werden die Gelenkhöhle und die Bursa subtendinea des M. subscapularis auf dem Schnittpräparat deutlicher. Die Cavitas glenoidalis der Skapula wird durch ein Labrum glenoidale aus Faserknorpel vergrößert. Die Schultergelenkskapsel wird durch Ligamenta glenohumeralia verstärkt, ferner durch das Lig. coracohumerale. Das Lig. coracoacromiale ist an seinem Ursprung auf der Farbabbildung deutlich. Dort können auch alle vier mit der Schultergelenkskapsel verbundenen Endsehnen der Muskeln der Rotatoren-

manschette (M. supraspinatus, M. infraspinatus, M. subcapularis und M. teres minor) identifiziert werden. Der Muskeltonus der Rotatorenmanschette stabilisiert wesentlich das kaum durch Bänder gesicherte Schultergelenk.

Auf beiden Abbildungen ist die Axilla deutlich: ihre mediale Wand wird vom M. serratus anterior, den daruntergelegenen Rippen und den Interkostalmuskeln gebildet. Vom M. latissimus dorsi und M. teres major, die die Hinterwand der Axilla bilden, sind die Endsehnen getroffen. Die Mm. pectorales major et minor in der Vorderwand der Axilla liegen vor der Schnittebene. Im axillären Fett können die A. axillaris mit umgebenden Faszikeln des Plexus brachialis und Lymphknoten identifiziert werden. Der N. musculocutaneus kann durch den M. coracobrachialis hindurch verfolgt werden. Über dem Apex der Axilla sieht man den N. thoracicus longus an der Oberfläche des vom ihm versorgten M. serratus anterior.

Abb. 2.1a   MRI   Frontalschnitt

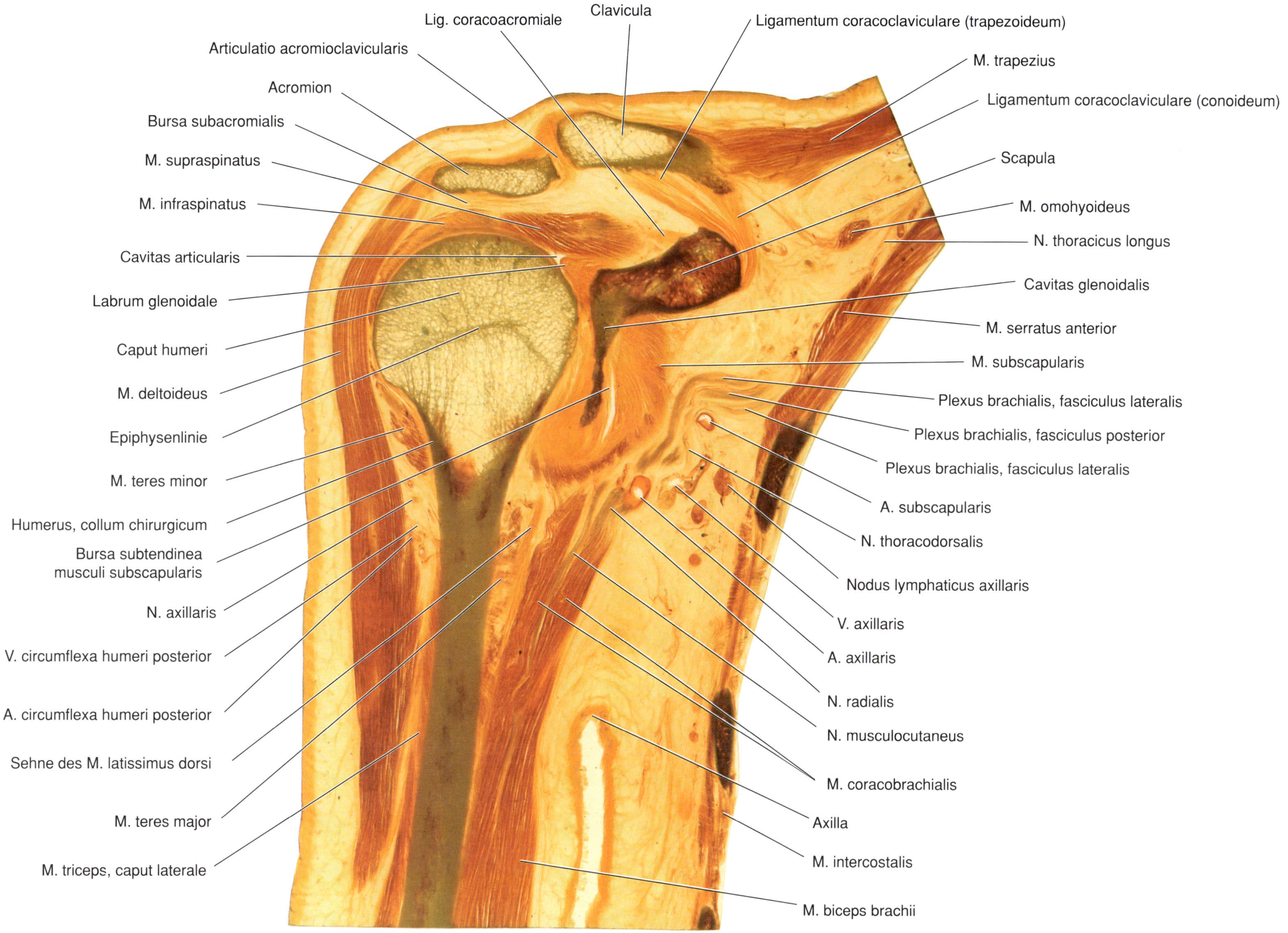

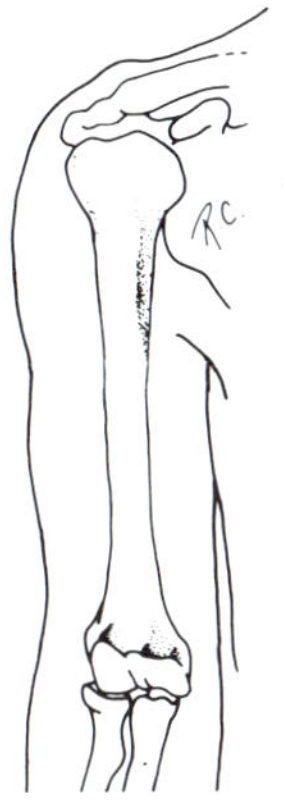

Ligamentum coracoclaviculare (trapezoideum)

M. trapezius

Ligamentum coracoclaviculare (conoideum)

Scapula

M. omohyoideus

N. thoracicus longus

Cavitas glenoidalis

M. serratus anterior

M. subscapularis

Plexus brachialis, fasciculus lateralis

Plexus brachialis, fasciculus posterior

Plexus brachialis, fasciculus lateralis

A. subscapularis

N. thoracodorsalis

Nodus lymphaticus axillaris

V. axillaris

A. axillaris

N. radialis

N. musculocutaneus

M. coracobrachialis

Axilla

M. intercostalis

M. biceps brachii

Clavicula

Lig. coracoacromiale

Articulatio acromioclavicularis

Acromion

Bursa subacromialis

M. supraspinatus

M. infraspinatus

Cavitas articularis

Labrum glenoidale

Caput humeri

M. deltoideus

Epiphysenlinie

M. teres minor

Humerus, collum chirurgicum

Bursa subtendinea musculi subscapularis

N. axillaris

V. circumflexa humeri posterior

A. circumflexa humeri posterior

Sehne des M. latissimus dorsi

M. teres major

M. triceps, caput laterale

Schnitt durch das Schultergelenk im vorderen Bereich der Artikulation des Humeruskopfes mit der Gelenkpfanne der Scapula. Das Akromioklavikulargelenk und das Lig. coracoclaviculare sind ebenfalls getroffen.

Frontalschnitt

Abb. 2.1b

M. biceps brachii, Sehne des Caput longum

Tuberculum minus

M. pectoralis major

Processus coracoideus

Labrum

Fossa glenoidalis

M. subscapularis

M. infraspinatus

Tuberculum majus

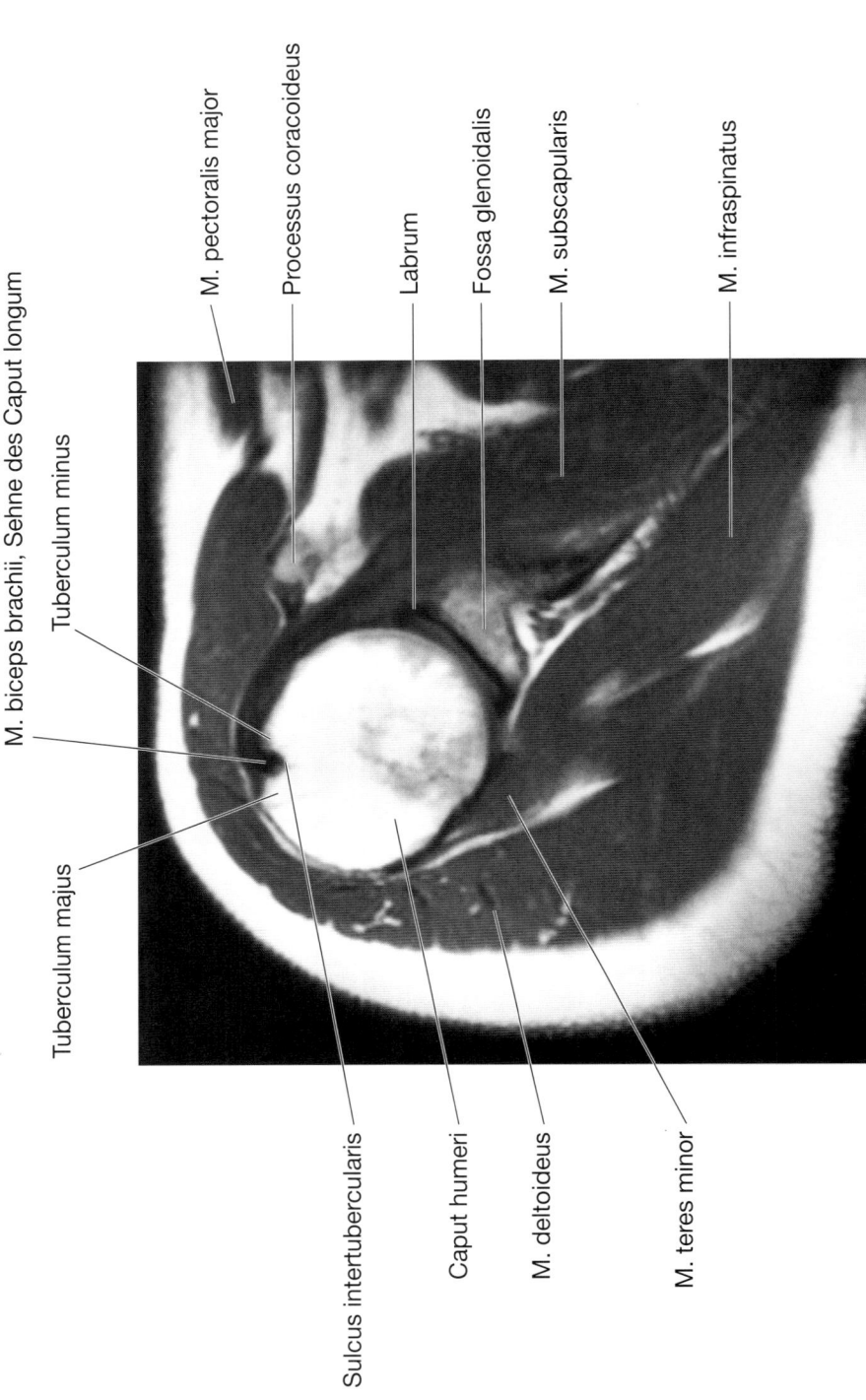

Sulcus intertubercularis

Caput humeri

M. deltoideus

M. teres minor

Dieses T1-gewichtete MR-Bild zeigt die Schulter in Höhe des Gelenks zwischen Humerus und der Fossa glenoidalis der Scapula. Aufgrund der hohen Mobilität der Protonen zeigt das Fettgewebe ein deutliches Signal. Beachte das subkutane Fett und das Fettgewebe im Mark des Humerus.

Transversalschnitt

MRI

Abb. 2.2a

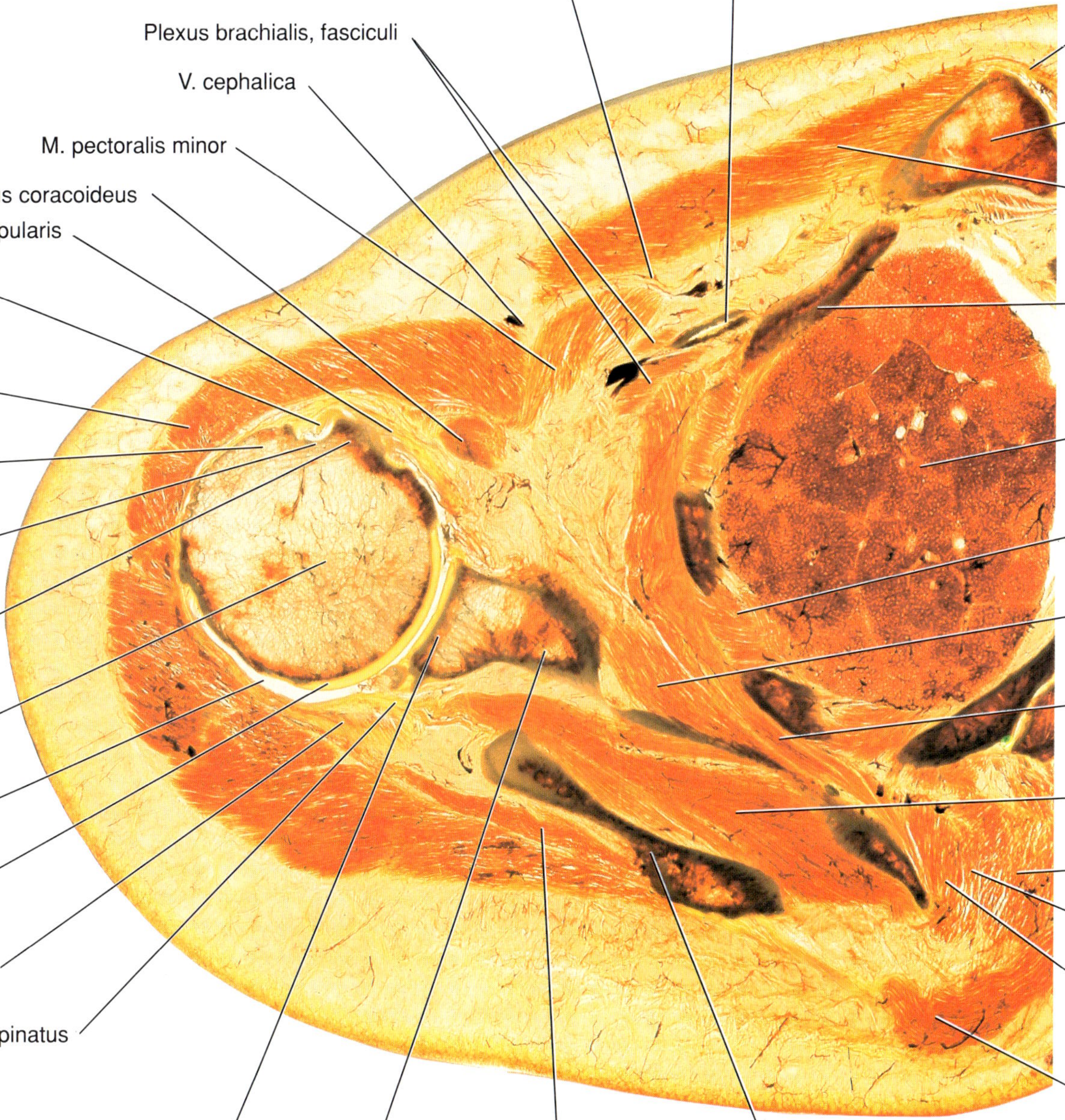

Obere Extremität

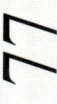

Kapsel der
Articulatio sternoclavicularis

Clavicula, extremitas sternalis

M. pectoralis major

Costa I

Pulmo dexter, lobus superior

M. intercostalis

M. subscapularis

M. serratus anterior

M. supraspinatus

M. rhomboideus major

M. rhomboideus minor

M. levator scapulae

M. trapezius

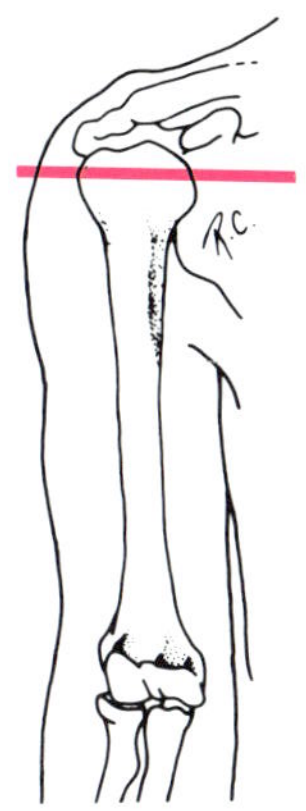

A. axillaris

A. thoracoacromialis, ramus deltoideus

Plexus brachialis, fasciculi

V. cephalica

M. pectoralis minor

Scapula, processus coracoideus
Sehne des M. subscapularis

M. biceps brachii, caput longum

M. deltoideus

Tuberculum majus

Sulcus intertubercularis

Tuberculum minus

Caput humeri

Cavitas articularis

Cartilago articularis

M. teres minor

Sehne des M. supraspinatus

Cavitas glenoidalis

Scapula

M. infraspinatus

Spina scapulae

Dieser horizontale Schnitt durch die Schulterregion läuft durch den Humeruskopf und die Cavitas glenoidalis.
An der A. axillaris sind Faszikel des Plexus brachialis angeschnitten, unweit lateral der ersten Rippe.

Transversalschnitt

Abb. 2.2b

M. biceps brachii, caput breve

M. pectoralis major

M. pectoralis minor

M. coracobrachialis

M. subscapularis

Fossa glenoidalis

Labrum

Tuberculum minus

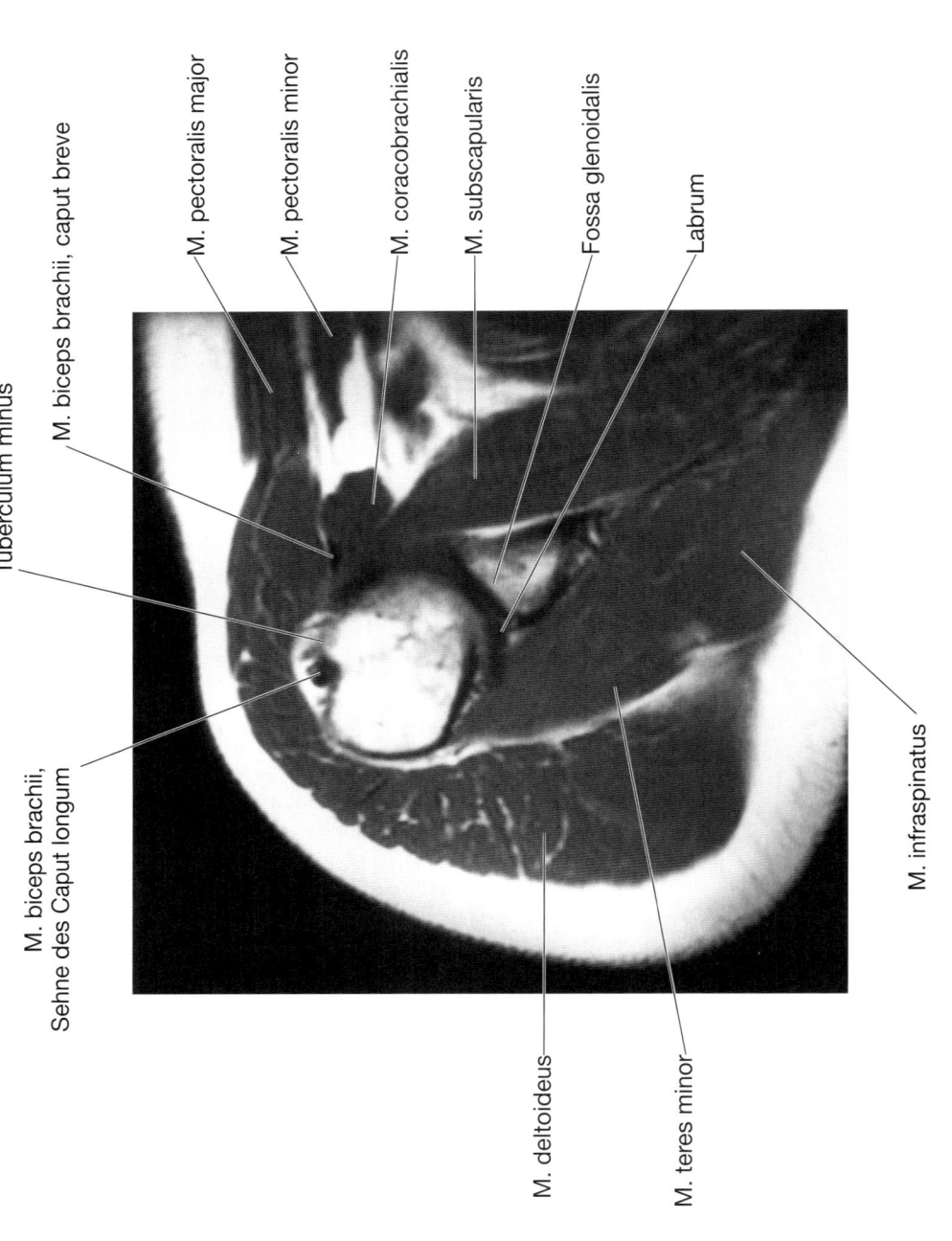

M. biceps brachii,
Sehne des Caput longum

M. deltoideus

M. teres minor

M. infraspinatus

Hier ist ein T1-gewichtetes, transversales MR-Bild durch das Collum humeri zu sehen. Die Sehne des Caput longum des M. biceps brachii hat nur wenige mobile Protonen und erscheint daher auf dem MR-Bild schwarz.

Transversalschnitt

MRI

Abb. 2.3a

Obere Extremität

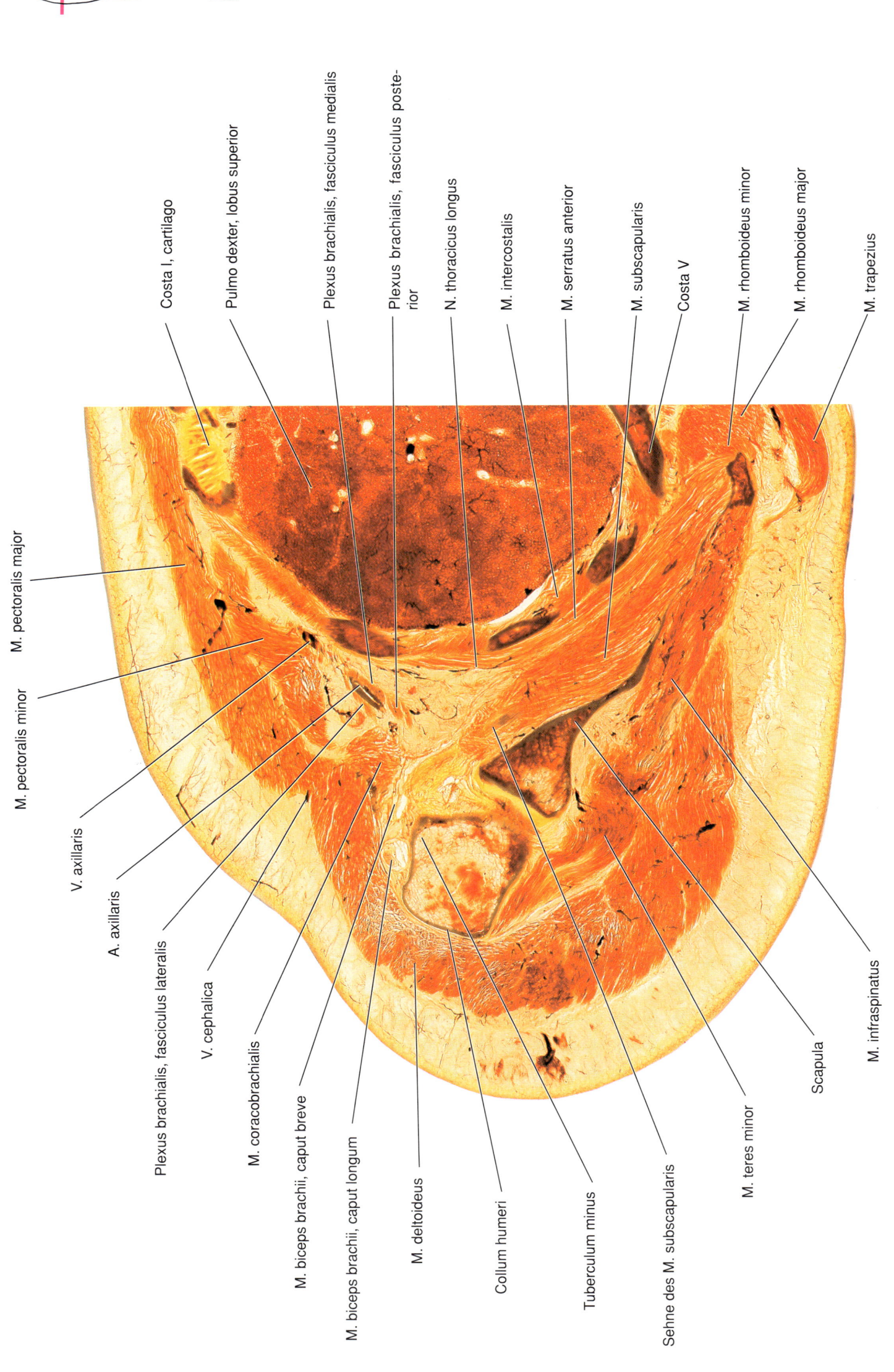

Costa I, cartilago

Pulmo dexter, lobus superior

Plexus brachialis, fasciculus medialis

Plexus brachialis, fasciculus posterior

N. thoracicus longus

M. intercostalis

M. serratus anterior

M. subscapularis

Costa V

M. rhomboideus minor

M. rhomboideus major

M. trapezius

M. pectoralis major

M. pectoralis minor

V. axillaris

A. axillaris

Plexus brachialis, fasciculus lateralis

V. cephalica

M. coracobrachialis

M. biceps brachii, caput breve

M. biceps brachii, caput longum

M. deltoideus

Collum humeri

Tuberculum minus

Sehne des M. subscapularis

M. teres minor

Scapula

M. infraspinatus

Transversalschnitt

Abb. 2.3b   Schulterschnitt durch den Humerushals. Im Fettlager am Apex der Axilla liegen um die A. axillaris herum die Fasciculi lateralis, medialis und posterior des Plexus brachialis.

M. pectoralis major

M. pectoralis minor

M. coracobrachialis

A. axillaris

Sehne des M. latissimus dorsi

M. subscapularis

Scapula

M. biceps brachii, caput breve

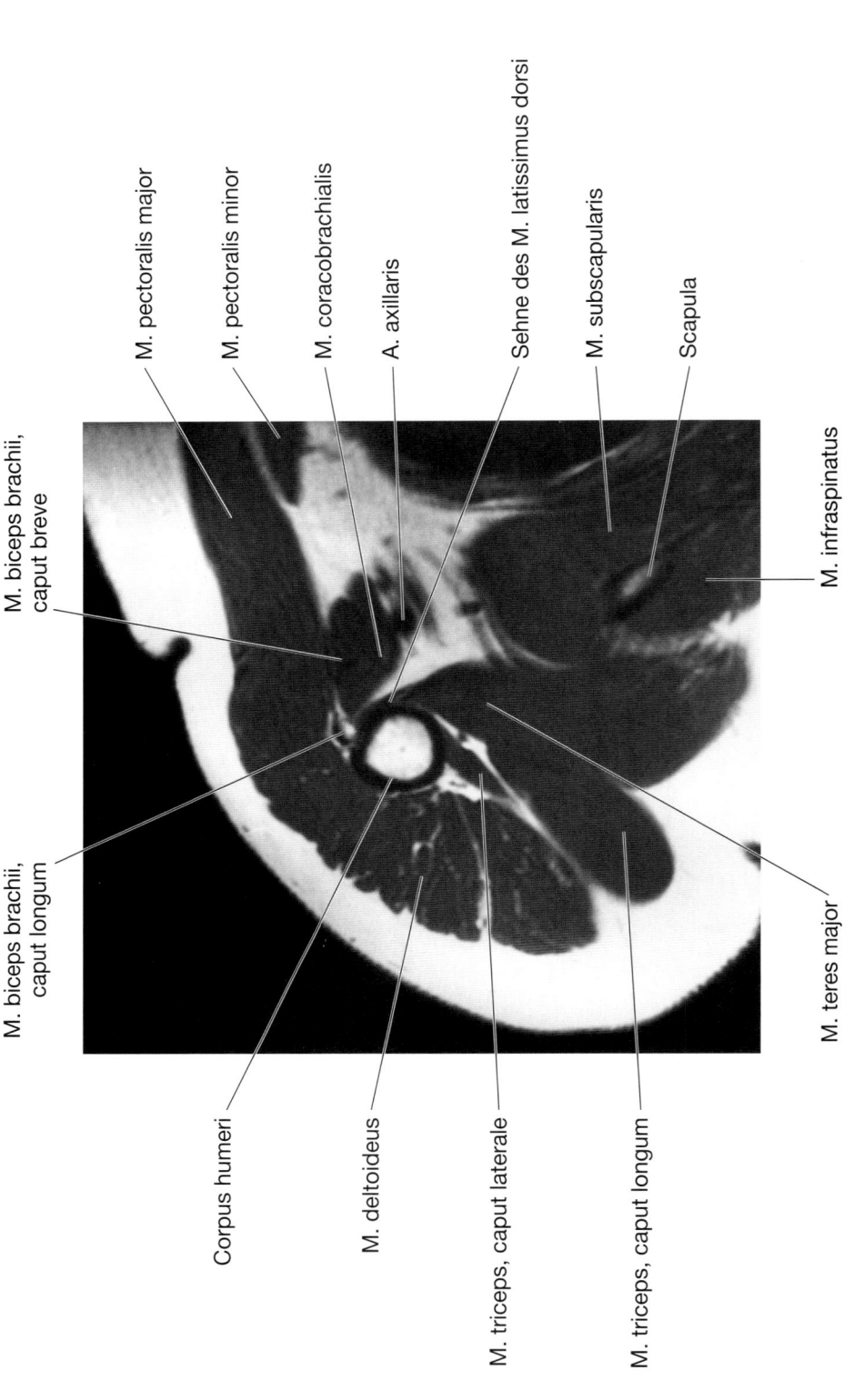

M. biceps brachii, caput longum

Corpus humeri

M. deltoideus

M. triceps, caput laterale

M. triceps, caput longum

M. teres major

M. infraspinatus

Diese Abbildung zeigt ein MR-Bild der Schulter in Höhe des proximalen Humerus. Beachte das Fettgewebe im Knochenmark, das sehr deutlich zu sehen ist, während das dichte Gewebe der Lamina corticalis schwarz erscheint. Außerdem ist das Caput laterale des M. triceps zu sehen.

Transversalschnitt

MRI

Abb. 2.4a

Obere Extremität

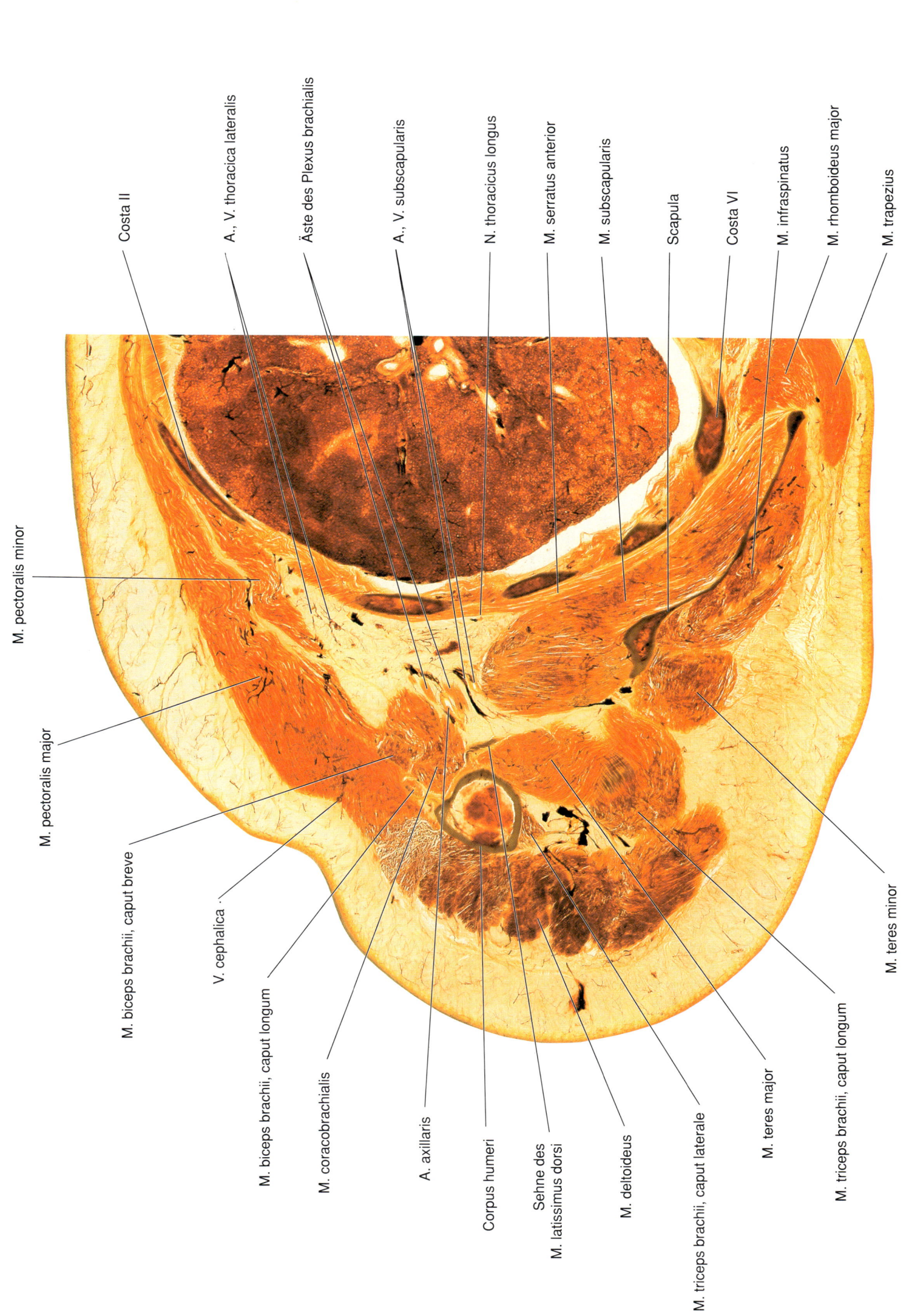

M. pectoralis minor

M. pectoralis major

M. biceps brachii, caput breve

V. cephalica

M. biceps brachii, caput longum

M. coracobrachialis

A. axillaris

Corpus humeri

Sehne des
M. latissimus dorsi

M. deltoideus

M. triceps brachii, caput laterale

M. teres major

M. triceps brachii, caput longum

M. teres minor

Costa II

A., V. thoracica lateralis

Äste des Plexus brachialis

A., V. subscapularis

N. thoracicus longus

M. serratus anterior

M. subscapularis

Scapula

Costa VI

M. infraspinatus

M. rhomboideus major

M. trapezius

Abb. 2.4b 81

Transversalschnitt

Schnitt durch die Axillarregion am Proximalende des Caput laterale des M. triceps brachii – unmittelbar unterhalb der
Insertion des M. latissimus dorsi und des M. teres major in der Crista tuberculi minoris.

M. biceps brachii

M. pectoralis major

M. pectoralis minor

M. coracobrachialis

M. serratus anterior

M. subscapularis

Scapula

Sehne des M. latissimus dorsi

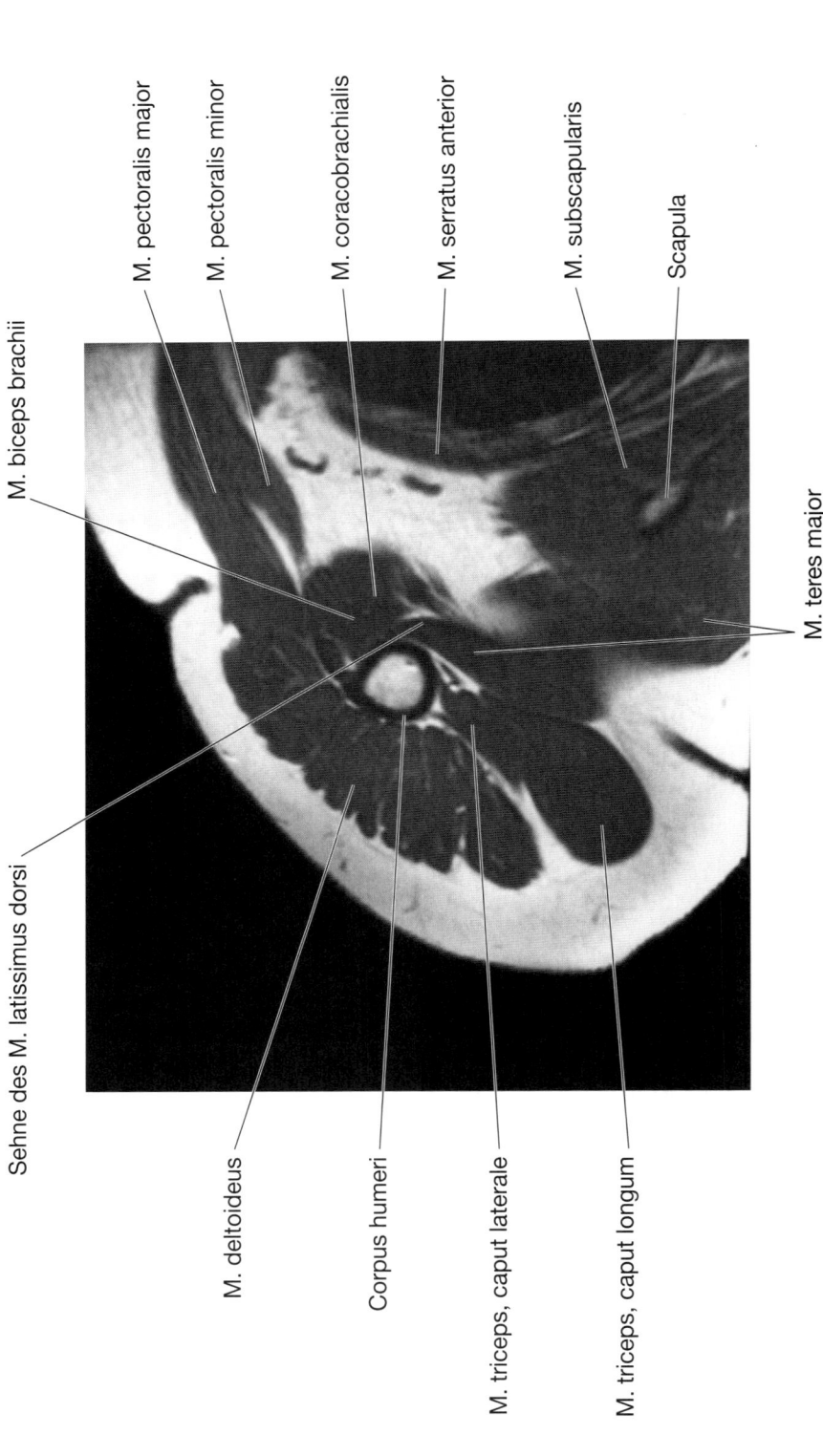

M. teres major

M. deltoideus

Corpus humeri

M. triceps, caput laterale

M. triceps, caput longum

Die T1-gewichtete MR-Aufnahme liegt in Höhe der Basis der Axilla. Sehnen stellen sich üblicherweise schwarz dar, hier der Sehnenansatz des M. pectoralis major am Ansatzpunkt im Sulcus intertubercularis (bicipitalis) des proximalen Humerus.

Transversalschnitt

MRI

Abb. 2.5a

Obere Extremität

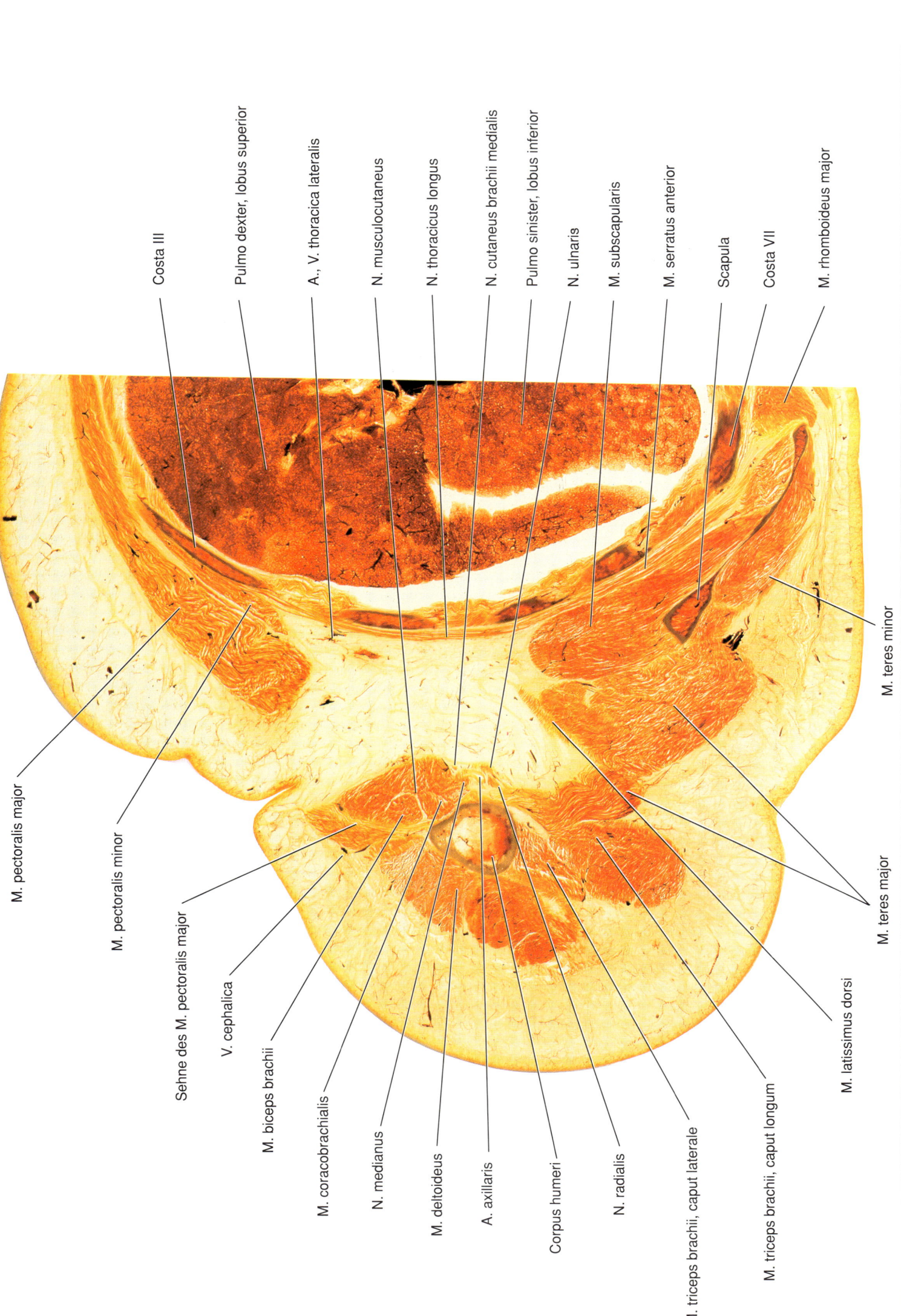

M. pectoralis major

Sehne des M. pectoralis major

V. cephalica

M. biceps brachii

M. coracobrachialis

N. medianus

M. deltoideus

A. axillaris

Corpus humeri

N. radialis

M. triceps brachii, caput laterale

M. triceps brachii, caput longum

M. latissimus dorsi

M. teres major

M. teres minor

Costa III

Pulmo dexter, lobus superior

A., V. thoracica lateralis

N. musculocutaneus

N. thoracicus longus

N. cutaneus brachii medialis

Pulmo sinister, lobus inferior

N. ulnaris

M. subscapularis

M. serratus anterior

Scapula

Costa VII

M. rhomboideus major

Abb. 2.5b

Schnitt durch den Boden der (nicht entfalteten) Axilla, am Distalende der Insertion des M. pectoralis major in die Crista tuberculi majoris und proximal der Insertion des M. coracobrachialis.

Transversalschnitt

V. cephalica

M. biceps brachii

A. brachialis

N. medianus

N. ulnaris

M. triceps, caput mediale

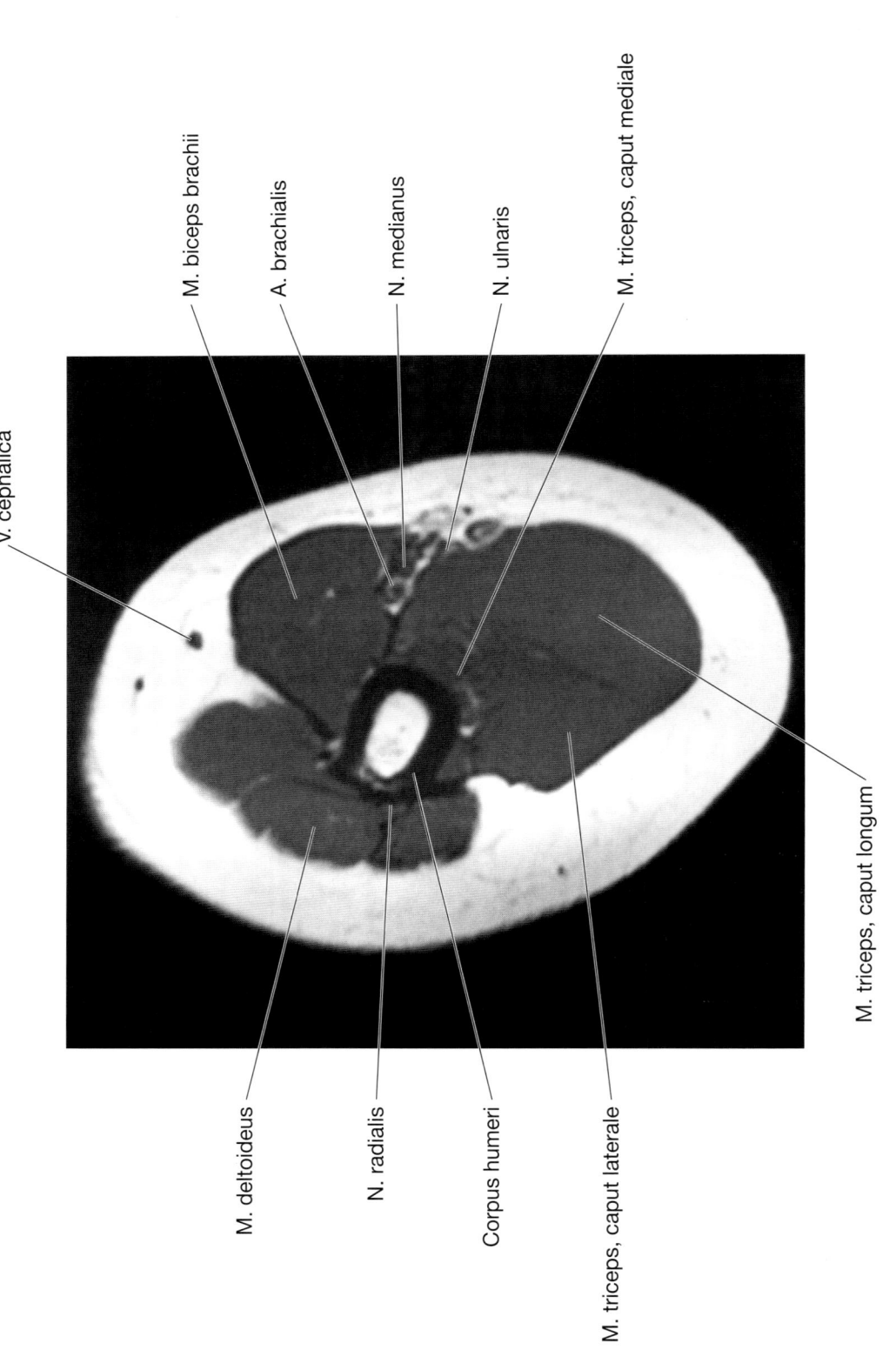

M. triceps, caput longum

M. deltoideus

N. radialis

Corpus humeri

M. triceps, caput laterale

Die Aufnahme zeigt ein T1-gewichtetes MR-Bild durch den proximalen Oberarm. In dieser Höhe liegt die A. brachialis medialis.

Transversalschnitt

MRI

Abb. 2.6a

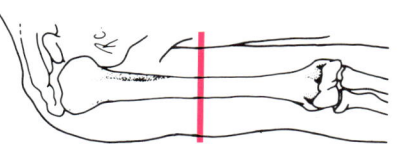

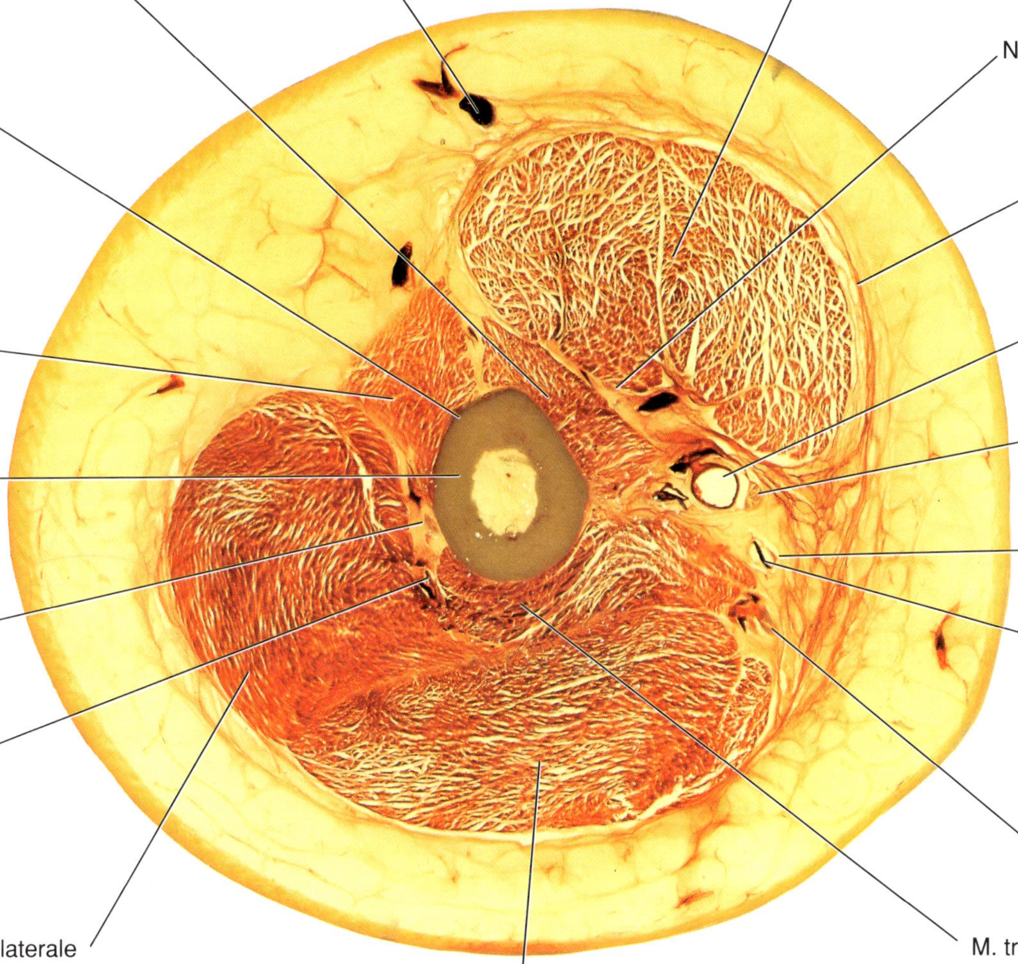

V. cephalica
M. biceps brachii
M. brachialis
N. musculocutaneus
Tuberositas deltoidea
Fascia brachii
A. brachialis
M. deltoideus
N. medianus
Corpus humeri
N. cutaneus brachii medialis
N. radialis
V. basilica
A., V. profunda brachii
N. ulnaris
M. triceps brachii, caput laterale
M. triceps brachii, caput mediale
M. triceps brachii, caput longum

Abb. 2.6b Oberarmquerschnitt in Höhe der Tuberositas deltoidea und des proximalen Ursprungs des M. brachialis. Die Insertion des M. coracobrachialis liegt etwas oberhalb dieser Ebene. Transversalschnitt

V. cephalica

M. biceps brachii

A. brachialis

N. medianus

V. basilica

N. ulnaris

M. triceps

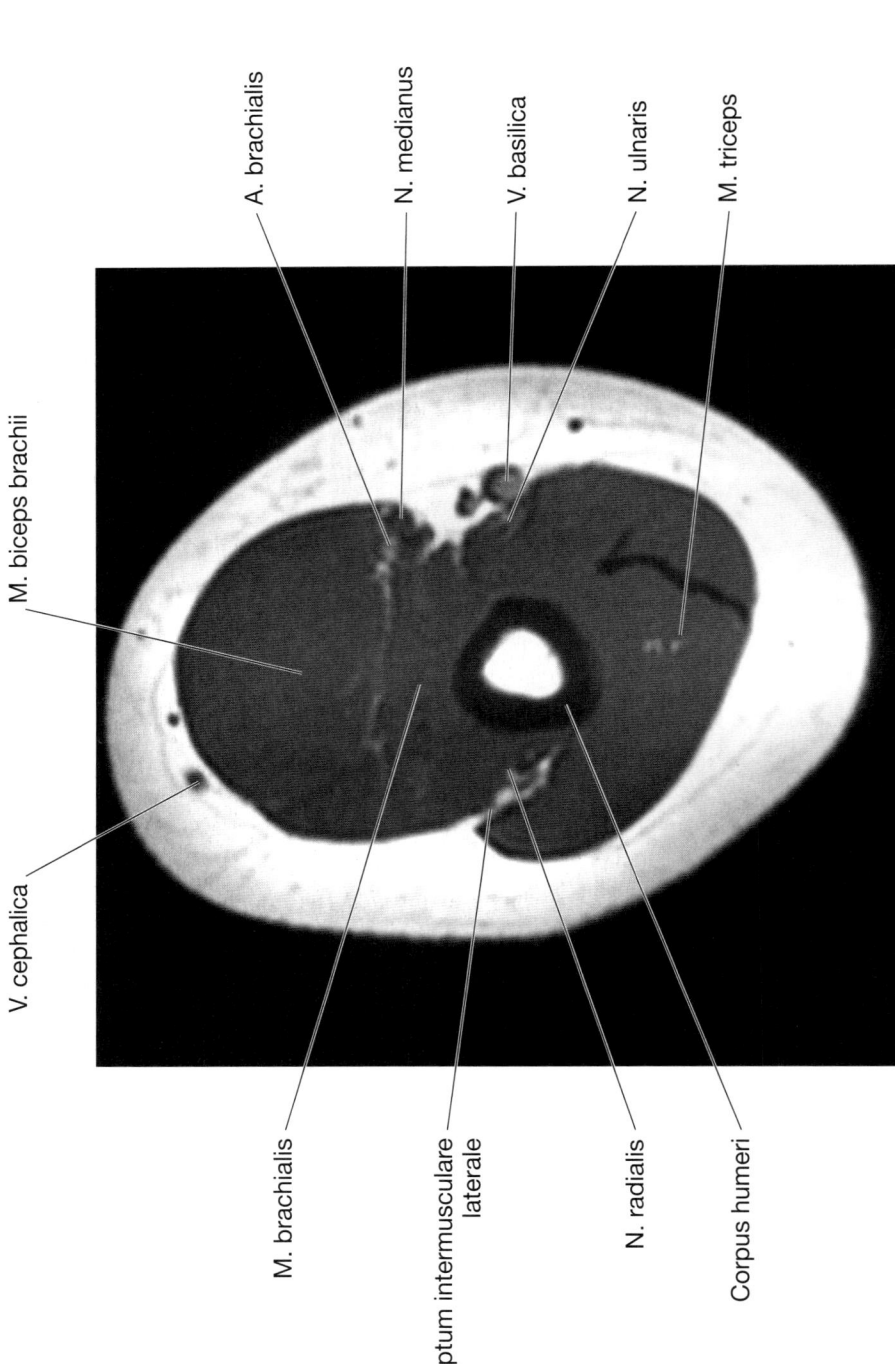

M. brachialis

Septum intermusculare
laterale

N. radialis

Corpus humeri

Diese Aufnahme zeigt ein T1-gewichtetes MR-Bild des distalen Oberarms.
Die Lamina corticalis des distalen Humerus erscheint breit und schwarz.

Transversalschnitt

MRI

Abb. 2.7a

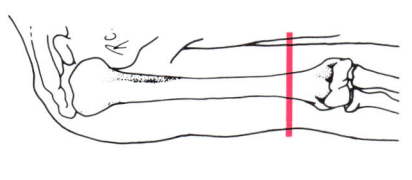

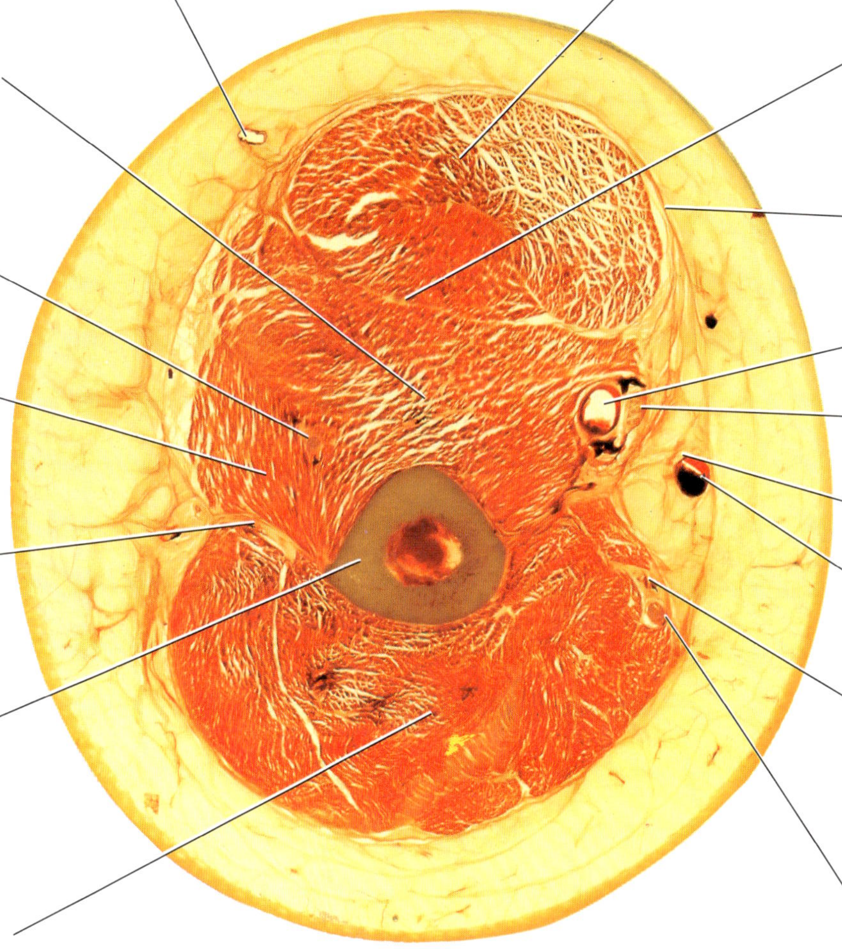

M. biceps brachii

N. musculocutaneus

Fascia brachii

A. brachialis

N. medianus

N. cutaneus brachii medialis

V. basilica

A. collateralis ulnaris superior

N. ulnaris

V. cephalica

M. brachialis

N. radialis

M. brachioradialis

Septum intermusculare laterale

Corpus humeri

M. triceps brachii

Abb. 2.7b   87   Transversalschnitt

Oberarmquerschnitt proximal der Cristae supraepicondylares. Der N. ulnaris liegt hier in der hinteren Muskelgruppe, der N. radialis in der vorderen, unter dem M. brachioradialis.

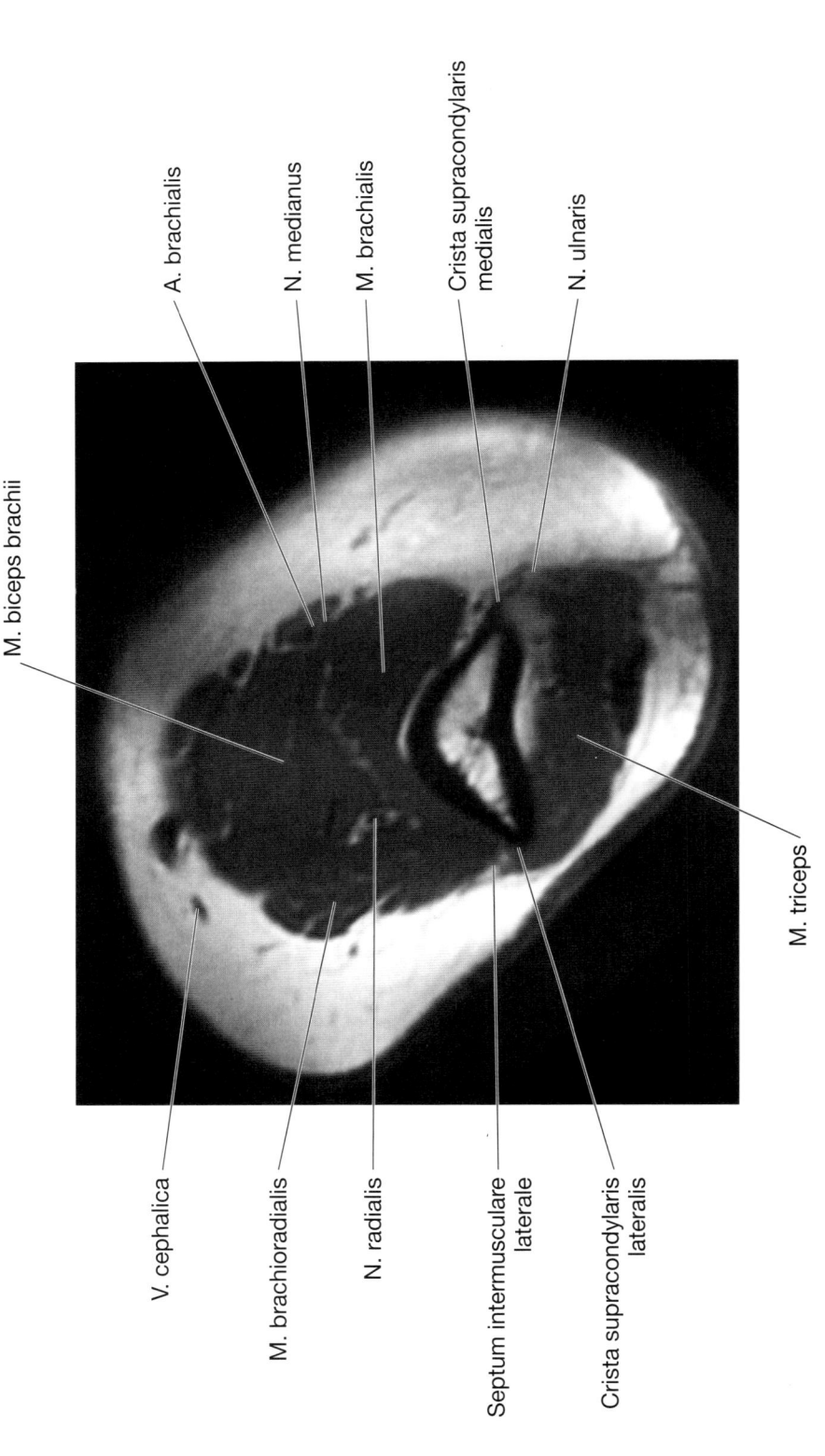

M. biceps brachii

A. brachialis

N. medianus

M. brachialis

Crista supracondylaris
medialis

N. ulnaris

V. cephalica

M. brachioradialis

N. radialis

Septum intermusculare
laterale

Crista supracondylaris
lateralis

M. triceps

Dieses T1-gewichtete, transversale MR-Bild zeigt den distalen Oberarm in
Höhe der Crista supracondylaris. Der schwache Fleck an den Rändern des
Bildes ist ein Artefakt und durch die Aufnahmetechnik bedingt.

Transversalschnitt

MRI

Abb. 2.8a

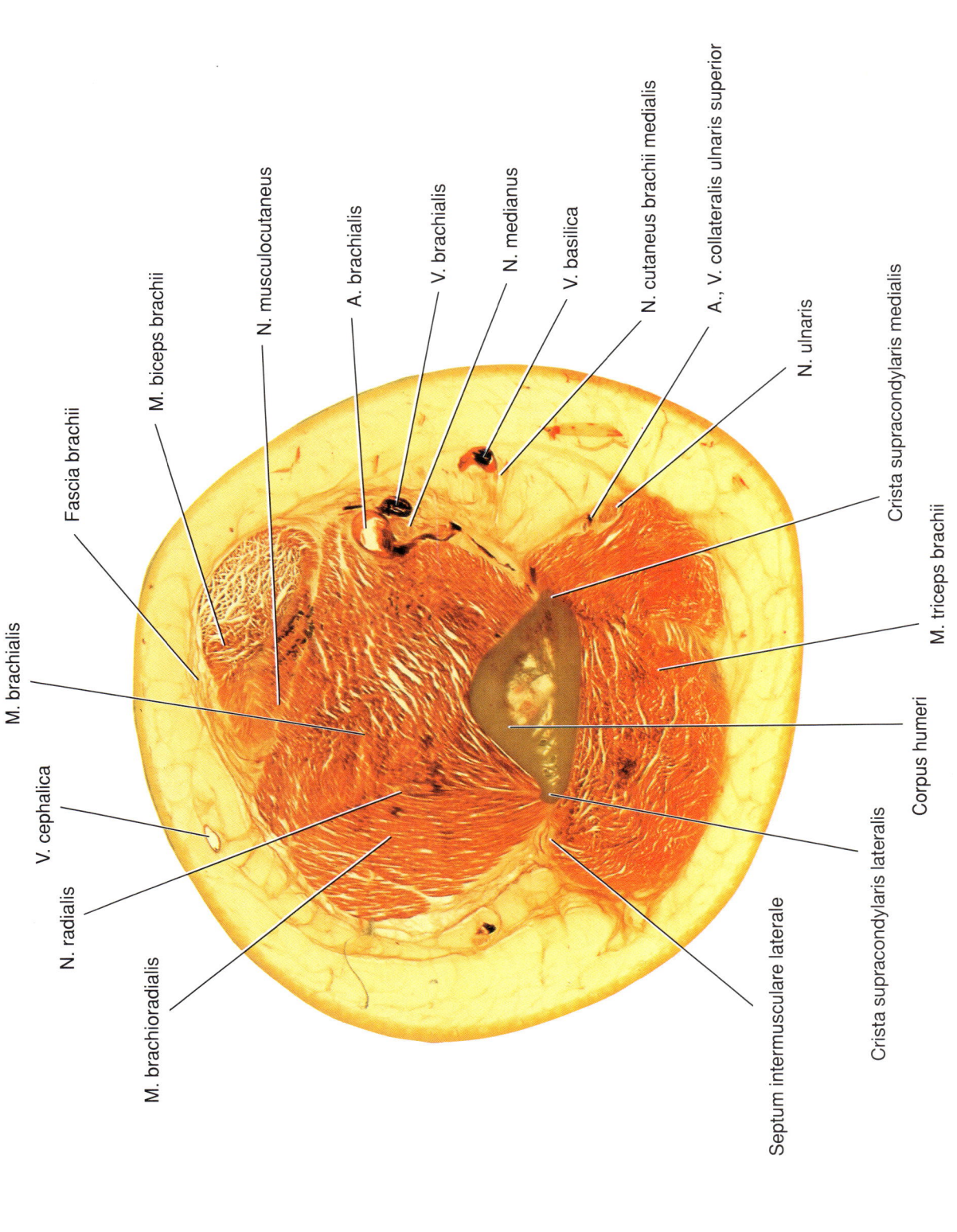

Fascia brachii

M. biceps brachii

N. musculocutaneus

A. brachialis

V. brachialis

N. medianus

V. basilica

N. cutaneus brachii medialis

A., V. collateralis ulnaris superior

N. ulnaris

Crista supracondylaris medialis

M. triceps brachii

Corpus humeri

Septum intermusculare laterale

Crista supracondylaris lateralis

M. brachioradialis

N. radialis

V. cephalica

M. brachialis

Transversalschnitt

Abb. 2.8b   Der Oberarmschnitt läuft etwa 5 cm über dem Ellenbogengelenk durch die Cristae supracondylares.

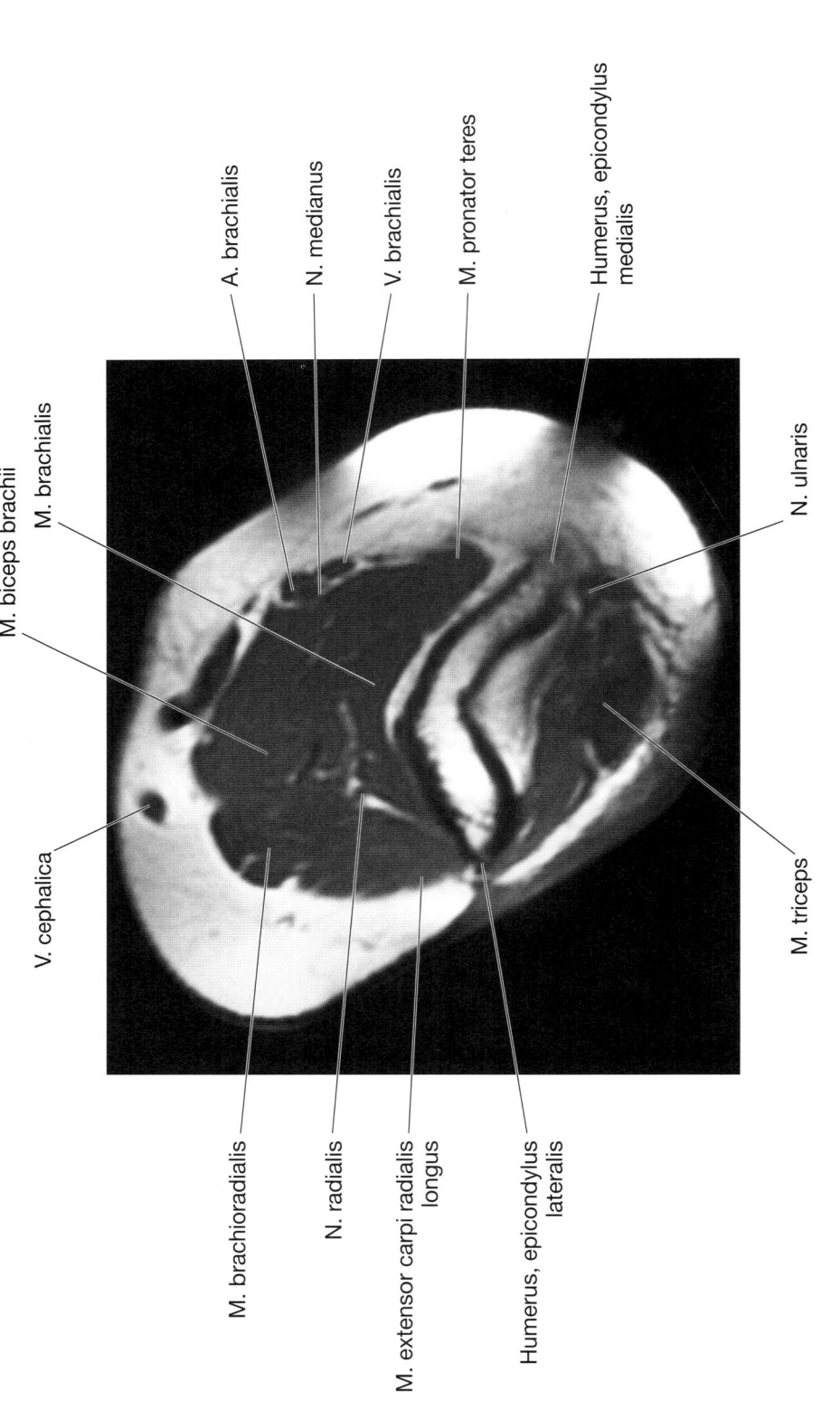

M. biceps brachii
M. brachialis

A. brachialis

N. medianus

V. brachialis

M. pronator teres

Humerus, epicondylus
medialis

N. ulnaris

V. cephalica

M. triceps

M. brachioradialis

N. radialis

M. extensor carpi radialis
longus

Humerus, epicondylus
lateralis

Transversalschnitt

Hier ist ein T1-gewichtetes, transversales MR-Bild in Höhe der Epikondylen zu sehen. Auf dieser Ebene verläuft der N. ulnaris genau hinter dem Epicondylus medialis.

Abb. 2.9a

MRI

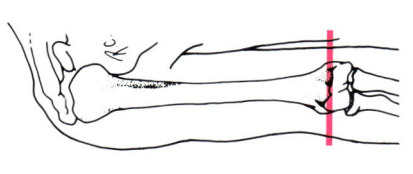

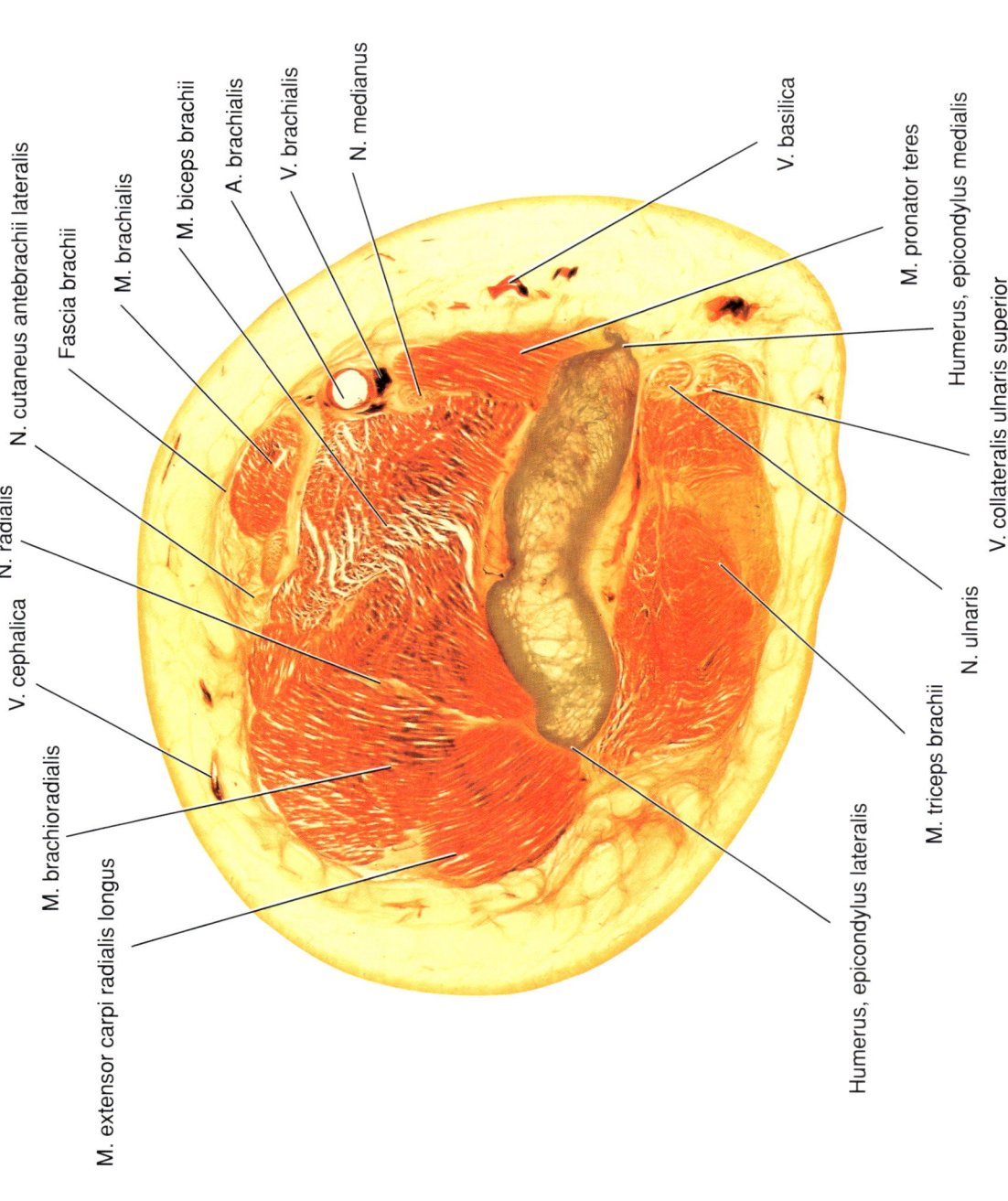

M. brachioradialis

M. extensor carpi radialis longus

V. cephalica   N. radialis

N. cutaneus antebrachii lateralis

Fascia brachii

M. brachialis

M. biceps brachii

A. brachialis

V. brachialis

N. medianus

V. basilica

M. pronator teres

Humerus, epicondylus medialis

V. collateralis ulnaris superior

N. ulnaris

M. triceps brachii

Humerus, epicondylus lateralis

Abb. 2.9b   91   Dieser Schnitt, noch weiter distal, zeigt die Epikondylen des Humerus. Hinter dem medialen Epikondylus ist der N. ulnaris deutlich zu sehen.   Transversalschnitt

N. radialis

V. cephalica

Sehne des M. biceps brachii

V. brachialis

A. brachialis

N. medianus

M. brachialis

M. pronator teres

Trochlea

N. ulnaris

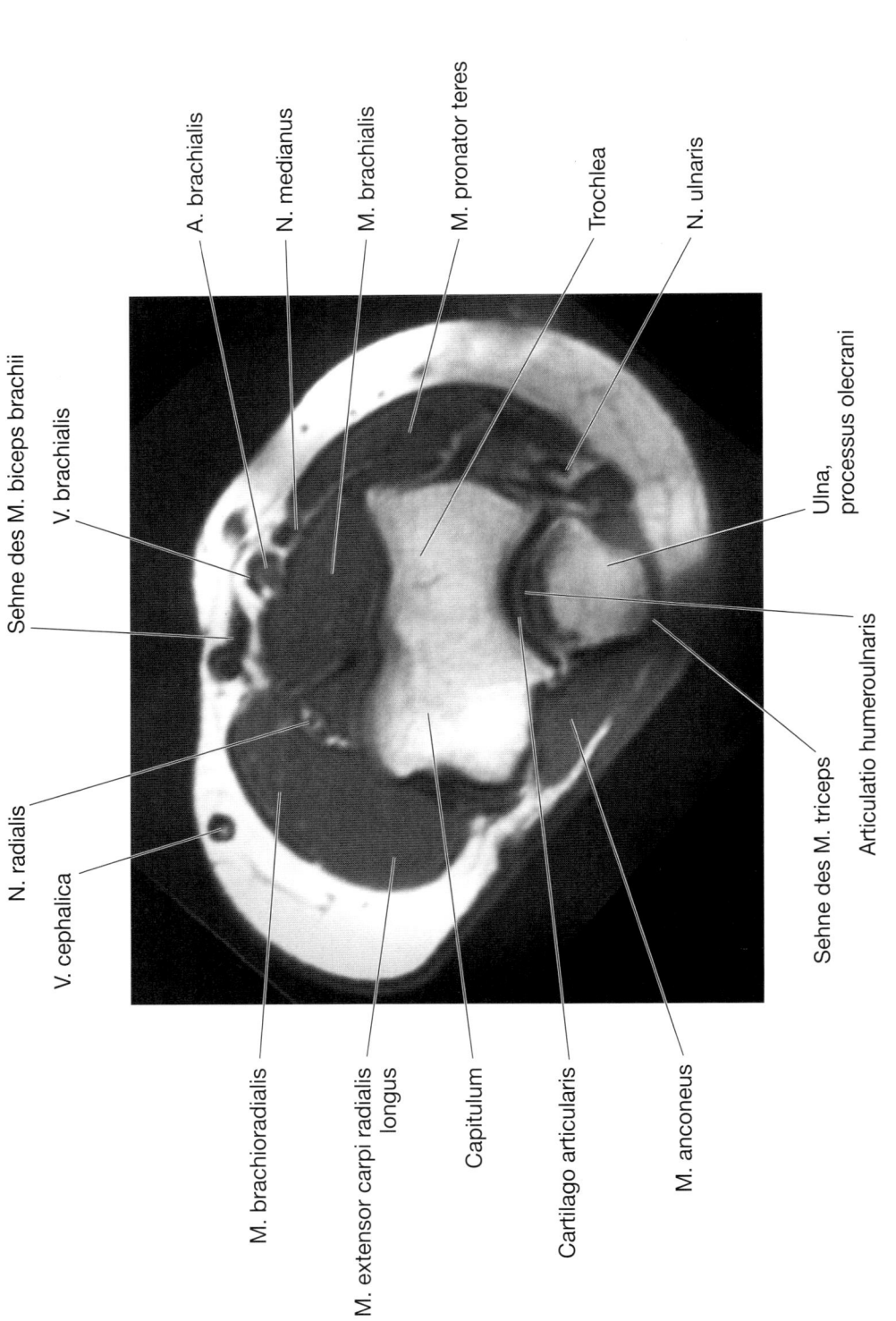

M. brachioradialis

M. extensor carpi radialis longus

Capitulum

Cartilago articularis

M. anconeus

Sehne des M. triceps

Articulatio humeroulnaris

Ulna, processus olecrani

Dieses T1-gewichtete MR-Bild in Höhe der Articulatio humeroulnaris zeigt das Gelenk zwischen Trochlea humeri und dem Olekranon der Ulna. Der Gelenkknorpel erscheint im freien Raum und in Nachbarschaft zur schwarzen Lamina corticalis.

Transversalschnitt

MRI

Abb. 2.10a

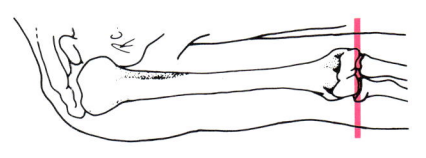

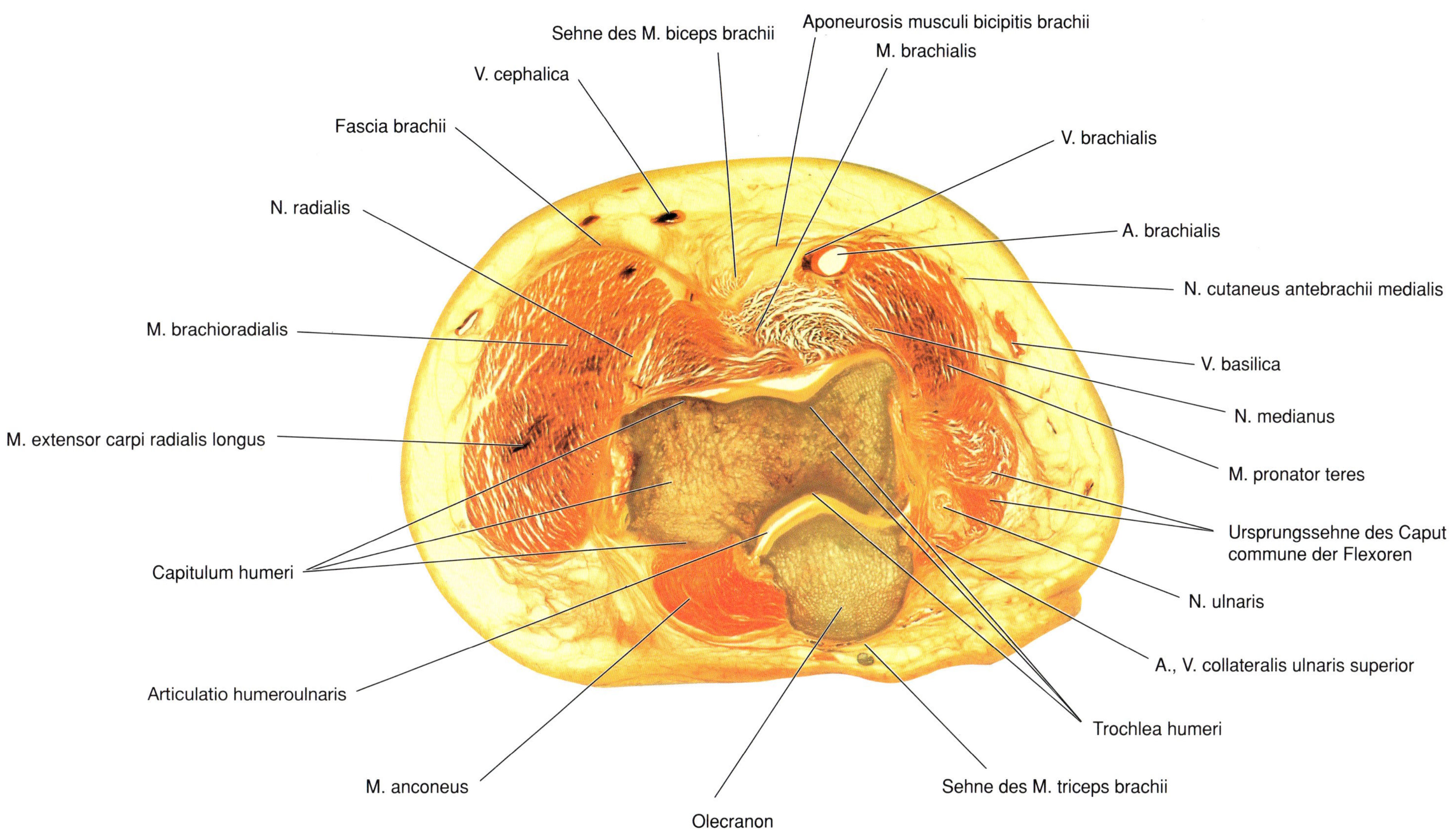

Transversalschnitt

Sehne des M. biceps brachii

V. cephalica

Fascia brachii

N. radialis

M. brachioradialis

M. extensor carpi radialis longus

Capitulum humeri

Articulatio humeroulnaris

M. anconeus

Aponeurosis musculi bicipitis brachii

M. brachialis

V. brachialis

A. brachialis

N. cutaneus antebrachii medialis

V. basilica

N. medianus

M. pronator teres

Ursprungssehne des Caput commune der Flexoren

N. ulnaris

A., V. collateralis ulnaris superior

Trochlea humeri

Sehne des M. triceps brachii

Olecranon

Abb. 2.10b

Querschnitt durch das Ellenbogengelenk: Articulatio humeroulnaris mit Anschnitten der Trochlea humeri und des Olekranon der Ulna.

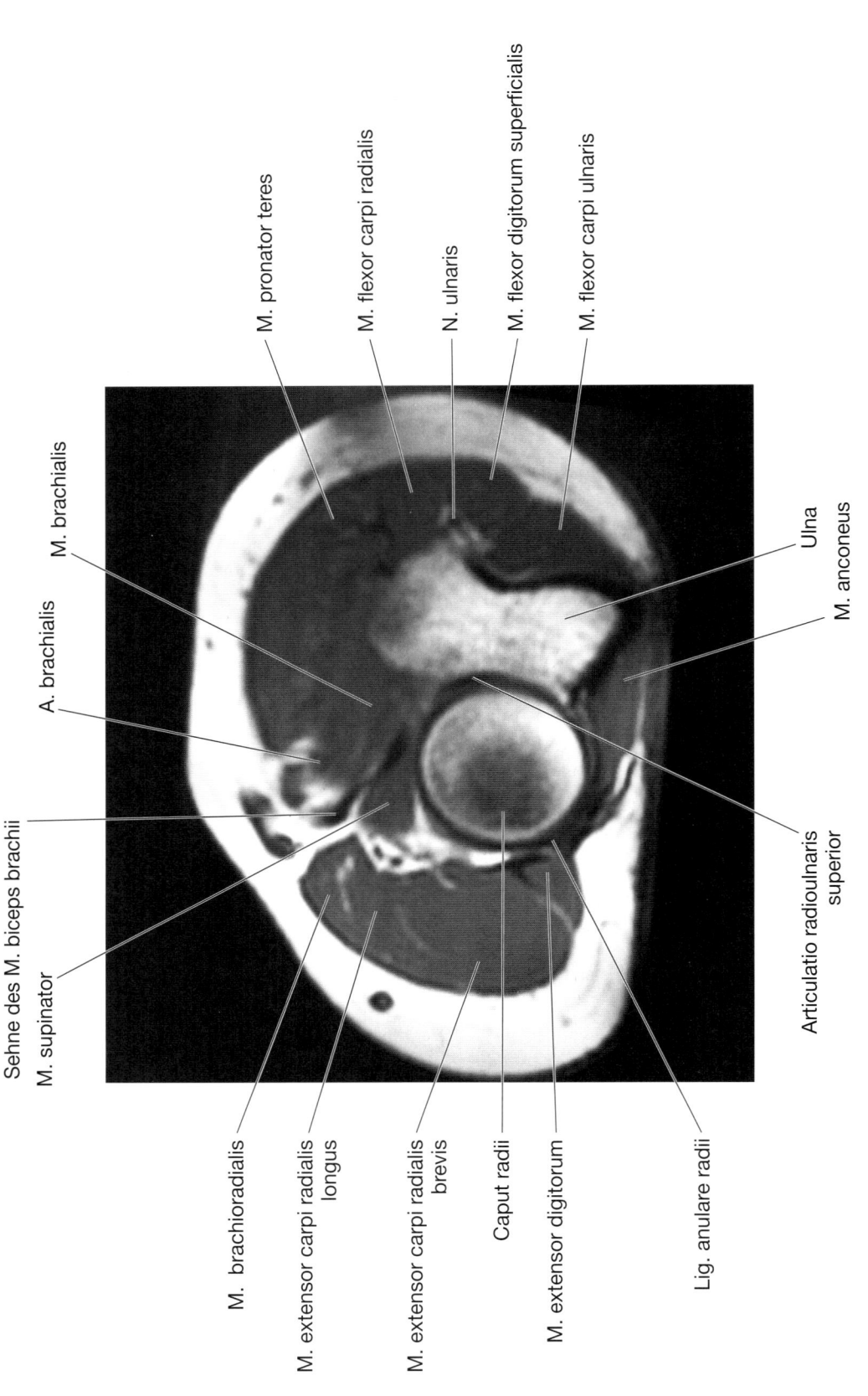

M. pronator teres

M. flexor carpi radialis

N. ulnaris

M. flexor digitorum superficialis

M. flexor carpi ulnaris

Sehne des M. biceps brachii

M. supinator

A. brachialis

M. brachialis

Ulna

M. anconeus

Articulatio radioulnaris
superior

M. brachioradialis

M. extensor carpi radialis
longus

M. extensor carpi radialis
brevis

Caput radii

M. extensor digitorum

Lig. anulare radii

Transversalschnitt

Hier ein T1-gewichtetes MR-Bild in Höhe der Articulatio radioulnaris. Die
undeutlichen Flecken an den Rändern des Bildes sind Artefakte und durch die
Aufnahmetechnik bedingt.

MRI

Abb. 2.11a

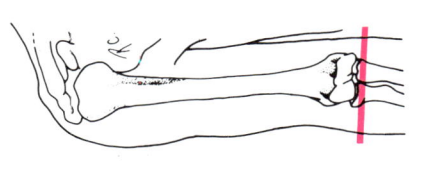

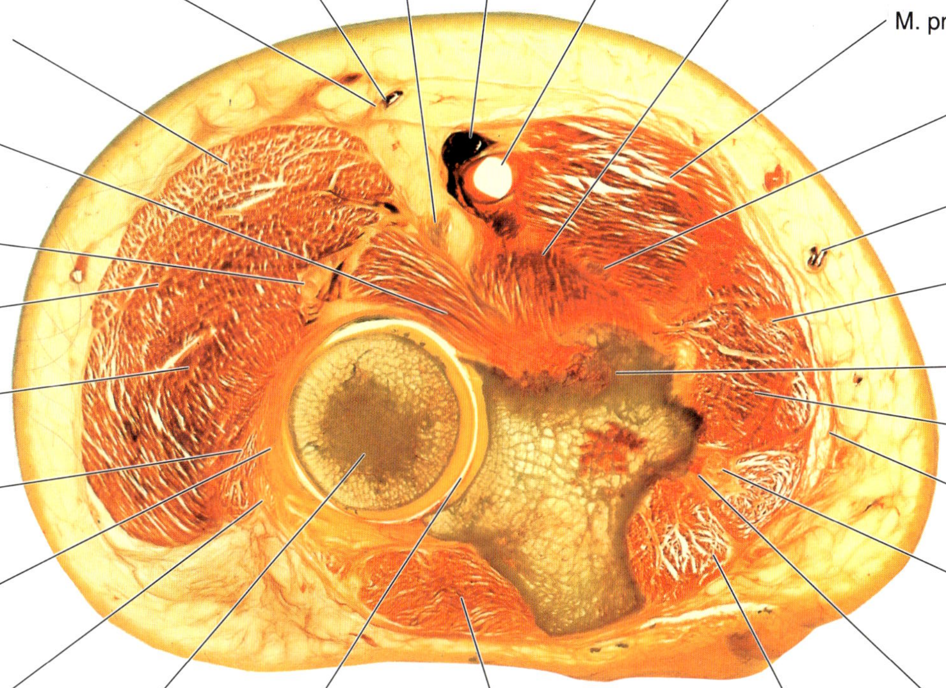

Transversalschnitt

Sehne des M. biceps brachii

V. cephalica

N. cutaneus antebrachii lateralis

M. brachioradialis

M. pronator teres, caput ulnare

N. radialis

M. extensor carpi radialis longus

M. extensor carpi radialis brevis

M. extensor digitorum

Ligamentum anulare radii

Ursprungssehne des Caput commune der Extensoren

V. brachialis

A. brachialis

M. brachialis

M. pronator teres

N. medianus

V. basilica

M. flexor carpi radialis

Ulna, processus coronoideus

M. flexor digitorum superficialis

Fascia antebrachii

N. ulnaris

A., V. collateralis ulnaris superior

M. flexor carpi ulnaris

M. anconeus

Articulatio radioulnaris proximalis

Caput radii

Abb. 2.11b

Unterarmquerschnitt in Höhe des proximalen Radioulnargelenks. Der Radiuskopf ist in Höhe der Circumferentia articularis getroffen, die Ulna in Höhe des Processus coronoideus.

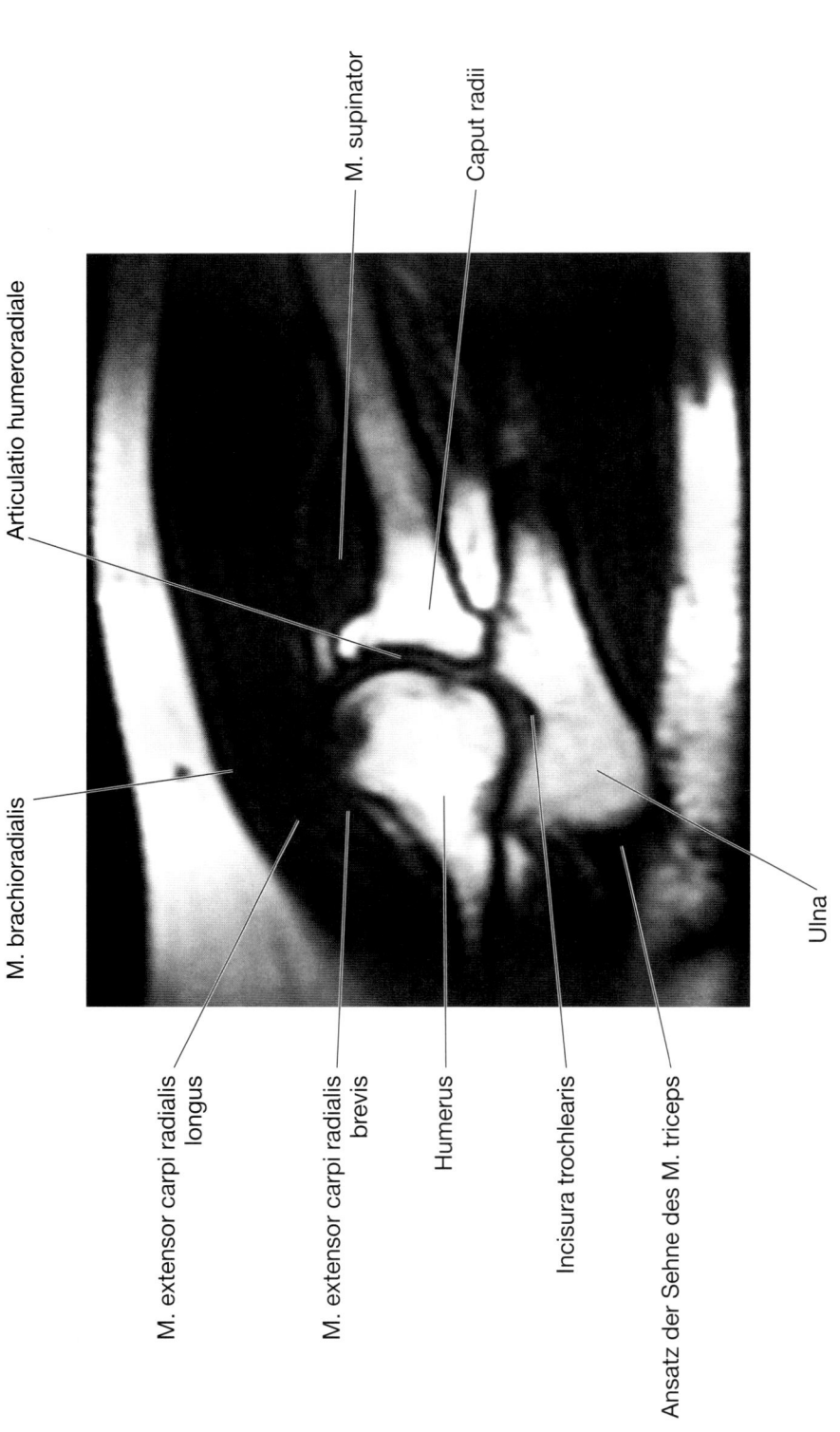

M. supinator

Caput radii

Articulatio humeroradiale

M. brachioradialis

M. extensor carpi radialis longus

M. extensor carpi radialis brevis

Humerus

Incisura trochlearis

Ansatz der Sehne des M. triceps

Ulna

Dieses sagittale, T1-gewichtete MR-Bild auf der Höhe des Ellenbogens zeigt die Gelenkverbindungen zwischen Humerus, Ulna und Radius.

Sagittalschnitt

MRI

Abb. 2.12a

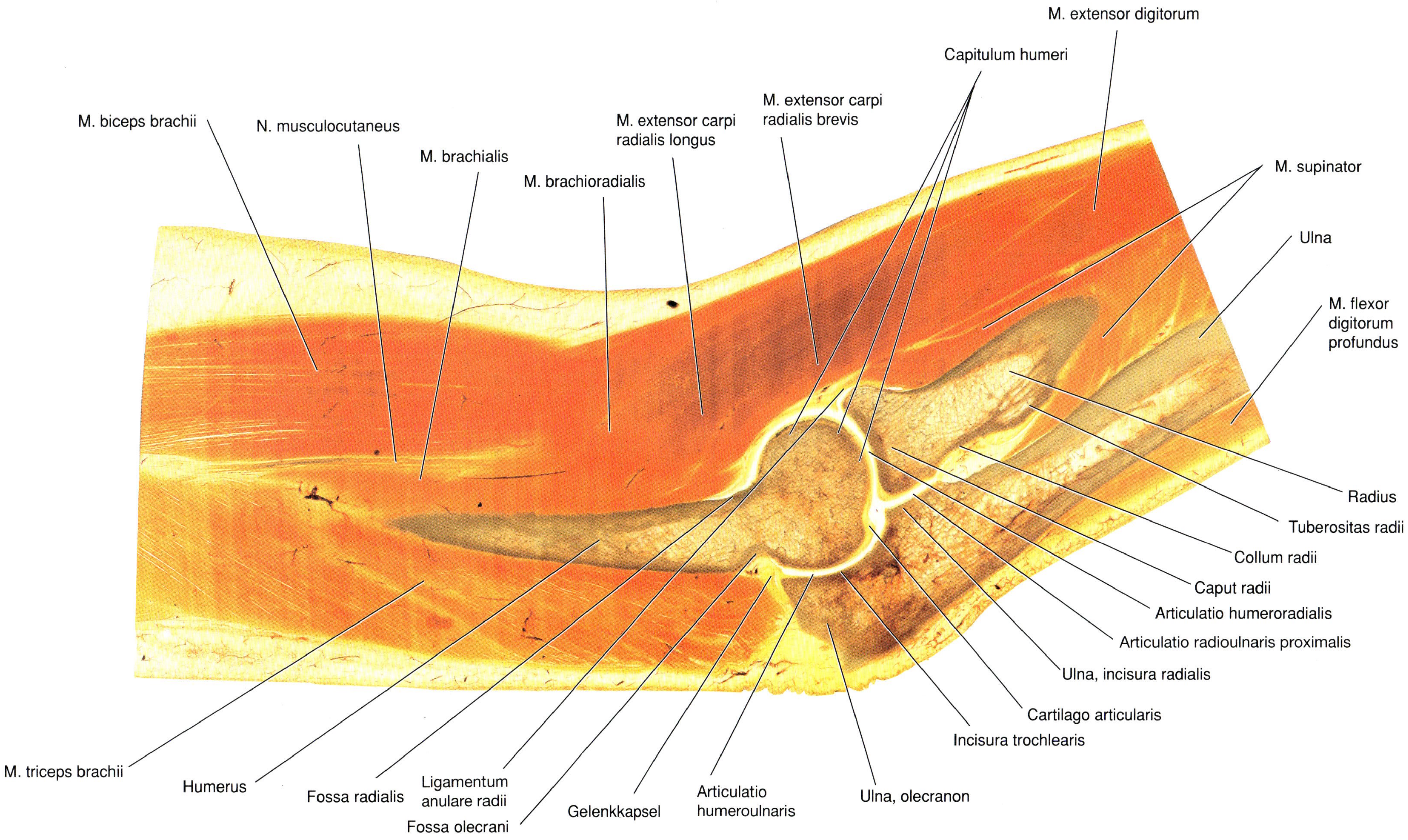

M. extensor digitorum

M. supinator

Ulna

M. flexor digitorum profundus

Radius

Tuberositas radii

Collum radii

Caput radii

Articulatio humeroradialis

Articulatio radioulnaris proximalis

Ulna, incisura radialis

Cartilago articularis

Incisura trochlearis

Ulna, olecranon

Articulatio humeroulnaris

Gelenkkapsel

Ligamentum anulare radii

Fossa olecrani

Fossa radialis

Humerus

Capitulum humeri

M. extensor carpi radialis brevis

M. extensor carpi radialis longus

M. brachioradialis

M. brachialis

N. musculocutaneus

M. biceps brachii

M. triceps brachii

Um alle beteiligten Knochen zu zeigen, läuft dieser Schnitt schräg durch das Ellenbogengelenk. Der Humerus ist im Bereich des Capitulum getroffen, der Radius an Caput, Collum und Tuberositas. Die Ulna ist in ihrer Längsachse durch das Olekranon geschnitten.

Abb. 2.12b

Längsschnitt

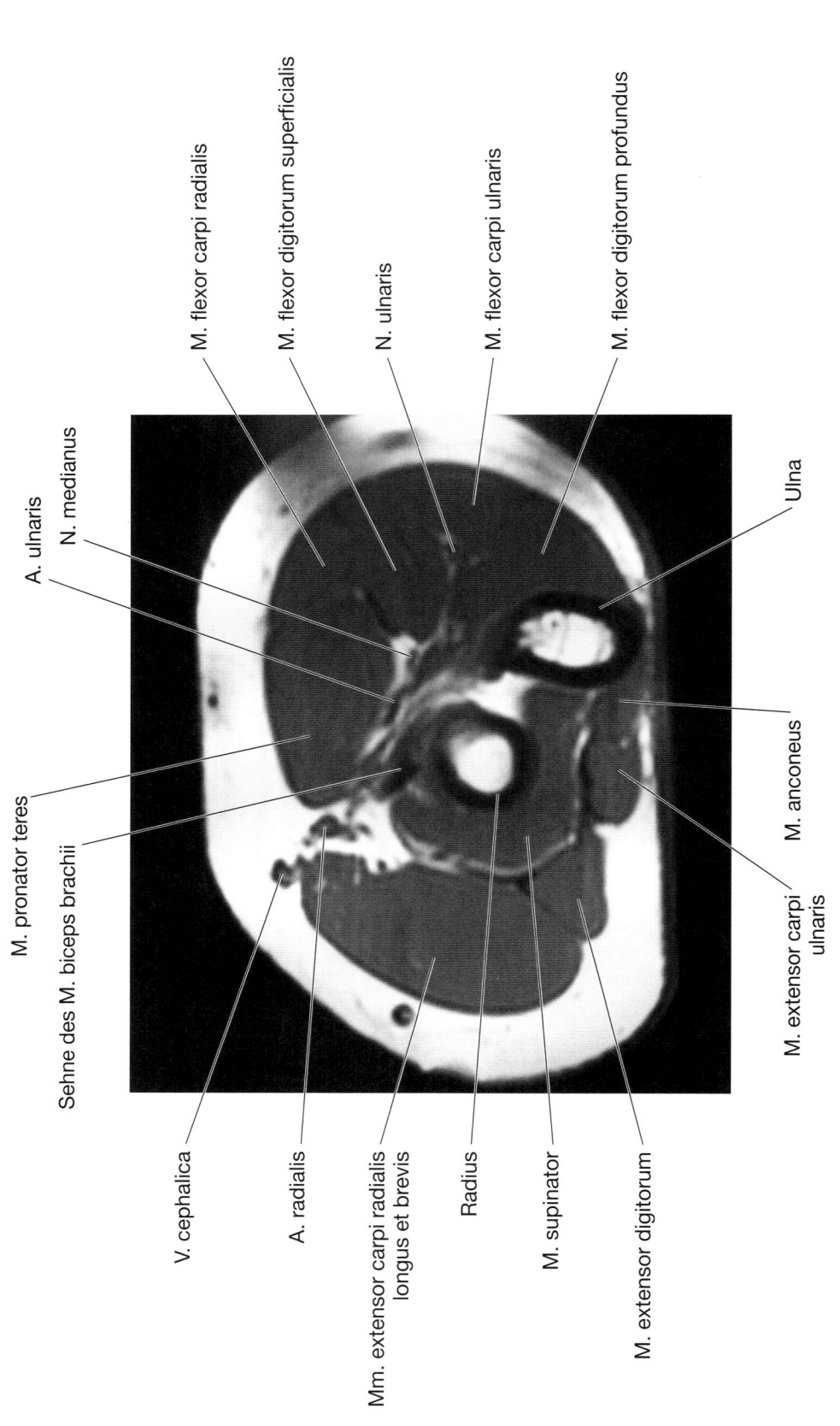

M. flexor carpi radialis

M. flexor digitorum superficialis

N. ulnaris

M. flexor carpi ulnaris

M. flexor digitorum profundus

A. ulnaris

N. medianus

Ulna

M. pronator teres

Sehne des M. biceps brachii

M. anconeus

M. extensor carpi ulnaris

V. cephalica

A. radialis

Mm. extensor carpi radialis longus et brevis

Radius

M. supinator

M. extensor digitorum

Abb. 2.13a

MRI

Transversalschnitt

Das transversale, T1-gewichtete MR-Bild durch den proximalen Unterarm demonstriert die Ansatzstelle des M. biceps brachii an der Tuberositas radii.

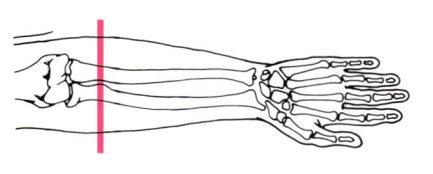

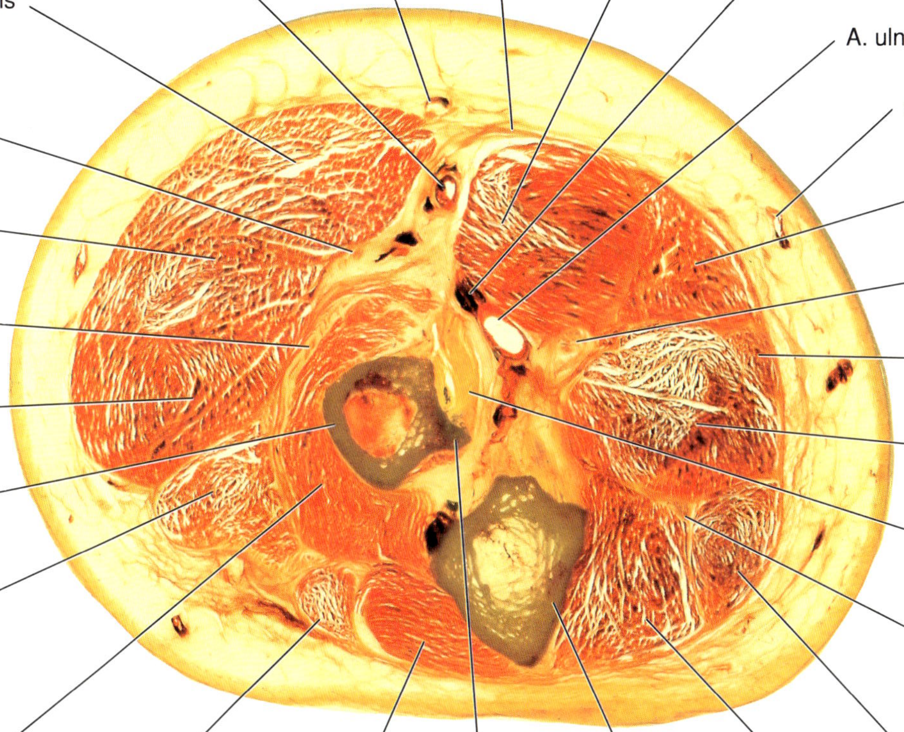

M. brachioradialis

A. radialis

V. cephalica

Fascia antebrachii

M. pronator teres

V. ulnaris

A. ulnaris

V. basilica

M. flexor carpi radialis

N. medianus

M. palmaris longus

M. flexor digitorum superficialis

Sehne des M. biceps brachii

N. ulnaris

M. flexor carpi ulnaris

M. flexor digitorum profundus

Corpus ulnae

Tuberositas radii

M. anconeus

M. extensor carpi ulnaris

M. supinator

M. extensor digitorum

Corpus radii

M. extensor carpi radialis brevis

N. radialis, ramus profundus

M. extensor carpi radialis longus

N. radialis, ramus superficialis

Transversalschnitt

Abb. 2.13b

Unterarmquerschnitt in Höhe der Tuberositas radii mit dem Ansatz der Sehne des Biceps brachii. Der M. supinator wickelt sich, an der Ulna entspringend, um den Radius herum.

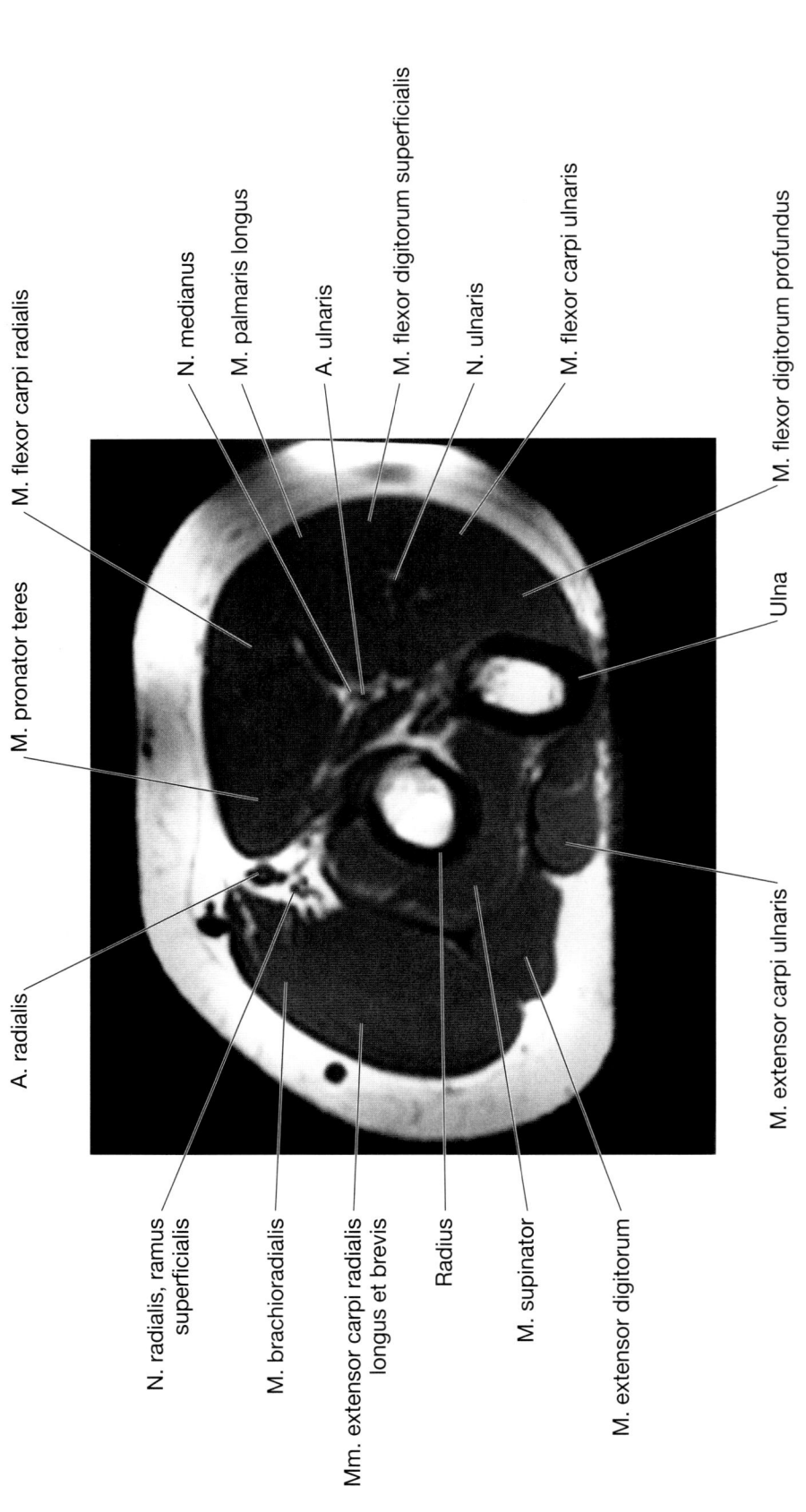

A. radialis

M. flexor carpi radialis

M. pronator teres

N. medianus

M. palmaris longus

A. ulnaris

M. flexor digitorum superficialis

N. ulnaris

M. flexor carpi ulnaris

M. flexor digitorum profundus

Ulna

M. extensor carpi ulnaris

N. radialis, ramus
superficialis

M. brachioradialis

Mm. extensor carpi radialis
longus et brevis

Radius

M. supinator

M. extensor digitorum

Transversalschnitt

MRI

Diese Abbildung zeigt ein transversales, T1-gewichtetes MR-Bild durch den
proximalen Unterarm. Der M. supinator liegt seitlich des Radius.

Abb. 2.14a

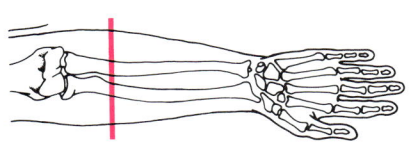

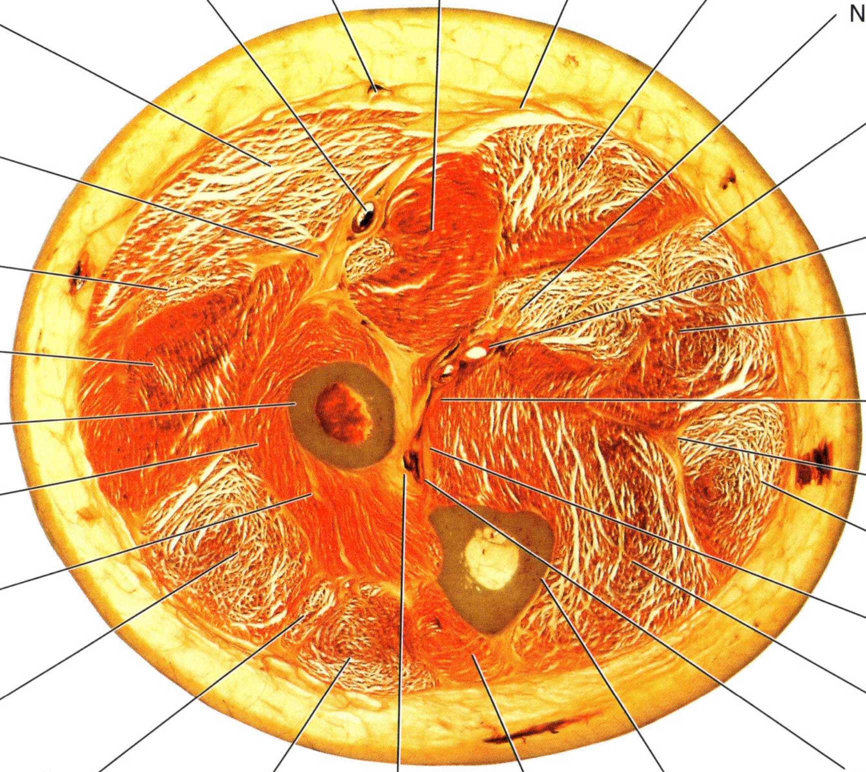

M. flexor digitorum superficialis

A. interossea communis

N. ulnaris

M. flexor carpi ulnaris

A. interossea anterior

M. flexor digitorum profundus

A. interossea posterior

Corpus ulnae

M. abductor pollicis longus

Membrana interossea antebrachii

M. extensor carpi ulnaris

M. extensor digiti minimi

M. extensor digitorum

N. radialis, ramus profundus

M. supinator

Corpus radii

M. extensor carpi radialis brevis

M. extensor carpi radialis longus

N. radialis, ramus superficialis

M. brachioradialis

A. radialis

V. cephalica

M. pronator teres

Fascia antebrachii

M. flexor carpi radialis

N. medianus

M. palmaris longus

A. ulnaris

Abb. 2.14b

101

Transversalschnitt

Unterarmquerschnitt direkt unterhalb der Tuberositas radii. Die A. interossea communis mit ihren vorderen und hinteren Ästen ist mit angeschnitten.

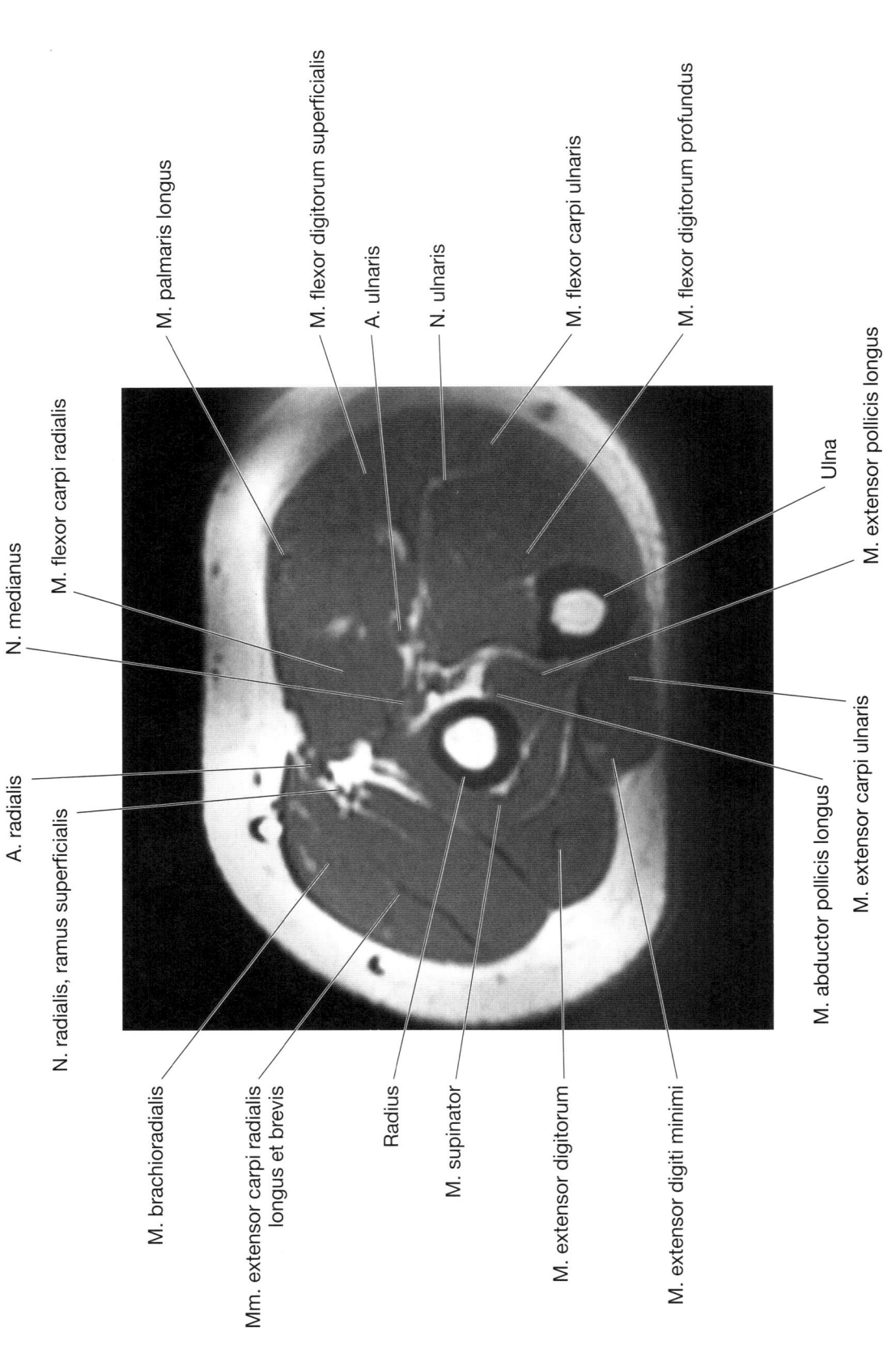

M. palmaris longus

M. flexor digitorum superficialis

A. ulnaris

N. ulnaris

M. flexor carpi ulnaris

M. flexor digitorum profundus

M. flexor carpi radialis

N. medianus

Ulna

M. extensor pollicis longus

A. radialis

N. radialis, ramus superficialis

M. extensor carpi ulnaris

M. abductor pollicis longus

M. brachioradialis

Mm. extensor carpi radialis
longus et brevis

Radius

M. supinator

M. extensor digitorum

M. extensor digiti minimi

Transversalschnitt

Hier ist ein transversales, T1-gewichtetes MR-Bild in Höhe des mittleren
Unterarms zu sehen. Die Extensormuskeln sind hinten lokalisiert, während
die Flexorenmuskelgruppe vorne liegt.

MRI

Abb. 2.15a

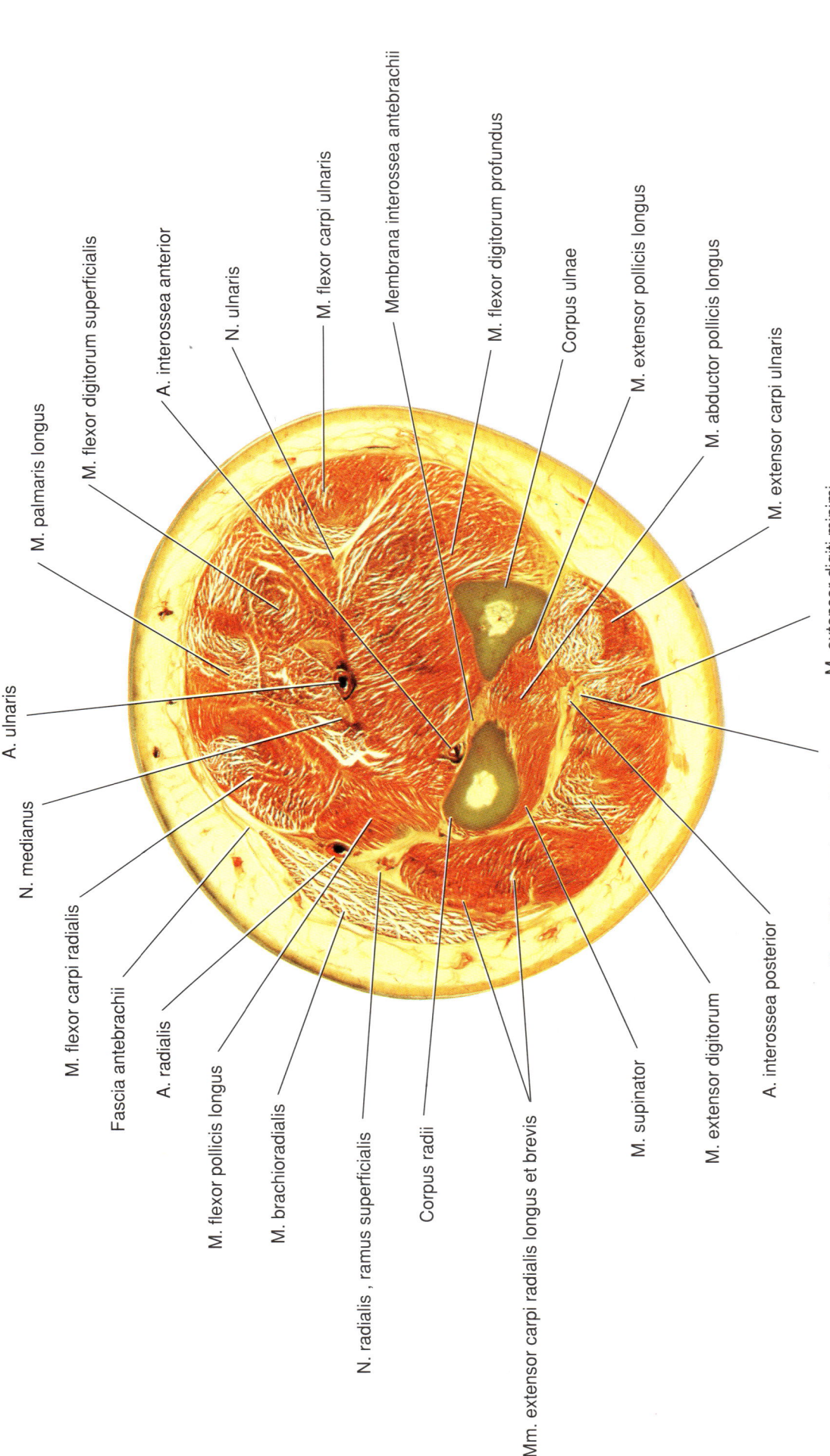

M. palmaris longus

M. flexor digitorum superficialis

A. interossea anterior

N. ulnaris

M. flexor carpi ulnaris

Membrana interossea antebrachii

M. flexor digitorum profundus

Corpus ulnae

M. extensor pollicis longus

M. abductor pollicis longus

M. extensor carpi ulnaris

M. extensor digiti minimi

A. ulnaris

N. medianus

M. flexor carpi radialis

Fascia antebrachii

A. radialis

M. flexor pollicis longus

M. brachioradialis

N. radialis , ramus superficialis

Corpus radii

Mm. extensor carpi radialis longus et brevis

M. supinator

M. extensor digitorum

A. interossea posterior

N. radialis, ramus profundus

Abb. 2.15b

Unterarmquerschnitt am distalen Ende des M. supinator. In der Streckergruppe sind proximale Anteile des
M. abductor pollicis longus und des M. extensor pollicis longus getroffen.

Transversalschnitt

103

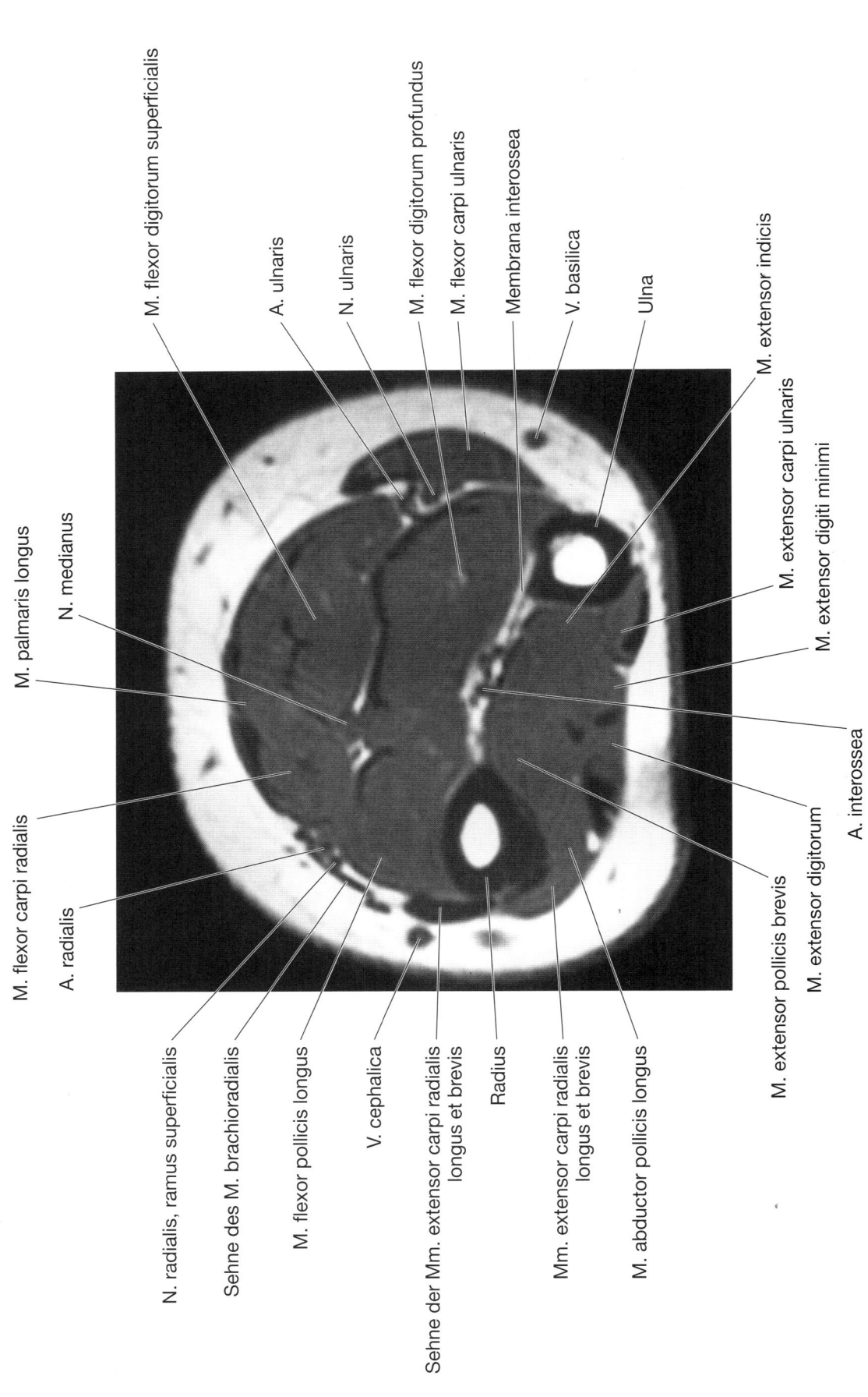

M. flexor digitorum superficialis

A. ulnaris

N. ulnaris

M. flexor digitorum profundus

M. flexor carpi ulnaris

Membrana interossea

V. basilica

Ulna

M. extensor indicis

M. flexor carpi radialis

M. palmaris longus

N. medianus

A. radialis

N. radialis, ramus superficialis

Sehne des M. brachioradialis

M. flexor pollicis longus

V. cephalica

Sehne der Mm. extensor carpi radialis longus et brevis

Radius

Mm. extensor carpi radialis longus et brevis

M. abductor pollicis longus

M. extensor pollicis brevis

M. extensor digitorum

A. interossea

M. extensor carpi ulnaris

M. extensor digiti minimi

Das T1-gewichtete, transversale MR-Bild in Höhe des mittleren Unterarms zeigt die schwach dunkle Begrenzung der Membrana interossea zwischen Radius und Ulna. Sie wird durch helles Fettgewebe auf beiden Seiten betont.

Transversalschnitt

MRI

Abb. 2.16

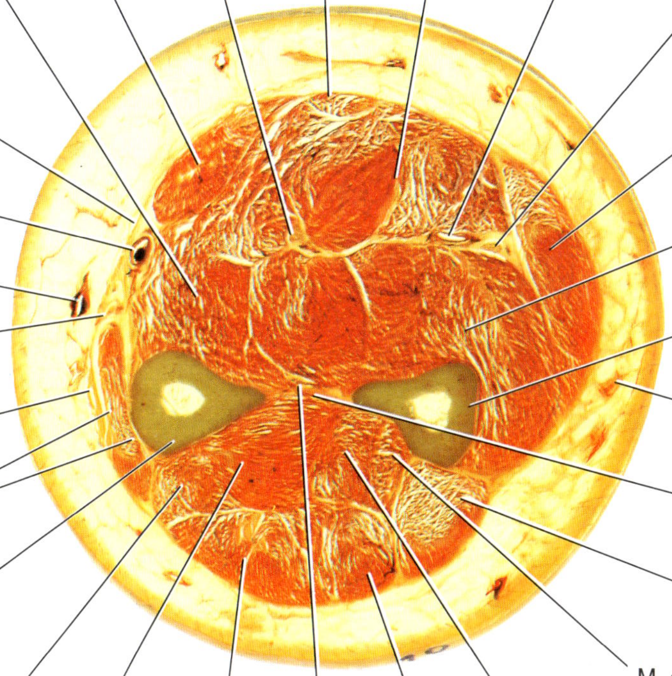

Obere Extremität

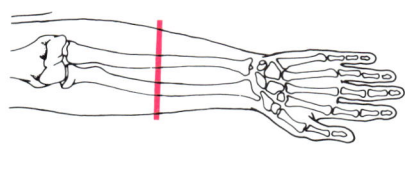

M. palmaris longus

M. flexor digitorum superficialis

N. ulnaris

A. ulnaris

M. flexor carpi ulnaris

M. flexor digitorum profundus

Corpus ulnae

V. basilica

Membrana interossea antebrachii

M. extensor carpi ulnaris

M. extensor indicis

M. extensor pollicis longus

M. extensor digiti minimi

N. medianus

M. flexor carpi radialis

M. flexor pollicis longus

Fascia antebrachii

A. radialis

V. cephalica

N. radialis, ramus superficialis

Sehne des M. brachioradialis

Mm. extensor carpi radialis longus et brevis

Corpus radii

M. abductor pollicis longus

M. extensor pollicis brevis

M. extensor digitorum

A. interossea anterior

Abb. 2.16b

Unterarmquerschnitt im distalen Drittel. In dieser Region sind die Anteile der Fingerbeuger und -strecker besonders gut getroffen.

M. flexor digitorum profundus

A. ulnaris

N. ulnaris

M. flexor carpi ulnaris

M. pronator quadratus

A. interossea

Ulna

M. extensor carpi ulnaris

Sehne des M. flexor digitorum superficialis

Sehne des M. palmaris longus

M. extensor indicis

M. extensor digiti minimi

N. medianus

Sehne des M. flexor carpi radialis

M. extensor digitorum

A. radialis

Sehne des M. brachioradialis

M. flexor pollicis longus

Sehnen der Mm. extensor carpi radialis longus et brevis

Radius

Sehne des M. abductor pollicis longus

Mm. extensor pollicis longus et brevis

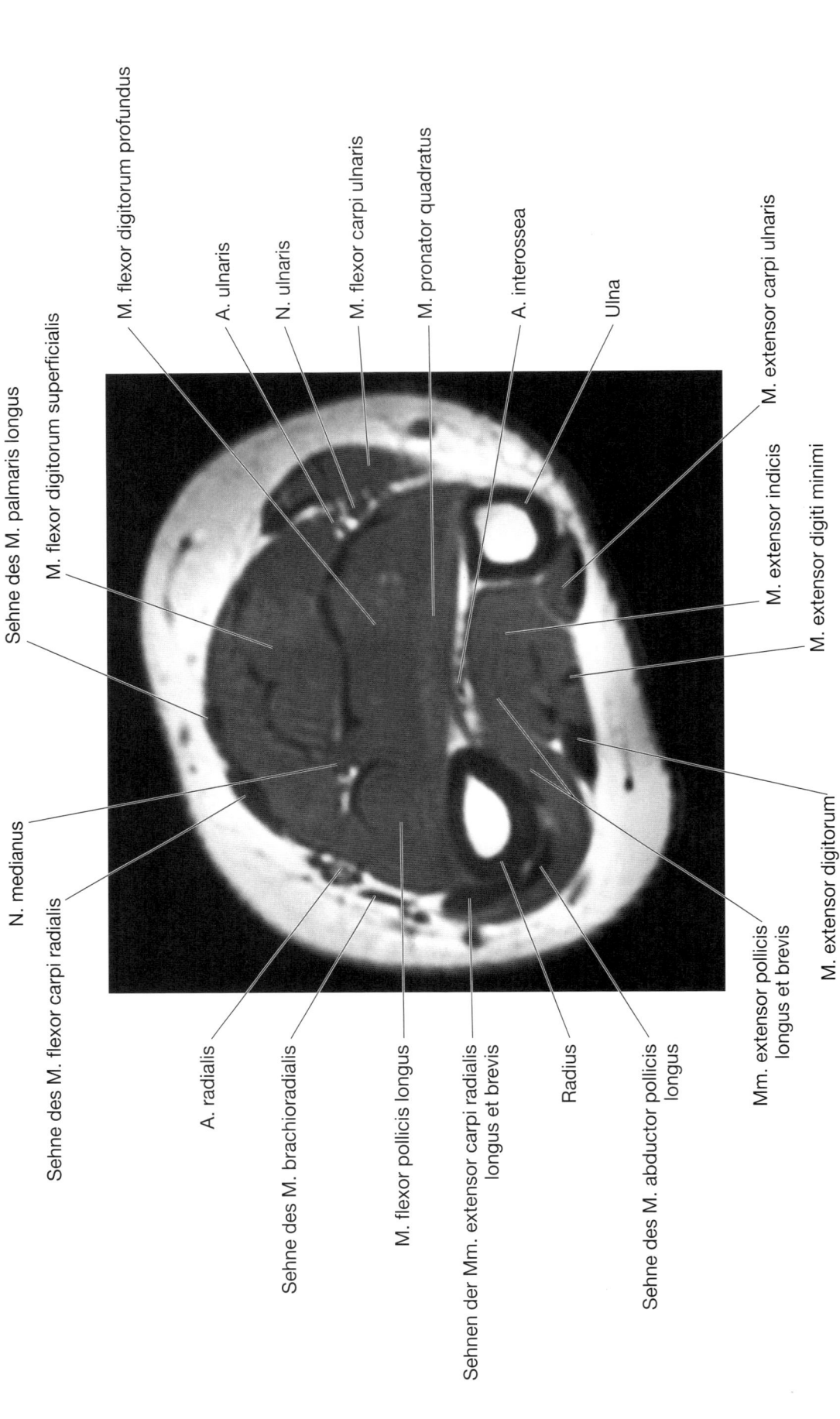

Dieses T1-gewichtete MR-Bild wurde in Höhe des distalen Unterarms aufgenommen. In dieser Ebene ist das Volumen der Muskelgruppe der vorne gelegenen Flexoren größer als der Umfang der hinten gelegenen Extensoren.

Transversalschnitt

MRI

Abb. 2.17a

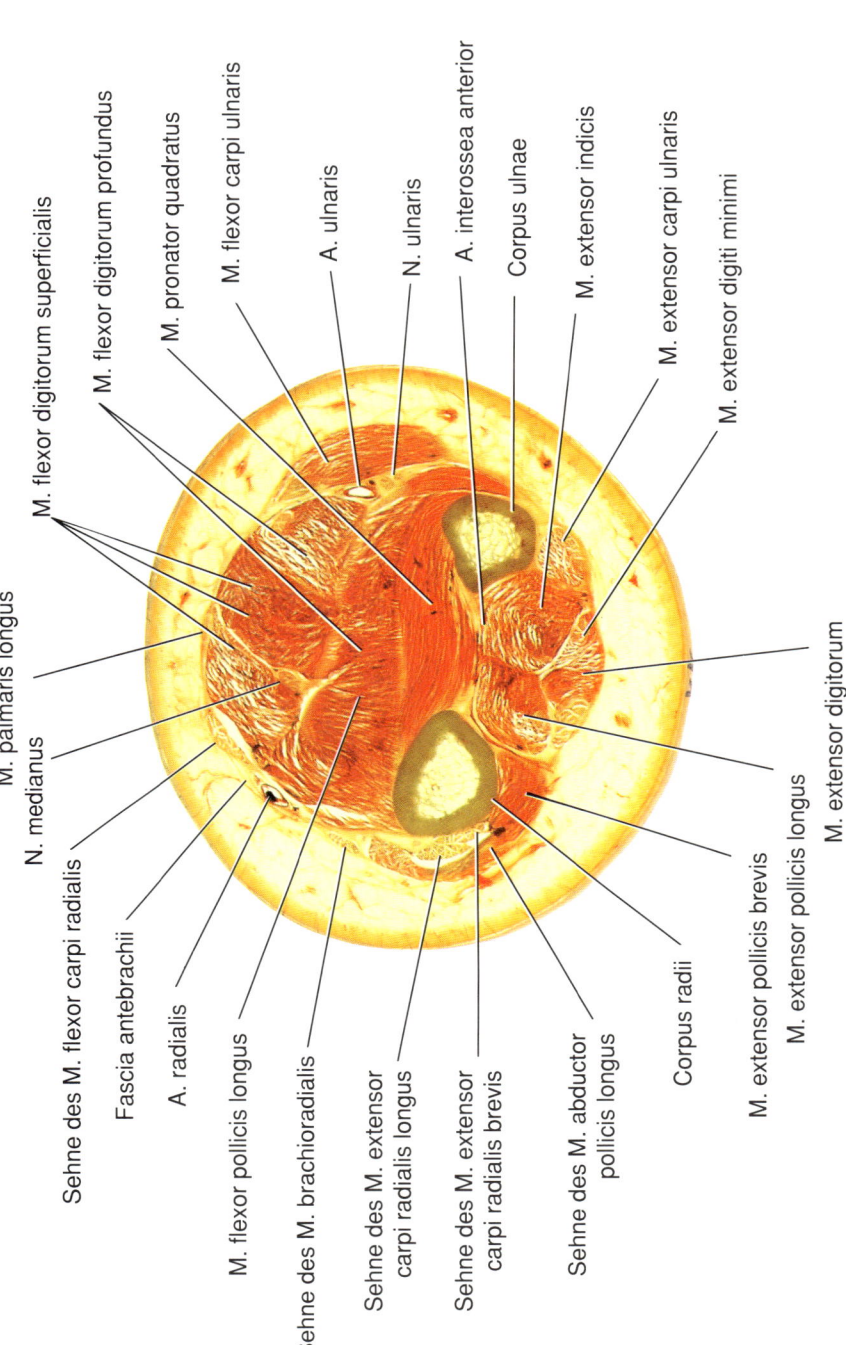

M. flexor digitorum profundus

M. flexor digitorum superficialis

M. pronator quadratus

M. flexor carpi ulnaris

A. ulnaris

N. ulnaris

A. interossea anterior

Corpus ulnae

M. extensor indicis

M. extensor carpi ulnaris

M. extensor digiti minimi

M. palmaris longus

N. medianus

M. flexor digitorum superficialis

Sehne des M. flexor carpi radialis

Fascia antebrachii

A. radialis

M. flexor pollicis longus

Sehne des M. brachioradialis

Sehne des M. extensor carpi radialis longus

Sehne des M. extensor carpi radialis brevis

Sehne des M. abductor pollicis longus

Corpus radii

M. extensor pollicis brevis

M. extensor pollicis longus

M. extensor digitorum

Unterarmquerschnitt durch das proximale Ende des M. pronator quadratus. Auf der radialen Seite liegen unter der Endsehne des M. abductor pollicis longus die Sehnen der Mm. extensor carpi radialis longus et brevis.

Abb. 2.17b   Transversalschnitt

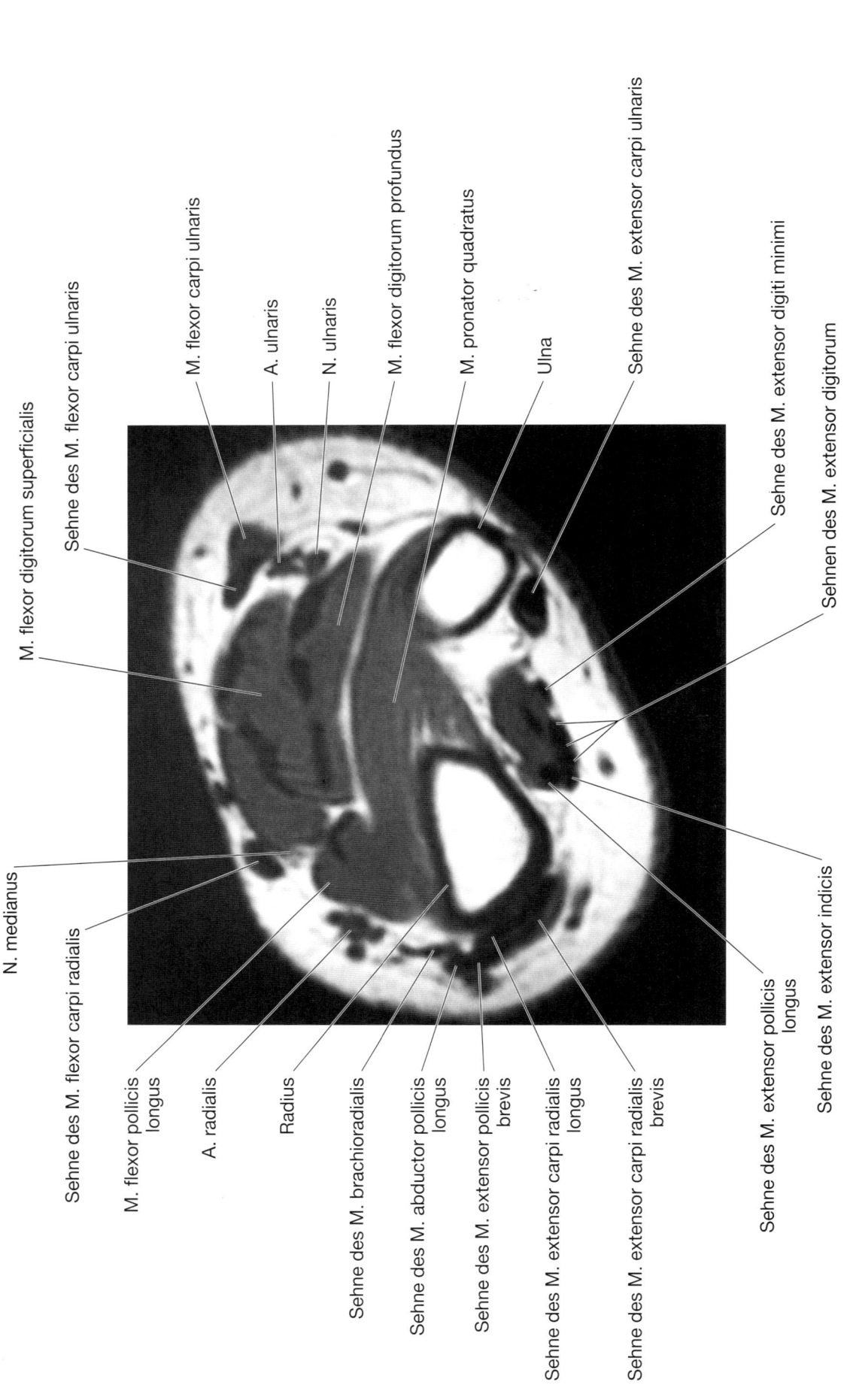

N. medianus

Sehne des M. flexor carpi radialis

M. flexor digitorum superficialis

Sehne des M. flexor carpi ulnaris

M. flexor carpi ulnaris

A. ulnaris

N. ulnaris

M. flexor digitorum profundus

M. pronator quadratus

Ulna

Sehne des M. extensor carpi ulnaris

Sehne des M. extensor digiti minimi

Sehne des M. extensor digitorum

Sehnen des M. extensor digitorum

M. flexor pollicis longus

A. radialis

Radius

Sehne des M. brachioradialis

Sehne des M. abductor pollicis longus

Sehne des M. extensor pollicis brevis

Sehne des M. extensor carpi radialis longus

Sehne des M. extensor carpi radialis brevis

Sehne des M. extensor pollicis longus

Sehne des M. extensor indicis

Hier wurde ein T1-gewichtetes MR-Bild durch den distalen Unterarm gemacht. Der M. pronator teres ist besonders gut zu sehen. Die dunklen Areale repräsentieren Sehnen, die im MR-Bild kaum ein Signal geben.

Transversalschnitt

MRI

Abb. 2.18a

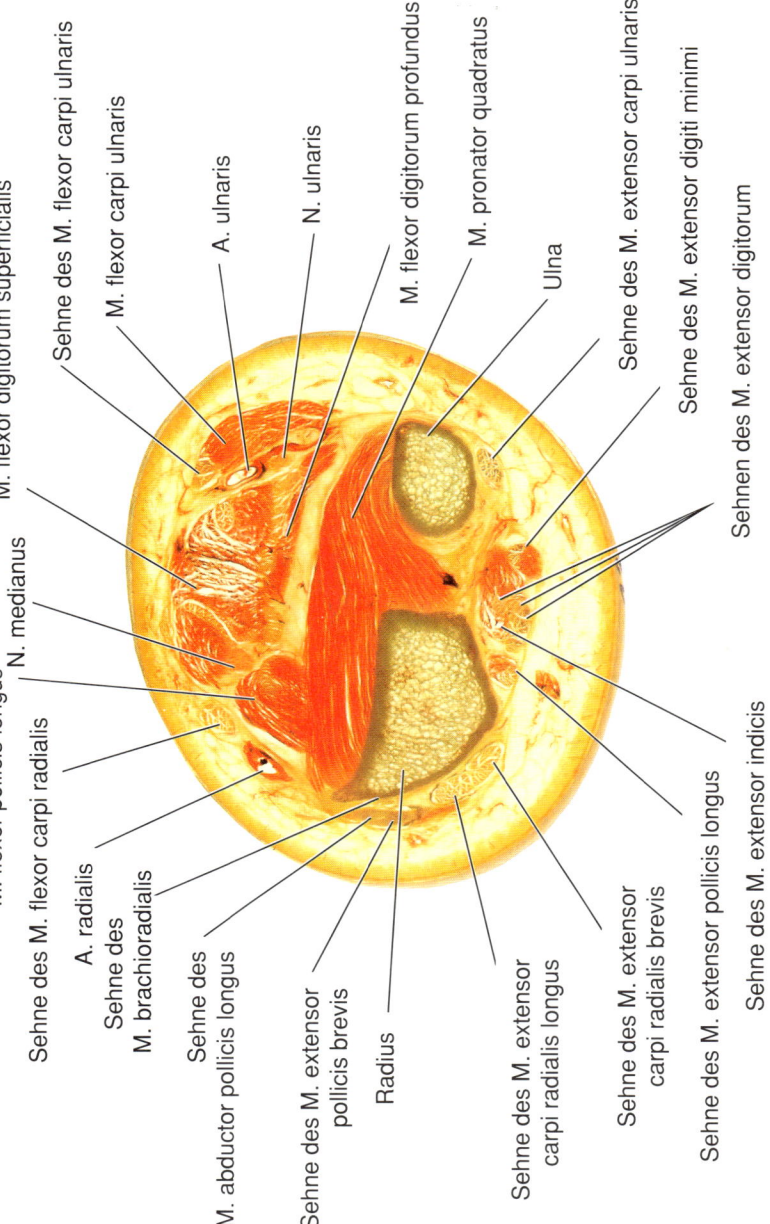

M. flexor digitorum superficialis

Sehne des M. flexor carpi ulnaris

M. flexor carpi ulnaris

A. ulnaris

N. ulnaris

M. flexor digitorum profundus

M. pronator quadratus

Ulna

Sehne des M. extensor carpi ulnaris

Sehne des M. extensor digiti minimi

Sehne des M. extensor digitorum

Sehnen des M. extensor digitorum

M. flexor pollicis longus

Sehne des M. flexor carpi radialis

A. radialis

N. medianus

Sehne des M. brachioradialis

M. abductor pollicis longus

Sehne des M. extensor pollicis brevis

Radius

Sehne des M. extensor carpi radialis longus

Sehne des M. extensor carpi radialis brevis

Sehne des M. extensor pollicis longus

Sehne des M. extensor indicis

Abb. 2.18b   Transversalschnitt   109

Handgelenksnaher Querschnitt am distalen Ende des M. pronator quadratus. Die Sehnen der Fingerstrecker sind hier von Sehnenscheiden umgeben.

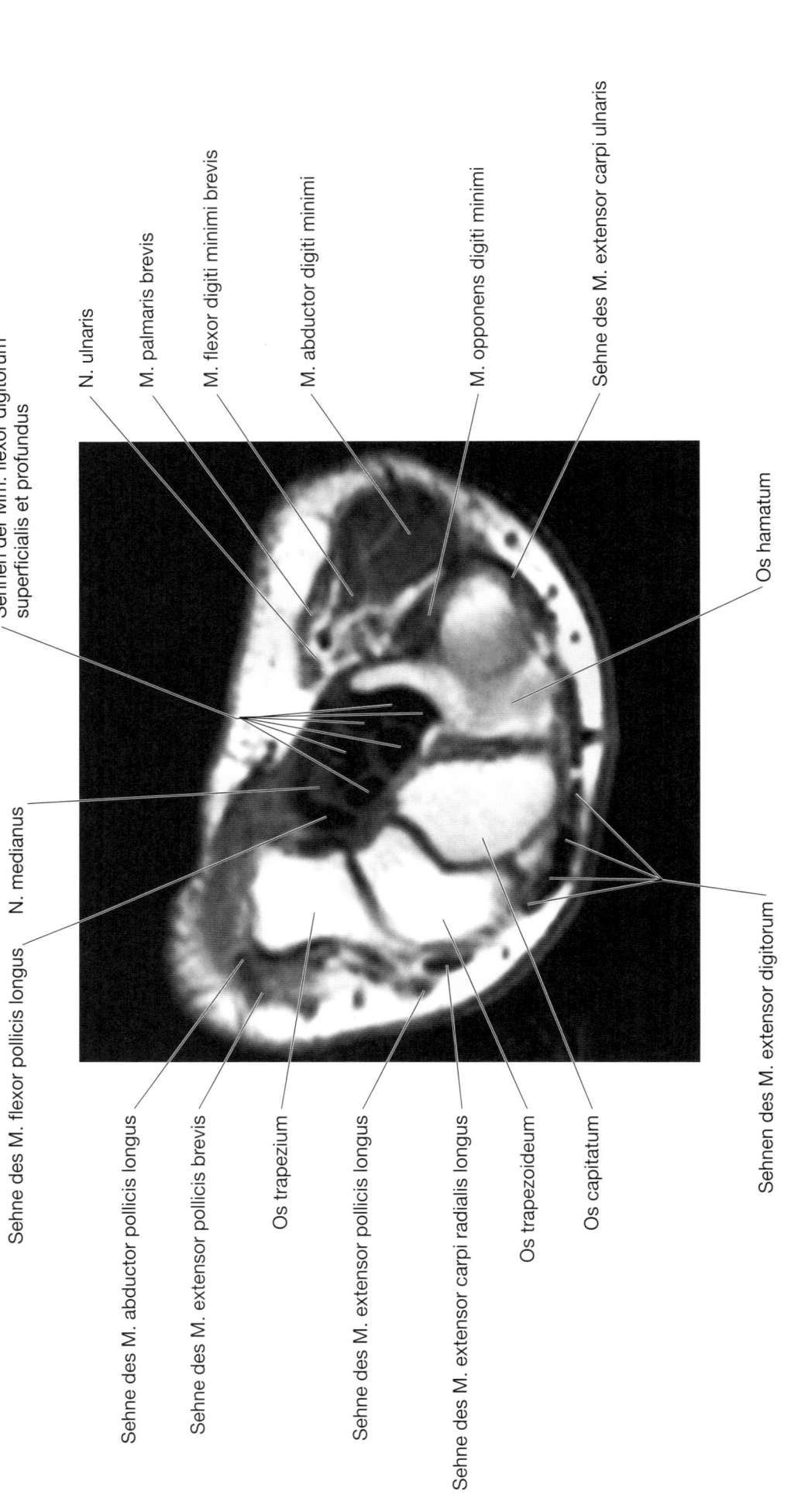

Sehnen der Mm. flexor digitorum superficialis et profundus

N. ulnaris

M. palmaris brevis

M. flexor digiti minimi brevis

M. abductor digiti minimi

M. opponens digiti minimi

Sehne des M. extensor carpi ulnaris

N. medianus

Os hamatum

Sehne des M. flexor pollicis longus

Sehne des M. abductor pollicis longus

Sehne des M. extensor pollicis brevis

Os trapezium

Sehne des M. extensor pollicis longus

Sehne des M. extensor carpi radialis longus

Os trapezoideum

Os capitatum

Sehnen des M. extensor digitorum

Dieses T1-gewichtete, transversale MR-Bild liegt in Höhe der distalen Reihe der Karpalknochen. Der Karpaltunnel, der durch den Knochenbogen und das Retinaculum flexorum gebildet wird, führt die Sehnen der Flexorenmuskelgruppe.

Transversalschnitt

MRI

Abb. 2.19a

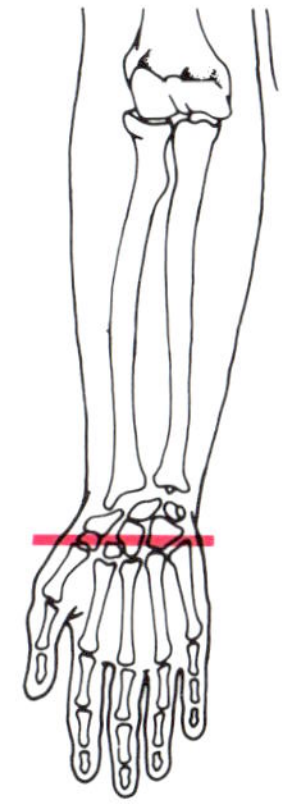

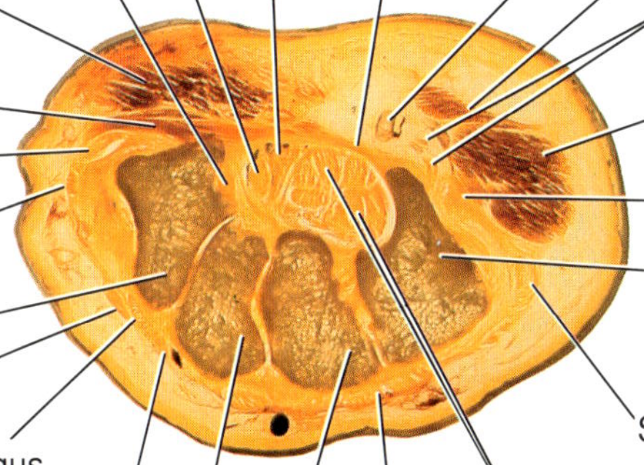

Transversalschnitt

Sehne des M. flexor pollicis longus   N. medianus   Retinaculum flexorum

Sehne des M. flexor carpi radialis   A. ulnaris

M. abductor pollicis brevis   M. palmaris brevis

N. ulnaris

M. opponens pollicis

M. abductor digiti minimi

Sehne des M. abductor pollicis longus

Sehne des M. flexor carpi ulnaris

Sehne des M. extensor pollicis brevis

Os hamatum

Os trapezium

Sehnen der Mm. flexor digitorum superficialis et profundus

Sehne des M. extensor pollicis longus

Sehne des M. extensor carpi ulnaris

Sehne des M. extensor carpi radialis longus

Sehnen des M. extensor digitorum

Sehne des M. extensor carpi radialis brevis

Os capitatum

Trapezoideum

Abb. 2.19b   Querschnitt durch das Handgelenk in Höhe der distalen Reihe der Karpalknochen mit dem Karpaltunnel.

Transversalschnitt

Sehnen der Mm. flexor digitorum
superficialis et profundus

N. ulnaris

M. palmaris brevis

M. adductor digiti minimi

M. flexor digiti minimi brevis

M. opponens digiti minimi

Os metacarpale V

M. interosseus palmaris III

Os metacarpale IV

Sehnen des M. extensor digitorum

Sehne des M. flexor pollicis longus

N. medianus

M. abductor pollicis brevis

M. opponens pollicis

M. flexor pollicis brevis

Os metacarpale I

Sehne des M. extensor pollicis brevis

Sehne des M. extensor pollicis longus

M. adductor pollicis

Os metacarpale II

Os metacarpale III

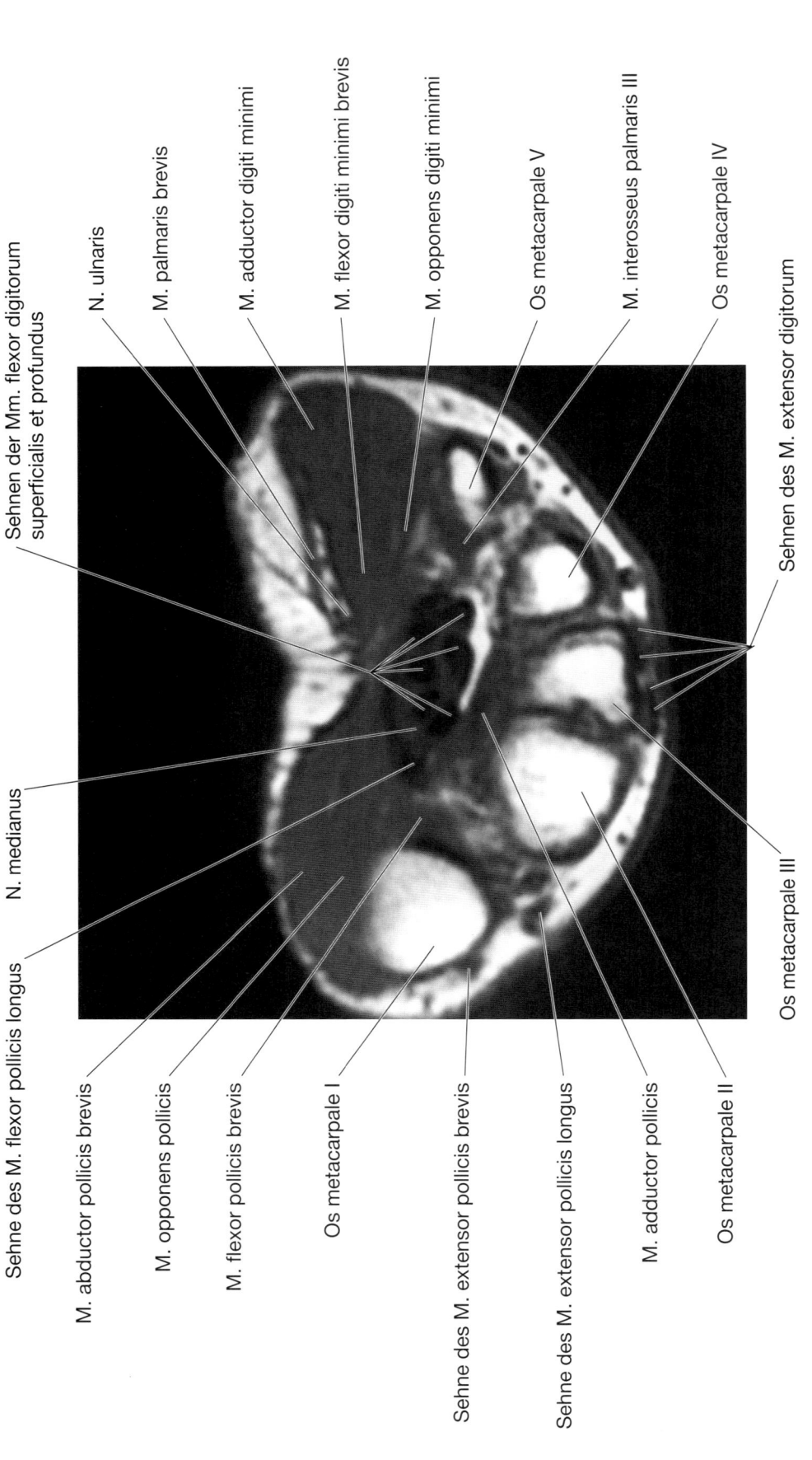

Das T1-gewichtete, transversale MR-Bild liegt in Höhe der proximalen
Metakarpalknochen. Zu beachten ist die zentrale Anordnung der Sehnen der
Flexorenmuskelgruppe.

MRI

Abb. 2.20a

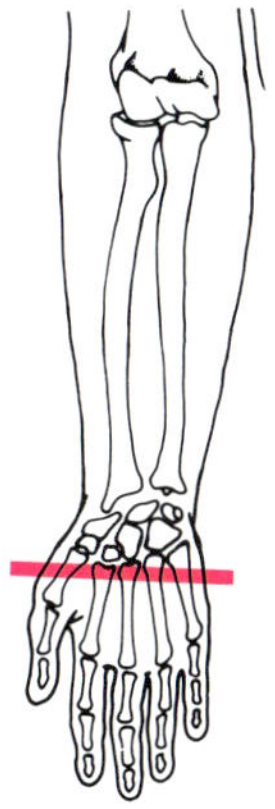

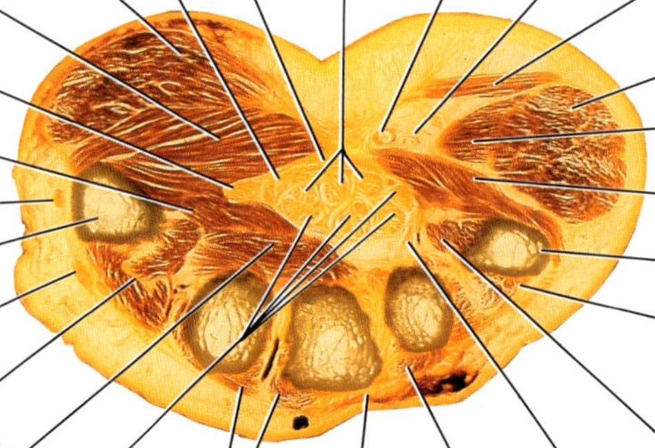

Sehnen des
M. flexor digitorum
superficialis

A. ulnaris

N. ulnaris

M. palmaris brevis

M. abductor digiti minimi

M. flexor digiti minimi brevis

M. opponens digiti minimi

Os metacarpale V

M. interosseus dorsalis IV

M. interosseus palmaris III

N. ulnaris , ramus profundus

M. interosseus dorsalis III

Sehnen des
M. extensor
digitorum

Retinaculum
flexorum

N. medianus

M. abductor pollicis brevis

M. opponens pollicis

M. flexor pollicis longus

M. flexor pollicis brevis

Sehne des M. extensor pollicis brevis

Os metecarpale I

Sehne des M. extensor pollicis longus

M. interosseus dorsalis I

M. adductor pollicis

M. interosseus dorsalis II

Sehnen des M. flexor digitorum profundus

M. interosseus dorsalis II

Abb. 2.20b   113

Querschnitt durch die Hand in Höhe der proximalen und der distalen Enden der Metakarpalknochen.

Transversalschnitt

Sehnen des M. flexor digitorum superficialis et profundus

N. ulnaris

M. flexor digiti minimi brevis

M. abductor digiti minimi

M. opponens digiti minimi

M. interosseus palmaris III

Os metacarpale V

M. interosseus dorsalis V

Os metacarpale IV

Sehne des M. flexor pollicis longus

N. medianus

M. abductor pollicis brevis

M. opponens pollicis

Os metacarpale I

M. interosseus dorsalis I

M. abductor pollicis

M. interosseus palmaris I

Os metacarpale II

M. interosseus dorsalis II

Os metacarpale III

M. interosseus palmaris II

M. interosseus dorsalis III

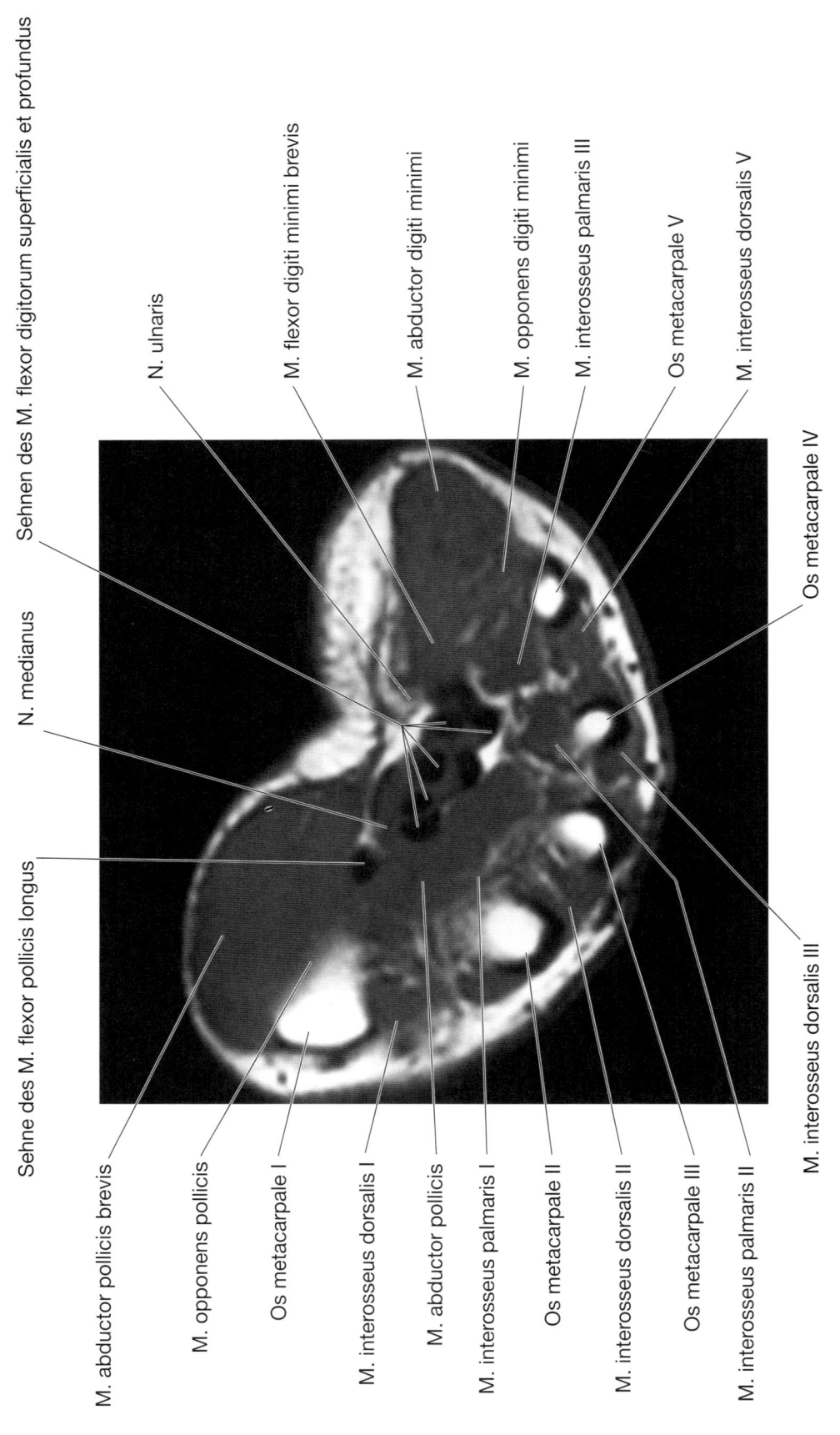

Das T1-gewichtete, transversale MR-Bild liegt in Höhe des mittleren Schafts der Metakarpalknochen. Da die Sehnen nur wenige mobile Protonen haben, erscheinen sie auf dem MR-Bild dunkel.

Transversalschnitt

MRI

Abb. 2.21a

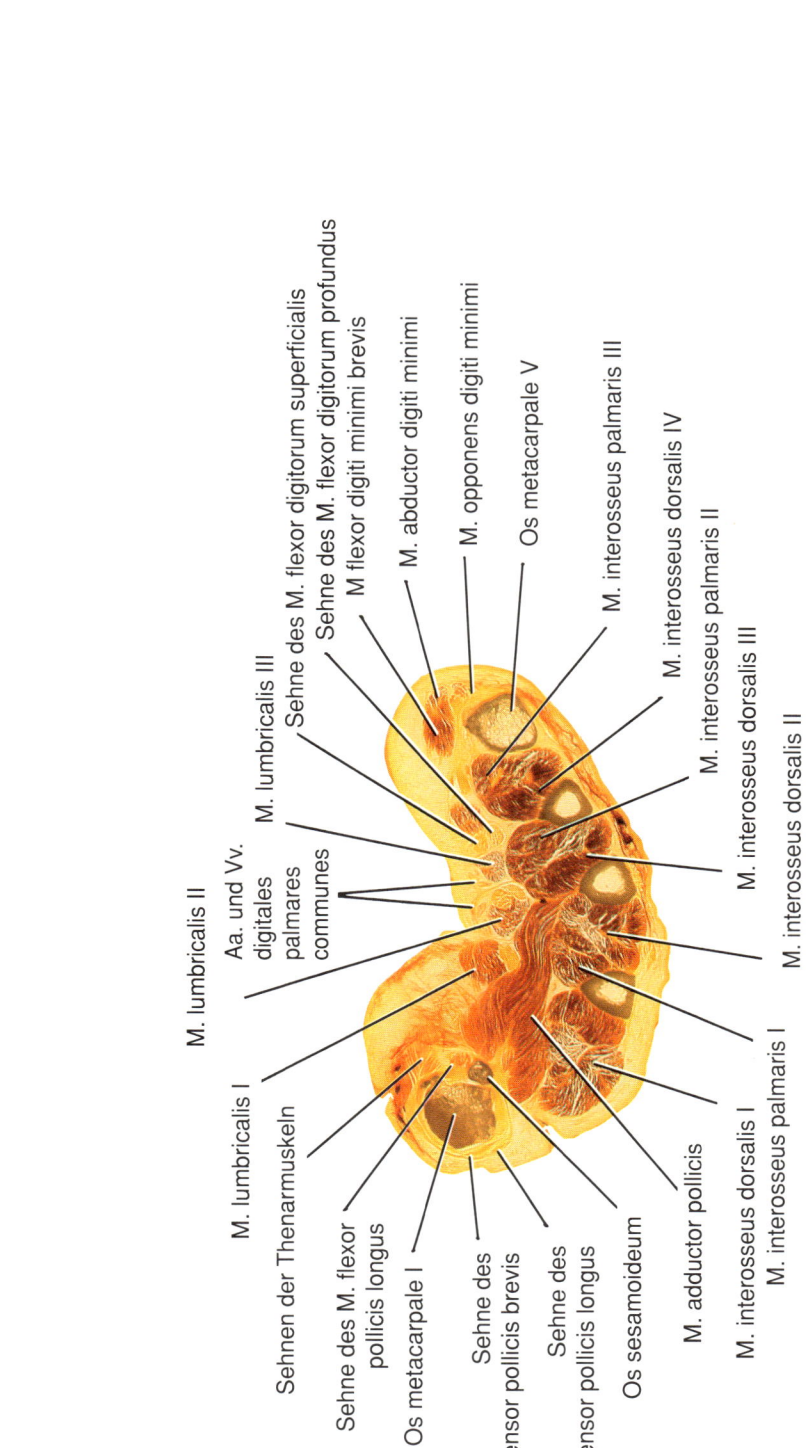

M. lumbricalis II

M. lumbricalis I

Sehnen der Thenarmuskeln

Sehne des M. flexor
pollicis longus

Os metacarpale I

Sehne des
M. extensor pollicis brevis

Sehne des
M. extensor pollicis longus

Os sesamoideum

M. adductor pollicis

M. interosseus dorsalis I

M. interosseus palmaris I

Aa. und Vv.
digitales
palmares
communes

M. lumbricalis III

Sehne des M. flexor digitorum superficialis

Sehne des M. flexor digitorum profundus

M flexor digiti minimi brevis

M. abductor digiti minimi

M. opponens digiti minimi

Os metacarpale V

M. interosseus palmaris III

M. interosseus dorsalis IV

M. interosseus palmaris II

M. interosseus dorsalis III

M. interosseus dorsalis II

Abb. 2.21b

115

Transversalschnitt

Querschnitt durch die Hand in Höhe der proximalen und der distalen Enden der Metakarpalknochen.

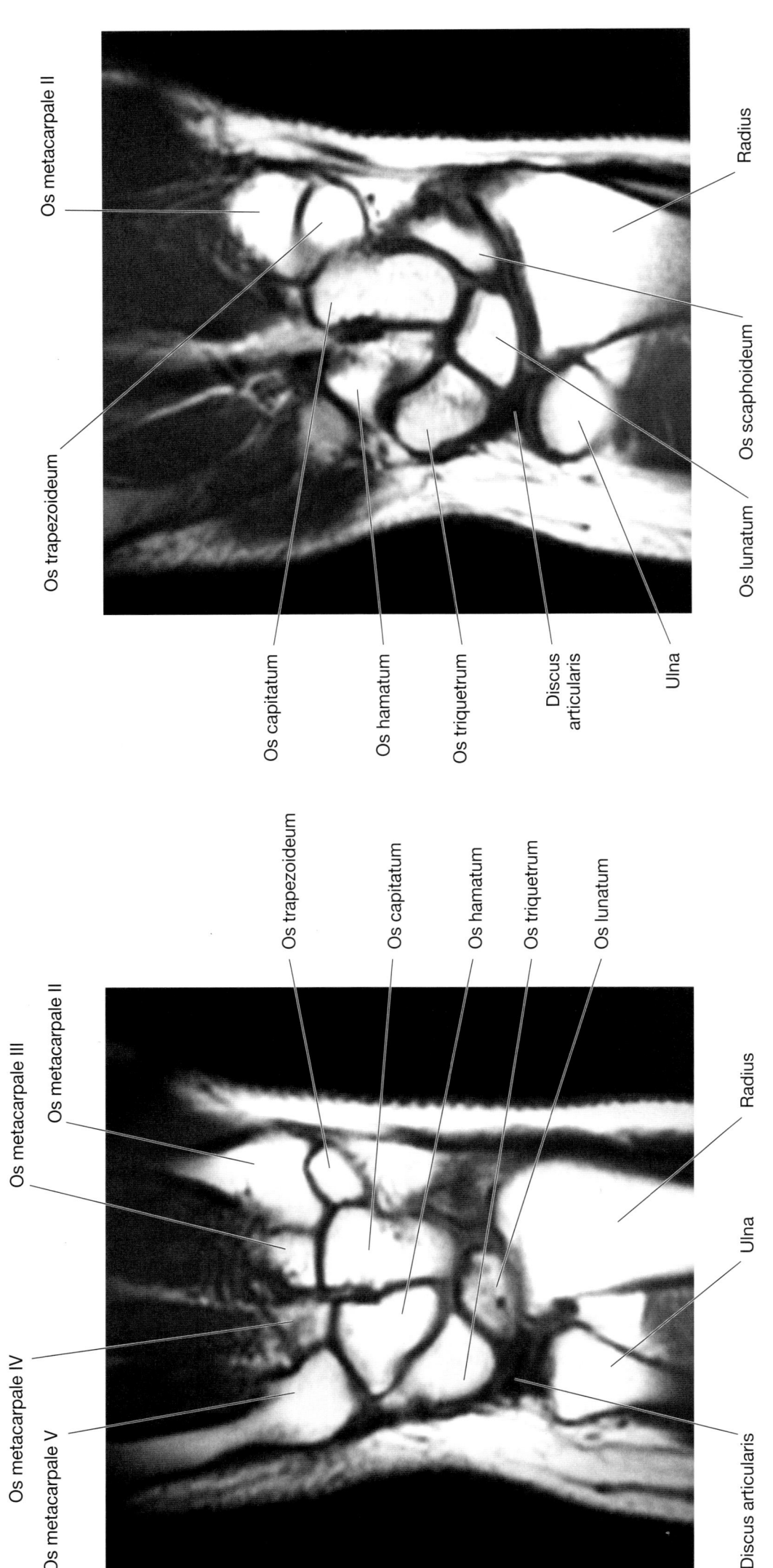

Os metacarpale II

Os trapezoideum

Radius

Os scaphoideum

Os capitatum

Os hamatum

Os triquetrum

Discus articularis

Os lunatum

Ulna

Dieses T1-gewichtete, frontale MR-Bild liegt in Höhe des volaren Handgelenks. Das Bild demonstriert die Beziehung der proximalen Reihe der Karpalknochen zu distalem Radius und Ulna.

Os trapezoideum

Os capitatum

Os hamatum

Os triquetrum

Os lunatum

Os metacarpale II

Os metacarpale III

Os metacarpale IV

Os metacarpale V

Radius

Ulna

Discus articularis

Hier ist ein T1-gewichtetes, frontales MR-Bild zu sehen, das in Höhe des dorsalen Handgelenks liegt. Dieses Bild demonstriert die Beziehung der distalen Reihe der Karpalknochen zu den Metakarpalknochen. Das Dreieck aus Faserknorpel und die Lamina corticalis erscheinen schwarz, während die Cartilago articularis grau ist.

Abb. 2.22a und 2.22b

MRI

Flachschnitte

Tuberositas phalangis distalis

Basis phalangis distalis

Caput phalangis mediae

Basis phalangis mediae

Caput phalangis proximalis

Basis phalangis proximalis

Os metacarpale V, caput

M. interosseus palmaris II

M. interosseus dorsalis IV

N. ulnaris, ramus profundus

M. abductor digiti minimi

Os metacarpale V, basis

Os hamatum

Os triquetrum

Os pisiforme

Os capitatum

Os lunatum

Articulatio radiocarpea

M. pronator quadratus

M. flexor carpi ulnaris

Nagel des Zeigefingers

M. interosseus dorsalis III

M. interosseus dorsalis II

M. interosseus palmaris I

Os metacarpale II, caput

M. interosseus dorsalis I

M. adductor pollicis, caput transversum

M. adductor pollicis, caput obliquum

Arcus palmaris profundus

Os metacarpale III, basis

Os metacarpale II, basis

A. radialis

Os trapezium

Os trapezoideum

Os scaphoideum

Ligamentum collaterale carpi radiale

Processus styloideus radii

Distales Radiusende

M. flexor digitorum profundus

Schnitt durch den Handrücken in der Ebene der Musculi interossei. Sämtliche Karpalknochen sind angeschnitten, außerdem sind der tiefe Hohlhandbogen und der Ramus profundus des N. ulnaris getroffen.

Flachschnitt, Dorsalansicht linke Hand

Abb. 2.2c

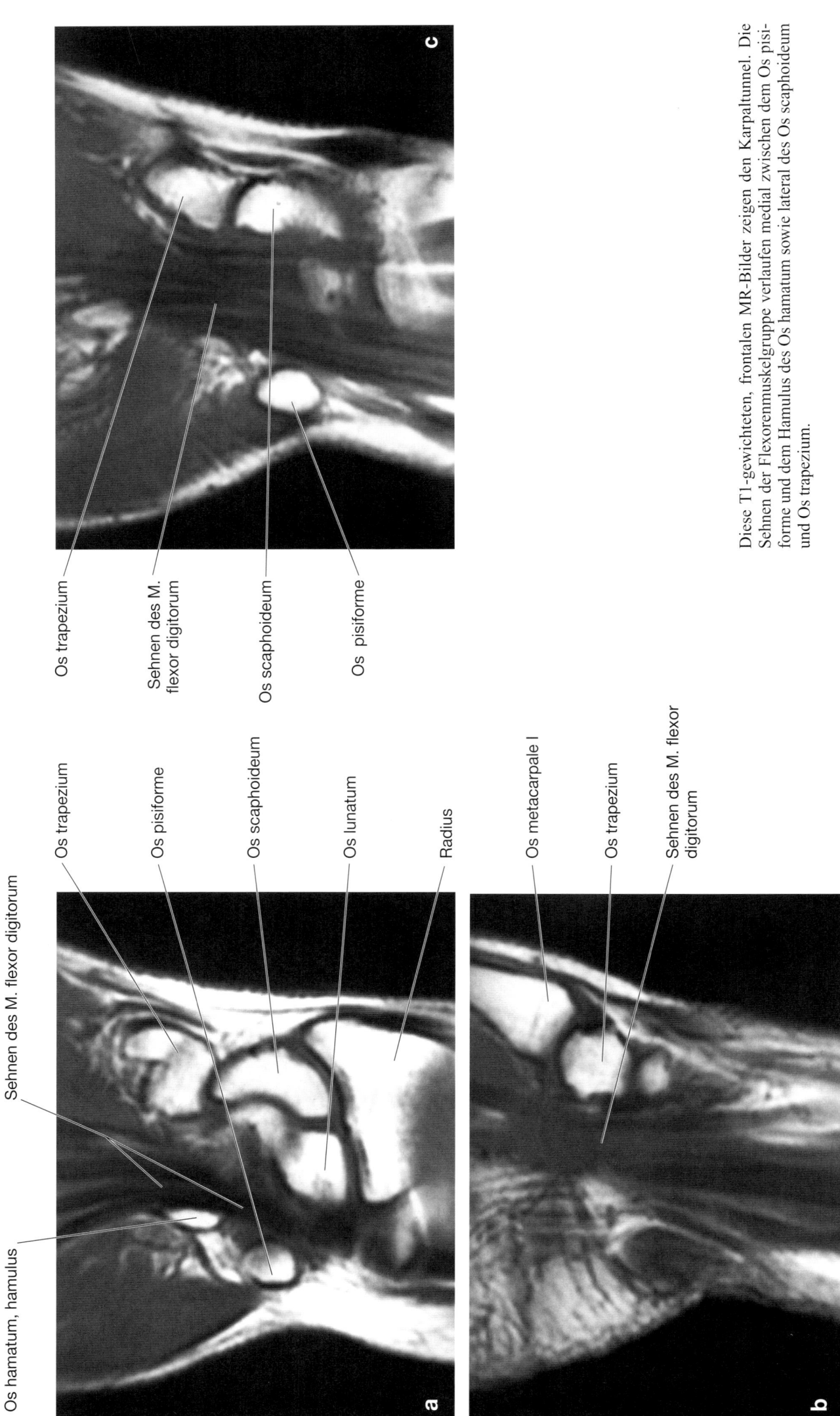

Os trapezium

Sehnen des M.
flexor digitorum

Os scaphoideum

Os pisiforme

Sehnen des M. flexor digitorum

Os trapezium

Os pisiforme

Os scaphoideum

Os lunatum

Radius

Os metacarpale I

Os trapezium

Sehnen des M. flexor
digitorum

Os hamatum, hamulus

Diese T1-gewichteten, frontalen MR-Bilder zeigen den Karpaltunnel. Die Sehnen der Flexorenmuskelgruppe verlaufen medial zwischen dem Os pisiforme und dem Hamulus des Os hamatum sowie lateral des Os scaphoideum und Os trapezium.

Flachschnitte

MRI

Abb. 2.23a, 2.23b und 2.23c

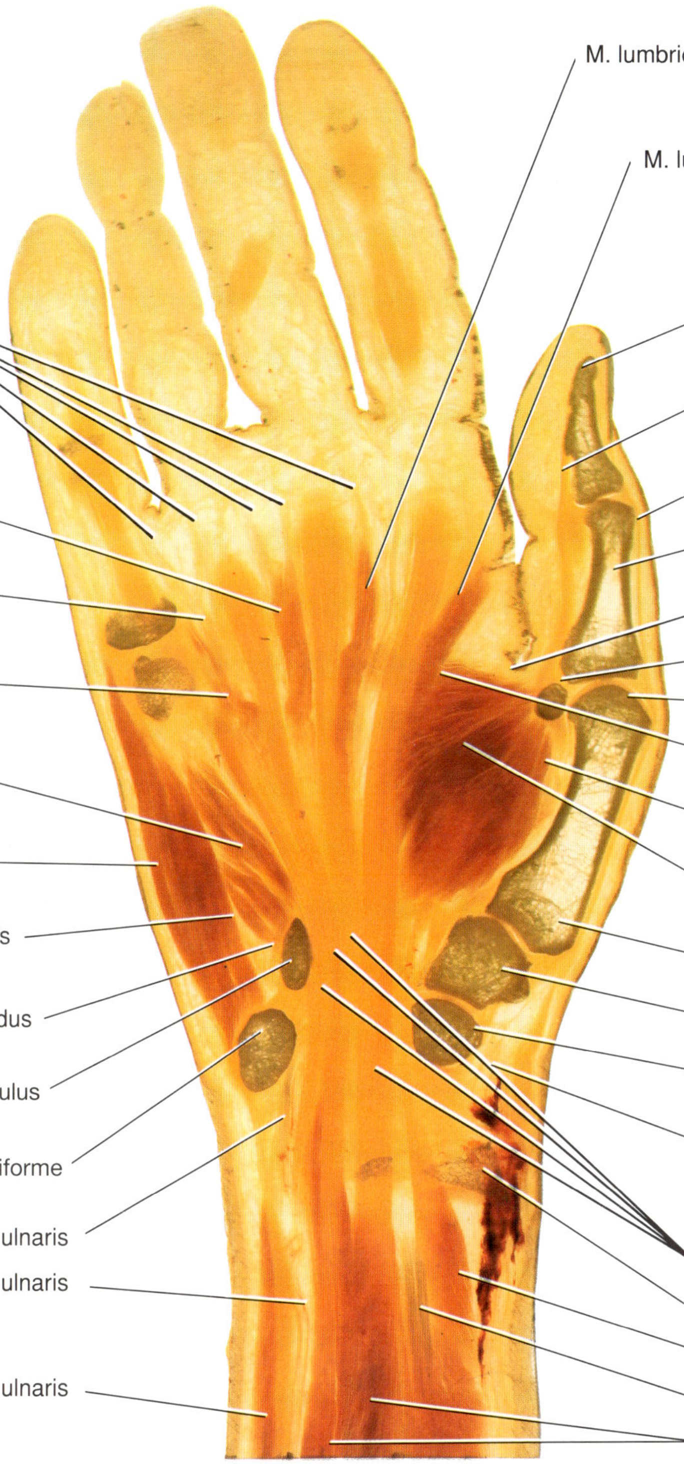

M. lumbricalis II

M. lumbricalis I

Phalanx distalis pollicis

Sehne des M. flexor pollicis longus

Sehne des M. extensor pollicis longus

Phalanx proximalis pollicis

A. princeps pollicis

Os sesamoideum

Os metacarpale I, caput

M. adductor pollicis, caput transversum

M. flexor pollicis brevis

M. adductor pollicis, caput obliquum

Os metacarpale I, basis

Os trapezium, tuberculum

Os scaphoideum, tuberculum

A. radialis

Sehnen des M. flexor digitorum profundus

Distales Radiusende

M. flexor pollicis longus

N. medianus

M. flexor digitorum profundus

Nn. digitales palmares proprii

M. lumbricalis III

N. digitalis palmaris communis

M. lumbricalis IV

M. opponens digiti minimi

M. abductor digiti minimi

M. flexor digiti minimi brevis

N. ulnaris, ramus profundus

Os hamatum, hamulus

Os pisiforme

N. ulnaris

A. ulnaris

M. flexor carpi ulnaris

Abb. 2.23d

Der Schnitt durch die Hand verläuft parallel zu den Sehnen des M. flexor digitorum profundus durch den Karpaltunnel. Teile der Eminentia carpi medialis und lateralis sind angeschnitten.

Flachschnitt.
Dorsalansicht linke Hand

119

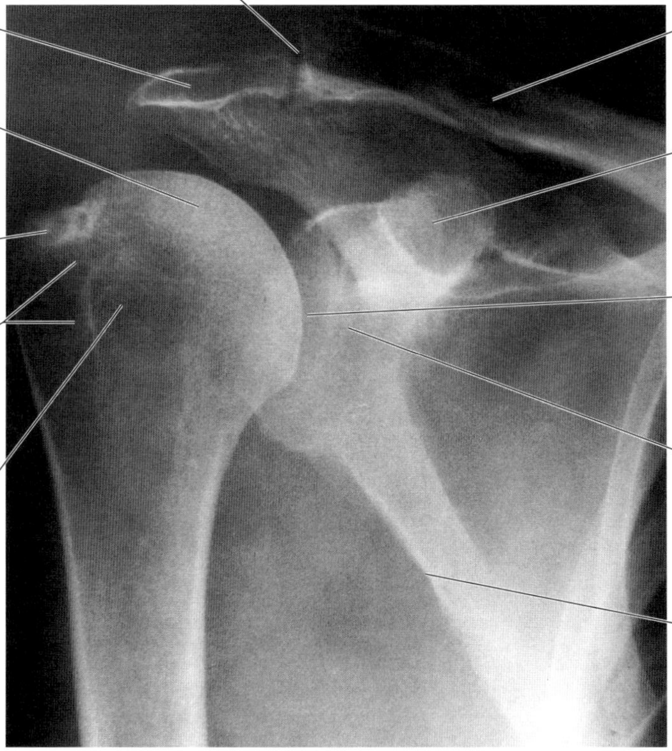

Articulatio
acromioclavicularis

Acromion

Caput humeri

Tuberculum majus

Sulcus intertubercularis

Tuberculum minus

Clavicula

Processus coracoideus

Articulatio glenohumeralis

Fossa glenoidalis

Inferolaterale Begrenzung
der Scapula

Hier ist eine frontale Röntgenaufnahme der Schulter zu sehen. Der Winkel der Articulatio glenohumeralis bewirkt für den Betrachter eine scheinbare Überlappung zwischen Fossa glenoidalis und Humerus.

Frontalansicht

Röntgenaufnahme

Abb. 24

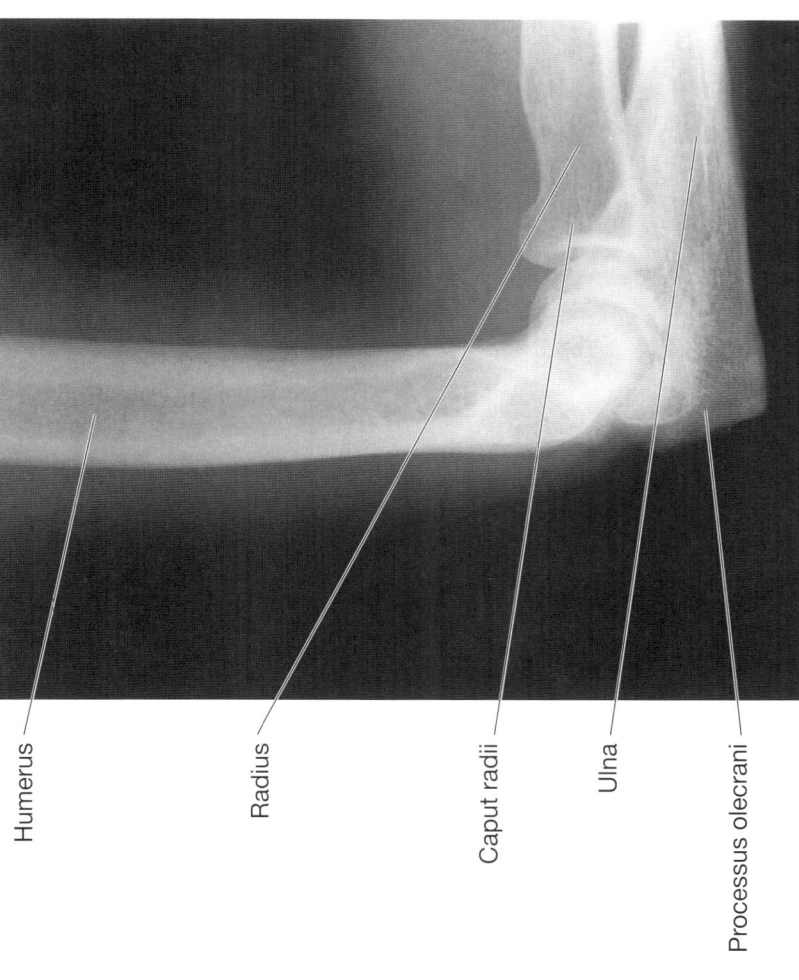

Humerus

Radius

Caput radii

Ulna

Processus olecrani

Humerus

Epicondylus medialis

Fossa olecrani

Trochlea

Capitulum

Caput radii

Ulna

Tuberositas radii

Radius

Diese Abbildung zeigt eine frontale Röntgenaufnahme des Ellenbogens. Der Gelenkknorpel ist auf diesem Bild nicht dargestellt.

Diese Abbildung zeigt eine laterale Röntgenaufnahme des Ellenbogens. Die Summation der Schatten bewirkt eine scheinbare Überlappung der Knochen.

Röntgenaufnahmen

Frontal- und Lateralansicht

Abb. 2.25a und 2.25b

Phalanx distalis

Articulatio interphalangea distalis

Phalanx medialis

Articulatio interphalangea proximalis

Phalanx proximalis

Articulatio metacarpophalangea

Os metacarpale V

Os hamatum

Os triquetrum

Os pisiforme

Ulna, processus styloideus

Ulna

Os lunatum

Radius

Radius,
processus styloideus

Os scaphoideum

Os metacarpale I

Phalanx distalis pollicis

Phalanx proximalis pollicis

Os trapezium

Os trapezoideum

Os capitatum

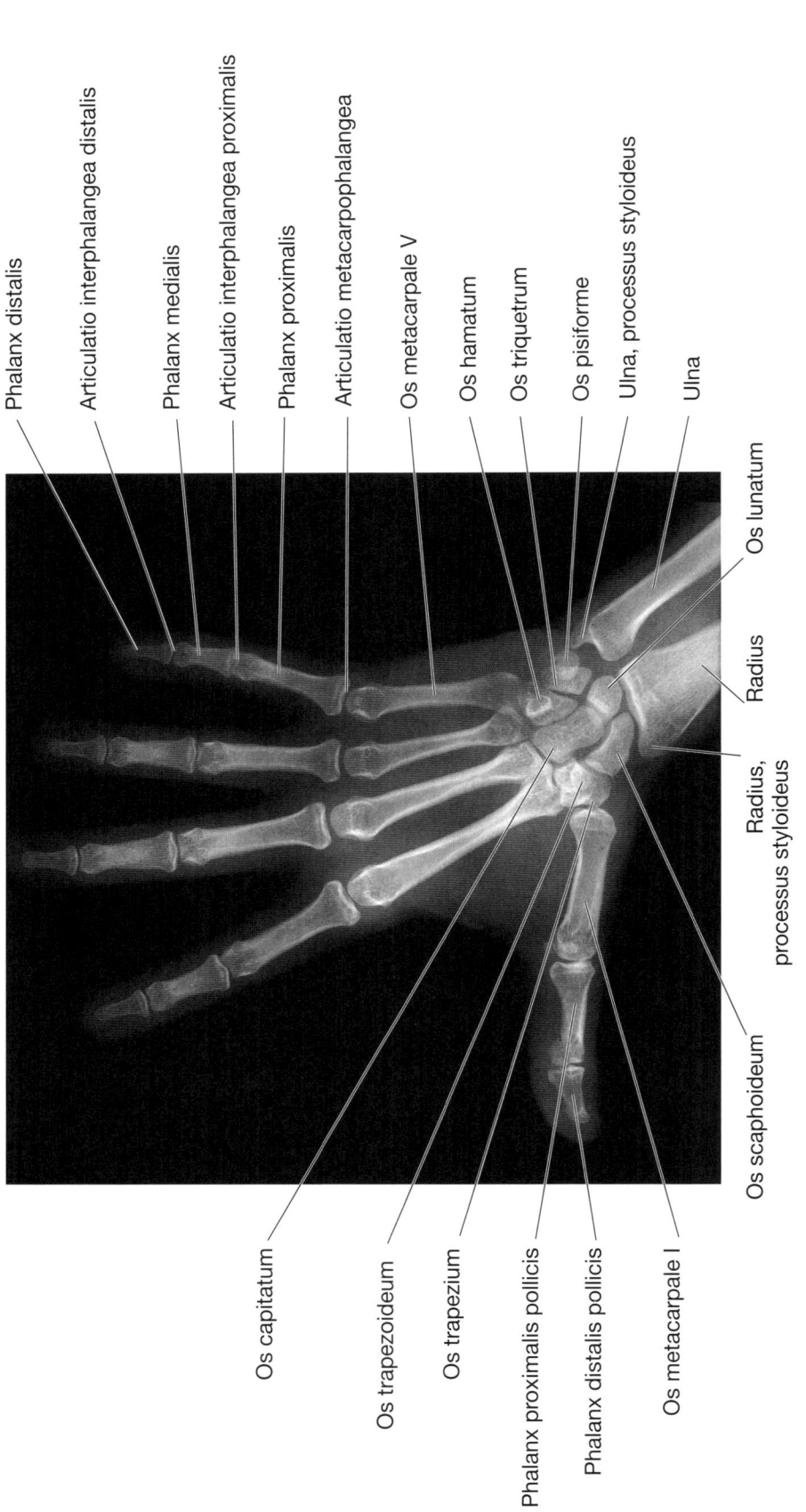

Hier ist eine frontale Röntgenaufnahme von Handgelenk und Hand zu sehen. Der Film erlaubt eine klare Darstellung der Knochen, zeigt aber keinen Knorpel und auch kein Muskelgewebe.

Frontalansicht

Röntgenaufnahmne

Abb. 2.26

Teil 3
Thorax

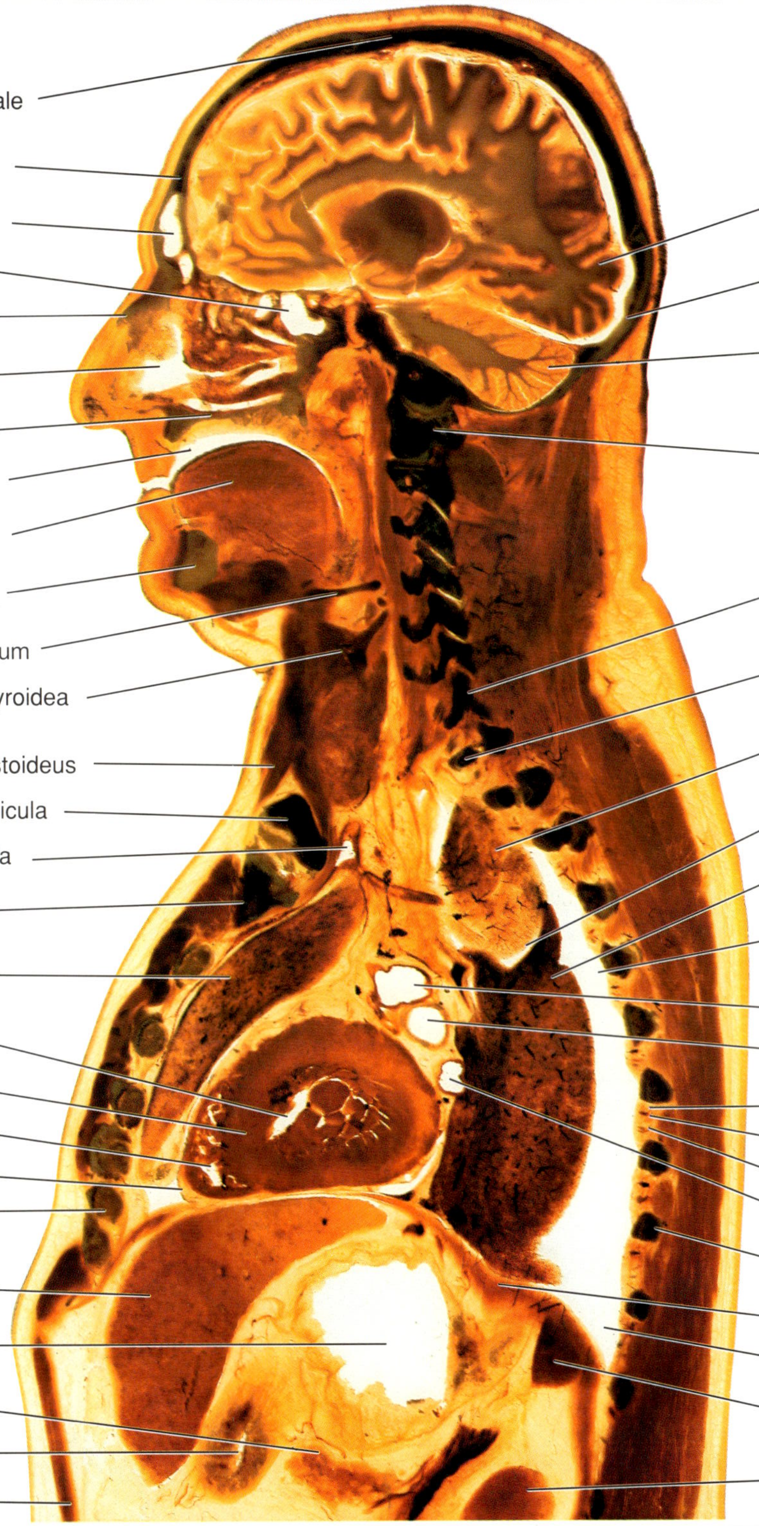

Os parietale
Os frontale
Sinus frontalis
Sinus sphenoidalis
Os nasale
Cavitas nasi
Palatum durum
Cavitas oris
Lingua
Mandibula
Os hyoideum
Cartilago thyroidea
M. sternocleidomastoideus
Clavicula
V. subclavia
Manubrium sterni
Pulmo sinister, lobus superior
Ventriculus cordis sinister
Septum interventriculare
Ventriculus cordis dexter
Pericardium
Cartilago costalis (VI)
Hepar
Gaster
Corpus pancreatis
Antrum pyloricum
M. rectus abdominis

Lobus occipitalis
Os occipitale
Cerebellum
Atlas
Vertebra cervicalis VII
Costa I
Pulmo sinister, lobus superior
Fissura obliqua
Pulmo sinister, lobus inferior (kollabiert)
Cavitas pleurae
A. pulmonalis
Bronchus principalis sinister
V. intercostalis
A. intercostalis
N. intercostalis
V. pulmonalis
Costa IX
Diaphragma
Recessus costodiaphragmaticus
Lien
Ren sinister

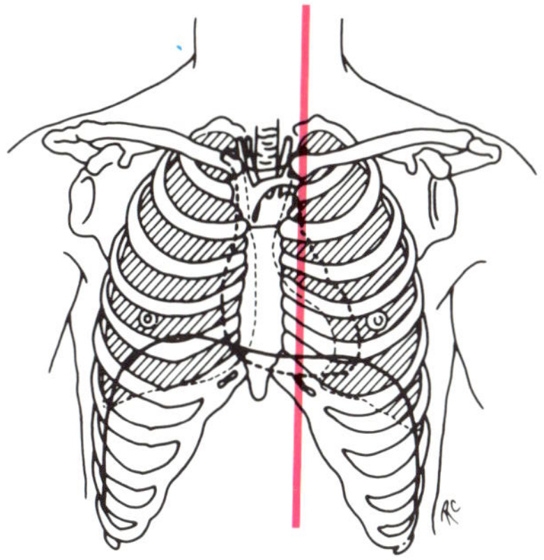

Abb. 3.1   Dieser paramediane Sagittalschnitt läuft in der linken Körperhälfte durch die Insertion der Rippenknorpel am Brustbein.

Sagittalschnitt

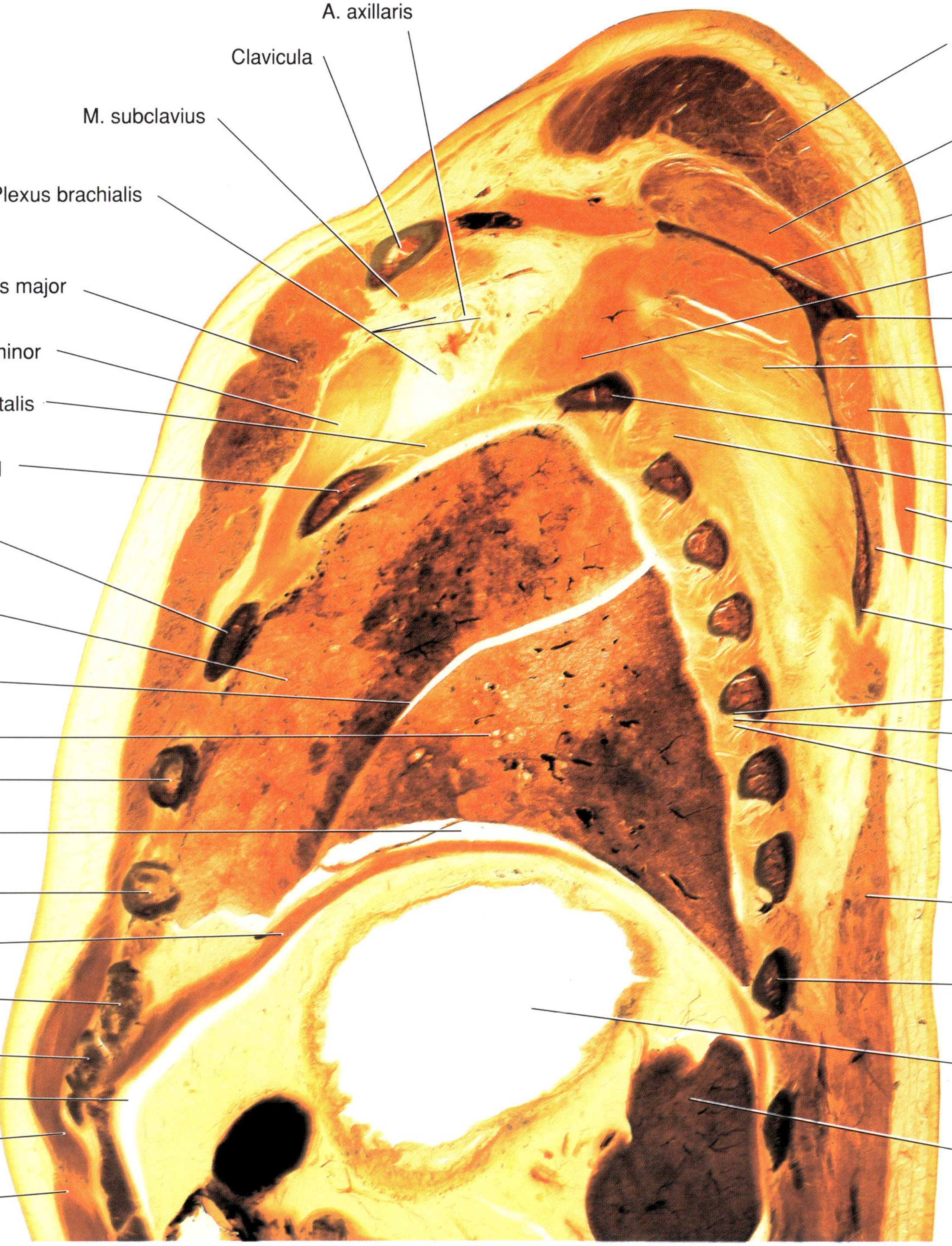

M. trapezius

M. supraspinatus

Scapula

M. serratus anterior

Spina scapulae

M. subscapularis

M. infraspinatus

Costa III

M. serratus anterior

M. trapezius

M. teres minor

Angulus inferior scapulae

V. intercostalis

A. intercostalis

N. intercostalis

M. latissimus dorsi

Costa X

Gaster

Lien

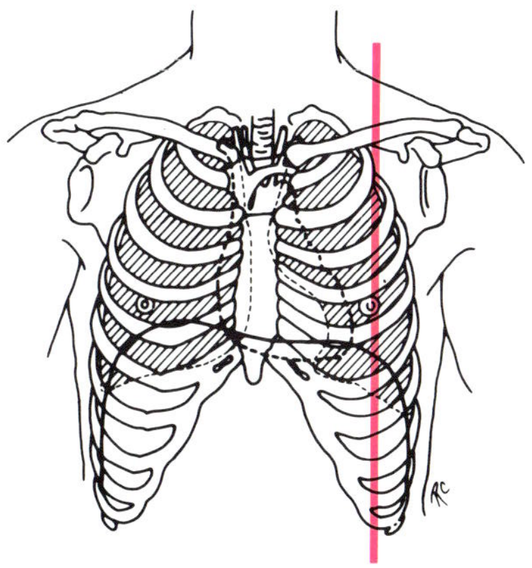

A. axillaris

Clavicula

M. subclavius

Anteile des Plexus brachialis

M. pectoralis major

M. pectoralis minor

M. intercostalis

Costa III

Costa IV

Pulmo sinister, lobus superior

Fissura obliqua

Pulmo sinister, lobus inferior

Costa V

Cavitas pleurae

Cartilago costalis (VI)

Diaphragma

Cartilago costalis (VII)

Cartilago costalis (VIII)

Cavitas peritonealis

M. rectus abdominis

Intersectio tendinea

Dieser Sagittalschnitt läuft etwa 10 cm von der Medianebene entfernt. Der Bindegewebsraum der Axilla ist angeschnitten.

Abb. 3.2　　Sagittalschnitt　　125

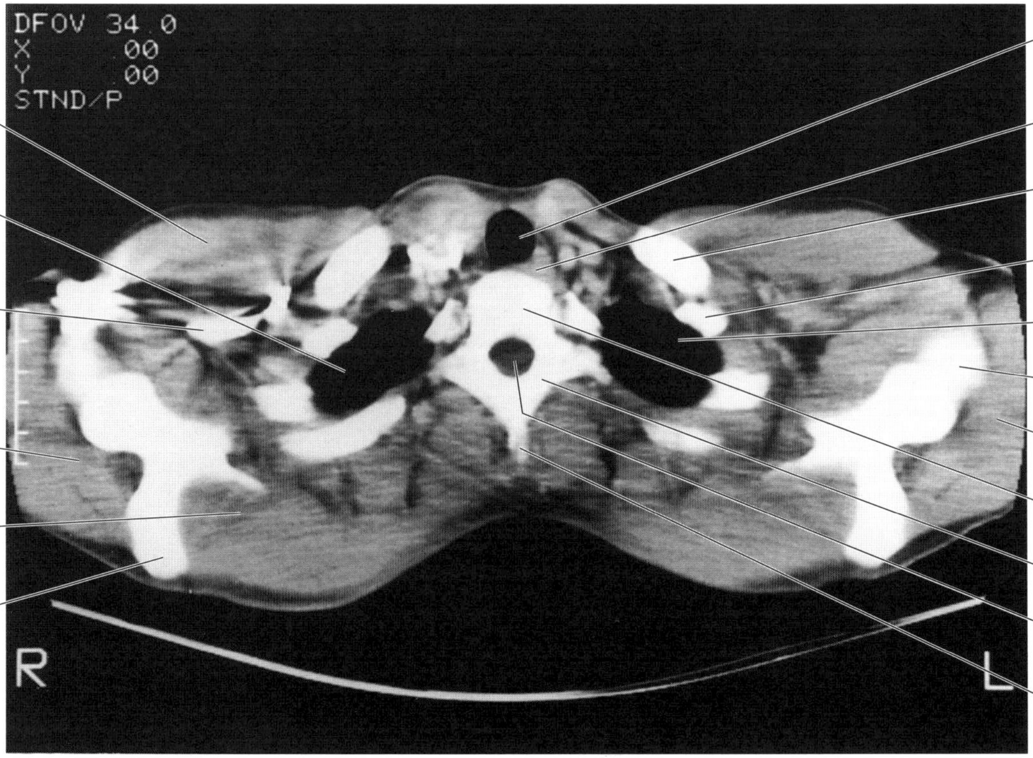
DFOV 34.0
X .00
Y .00
STND/P
R
L
M. pectoralis major
Pulmo dexter, lobus superior
V. subclavia dextra (kontrastangereichert)
M. infraspinatus
M. supraspinatus
Spina scapulae
Trachea
Oesophagus
Clavicula
Costa
Pulmo sinister, lobus superior
Scapula
M. deltoideus
Corpus vertebrae
Lamina arcus vertebrae
Medulla spinalis
Vertebra, processus spinosus

Hier ist ein kontrastverstärktes, transversales CT-Bild zu sehen. Der Schnitt liegt in Höhe der Halsbasis und der Lungenspitzen.

Abb. 3.3a CT-Aufnahme Transversalschnitt

Thorax

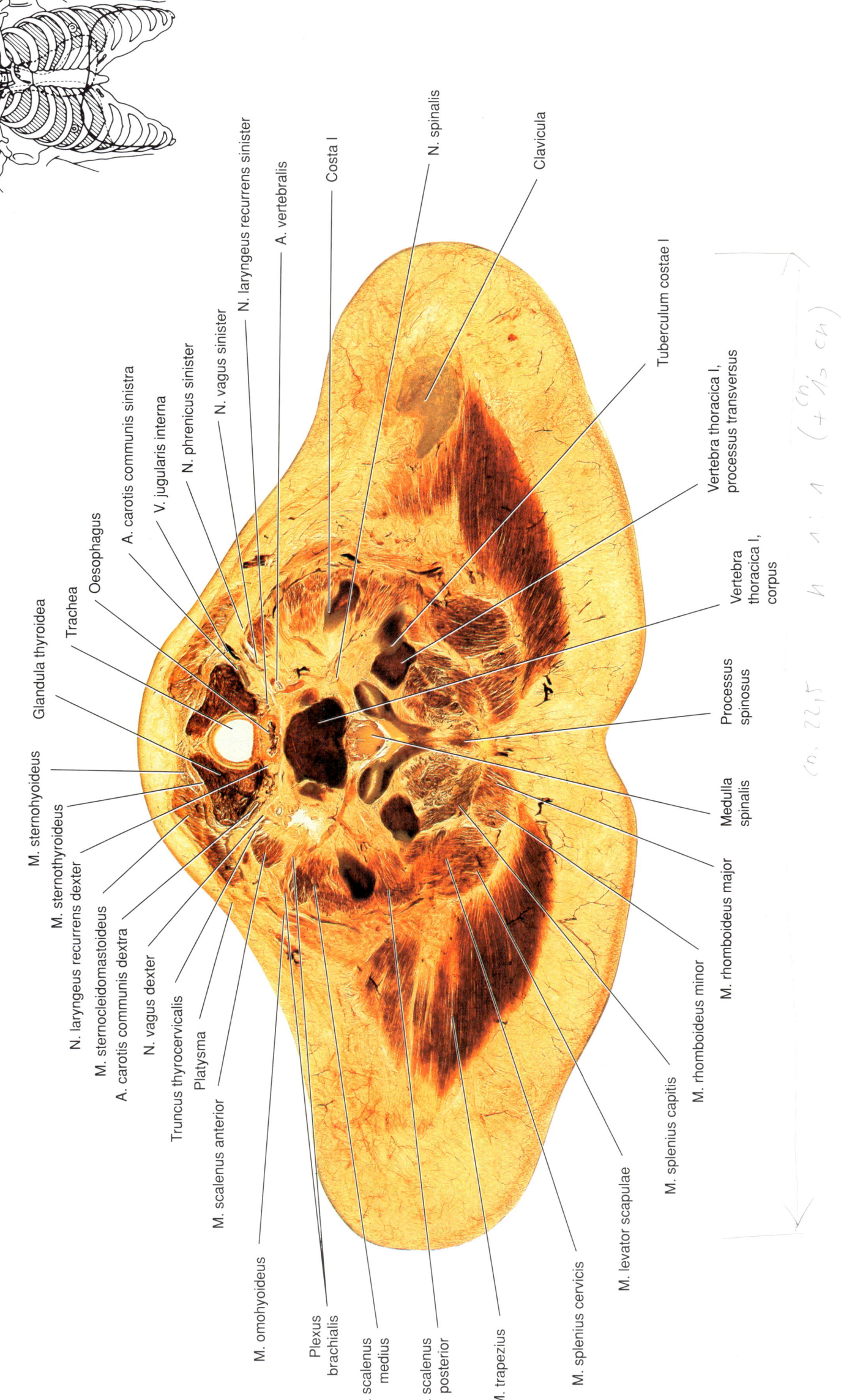

N. laryngeus recurrens sinister

A. vertebralis

Costa I

N. spinalis

Clavicula

N. vagus sinister

N. phrenicus sinister

V. jugularis interna

A. carotis communis sinistra

Oesophagus

Trachea

Glandula thyroidea

M. sternohyoideus

M. sternothyroideus

N. laryngeus recurrens dexter

M. sternocleidomastoideus

A. carotis communis dextra

N. vagus dexter

Truncus thyrocervicalis

Platysma

M. scalenus anterior

M. omohyoideus

Plexus brachialis

M. scalenus medius

M. scalenus posterior

M. trapezius

M. splenius cervicis

M. levator scapulae

M. splenius capitis

M. rhomboideus minor

M. rhomboideus major

Tuberculum costae I

Vertebra thoracica I, processus transversus

Vertebra thoracica I, corpus

Processus spinosus

Medulla spinalis

Schnitt durch den Halsansatz in Höhe des ersten Brustwirbels und des Köpfchens der ersten Rippe.

Transversalschnitt

Abb. 3.3b   127

A. carotis communis dextra

M. pectoralis major

A. subclavia dextra
(kontrastangereichert)

Pulmo dexter, lobus superior

M. subscapularis

M. infraspinatus

Spina scapulae

M. supraspinatus

M. sternocleidomastoideus

Trachea

Clavicula

A. carotis communis sinistra

Oesophagus

Pulmo sinister, lobus superior

Costa

Corpus vertebrae

Vertebra, processus transversus

Medulla spinalis

Vertebra, processus spinosus

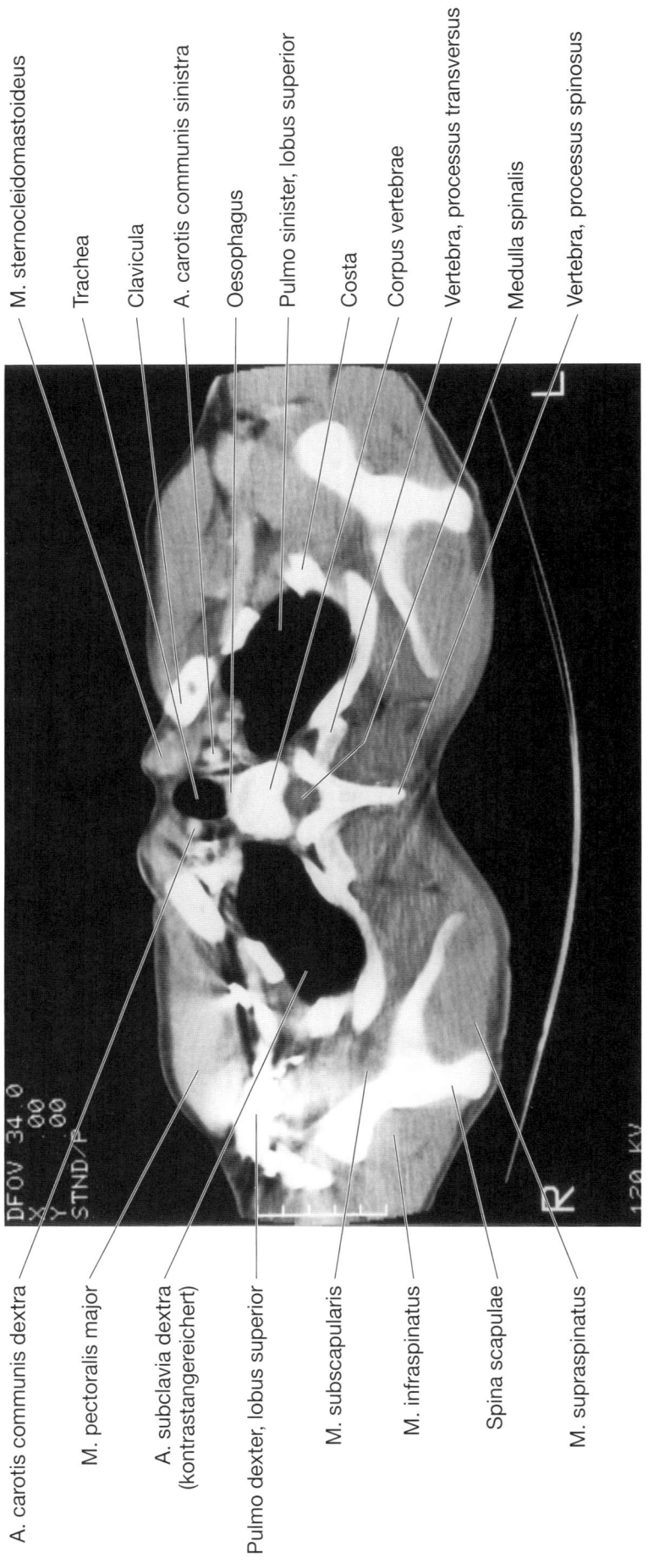

Das kontrastverstärkte, transversale CT liegt in Höhe der Lungenspitzen. Die rechte V. subclavia ist durch das Kontrastmittel hell dargestellt und deutlich gegen das umliegende Gewebe abzugrenzen. Es werden sternähnliche Artefakte erzeugt.

Transversalschnitt

CT-Aufnahme

Abb. 3.4a

Thorax

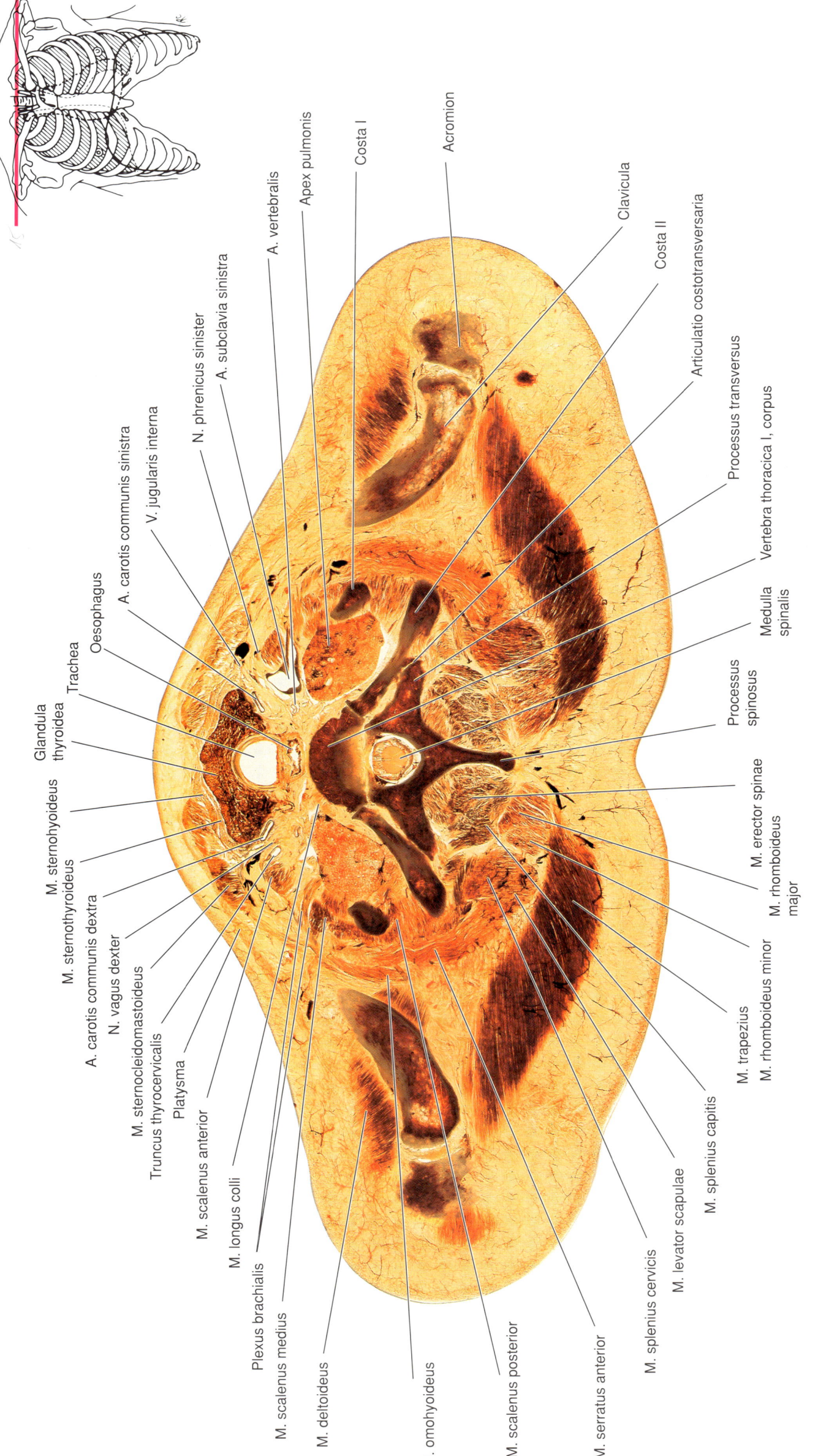

A. vertebralis

Apex pulmonis

Costa I

Acromion

Clavicula

Costa II

Articulatio costotransversaria

Processus transversus

Vertebra thoracica I, corpus

Medulla spinalis

Processus spinosus

M. erector spinae

M. rhomboideus major

M. trapezius

M. rhomboideus minor

M. splenius capitis

M. splenius cervicis

M. levator scapulae

M. serratus anterior

M. scalenus posterior

M. omohyoideus

M. deltoideus

M. scalenus medius

Plexus brachialis

M. longus colli

M. scalenus anterior

Platysma

Truncus thyrocervicalis

M. sternocleidomastoideus

N. vagus dexter

A. carotis communis dextra

M. sternothyroideus

M. sternohyoideus

Glandula thyroidea

Trachea

Oesophagus

A. carotis communis sinistra

V. jugularis interna

N. phrenicus sinister

A. subclavia sinistra

Abb. 3.4b   129   Transversalschnitt

Der Schnitt läuft durch den Apex pulmonis in Höhe des ersten Brustwirbels und des Halses der zweiten Rippe.

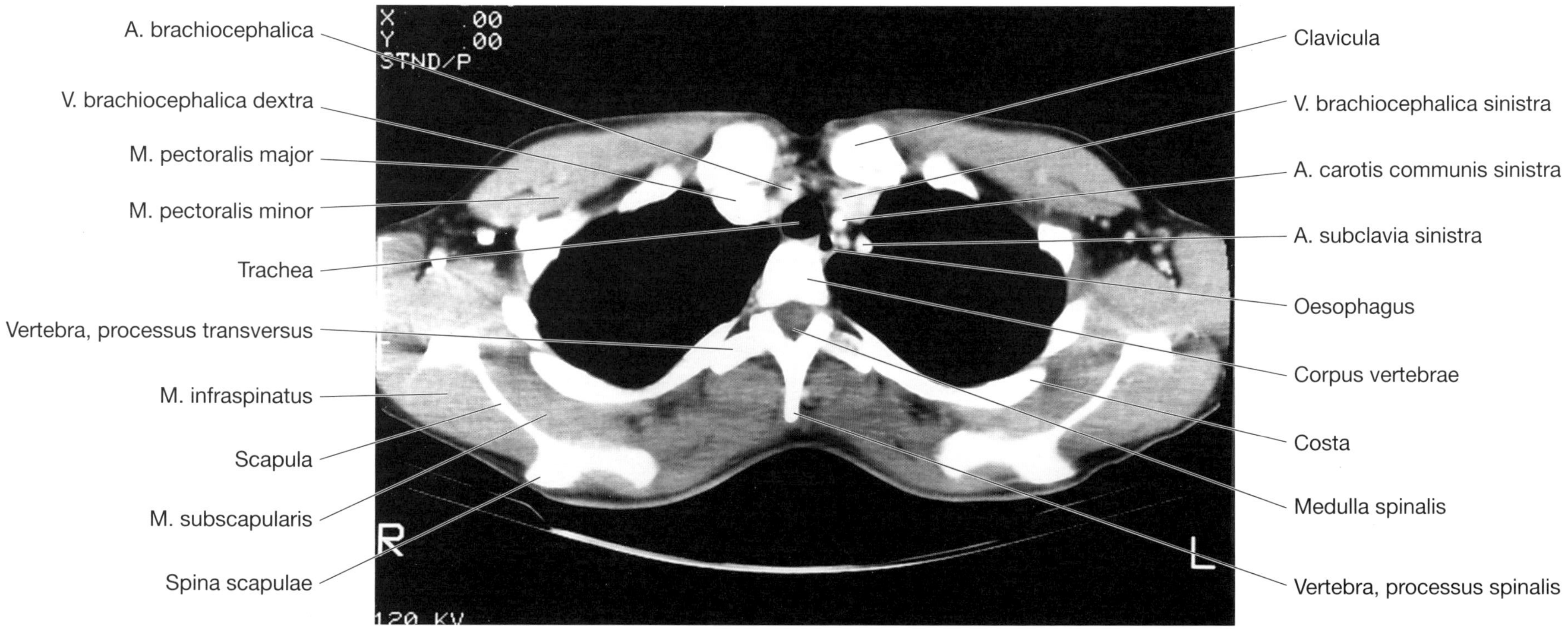
A. brachiocephalica
V. brachiocephalica dextra
M. pectoralis major
M. pectoralis minor
Trachea
Vertebra, processus transversus
M. infraspinatus
Scapula
M. subscapularis
Spina scapulae
Clavicula
V. brachiocephalica sinistra
A. carotis communis sinistra
A. subclavia sinistra
Oesophagus
Corpus vertebrae
Costa
Medulla spinalis
Vertebra, processus spinalis
X .00
Y .00
STND/P
R
L

Das kontrastverstärkte, transversale CT-Bild liegt in Höhe des Sulcus suprasternalis.

Abb. 3.5a	CT-Aufnahme	Transversalschnitt

Thorax

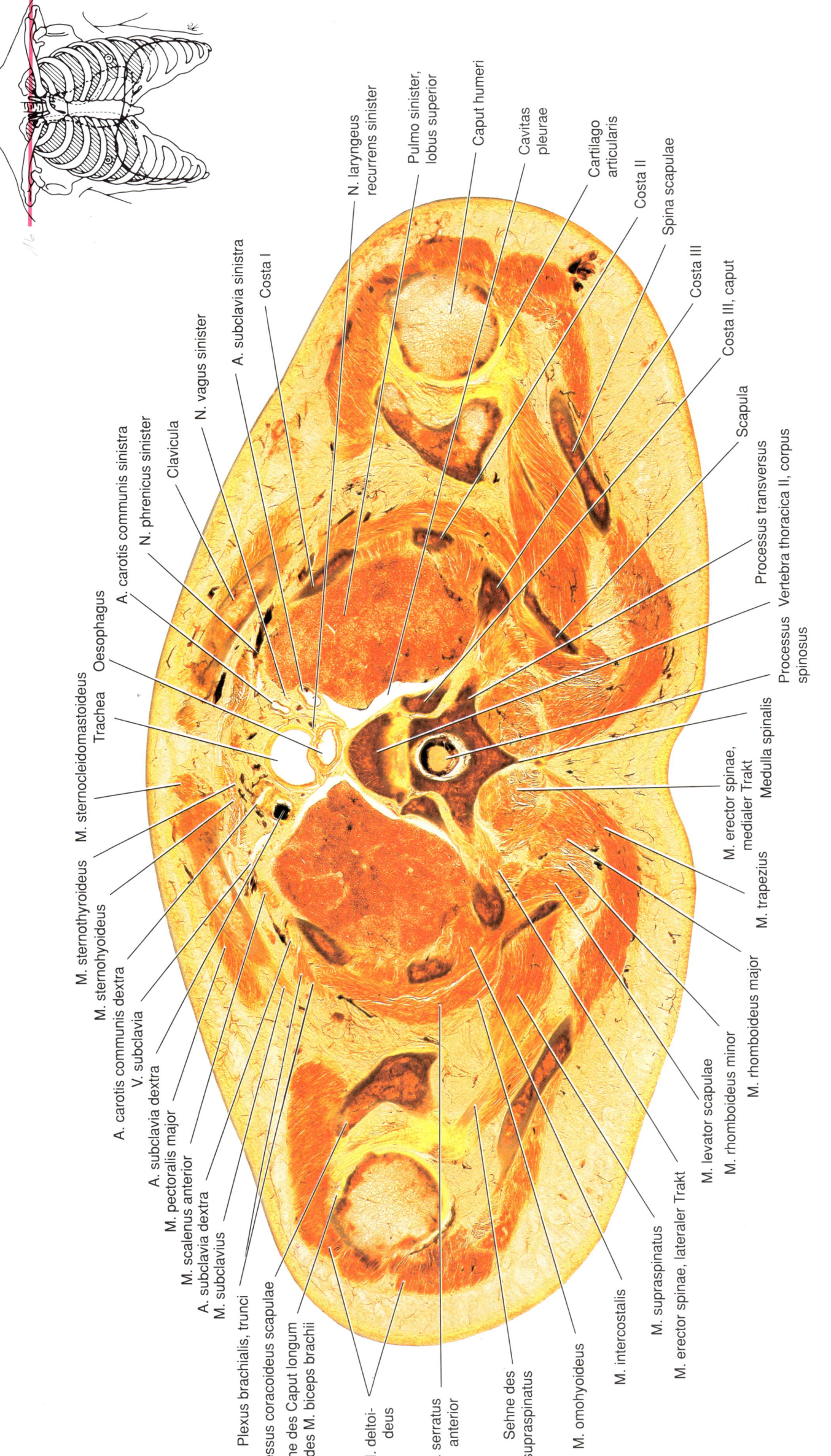

N. laryngeus recurrens sinister

Pulmo sinister, lobus superior

Caput humeri

Cavitas pleurae

Cartilago articularis

Costa II

Spina scapulae

Costa III

Costa III, caput

Scapula

Processus transversus

Vertebra thoracica II, corpus

Processus spinosus

Medulla spinalis

M. erector spinae, medialer Trakt

M. trapezius

M. rhomboideus major

M. rhomboideus minor

M. levator scapulae

M. supraspinatus

M. erector spinae, lateraler Trakt

M. intercostalis

M. omohyoideus

Sehne des M. supraspinatus

M. serratus anterior

M. deltoideus

Sehne des Caput longum des M. biceps brachii

Processus coracoideus scapulae

Plexus brachialis, trunci

M. subclavius

A. subclavia dextra

M. scalenus anterior

M. pectoralis major

V. subclavia

A. subclavia dextra

A. carotis communis dextra

M. sternohyoideus

M. sternothyroideus

M. sternocleidomastoideus

Trachea

Oesophagus

A. carotis communis sinistra

N. phrenicus sinister

Clavicula

N. vagus sinister

A. subclavia sinistra

Costa I

Abb. 3.5b   131   Transversalschnitt

Dieser Schnitt verläuft durch das obere Mediastinum in Höhe des zweiten Brustwirbels, oberhalb der Aufzweigung der A. brachiocephalica.

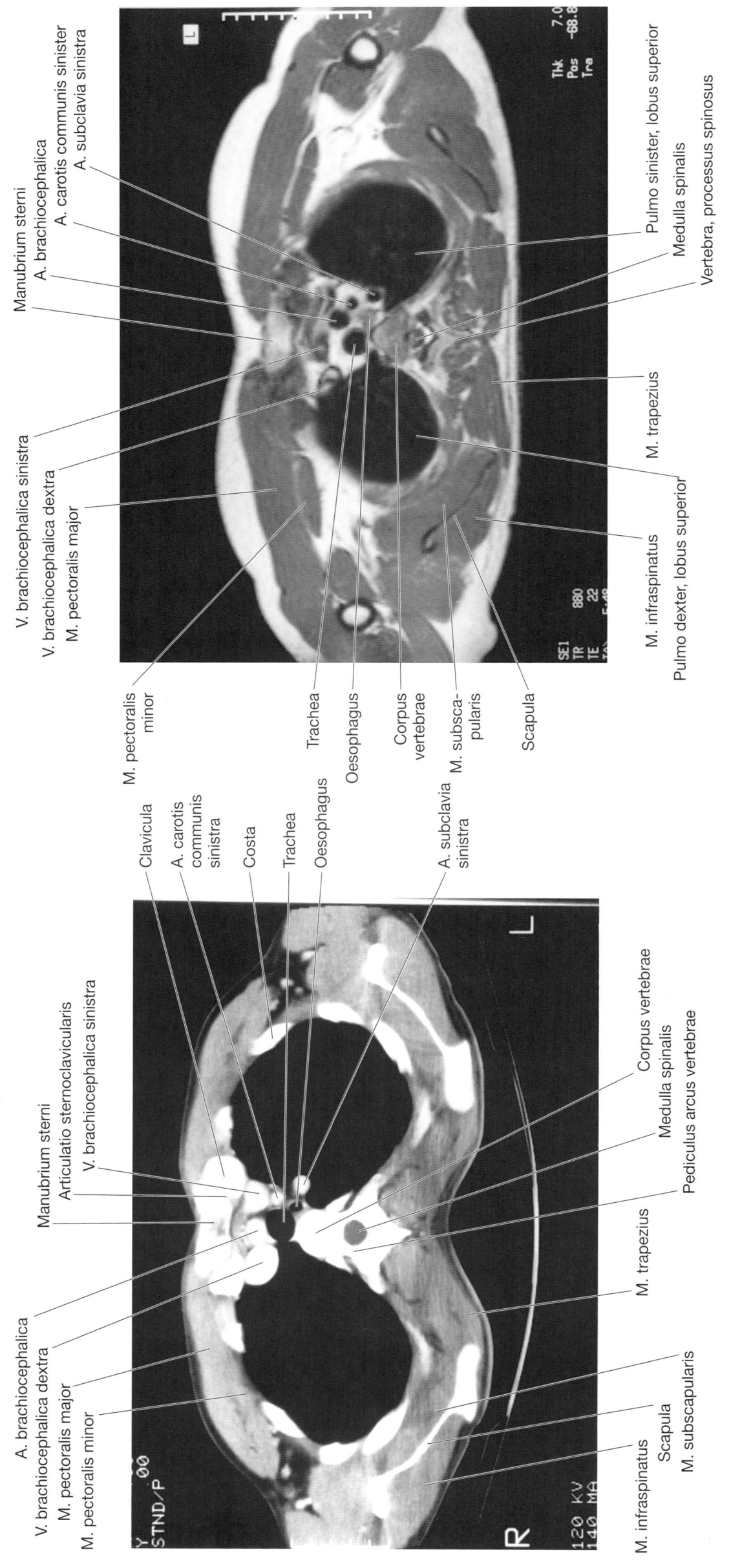

Manubrium sterni
A. brachiocephalica
A. carotis communis sinister
A. subclavia sinistra

V. brachiocephalica sinistra
V. brachiocephalica dextra
M. pectoralis major

M. pectoralis minor

Clavicula
A. carotis communis sinistra
Costa
Trachea
Oesophagus
A. subclavia sinistra

Trachea
Oesophagus
Corpus vertebrae
M. subscapularis
Scapula

Pulmo sinister, lobus superior
Medulla spinalis
Vertebra, processus spinosus

M. trapezius

M. infraspinatus
Pulmo dexter, lobus superior

Manubrium sterni
Articulatio sternoclavicularis
V. brachiocephalica sinistra

A. brachiocephalica
V. brachiocephalica dextra
M. pectoralis major
M. pectoralis minor

M. infraspinatus
Scapula
M. subscapularis

Corpus vertebrae
Medulla spinalis
Pediculus arcus vertebrae

M. trapezius

Das T1-gewichtete MR-Bild wurde im oberen Mediastinum aufgenommen. Die Ebene liegt knapp über dem Ursprung der großen Gefäße aus dem Arcus aortae.

Transversalschnitte

Das kontrastverstärkte, transversale CT-Bild liegt auf der Ebene kurz über dem Ursprung der großen Gefäße aus dem Arcus aortae.

CT-Aufnahme, MRI

Abb. 3.6a und 3.6b

Thorax

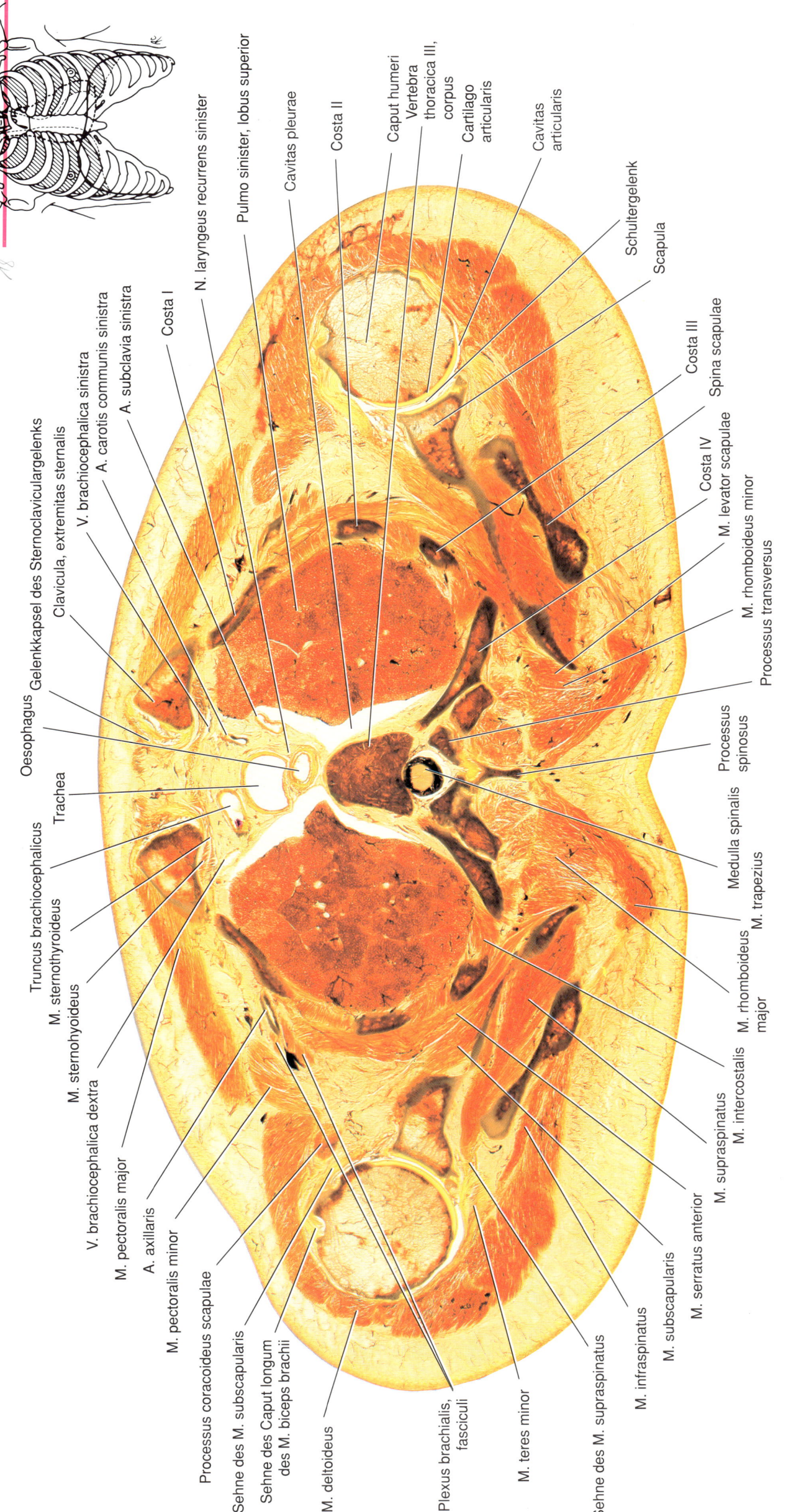

N. laryngeus recurrens sinister

Pulmo sinister, lobus superior

Cavitas pleurae

Costa II

Caput humeri

Vertebra thoracica III, corpus

Cartilago articularis

Cavitas articularis

Schultergelenk

Scapula

Costa III

Spina scapulae

Costa IV

M. levator scapulae

M. rhomboideus minor

Processus transversus

M. laryngeus recurrens sinister

Costa I

A. subclavia sinistra

A. carotis communis sinistra

V. brachiocephalica sinistra

Clavicula, extremitas sternalis

Gelenkkapsel des Sternoclaviculargelenks

Oesophagus

Trachea

M. sternohyoideus

M. sternothyroideus

Truncus brachiocephalicus

V. brachiocephalica dextra

M. pectoralis major

A. axillaris

M. pectoralis minor

Processus coracoideus scapulae

Sehne des M. subscapularis

Sehne des Caput longum des M. biceps brachii

M. deltoideus

Plexus brachialis, fasciculi

M. teres minor

Sehne des M. supraspinatus

M. infraspinatus

M. subscapularis

M. serratus anterior

M. supraspinatus

M. intercostalis

M. rhomboideus major

M. trapezius

Medulla spinalis

Processus spinosus

Abb. 3.6c

Transversalschnitt

133

Schnitt durch das obere Mediastinum in Höhe des dritten Brustwirbels, im Bereich der Aortenbogengefäße.

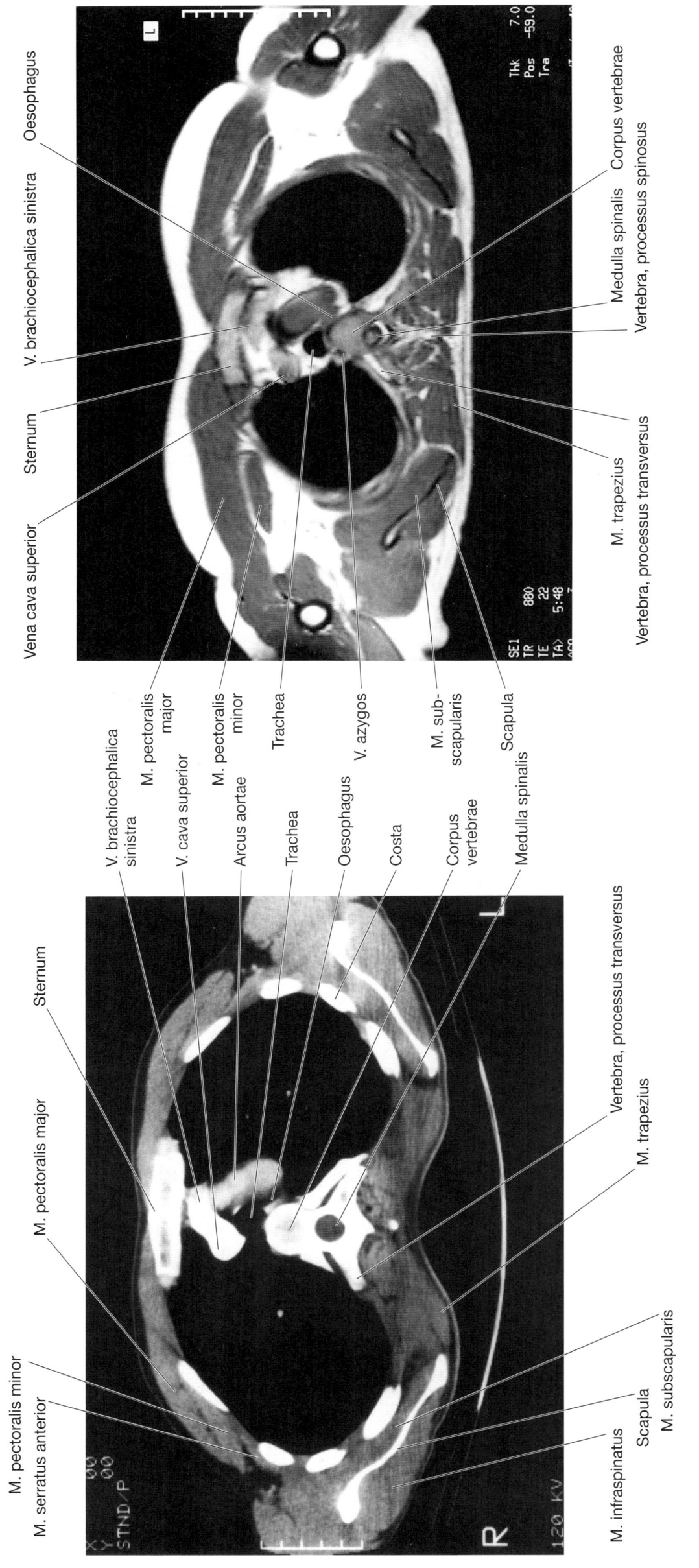

M. pectoralis minor

M. serratus anterior

Sternum

M. pectoralis major

V. brachiocephalica sinistra

M. pectoralis major

V. cava superior

M. pectoralis minor

Arcus aortae

Trachea

Oesophagus

V. azygos

Costa

Corpus vertebrae

M. sub-scapularis

Scapula

Medulla spinalis

M. infraspinatus

Scapula

M. subscapularis

Vertebra, processus transversus

M. trapezius

V. brachiocephalica sinistra   Oesophagus

V. brachiocephalica sinistra

Sternum

Vena cava superior

Medulla spinalis   Corpus vertebrae

Vertebra, processus spinosus

Vertebra, processus transversus

M. trapezius

Das kontrastverstärkte, transversale CT-Bild befindet sich in der Ebene des oberen Randes des Arcus aortae. Das Kontrastmittel befindet sich in der V. cava und der V. brachiocephalica sinstra. Dadurch erscheinen die Gefäße weiß.

Das T1-gewichtete MR-Bild wurde in der Ebene des oberen Randes des Arcus aortae erstellt. Flußartefakte bedingen ein Signal in der Aorta und den Vv. brachiocephalicae.

CT-Aufnahme, MRI

Transversalschnitte

Abb. 3.7a und 3.7b

Thorax

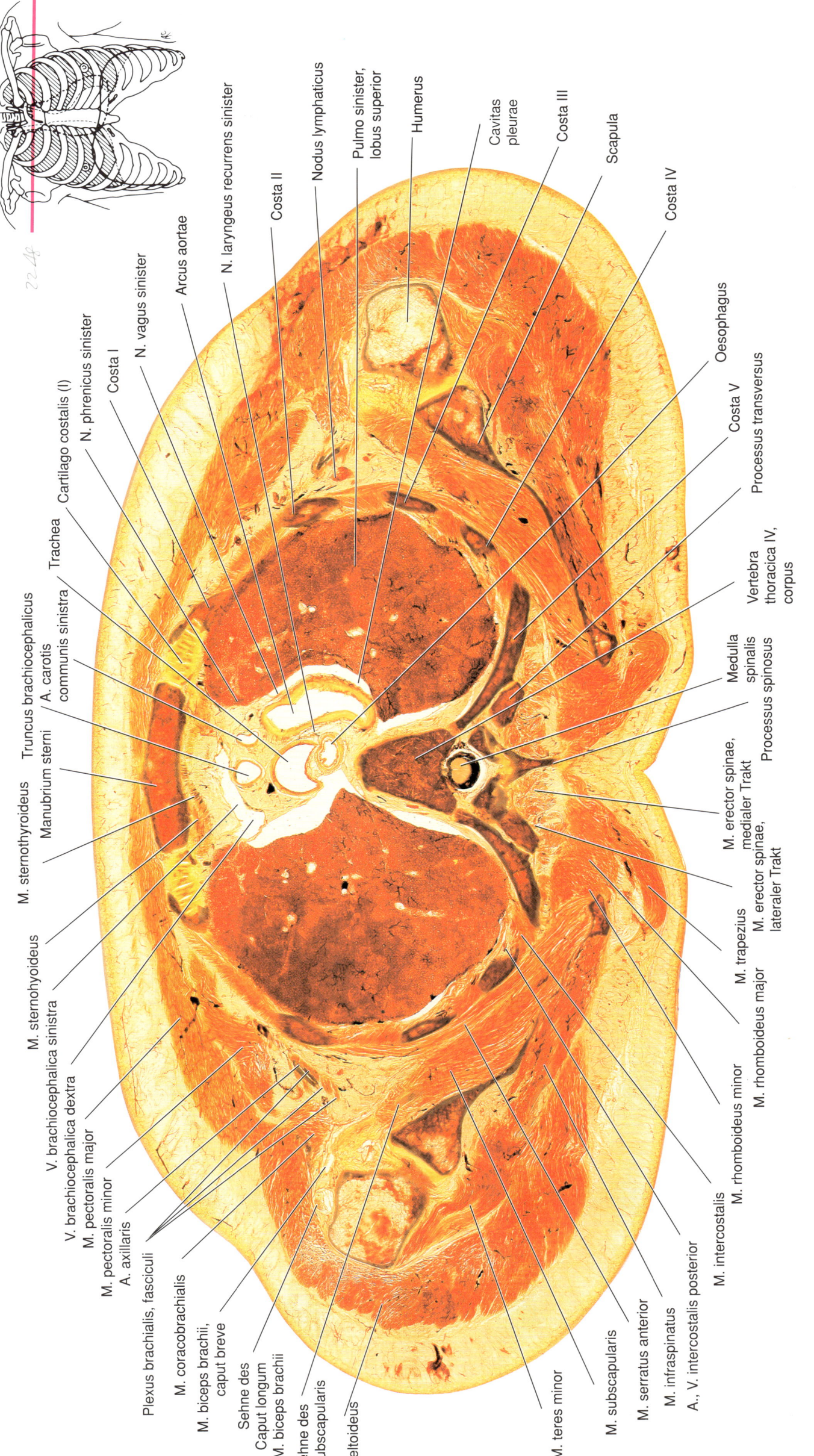

Plexus brachialis, fasciculi
M. coracobrachialis
Sehne des
Caput longum
des M. biceps brachii
Sehne des
M. subscapularis
M. deltoideus

M. biceps brachii,
caput breve

A. axillaris
M. pectoralis minor
M. pectoralis major
V. brachiocephalica dextra
V. brachiocephalica sinistra

M. sternohyoideus
M. sternothyroideus
Manubrium sterni
Truncus brachiocephalicus
A. carotis
communis sinistra
Trachea
Cartilago costalis (I)
N. phrenicus sinister
Costa I
N. vagus sinister

Arcus aortae
Costa II
N. laryngeus recurrens sinister
Nodus lymphaticus
Pulmo sinister,
lobus superior
Humerus

Cavitas
pleurae
Costa III
Scapula
Costa IV

Oesophagus
Costa V
Processus transversus
Vertebra
thoracica IV,
corpus

Medulla
spinalis
Processus spinosus
M. erector spinae,
medialer Trakt
M. erector spinae,
lateraler Trakt
M. trapezius
M. rhomboideus minor
M. rhomboideus major
M. intercostalis
A., V. intercostalis posterior
M. infraspinatus
M. serratus anterior
M. subscapularis
M. teres minor

Abb. 3.7c

135

Transversalschnitt

Schnitt durch das obere Mediastinum in Höhe des vierten Brustwirbels.
Die absteigende Krümmung des Aortenbogens wurde angeschnitten.

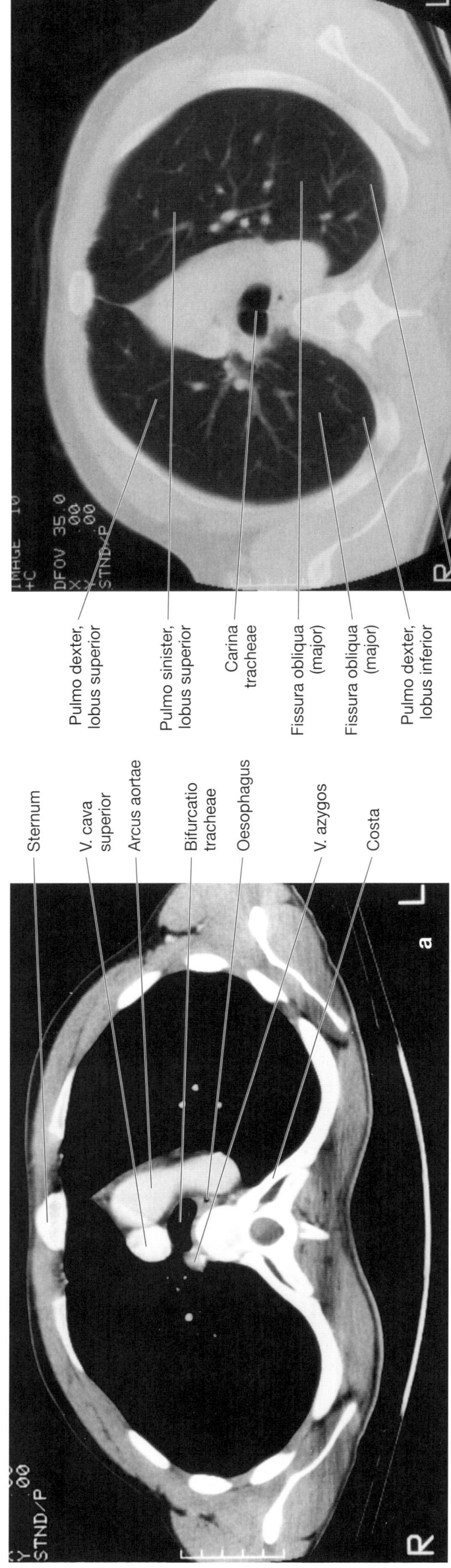

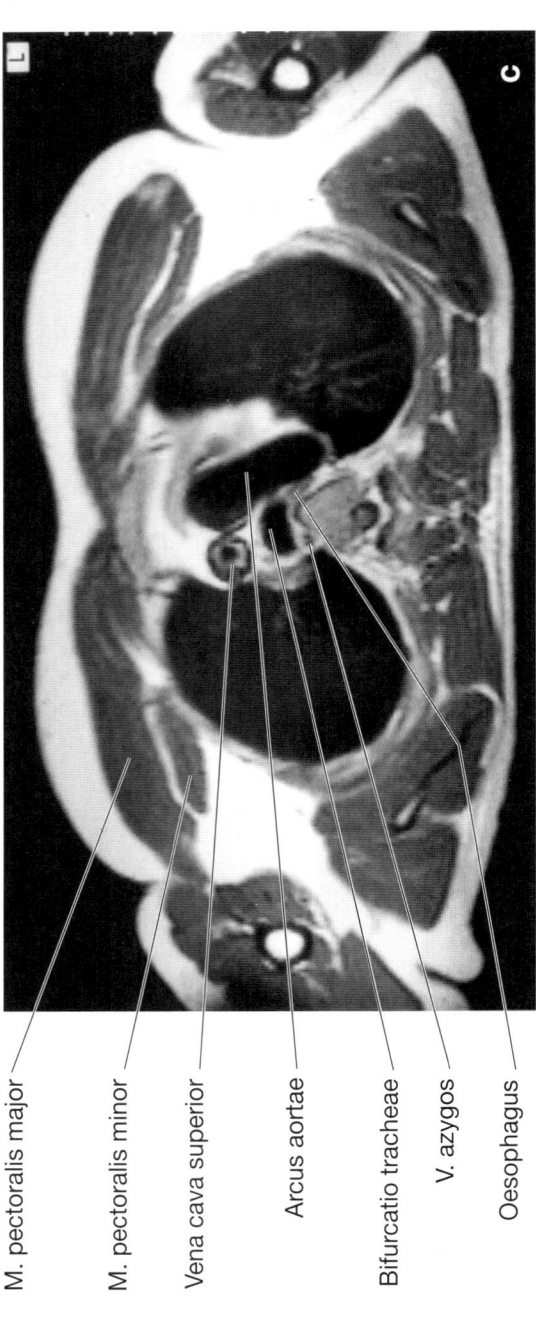

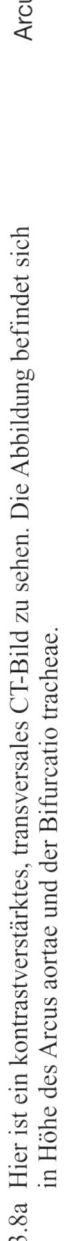

Sternum

V. cava superior

Arcus aortae

Bifurcatio tracheae

Oesophagus

V. azygos

Costa

Pulmo dexter, lobus superior

Pulmo sinister, lobus superior

Carina tracheae

Fissura obliqua (major)

Fissura obliqua (major)

Pulmo dexter, lobus inferior

Pulmo sinister, lobus inferior

M. pectoralis major

M. pectoralis minor

Vena cava superior

Arcus aortae

Bifurcatio tracheae

V. azygos

Oesophagus

3.8a Hier ist ein kontrastverstärktes, transversales CT-Bild zu sehen. Die Abbildung befindet sich in Höhe des Arcus aortae und der Bifurcatio tracheae.

3.8b Das kontrastverstärkte, transversale CT-Bild zeigt die Lungen. Die Daten wurden verarbeitet, um die Lungen und Bronchien optimal darzustellen. Das Bild befindet sich in Höhe der Carina tracheae.

3.8c Dieses T1-gewichtete, transversale MR-Bild liegt auf der Ebene des Arcus aortae und der Carina tracheae. Die Flußartefakte bedingen ein Signal in der V. cava superior.

Transversalschnitte

CT-Aufnahmen, MRI

Abb. 3.8a, 3.8b und 3.8c

Thorax

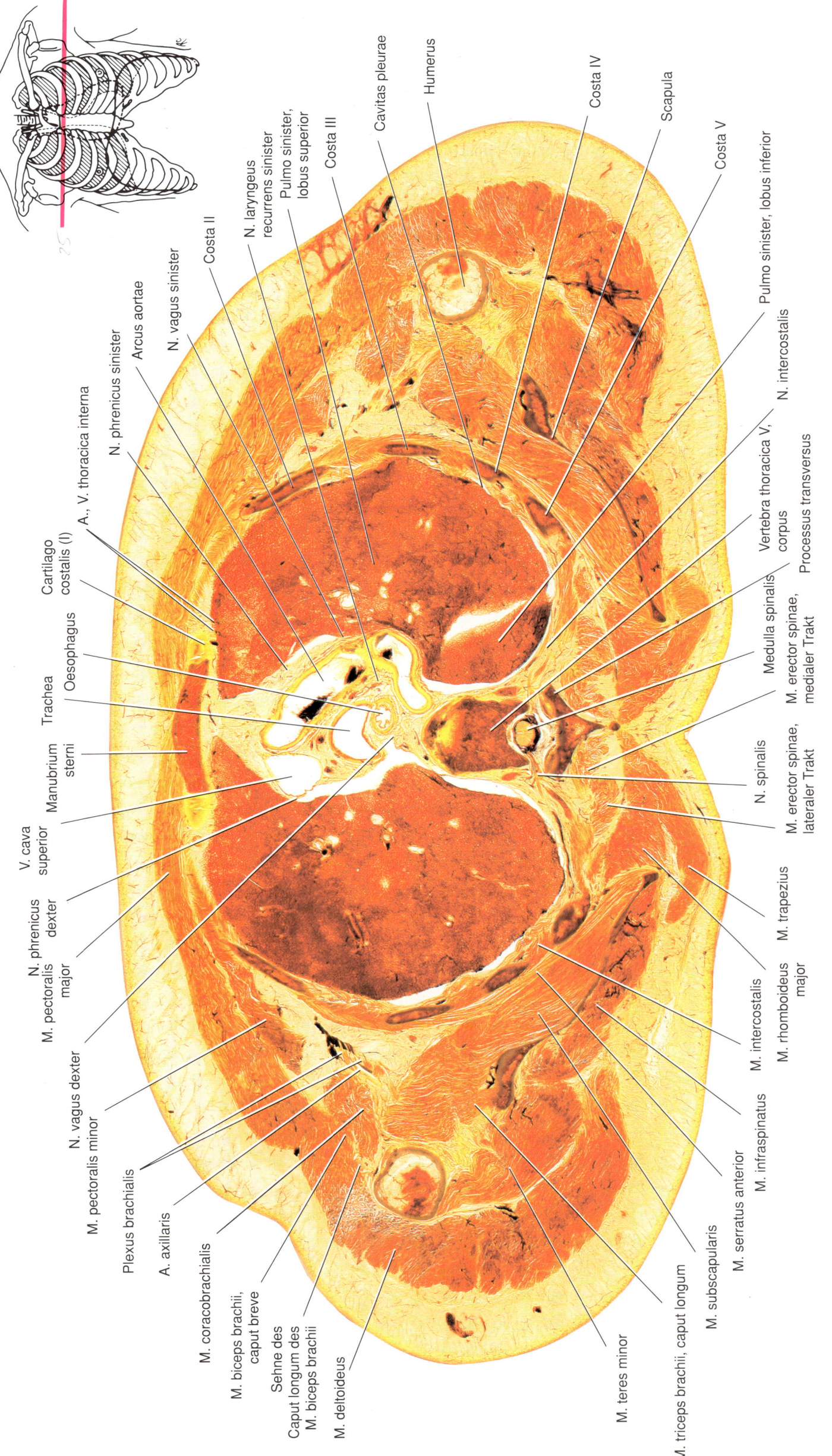

Cavitas pleurae

Humerus

Costa IV

Scapula

Costa V

Pulmo sinister, lobus inferior

N. intercostalis

Vertebra thoracica V, corpus

Processus transversus

Medulla spinalis

M. erector spinae, medialer Trakt

N. spinalis

M. erector spinae, lateraler Trakt

M. trapezius

M. intercostalis

M. rhomboideus major

N. laryngeus recurrens sinister

Pulmo sinister, lobus superior

Costa III

N. vagus sinister

Costa II

N. phrenicus sinister

Arcus aortae

A., V. thoracica interna

Cartilago costalis (I)

Oesophagus

Trachea

Manubrium sterni

V. cava superior

N. phrenicus dexter

M. pectoralis major

N. vagus dexter

M. pectoralis minor

Plexus brachialis

A. axillaris

M. coracobrachialis

M. biceps brachii, caput breve

Sehne des Caput longum des M. biceps brachii

M. deltoideus

M. triceps brachii, caput longum

M. teres minor

M. subscapularis

M. serratus anterior

M. infraspinatus

Abb. 3.8d   137

Transversalschnitt

Thoraxquerschnitt durch das obere Mediastinum in Höhe des fünften Brustwirbels und des Aortenbogens.

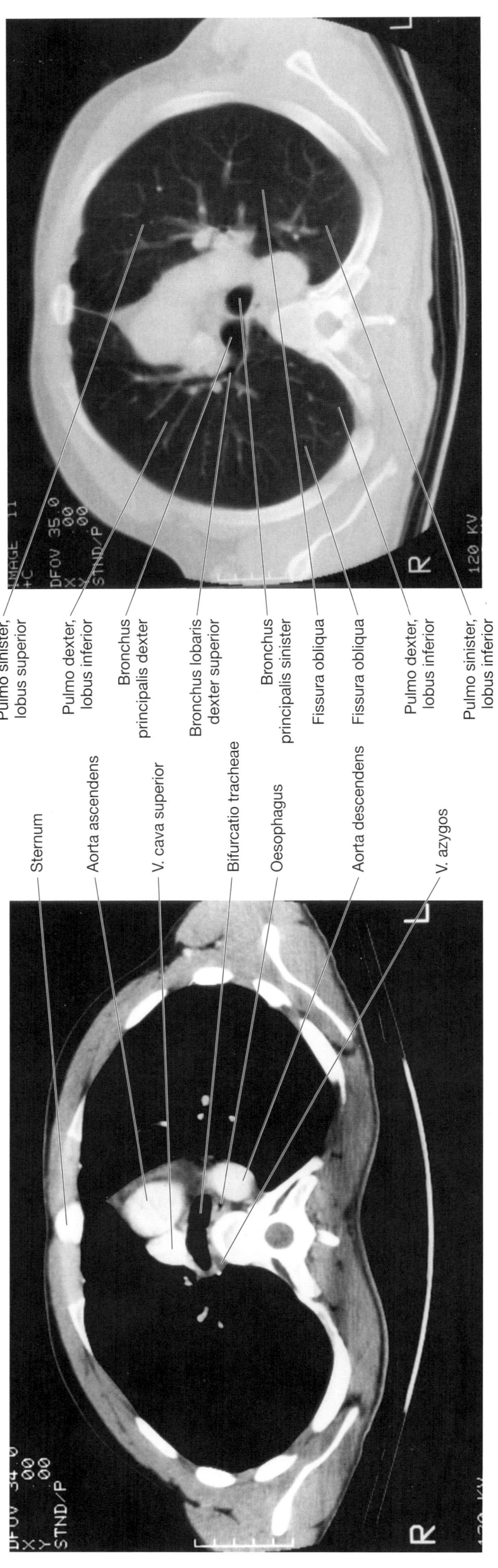

Pulmo sinister, lobus superior

Pulmo dexter, lobus inferior

Bronchus principalis dexter

Bronchus lobaris dexter superior

Bronchus principalis sinister

Fissura obliqua

Fissura obliqua

Pulmo dexter, lobus inferior

Pulmo sinister, lobus inferior

Sternum

Aorta ascendens

V. cava superior

Bifurcatio tracheae

Oesophagus

Aorta descendens

V. azygos

Das kontrastverstärkte, transversale CT-Bild befindet sich knapp unterhalb der Ebene der Carina tracheae. Der Ursprung des Bronchus zum Lobus superior dexter ist gut zu sehen. Die Fissura obliqua (major) ist durch die Abwesenheit von Gefäßen identifizierbar.

Das T1-gewichtete, transversale CT-Bild liegt in der Ebene knapp unterhalb des Arcus aortae und der Bifurcatio tracheae.

Transversalschnitte

CT-Aufnahmen

Abb. 3.9a und 3.9b

Thorax

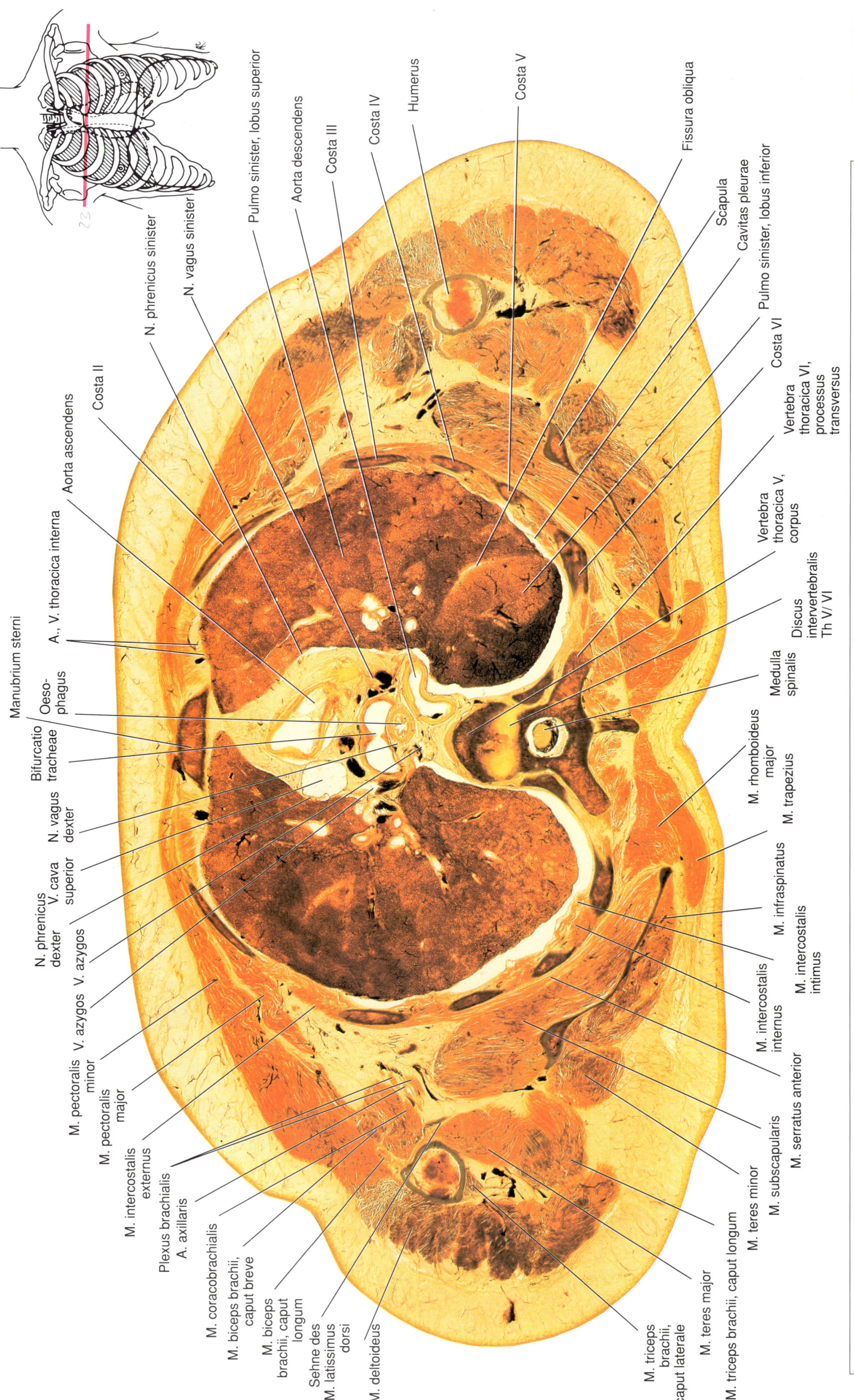

N. phrenicus sinister

N. vagus sinister

Pulmo sinister, lobus superior

Aorta descendens

Costa III

Costa IV

Humerus

Costa V

Fissura obliqua

Scapula

Cavitas pleurae

Pulmo sinister, lobus inferior

Costa VI

Vertebra thoracica VI, processus transversus

Vertebra thoracica V, corpus

Discus intervertebralis Th V/VI

Medulla spinalis

M. rhomboideus major

M. trapezius

M. infraspinatus

M. intercostalis intimus

M. intercostalis internus

M. serratus anterior

M. subscapularis

M. teres minor

M. triceps brachii, caput longum

M. teres major

M. triceps brachii, caput laterale

M. deltoideus

Sehne des M. latissimus dorsi

M. biceps brachii, caput longum

M. biceps brachii, caput breve

M. coracobrachialis

Plexus brachialis
A. axillaris

M. intercostalis externus

M. pectoralis major

M. pectoralis minor

V. azygos

V. azygos

V. cava superior

N. vagus dexter

N. phrenicus dexter

Bifurcatio tracheae

Oeso-phagus

Manubrium sterni

Aorta ascendens

Costa II

A., V. thoracica interna

Abb. 3.9c   139   Transversalschnitt

Die Schnittebene dieser Abbildung verläuft durch das untere Mediastinum in Höhe der Bandscheibe Th 5/6 und der Bifurcatio tracheae. Die Aorta ist etwas kollabiert.

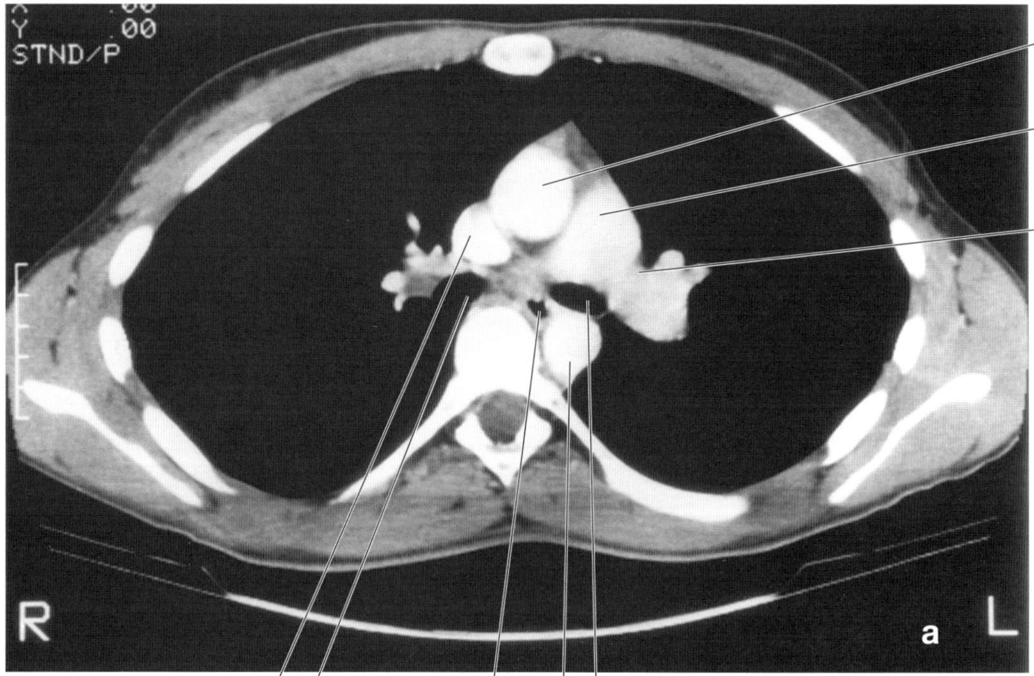

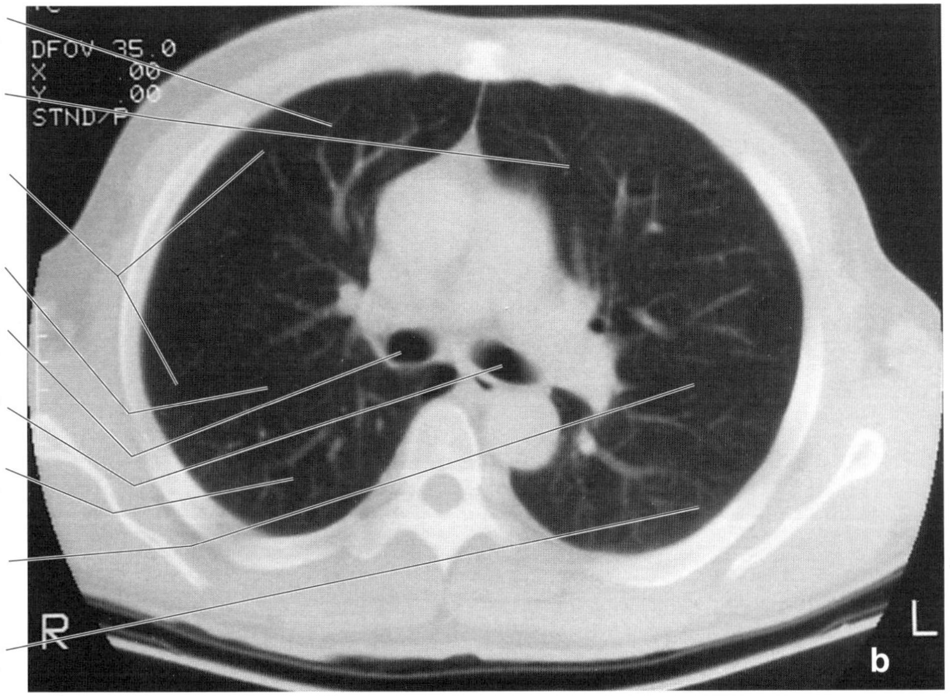

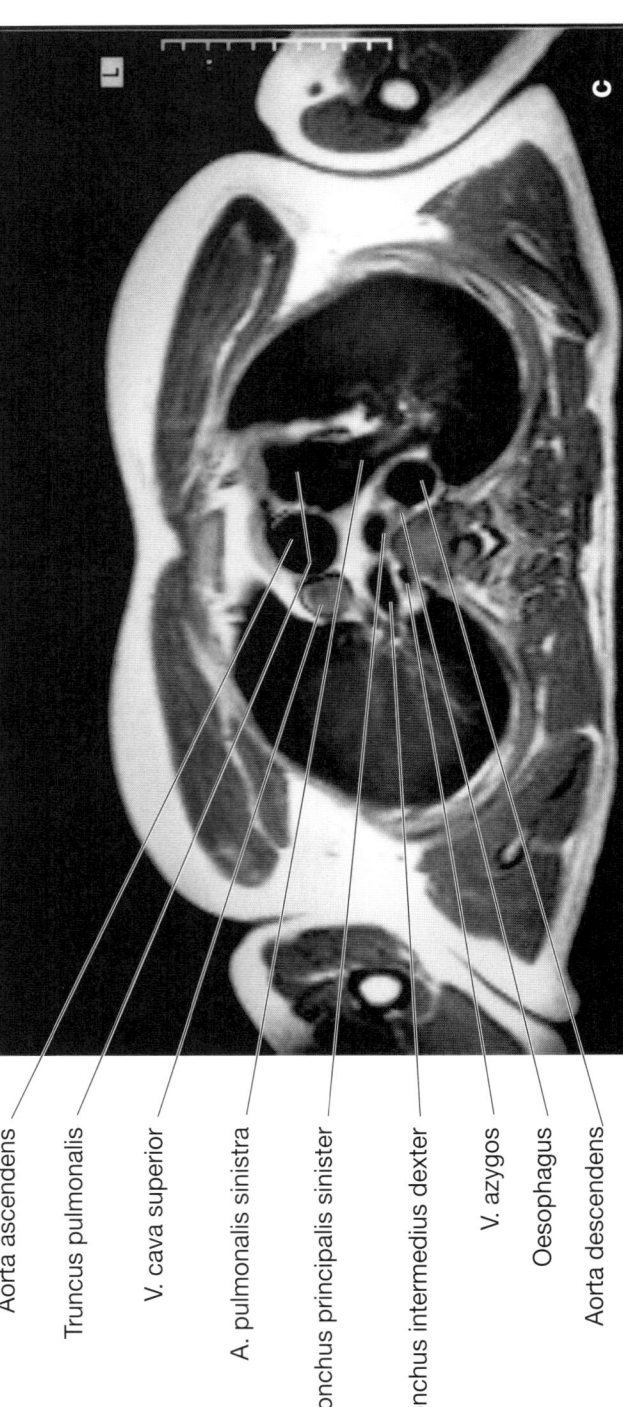

Pulmo dexter, lobus inferior

Pulmo sinister, lobus inferior

Fissura horizontalis (minor)

Fissura obliqua

Bronchus intermedius dexter

Bronchus principalis sinister

Pulmo dexter, lobus inferior

Fissura obliqua (major)

Pulmo sinister, lobus inferior

Aorta ascendens

Truncus pulmonalis

A. pulmonalis sinistra

Bronchus principalis sinister

Aorta descendens

V. cava superior

Oesophagus

Bronchus intermedius dexter

Aorta ascendens

Truncus pulmonalis

V. cava superior

A. pulmonalis sinistra

Bronchus principalis sinister

Bronchus intermedius dexter

V. azygos

Oesophagus

Aorta descendens

3.10a Dieses kontrastverstärkte, transversale CT-Bild befindet sich in Höhe der A. pulmonalis sinistra. Im Ösophagus ist eine geringe Menge Luft zu sehen.

3.10b Das kontrastverstärkte, transversale CT-Bild durchkreuzt den Bronchus intermedius und den Bronchus principalis sinister. Die Fissura major befindet sich ebenfalls auf der Ebene der Abbildung und ist durch die Abwesenheit von Gefäßen gekennzeichnet.

3.10c Dieses transversale MR-Bild geht durch die Ebene des Bronchus intermedius, der A. pulmonalis sinistra und der Aorta ascendens. In der V. cava superior sind aufgrund von Flußartefakten Signale zu sehen.

CT-Aufnahmen, MRI

Transversalschnitte

Abb. 3.10a, 3.10b und 3.10c

Thorax

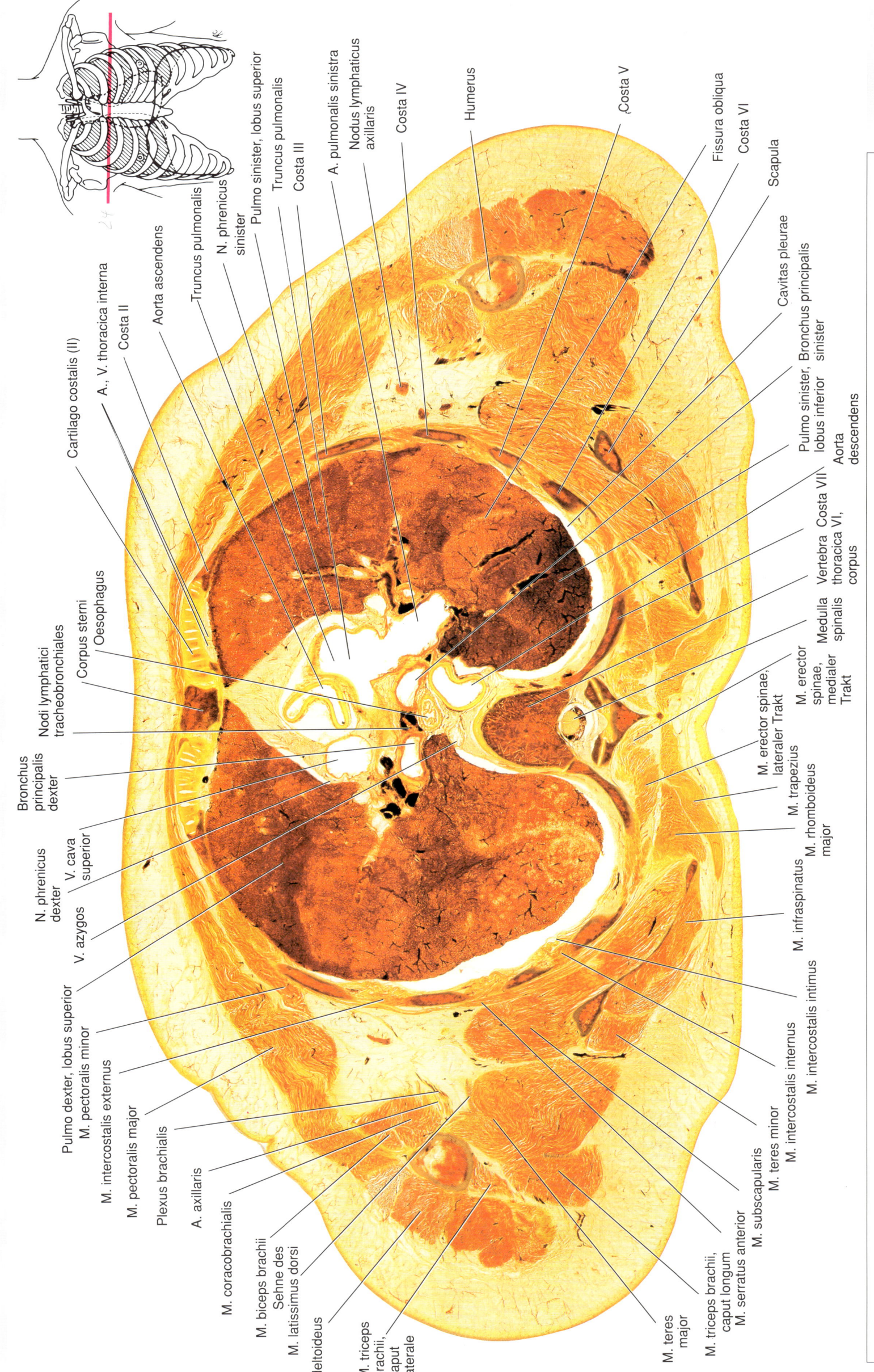

Pulmo dexter, lobus superior
M. pectoralis minor
M. intercostalis externus
M. pectoralis major
Plexus brachialis
A. axillaris
M. coracobrachialis
M. biceps brachii
Sehne des
M. latissimus dorsi
M. deltoideus
M. triceps brachii, caput laterale

Cartilago costalis (II)
A., V. thoracica interna
Costa II

Corpus sterni
Oesophagus

Nodi lymphatici tracheobronchiales

Bronchus principalis dexter

N. phrenicus dexter
V. cava superior
V. azygos

Pulmo sinister, lobus superior
Truncus pulmonalis
Costa III
N. phrenicus sinister
Truncus pulmonalis
Aorta ascendens

A. pulmonalis sinistra
Nodus lymphaticus axillaris
Costa IV

Humerus

Costa V
Fissura obliqua
Costa VI
Scapula

Cavitas pleurae

Pulmo sinister, Bronchus principalis
lobus inferior   sinister
Aorta
descendens

Vertebra   Costa VII
thoracica VI,
corpus
Medulla
spinalis
M. erector
spinae,
medialer
Trakt

M. erector spinae,
lateraler Trakt
M. trapezius
M. rhomboideus
major

M. infraspinatus

M. intercostalis internus
M. intercostalis intimus

M. teres minor
M. subscapularis
M. serratus anterior
M. triceps brachii,
caput longum
M. teres
major

Abb. 3.10d   Transversalschnitt   **141**

Schnitt durch das untere Mediastinum in Höhe des sechsten Brustwirbels, des Truncus pulmonalis und
der A. pulmonalis sinistra. Die Aortenanschnitte sind kollabiert.

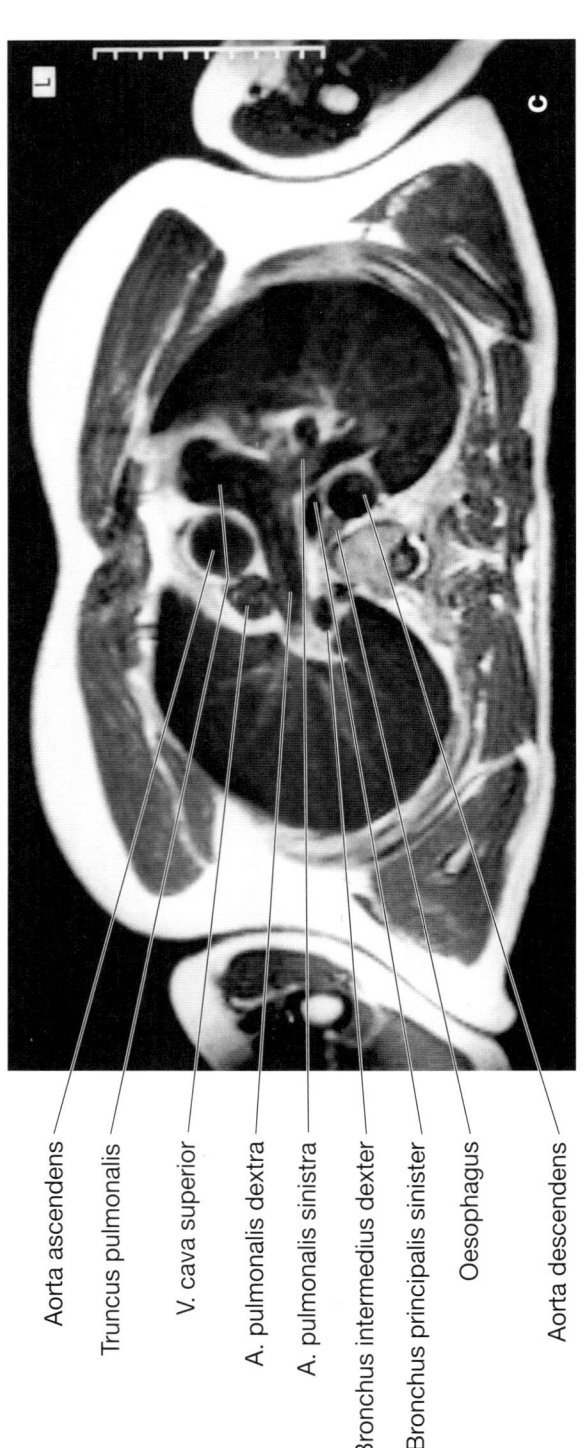

Pulmo sinister, lobus inferior

Pulmo sinister, lobus superior

Bronchus zum oberen Segment der Pulmo sinister, lobus inferior

Fissura minor

Bronchus intermedius dexter

Fissura major

Bronchus principalis sinister

Pulmo dexter, lobus inferior

Fissura major

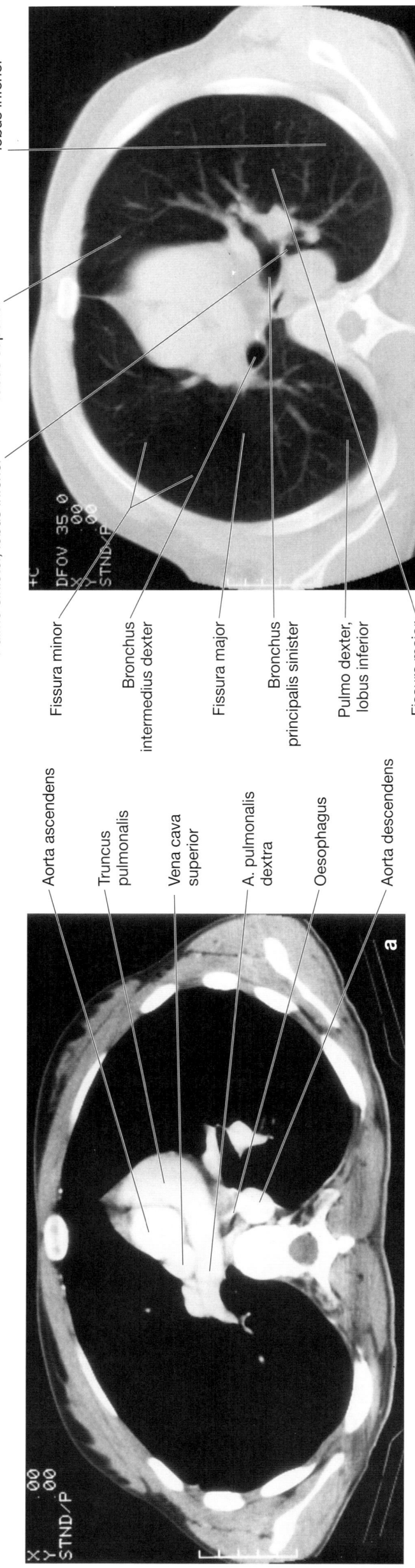

Aorta ascendens

Truncus pulmonalis

Vena cava superior

A. pulmonalis dextra

Oesophagus

Aorta descendens

Aorta ascendens

Truncus pulmonalis

V. cava superior

A. pulmonalis dextra

A. pulmonalis sinistra

Bronchus intermedius dexter

Bronchus principalis sinister

Oesophagus

Aorta descendens

3.11a Das kontrastverstärkte, transversale CT-Bild (mediastinales Fenster) liegt in der Ebene der A. pulmonalis und der Aorta ascendens.

3.11b Die Ebene des kontrastverstärkten, transversalen CT-Bildes durchkreuzt den Bronchus intermedius und den Bronchus principalis sinister. Beachte den Bronchus zum Lobus inferior sinister. Die Fissura horizontalis (minor) ist rechts zu sehen und wird durch die Abwesenheit von Gefäßen identifiziert. Das Lungenfenster erlaubt die Visualisierung mediastinaler Strukturen.

3.11c Das T1-gewichtete, transversale MR-Bild liegt in Höhe der Aufteilung der A. pulmonalis in den rechten und linken Ast.

Abb. 3.11a, 3.11b und 3.11c   CT-Aufnahmen, MRI   Transversalschnitte

Thorax

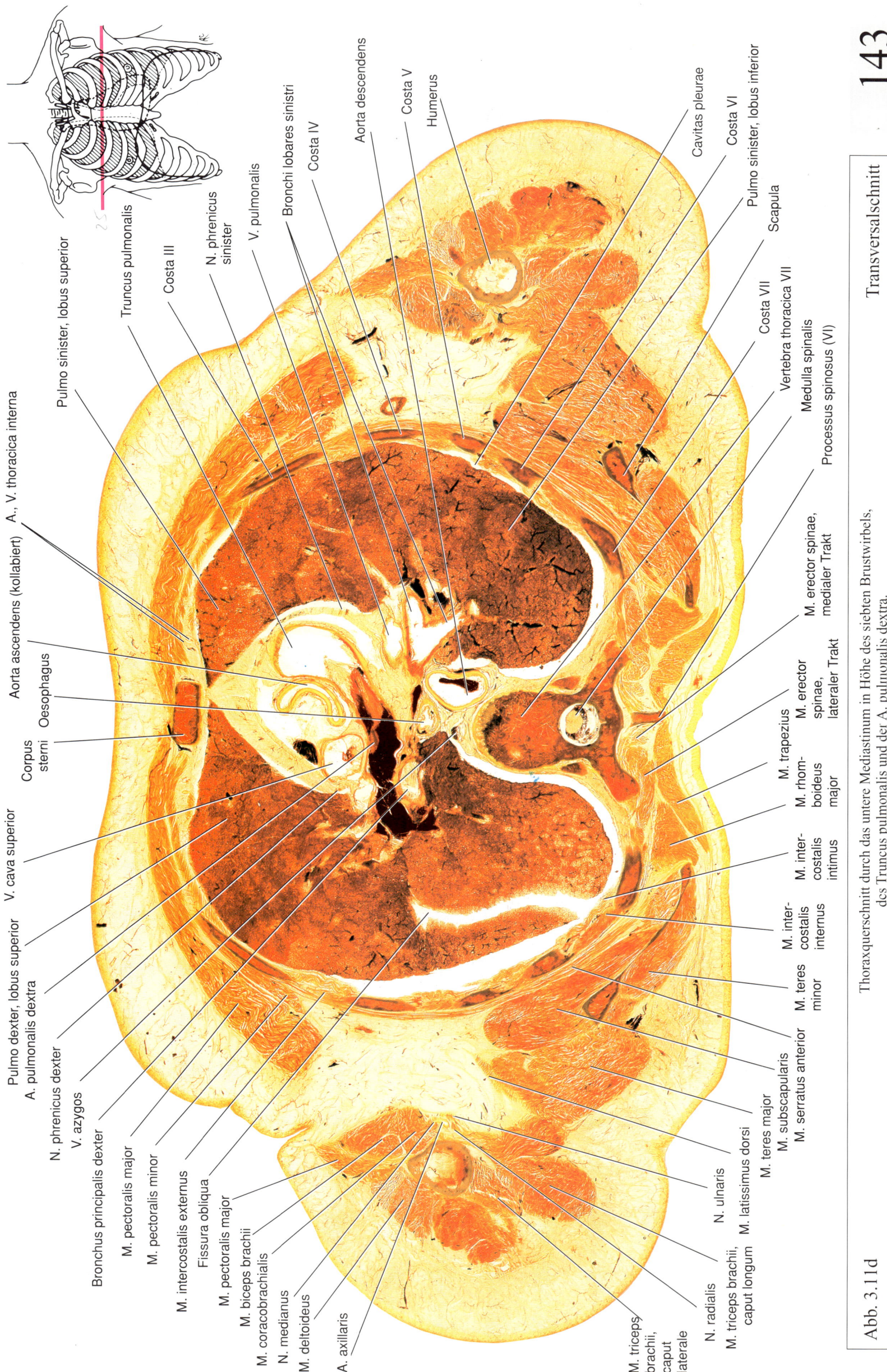

Pulmo sinister, lobus superior

A., V. thoracica interna

Truncus pulmonalis

Costa III

N. phrenicus sinister

V. pulmonalis

Bronchi lobares sinistri

Costa IV

Aorta descendens

Costa V

Humerus

Aorta ascendens (kollabiert)

Oesophagus

Corpus sterni

V. cava superior

Pulmo dexter, lobus superior

A. pulmonalis dextra

N. phrenicus dexter

V. azygos

Bronchus principalis dexter

M. pectoralis major

M. pectoralis minor

M. intercostalis externus

Fissura obliqua

M. pectoralis major

M. biceps brachii

M. coracobrachialis

N. medianus

M. deltoideus

A. axillaris

M. triceps brachii, caput laterale

N. radialis

M. triceps brachii, caput longum

M. latissimus dorsi

M. teres major

M. subscapularis

M. serratus anterior

N. ulnaris

M. teres minor

M. intercostalis internus

M. intercostalis intimus

M. rhomboideus major

M. trapezius

Cavitas pleurae

Costa VI

Pulmo sinister, lobus inferior

Scapula

Costa VII

Vertebra thoracica VII

Medulla spinalis

Processus spinosus (VI)

M. erector spinae, medialer Trakt

M. erector spinae, lateraler Trakt

Thoraxquerschnitt durch das untere Mediastinum in Höhe des siebten Brustwirbels, des Truncus pulmonalis und der A. pulmonalis dextra.

Transversalschnitt

Abb. 3.11d   143

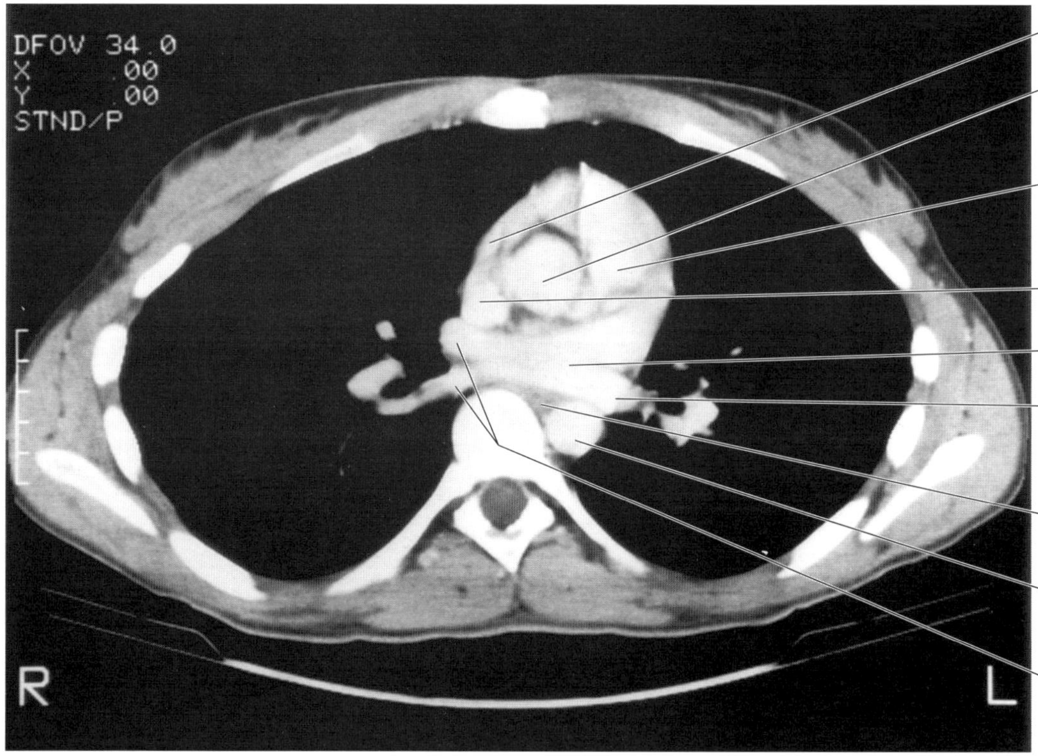

Pulmo sinister, lobus inferior
Fissura major

Bronchus zum oberen Segment der Pulmo sinister, lobus inferior

IMAGE 15
+C
DFOV 35.0
X 00
Y 00
STND/P

Pulmo dexter, lobus medius

Bronchus zum lobus medius dexter

Fissura major

Bronchus zum oberen Segment der Pulmo dexter, lobus inferior

Pulmo dexter, lobus inferior

Pulmo sinister, lobus inferior

Hier ist ein kontrastverstärktes, transversales CT-Bild zu sehen (Lungenfenster). Die Ebene der Abbildung geht durch den Bronchus zum Lobus medius dexter.

Transversalschnitte

Auricula dextra
Aorta ascendens
Truncus pulmonalis
V. cava superior
Atrium sinistrum
V. pulmonalis sinistra
Oesophagus
Aorta descendens
V. pulmonalis dextra

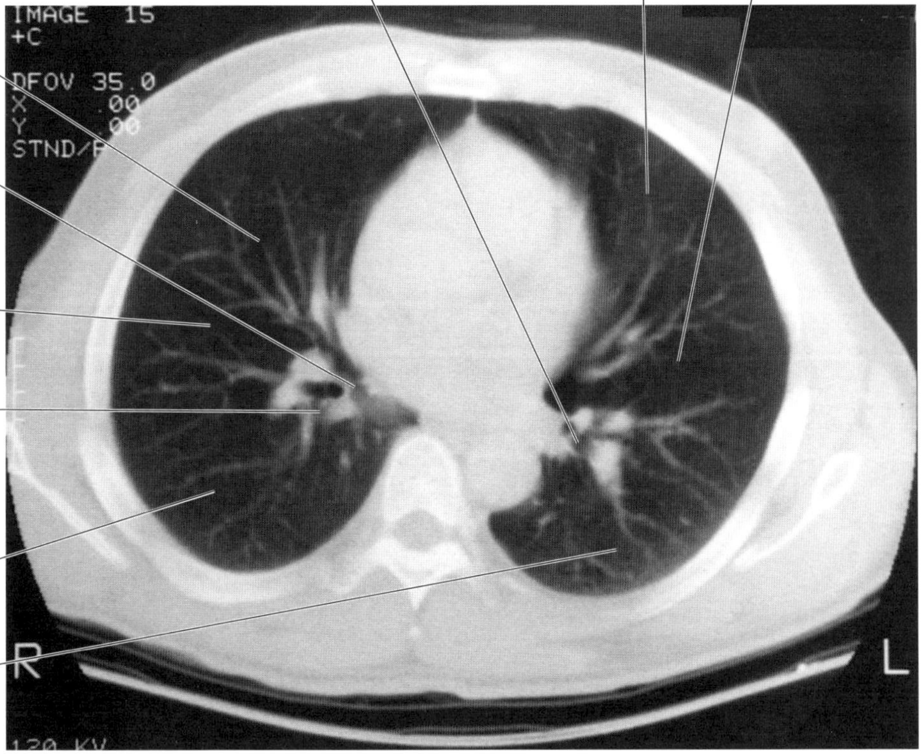

DFOV 34.0
X 00
Y 00
STND/P

Das kontrastverstärkte, transversale CT-Bild (mediastinales Fenster) liegt in der Ebene des Atrium sinistrum. Das Bild demonstriert die Beziehungen zwischen der Aorta ascendens und dem Truncus pulmonalis.

CT-Aufnahmen (mediastinales und Lungenfenster)

Abb. 3.12a und 3.12b

Thorax

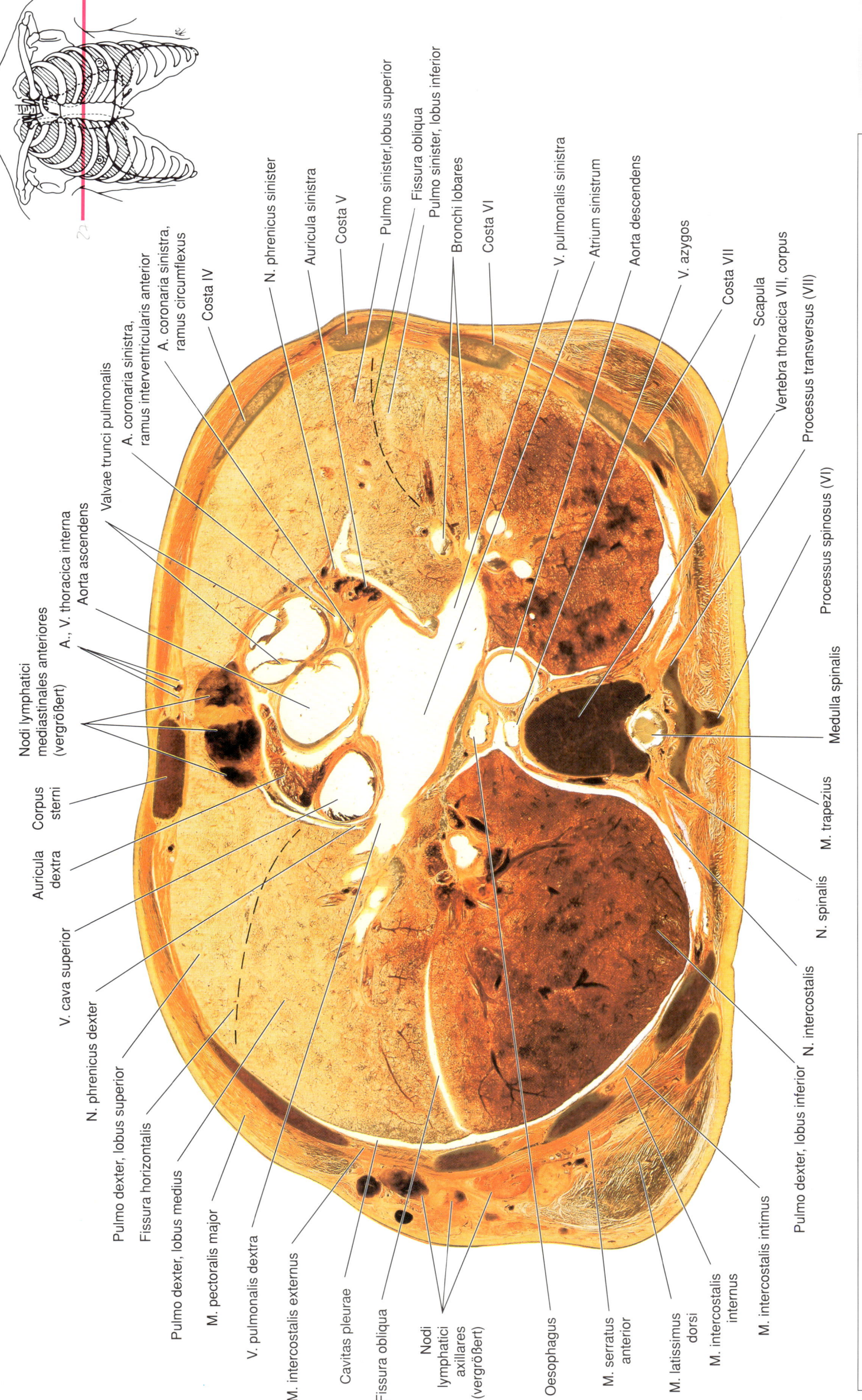

N. phrenicus sinister

Auricula sinistra

Costa V

Fissura obliqua

Pulmo sinister, lobus superior

Pulmo sinister, lobus inferior

Bronchi lobares

Costa VI

V. pulmonalis sinistra

Atrium sinistrum

Aorta descendens

V. azygos

Costa VII

Scapula

Vertebra thoracica VII, corpus

Processus transversus (VII)

Processus spinosus (VI)

Medulla spinalis

M. trapezius

N. spinalis

N. intercostalis

M. intercostalis intimus

M. latissimus dorsi

M. intercostalis internus

M. serratus anterior

Oesophagus

Pulmo dexter, lobus inferior

Nodi lymphatici axillares (vergrößert)

Fissura obliqua

Cavitas pleurae

M. intercostalis externus

V. pulmonalis dextra

M. pectoralis major

Pulmo dexter, lobus medius

Fissura horizontalis

Pulmo dexter, lobus superior

N. phrenicus dexter

V. cava superior

Auricula dextra

Corpus sterni

Nodi lymphatici mediastinales anteriores (vergrößert)

A., V. thoracica interna

Aorta ascendens

Valvae trunci pulmonalis

A. coronaria sinistra, ramus interventricularis anterior

A. coronaria sinistra, ramus circumflexus

Costa IV

Abb. 3.12c   145   Transversalschnitt

Schnitt durch das untere Mediastinum in Höhe des siebten Brustwirbels und der Valva trunci pulmonalis.

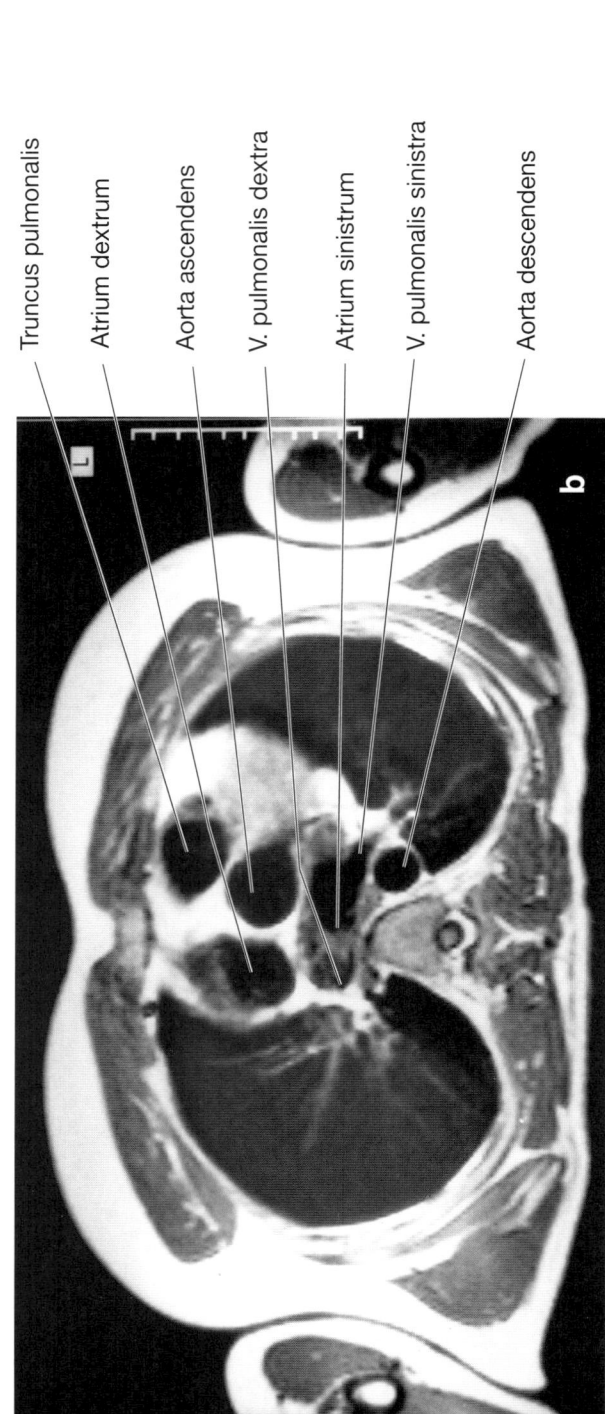

Pulmo sinister,
lobus superior
(lingula)

Pulmo dexter,
lobus medius

Fissura major

Pulmo sinister,
lobus inferior

Pulmo dexter,
lobus inferior

Fissura major

Ventriculus dexter

Atrium dextrum

Aorta ascendens

Atrium sinistrum

V. pulmonalis
dextra

V. pulmonalis
sinistra

Oesophagus

Aorta descendens

Truncus pulmonalis

Atrium dextrum

Aorta ascendens

V. pulmonalis dextra

Atrium sinistrum

V. pulmonalis sinistra

Aorta descendens

3.13a Die Abbildung zeigt ein kontrastverstärktes, transversales CT-Bild (mediastinales
Fenster). Die Ebene der Abbildung geht durch das Atrium sinistrum, das Atrium
dextrum und die Aorta ascendens. Im Ösophagus ist etwas Luft zu sehen.

3.13b Das T1-gewichtete, transversale MR-Bild geht durch die Ebene des Atrium sinistrum, des Atrium dextrum und der Aorta ascendens.

3.13c Das kontrastverstärkte, transversale CT-Bild (Lungenfenster) geht durch die Ebene
des unteren Thorax. Die Fissura obliqua (major) kann durch die Abwesenheit von
Gefäßen identifiziert werden.

Transversalschnitte

CT-Aufnahmen, MRI

Abb. 3.13a, 3.13b und 3.13c

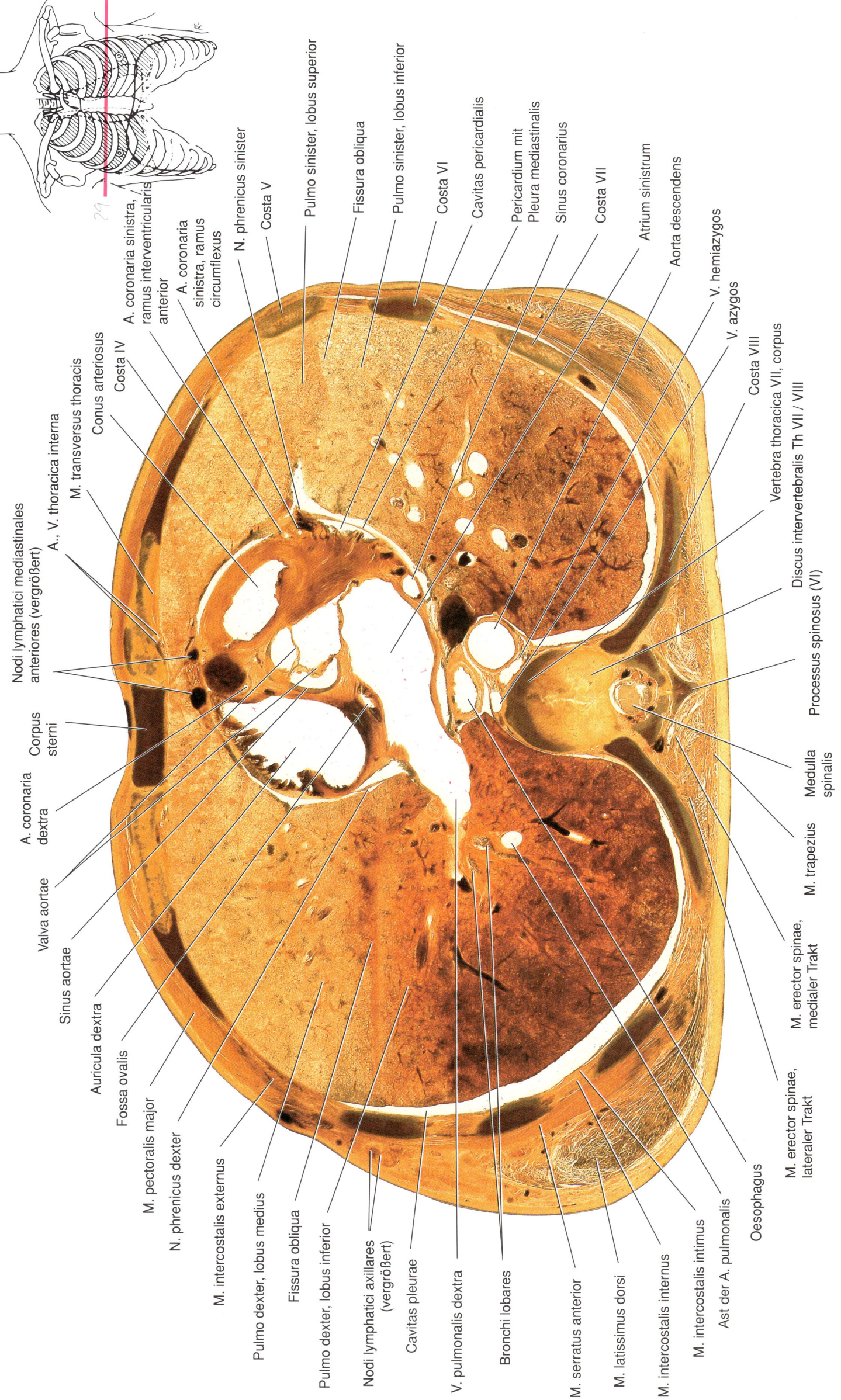

A. coronaria sinistra, ramus interventricularis anterior

A. coronaria sinistra, ramus circumflexus

N. phrenicus sinister

Costa V

Pulmo sinister, lobus superior

Fissura obliqua

Pulmo sinister, lobus inferior

Costa VI

Cavitas pericardialis

Pericardium mit Pleura mediastinalis

Sinus coronarius

Costa VII

Atrium sinistrum

Aorta descendens

V. hemiazygos

V. azygos

Costa VIII

Vertebra thoracica VII, corpus

Discus intervertebralis Th VII / VIII

Processus spinosus (VI)

Conus arteriosus

Costa IV

M. transversus thoracis

A., V. thoracica interna

Nodi lymphatici mediastinales anteriores (vergrößert)

Corpus sterni

A. coronaria dextra

Valva aortae

Sinus aortae

Auricula dextra

Fossa ovalis

M. pectoralis major

N. phrenicus dexter

M. intercostalis externus

Pulmo dexter, lobus medius

Fissura obliqua

Pulmo dexter, lobus inferior

Nodi lymphatici axillares (vergrößert)

Cavitas pleurae

V. pulmonalis dextra

Bronchi lobares

M. serratus anterior

M. latissimus dorsi

M. intercostalis internus

M. intercostalis intimus

Ast der A. pulmonalis

Oesophagus

M. erector spinae, lateraler Trakt

M. erector spinae, medialer Trakt

M. trapezius

Medulla spinalis

Abb. 3.13d   Thoraxquerschnitt durch das untere Mediastinum in Höhe der Bandscheibe Th 7/8 und der Aortenklappe.

Transversalschnitt

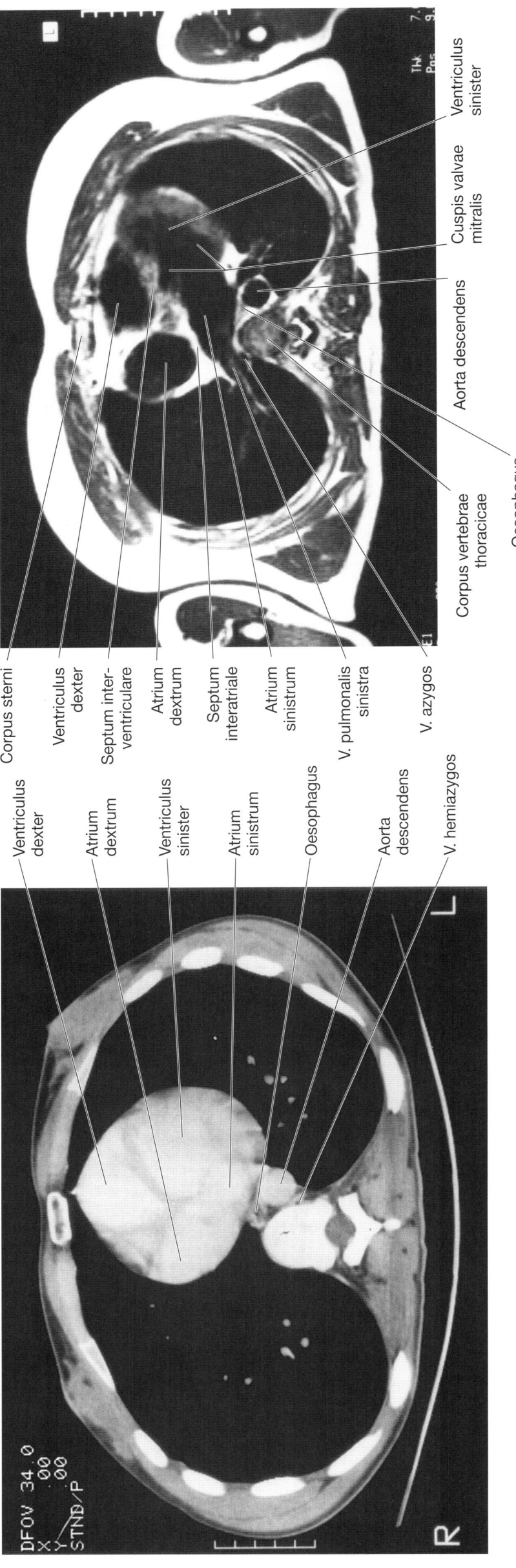

Ventriculus sinister

Cuspis valvae mitralis

Aorta descendens

Oesophagus

Corpus vertebrae thoracicae

Corpus sterni

Ventriculus dexter

Septum inter-ventriculare

Atrium dextrum

Septum interatriale

Atrium sinistrum

V. pulmonalis sinistra

V. azygos

Ventriculus dexter

Atrium dextrum

Ventriculus sinister

Atrium sinistrum

Oesophagus

Aorta descendens

V. hemiazygos

Dieses T1-gewichtete, transversale MR-Bild liegt in der Ebene der vier Herzkammern und der Valva mitralis. Beachte die V. pulmonalis dextra bei ihrem Eintritt in das Atrium sinistrum.

Transversalschnitte

Das kontrastverstärkte, transversale CT-Bild (mediastinales Fenster) geht durch die Ebene der vier Herzkammern. Das Kontrastmittel läßt das Blut in den Ventrikeln heller erscheinen als das Septum interventriculare.

CT-Aufnahme, MRI

Abb. 3.14a und 3.14b

Thorax

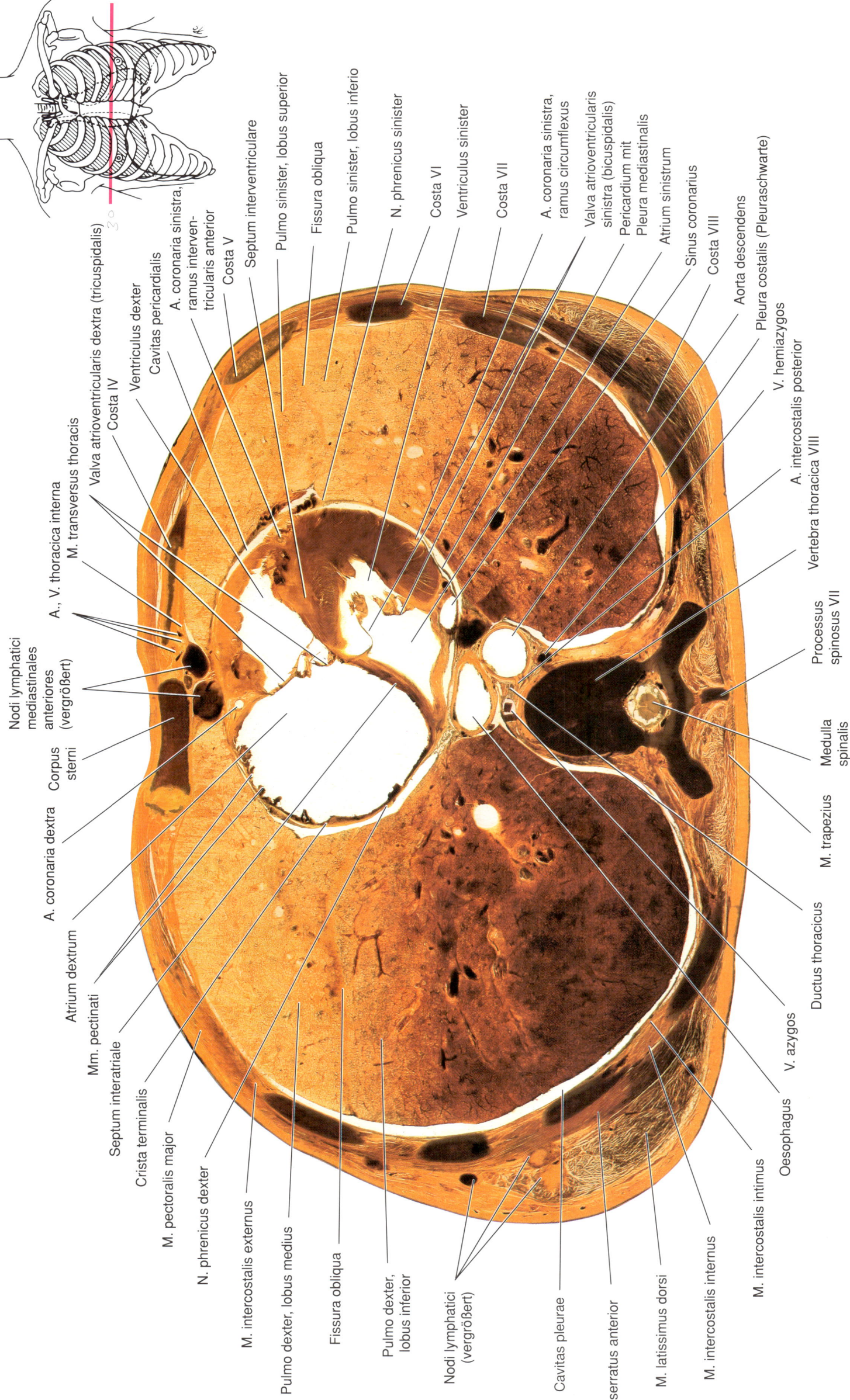

A. coronaria dextra

Corpus sterni

Nodi lymphatici
mediastinales
anteriores
(vergrößert)

A., V. thoracica interna
M. transversus thoracis

Valva atrioventricularis dextra (tricuspidalis)

Costa IV

Ventriculus dexter

Cavitas pericardialis

A. coronaria sinistra,
ramus interven-
tricularis anterior

Costa V

Septum interventriculare

Pulmo sinister, lobus superior

Fissura obliqua

Pulmo sinister, lobus inferio

N. phrenicus sinister

Costa VI

Ventriculus sinister

Costa VII

A. coronaria sinistra,
ramus circumflexus

Valva atrioventricularis
sinistra (bicuspidalis)

Pericardium mit
Pleura mediastinalis

Atrium sinistrum

Sinus coronarius

Costa VIII

Aorta descendens

Pleura costalis (Pleuraschwarte)

V. hemiazygos

A. intercostalis posterior

Vertebra thoracica VIII

Processus
spinosus VII

Medulla
spinalis

M. trapezius

Ductus thoracicus

V. azygos

Oesophagus

M. intercostalis intimus

M. intercostalis internus

M. latissimus dorsi

M. serratus anterior

Cavitas pleurae

Nodi lymphatici
(vergrößert)

Pulmo dexter,
lobus inferior

Fissura obliqua

Pulmo dexter, lobus medius

M. intercostalis externus

N. phrenicus dexter

M. pectoralis major

Crista terminalis

Septum interatriale

Mm. pectinati

Atrium dextrum

Abb. 3.14c

149

Transversalschnitt

Querschnitt durch das untere Mediastinum in Höhe des achten Brustwirbels.
Im rechten und linken Ventrikel sind die Segelklappen getroffen.

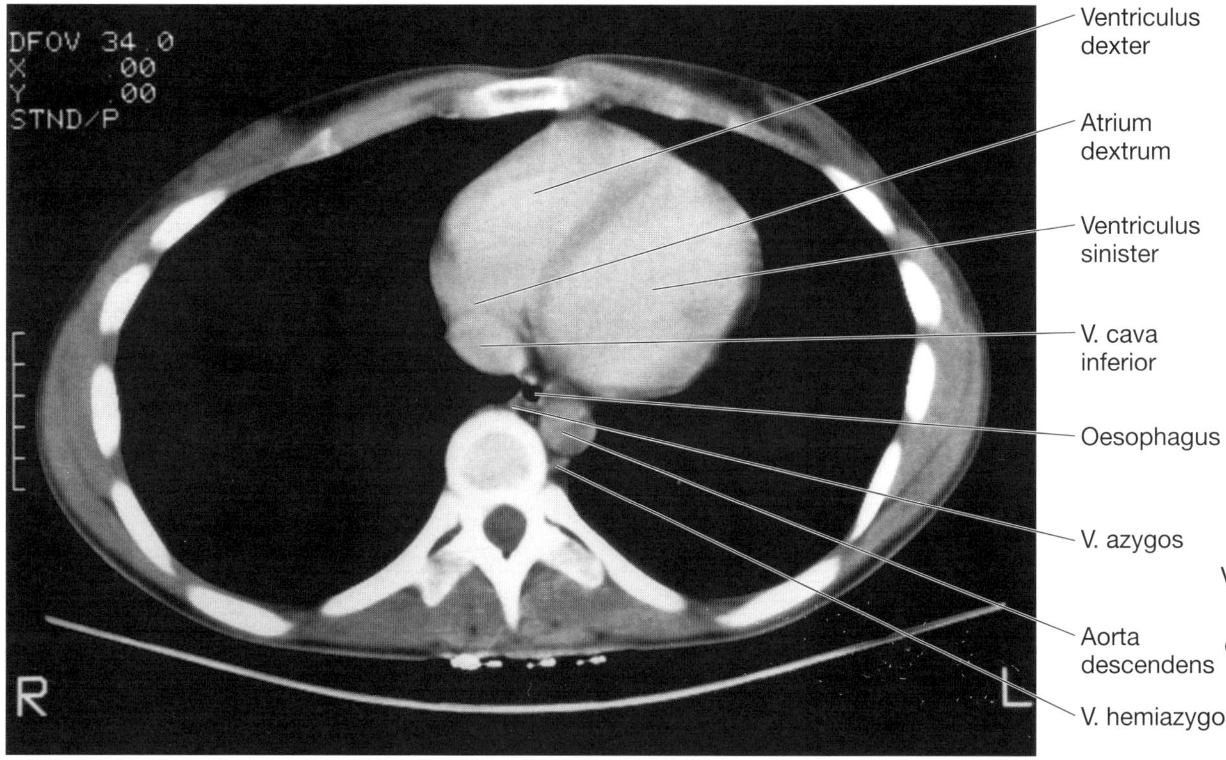
DFOV 34.0
X .00
Y .00
STND/P
R
L
Ventriculus dexter
Atrium dextrum
Ventriculus sinister
V. cava inferior
Oesophagus
V. azygos
Aorta descendens
V. hemiazygos

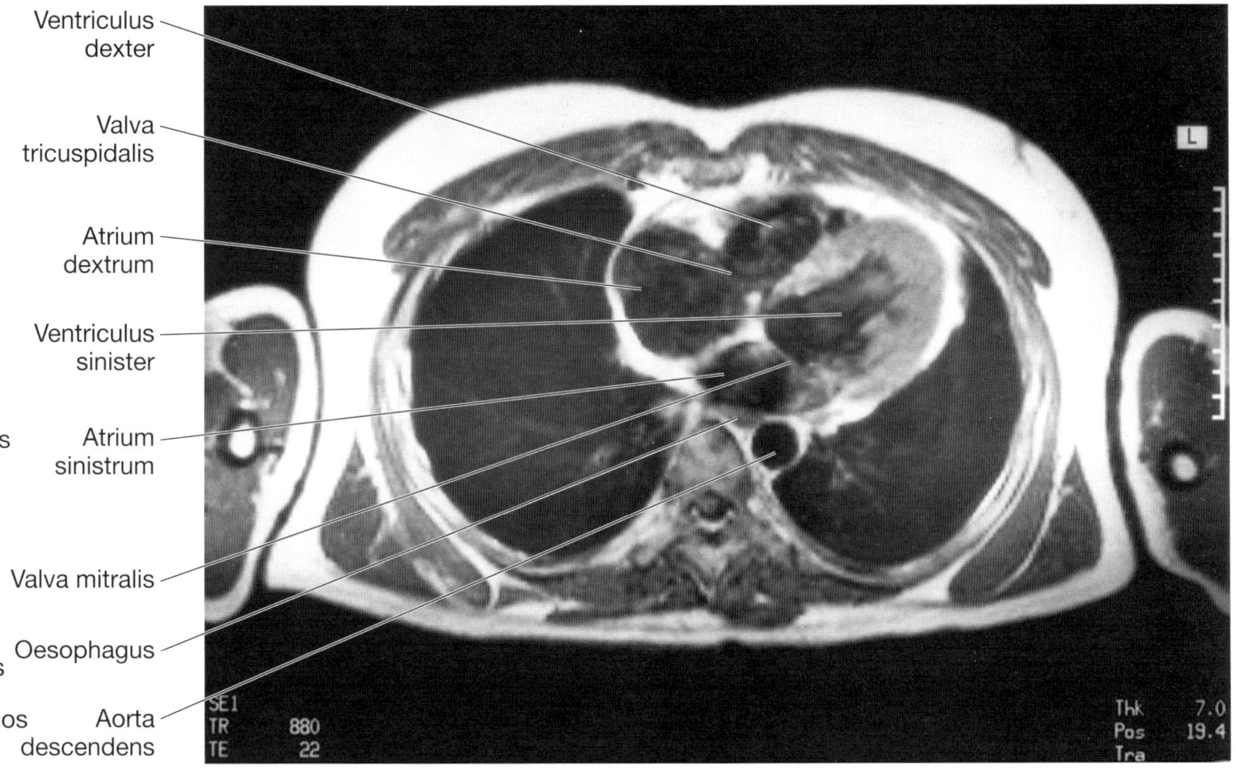
Ventriculus dexter
Valva tricuspidalis
Atrium dextrum
Ventriculus sinister
Atrium sinistrum
Valva mitralis
Oesophagus
Aorta descendens
L
SE1
TR 880
TE 22
Thk 7.0
Pos 19.4
Tra

Dieses kontrastverstärkte, transversale CT-Bild (mediastinales Fenster) verläuft in einer Ebene durch den rechten und linken Ventrikel. Das Blut in den Kammern wird durch das Kontrastmittel verstärkt und läßt das Septum interventriculare dunkler erscheinen.

Das T1-gewichtete, transversale MR-Bild kreuzt die vier Herzkammern und liegt auf der Ebene der atrioventrikulären Klappen. Beachte die unterschiedliche Stärke der Ventrikelwände.

Abb. 3.15a und 3.15b — CT-Aufnahme, MRI — Transversalschnitte

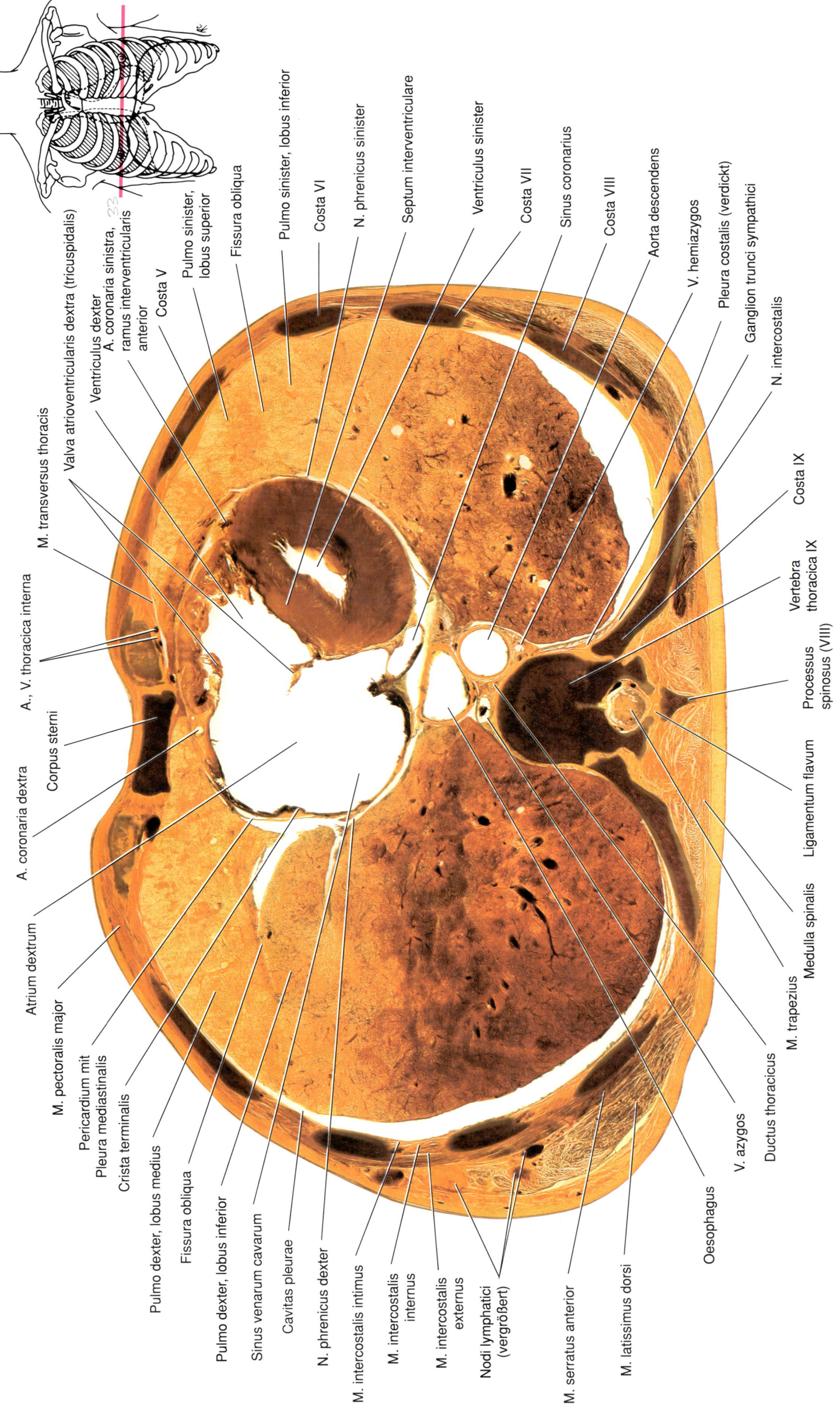

Thorax

Pulmo dexter, lobus medius
M. pectoralis major
Pericardium mit
Pleura mediastinalis
Crista terminalis
Atrium dextrum
A. coronaria dextra
Corpus sterni
A., V. thoracica interna
M. transversus thoracis
Valva atrioventricularis dextra (tricuspidalis)
Ventriculus dexter
A. coronaria sinistra,
ramus interventricularis
anterior
Costa V
Pulmo sinister,
lobus superior
Fissura obliqua
Pulmo sinister, lobus inferior
Costa VI
N. phrenicus sinister
Septum interventriculare
Ventriculus sinister
Costa VII
Sinus coronarius
Costa VIII
Aorta descendens
V. hemiazygos
Pleura costalis (verdickt)
Ganglion trunci sympathici
N. intercostalis

Costa IX
Vertebra
thoracica IX
Processus
spinosus (VIII)
Ligamentum flavum
Medulla spinalis
M. trapezius
Oesophagus
V. azygos
Ductus thoracicus
M. latissimus dorsi
M. serratus anterior
Nodi lymphatici
(vergrößert)
M. intercostalis
externus
M. intercostalis
internus
M. intercostalis intimus
N. phrenicus dexter
Cavitas pleurae
Sinus venarum cavarum
Pulmo dexter, lobus inferior
Fissura obliqua

Abb. 3.15c

Thoraxquerschnitt durch untere Mediastinum in Höhe des Oberrandes des neunten Brustwirbels.
Der Schnitt läuft durch die Mündung des Sinus coronarius.

Transversalschnitt

151

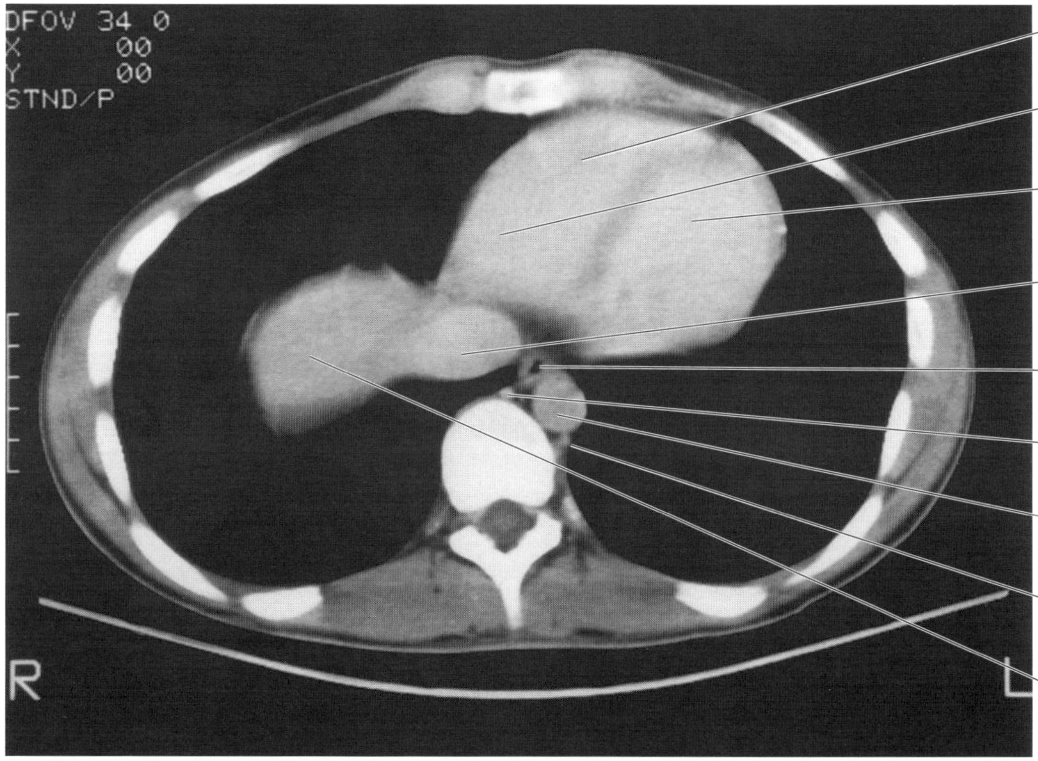
DFOV 34 0
X 00
Y 00
STND/P
R
L
Ventriculus dexter
Atrium dextrum
Ventriculus sinister
V. cava inferior
Oesophagus
V. azygos
Aorta descendens
V. hemiazygos
Zwerchfell-kuppel

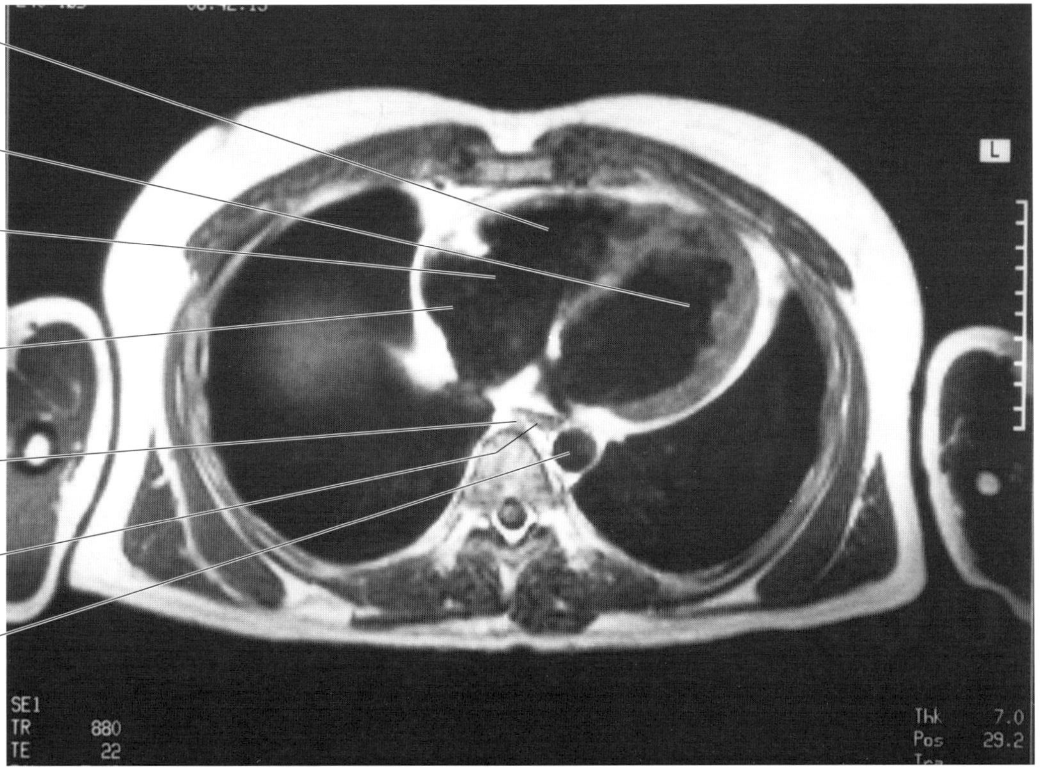
Ventriculus dexter
Ventriculus sinister
Valva tricuspidalis
Atrium dextrum
V. azygos
Oesophagus
Aorta descendens
L
SE1
TR 880
TE 22
Thk 7.0
Pos 29.2

Das kontrastverstärkte, transversale CT-Bild (mediastinales Fenster) liegt in Höhe des unteren Thorax und zeigt die Kuppel des rechten Zwerchfells.

Dieses T1-gewichtete MR-Bild liegt in der Ebene des unteren Thorax. Beachte die Stärke der linken Ventrikelwand.

Abb. 3.16a und 3.16b CT-Aufnahme, MRI Transversalschnitte

Thorax

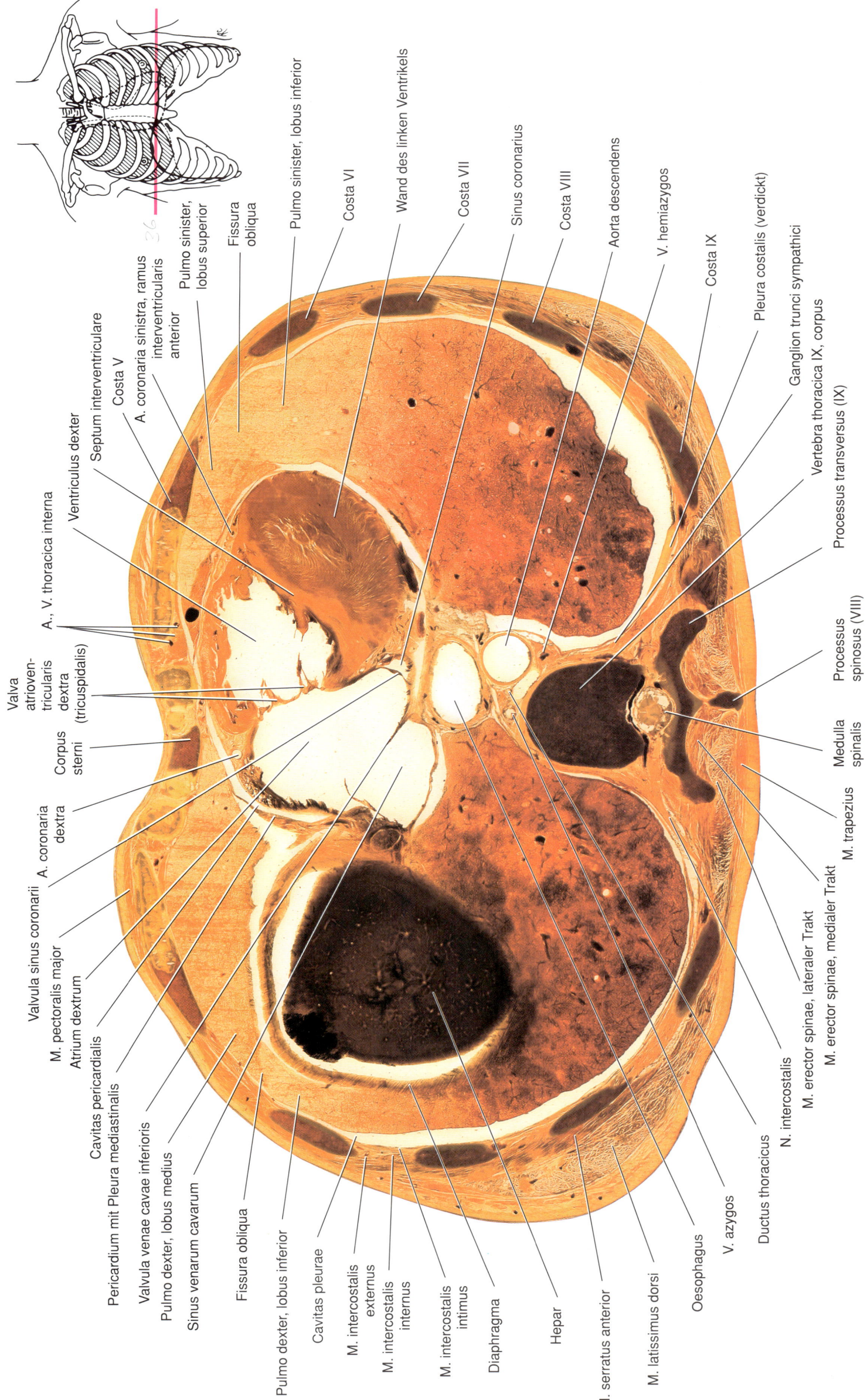

Pulmo sinister, lobus inferior

Costa VI

Wand des linken Ventrikels

Costa VII

Sinus coronarius

Costa VIII

Aorta descendens

V. hemiazygos

Costa IX

Pleura costalis (verdickt)

Ganglion trunci sympathici

Vertebra thoracica IX, corpus

Processus transversus (IX)

Pulmo sinister, lobus inferior

Pulmo sinister, lobus superior

Fissura obliqua

A. coronaria sinistra, ramus interventricularis anterior

Costa V

Septum interventriculare

Ventriculus dexter

A., V. thoracica interna

Valva atrioventricularis dextra (tricuspidalis)

Corpus sterni

A. coronaria dextra

Valvula sinus coronarii

M. pectoralis major

Atrium dextrum

Cavitas pericardialis

Pericardium mit Pleura mediastinalis

Valvula venae cavae inferioris

Pulmo dexter, lobus medius

Sinus venarum cavarum

Fissura obliqua

Pulmo dexter, lobus inferior

Cavitas pleurae

M. intercostalis externus

M. intercostalis internus

M. intercostalis intimus

Diaphragma

Hepar

M. serratus anterior

M. latissimus dorsi

Oesophagus

V. azygos

Ductus thoracicus

N. intercostalis

M. erector spinae, lateraler Trakt

M. erector spinae, medialer Trakt

M. trapezius

Medulla spinalis

Processus spinosus (VIII)

Transversalschnitt

Querschnitt durch das untere Mediastinum in Höhe des Unterrands des neunten Brustwirbels. Die rechte Zwerchfellkuppel und die darunter gelegene Leber sind mit angeschnitten.

Abb. 3.16c

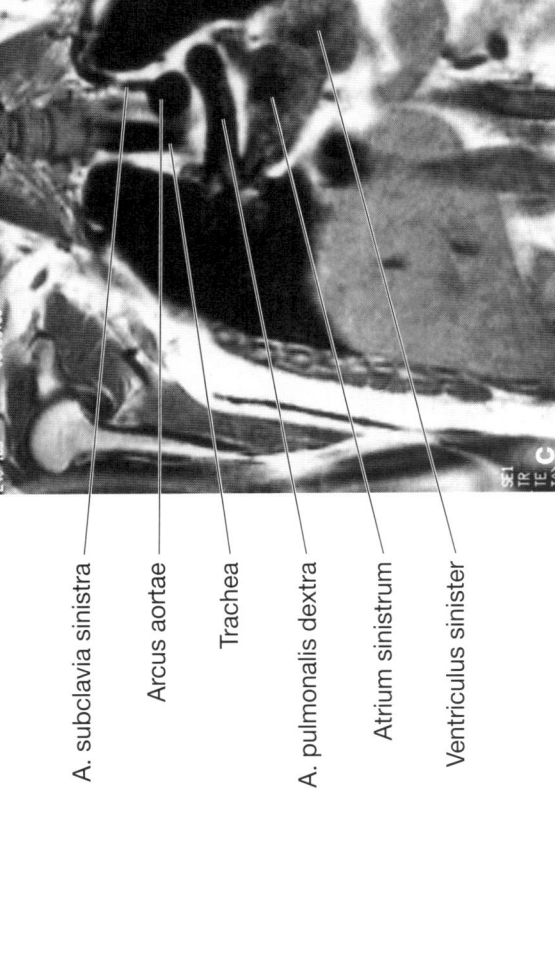

A. subclavia sinistra

Arcus aortae

Trachea

A. pulmonalis dextra

Atrium sinistrum

Ventriculus sinister

3.17a Dieses T1-gewichtete, frontale MR-Bild verläuft durch das mittlere Mediastinum und die Bifurcatio tracheae. Beachte die Lage des Atrium sinistrum genau unterhalb der Carina tracheae.

3.17b Das T1-gewichtete, frontale MR-Bild verläuft durch die A. pulmonalis dextra und das Atrium sinistrum. Beachte den Ursprung der A. subclavia sinistra aus dem Arcus aortae.

3.17c Das T1-gewichtete, frontale MR-Bild verläuft durch das vordere Mediastinum. Die Ebene kreuzt den linken Ventrikel, die Aortenklappe, die Aorta ascendens und das Atrium dextrum. Flußartefakte verursachen ein Signal in der V. cava superior.

Frontalschnitte

Bifurcatio tracheae

Arcus aortae

Bronchus principalis dexter

A. pulmonalis sinistra

Bronchus principalis sinister

V. pulmonalis sinistra

Atrium sinistrum

Atrium dextrum

Aorta descendens

V. cava inferior

A. carotis communis dextra

A. carotis communis sinistra

Truncus brachiocephalicus

V. brachiocephalica sinistra

V. brachiocephalica dextra

Aorta ascendens

Truncus pulmonalis

V. cava superior

Valva aortae

Ventriculus sinister

Atrium dextrum

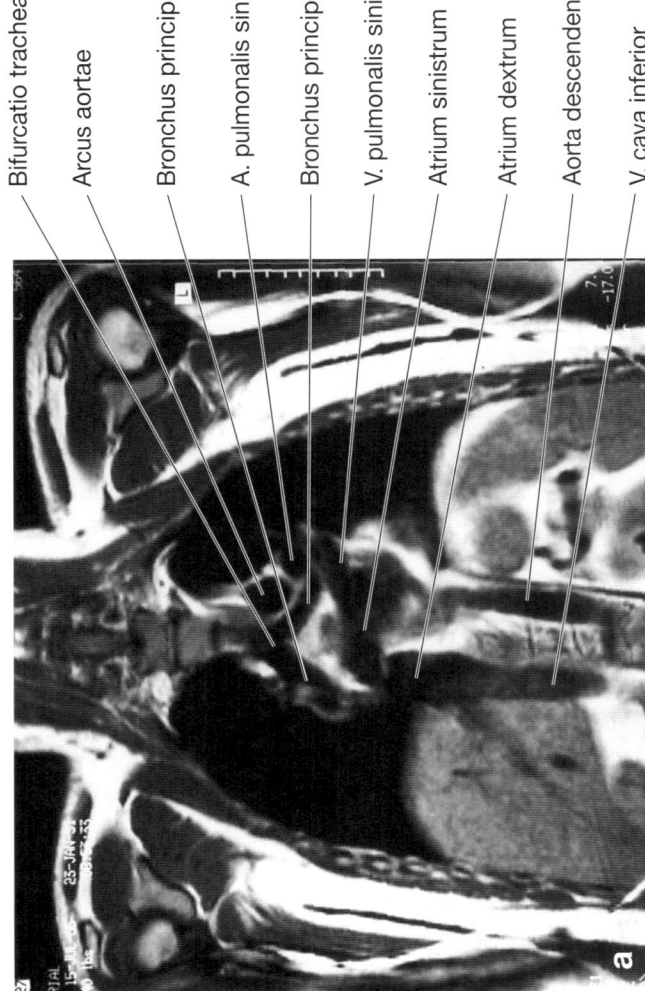

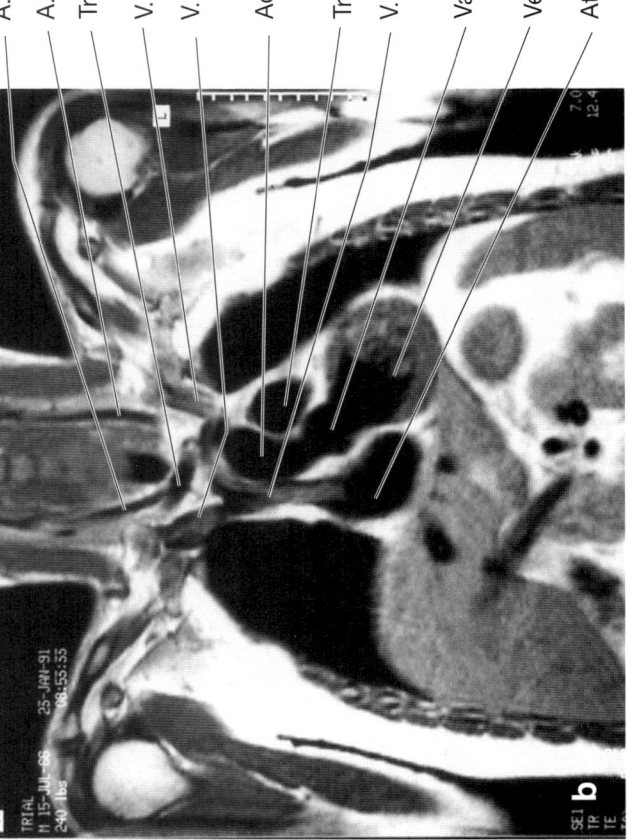

MRI

Abb. 3.17a, 3.17b und 3.17c

A. carotis communis
sinistra

A. subclavia sinistra

Truncus brachiocephalicus

Arcus aortae

Aorta ascendens

Aorta descendens

Arcus aortae

Clavicula

Trachea

Arcus aortae

A. pulmonalis sinistra

A. pulmonalis dextra

Ventriculus sinister

Atrium dextrum

Diaphragma

Hier ist eine p.-a. Röntgenaufnahme (posterior-anteriorer Strahlengang) des Brustkorbs zu sehen. Da die Strahlen durch eine Filmkassette aufgenommen wurden, setzt sich das Bild aus den Schatten aller Strukturen in Brustkorb und -wand zusammen.

Die Abbildung zeigt ein Angiogramm der Aorta. In der Aorta ascendens wurde ein kleiner Katheter plaziert, durch den dann Kontrastmittel zur Darstellung der Aorta und ihrer großen Gefäße injiziert wurde. Solange kein Blut retrograd durch die geschlossene Aortenklappe in das Herz fließt, sind die Ventrikel nicht zu sehen. Die Aortenklappe bei diesem Patienten ist abnorm und hat nur zwei Blätter.

Röntgenaufnahme, Angiogramm

Frontalansicht

Abb. 3.18a und 3.18b

155

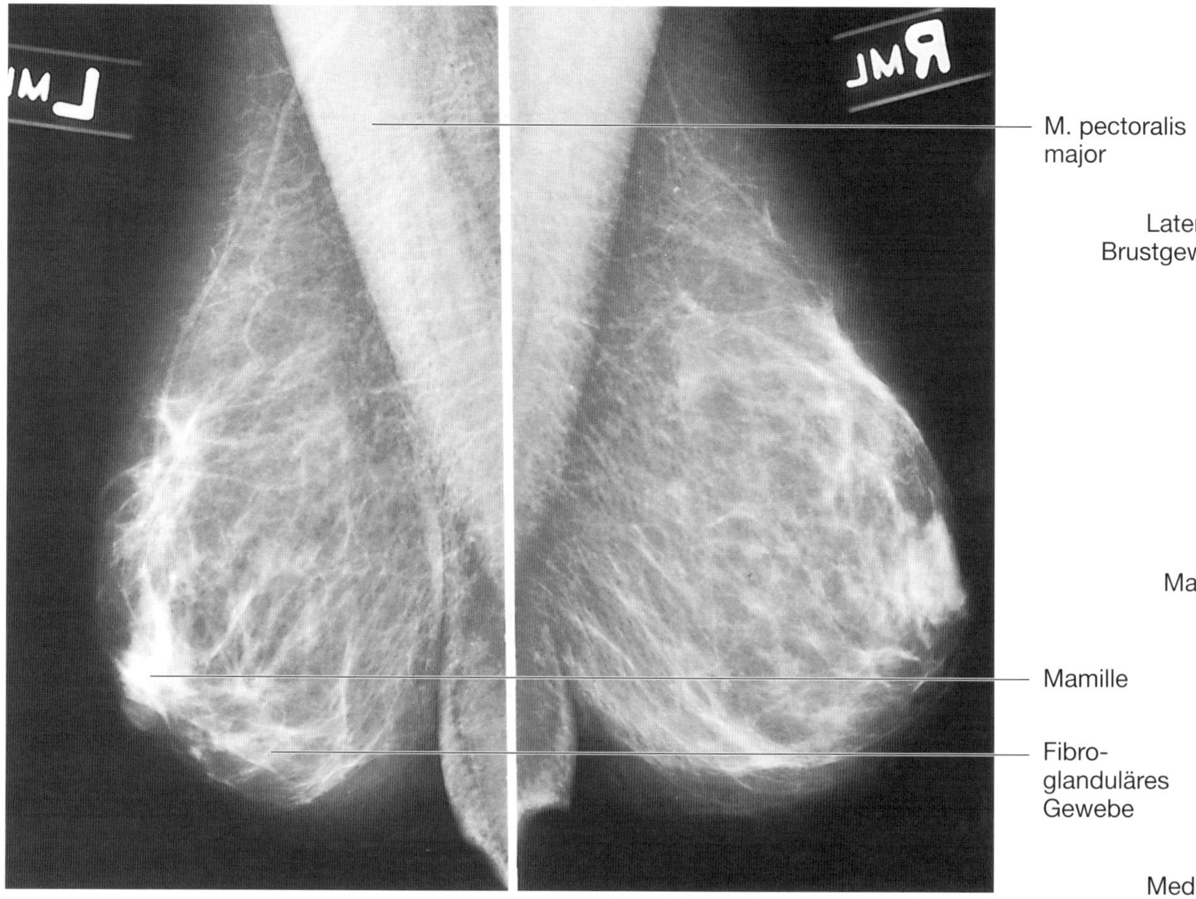

M. pectoralis major

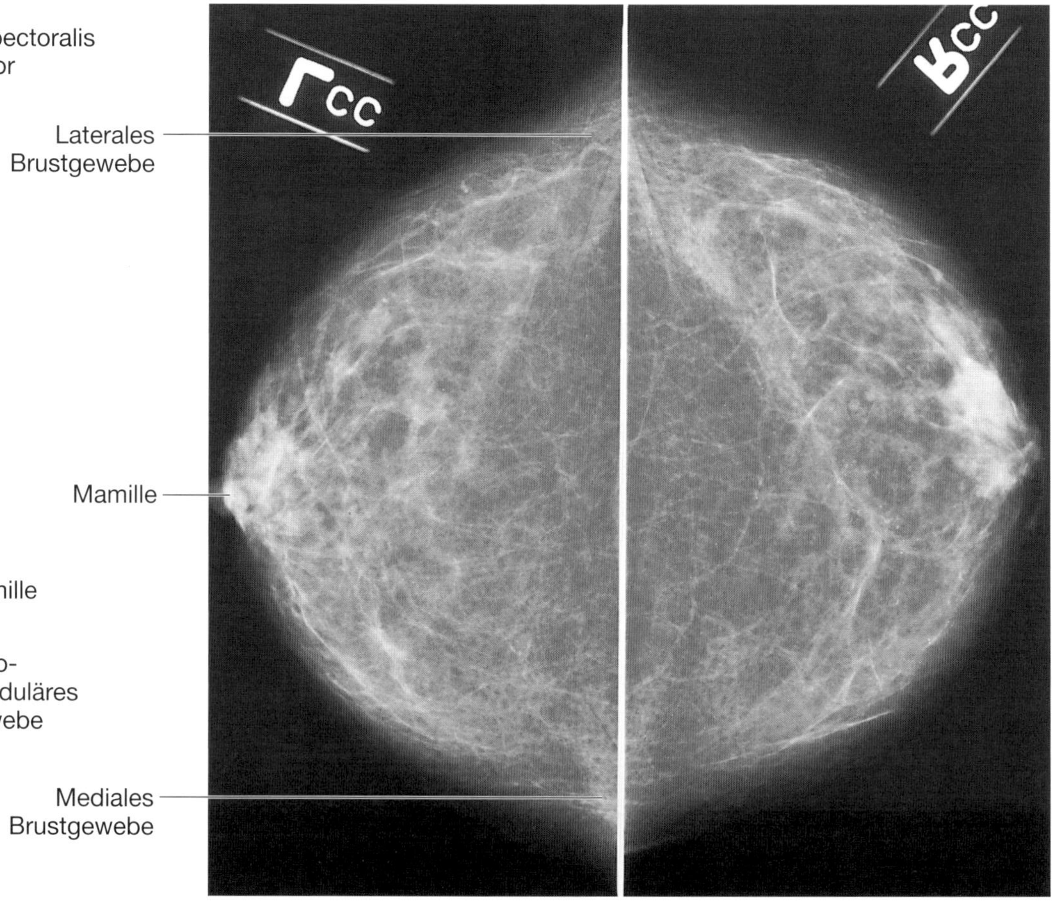

Laterales Brustgewebe

Mamille

Mediales Brustgewebe

Mamille

Fibro-glanduläres Gewebe

Hier ist ein Screeningmammogramm in mediolateraler Projektion (ML) zu sehen. Um die Bilder auf Symmetrie zu prüfen, werden sie Rücken an Rücken gelegt.

Screeningmammogramm in kraniokaudaler (CC) Projektion.

mediolaterale, kraniokaudale Projektion

Mammogramme

Abb. 3.19a und 3.19b

Teil 4
Abdomen

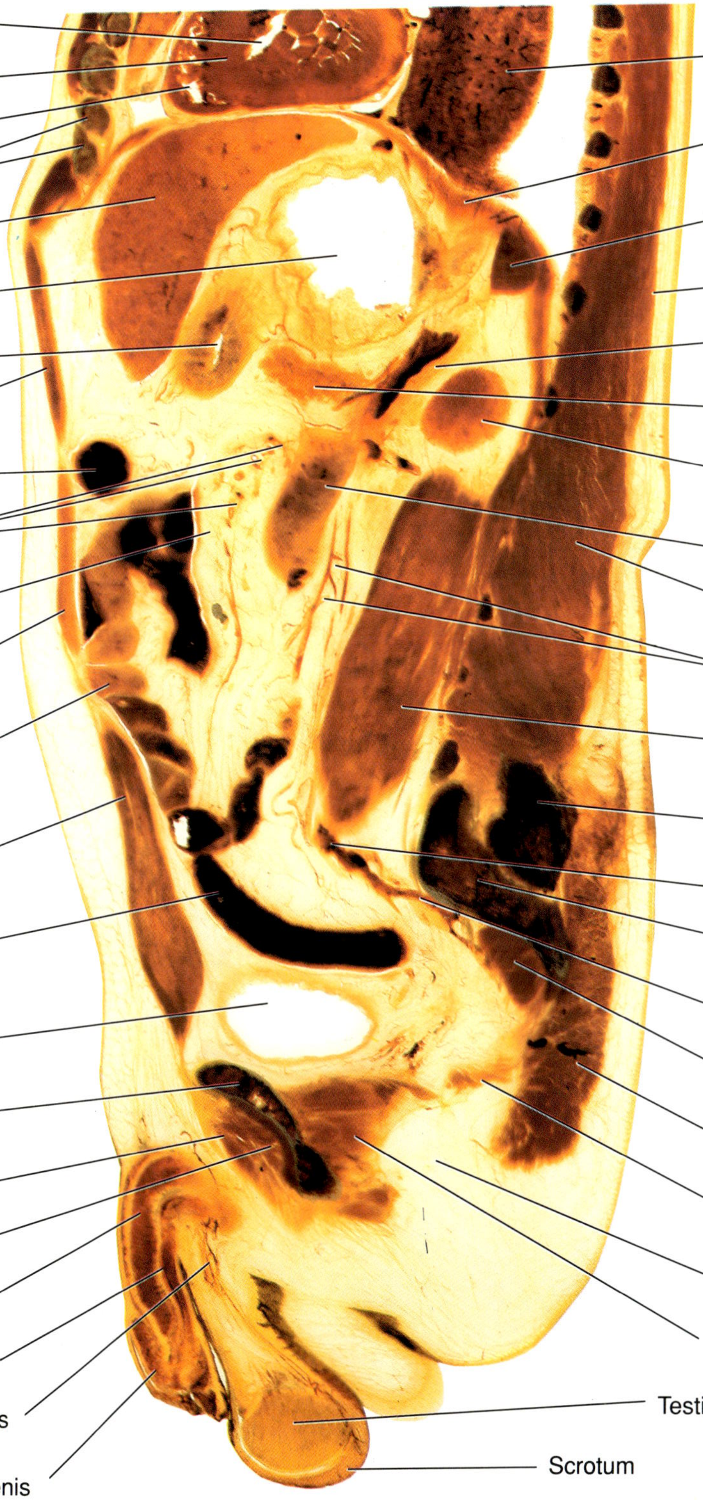

Ventriculus sinister

Septum interventriculare

Ventriculus dexter

Cartilago costalis`

Hepar, lobus sinister

Gaster

Antrum pyloricum

M. rectus abdominis

Pancreas

Colon transversum

Mesenterium

M. rectus abdominis

Intestinum tenue

M. rectus abdominis

Colon sigmoideum

Vesica urinaria

Os pubis

M. pectineus

M. obturator externus

Corpus cavernosum penis

Corpus spongiosum penis

A., V. testicularis

Glans penis

Pulmo sinister, lobus inferior

Diaphragma

Lien

M. trapezius

Glandula suprarenalis sinistra

Ren dexter

A., V. mesenterica superior

Duodenum

M. longissimus thoracis

A., V. mesenterica inferior

M. psoas major

Os ilium

A. iliaca communis

Sacrum

A. iliaca interna

M. piriformis

M. gluteus maximus

M. levator ani

Fossa ischioanalis

M. obturatorius internus

Testis sinister

Scrotum

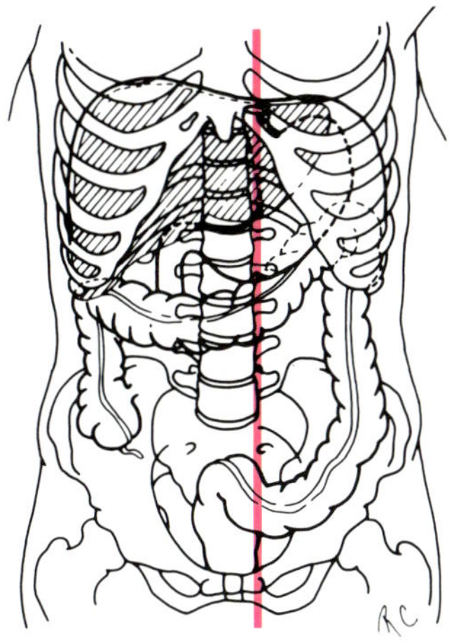

Sagittalschnitt

Dieser paramediane Schnitt verläuft leicht schräg;
er weicht vorne etwa 1 cm und hinten 3 cm von der Mediansagittalen ab.

Abb. 4.1

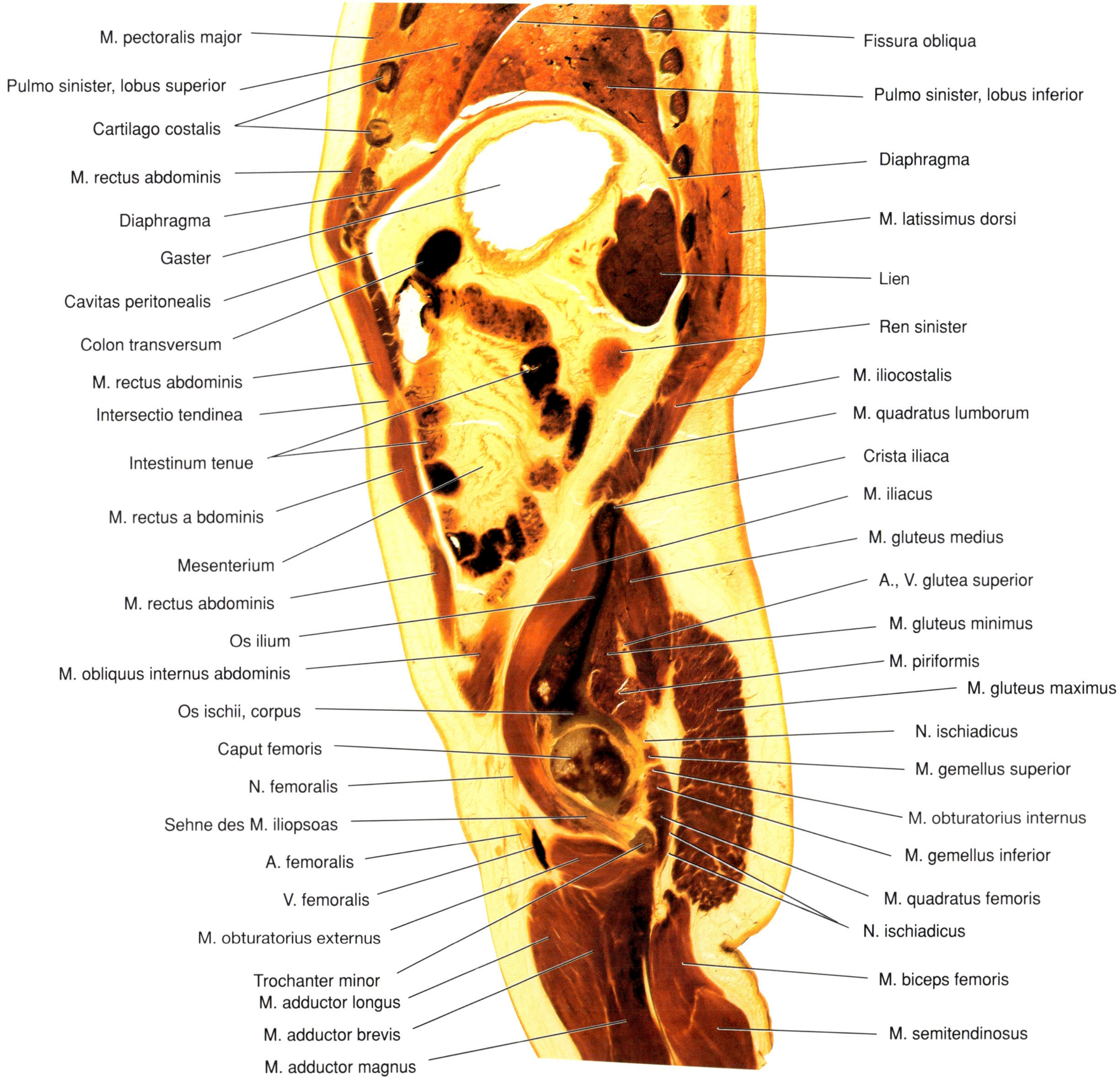

Abdomen

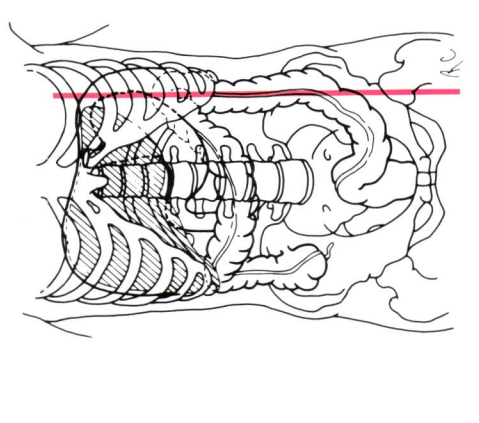

M. pectoralis major

Pulmo sinister, lobus superior

Cartilago costalis

M. rectus abdominis

Diaphragma

Gaster

Cavitas peritonealis

Colon transversum

M. rectus abdominis

Intersectio tendinea

Intestinum tenue

M. rectus abdominis

Mesenterium

M. rectus abdominis

M. obliquus internus abdominis

Os ilium

Caput femoris

N. femoralis

Sehne des M. iliopsoas

A. femoralis

V. femoralis

M. obturatorius externus

Trochanter minor

M. adductor longus

M. adductor brevis

M. adductor magnus

Os ischii, corpus

Fissura obliqua

Pulmo sinister, lobus inferior

Diaphragma

M. latissimus dorsi

Lien

Ren sinister

M. iliocostalis

M. quadratus lumborum

Crista iliaca

M. iliacus

M. gluteus medius

A., V. glutea superior

M. gluteus minimus

M. piriformis

M. gluteus maximus

N. ischiadicus

M. gemellus superior

M. obturatorius internus

M. gemellus inferior

M. quadratus femoris

N. ischiadicus

M. biceps femoris

M. semitendinosus

Paramedianschnitt, etwa 8 cm links von der Medianebene.

Sagittalschnitt

Abb. 4.2   159

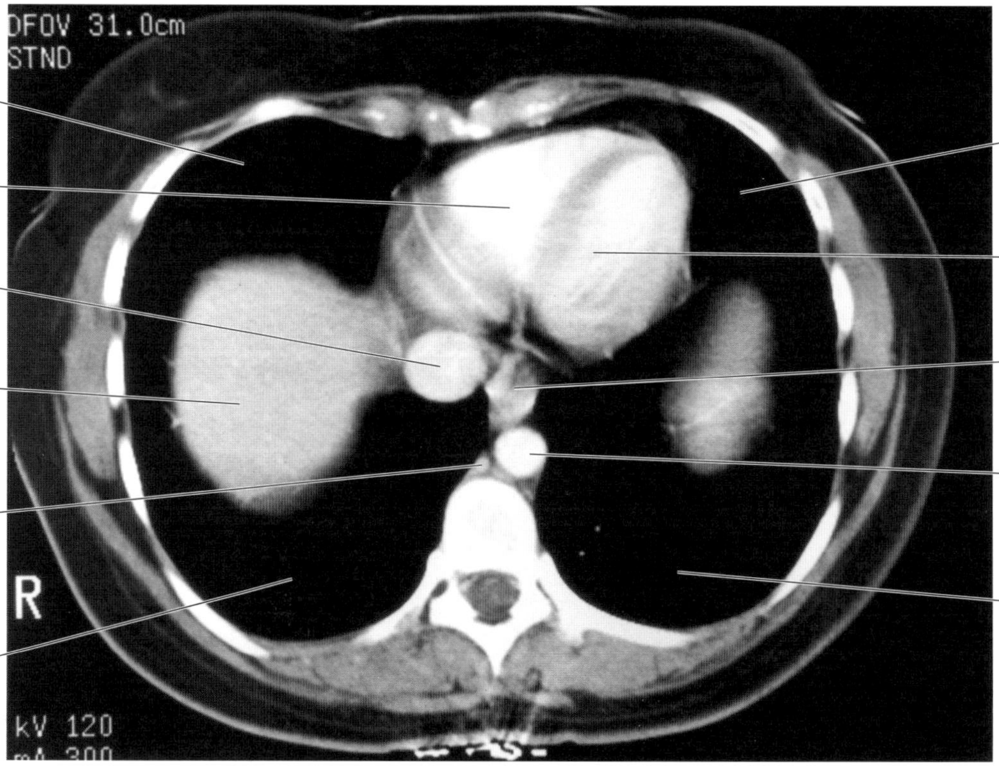
DFOV 31.0cm
STND
R
kV 120
Pulmo dexter, lobus medius
Ventriculus dexter
V. cava inferior
Diaphragma
V. azygos
Pulmo dexter, lobus inferior
Pulmo sinister, lobus superior
Ventriculus sinister
Oesophagus
Aorta descendens
Pulmo sinister, lobus inferior

Dieses kontrastverstärkte, transversale CT-Bild wurde in der Ebene der Kuppel des Diaphragmas und der unteren Herzwand gemacht. Aufgrund der Befestigungen des Zwerchfells an der Pleura und der Körperwand erscheint auf dieser Ebene das Herz und das Diaphragma von der Lungenbasis umgeben zu sein. Die Datenaufbereitung ermöglicht die Darstellung der Weichteilgewebe, wodurch das Lungengewebe hier schwarz erscheint.

Abb. 4.3a CT-Aufnahme Transversalschnitt

Abdomen

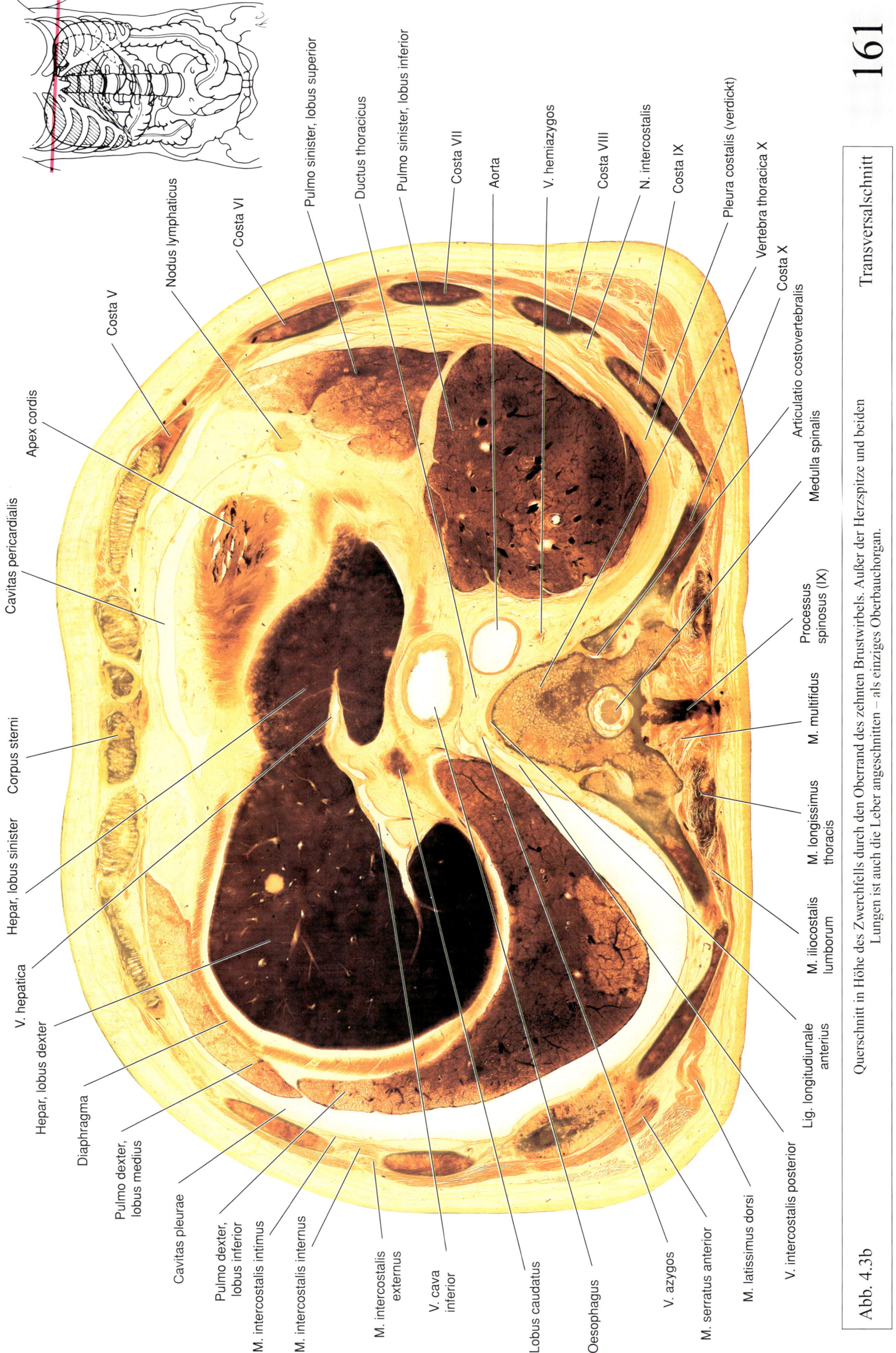

Costa V

Nodus lymphaticus

Costa VI

Pulmo sinister, lobus superior

Ductus thoracicus

Pulmo sinister, lobus inferior

Costa VII

Aorta

V. hemiazygos

Costa VIII

N. intercostalis

Costa IX

Pleura costalis (verdickt)

Vertebra thoracica X

Costa X

Articulatio costovertebralis

Medulla spinalis

Processus spinosus (IX)

M. multifidus

M. longissimus thoracis

M. iliocostalis lumborum

Lig. longitudiunale anterius

V. intercostalis posterior

M. latissimus dorsi

M. serratus anterior

V. azygos

Oesophagus

Lobus caudatus

V. cava inferior

M. intercostalis externus

M. intercostalis internus

M. intercostalis intimus

Pulmo dexter, lobus inferior

Cavitas pleurae

Diaphragma

Hepar, lobus dexter

V. hepatica

Hepar, lobus sinister

Corpus sterni

Cavitas pericardialis

Apex cordis

Pulmo dexter, lobus medius

Abb. 4.3b   **161**   Transversalschnitt

Querschnitt in Höhe des Zwerchfells durch den Oberrand des zehnten Brustwirbels. Außer der Herzspitze und beiden Lungen ist auch die Leber angeschnitten – als einziges Oberbauchorgan.

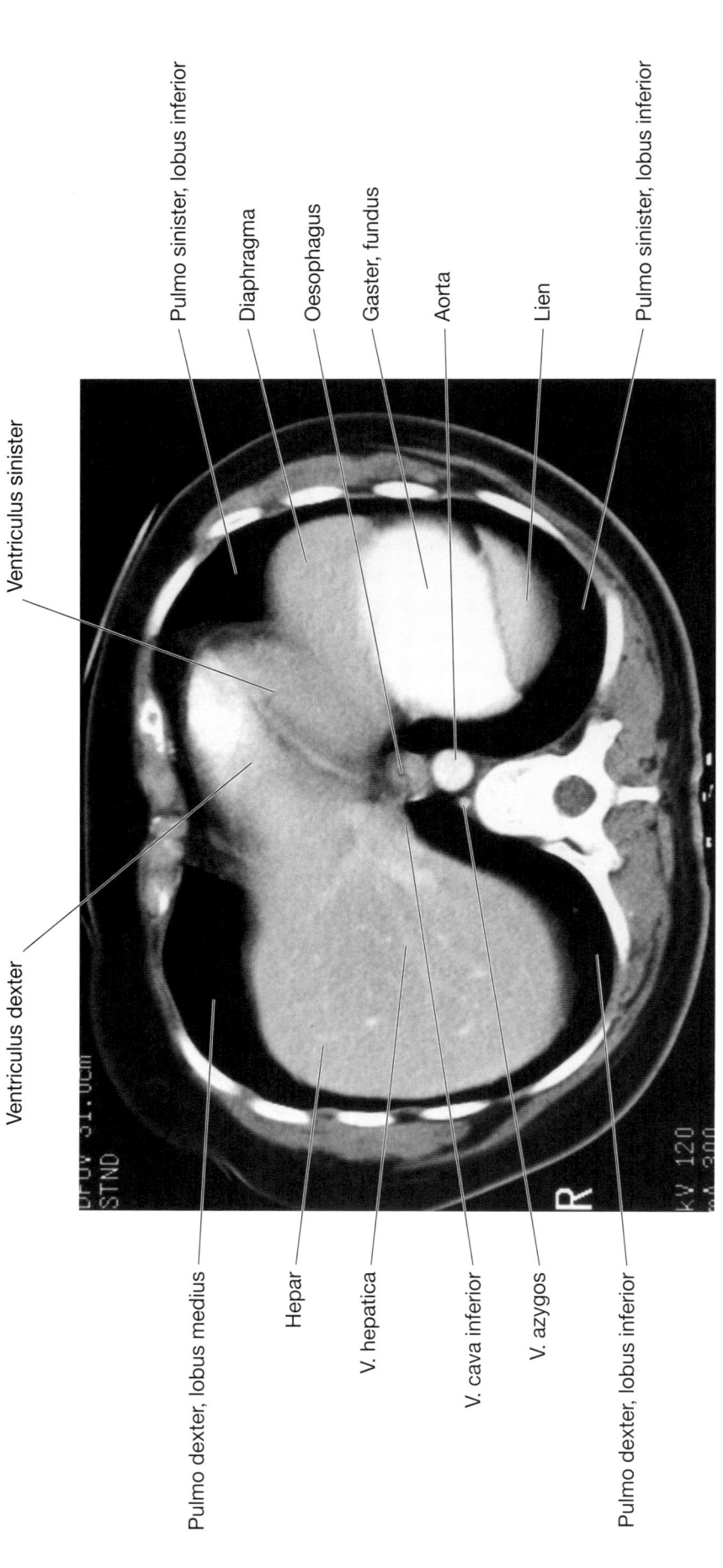

Ventriculus sinister

Pulmo sinister, lobus inferior

Diaphragma

Oesophagus

Gaster, fundus

Aorta

Lien

Pulmo sinister, lobus inferior

Ventriculus dexter

Pulmo dexter, lobus medius

Hepar

V. hepatica

V. cava inferior

V. azygos

Pulmo dexter, lobus inferior

Dieses kontrastverstärkte, transversale CT-Bild verläuft durch die Ebene der oberen Leberantei-
le, des unteren Teils der Herzwand, des Magens und des oberen Anteils der Milz. Die tieferen
pleuralen Anheftungsstellen bedingen Furchen (Sulci), die die Begrenzung der Lunge markieren.
Auf diesem Bild erscheint die Lunge schwarz, ermöglicht durch eine spezielle Datenaufarbei-
tung zur Darstellung der Weichteilgewebe. Oral gegebenes Kontrastmittel ist im Magen zu sehen.
Ein intravenös gegebenes Kontrastmittel läßt das Blut in den Hauptgefäßen weiß erscheinen.

Transversalschnitt

CT-Aufnahme

Abb. 4.4a

Abdomen

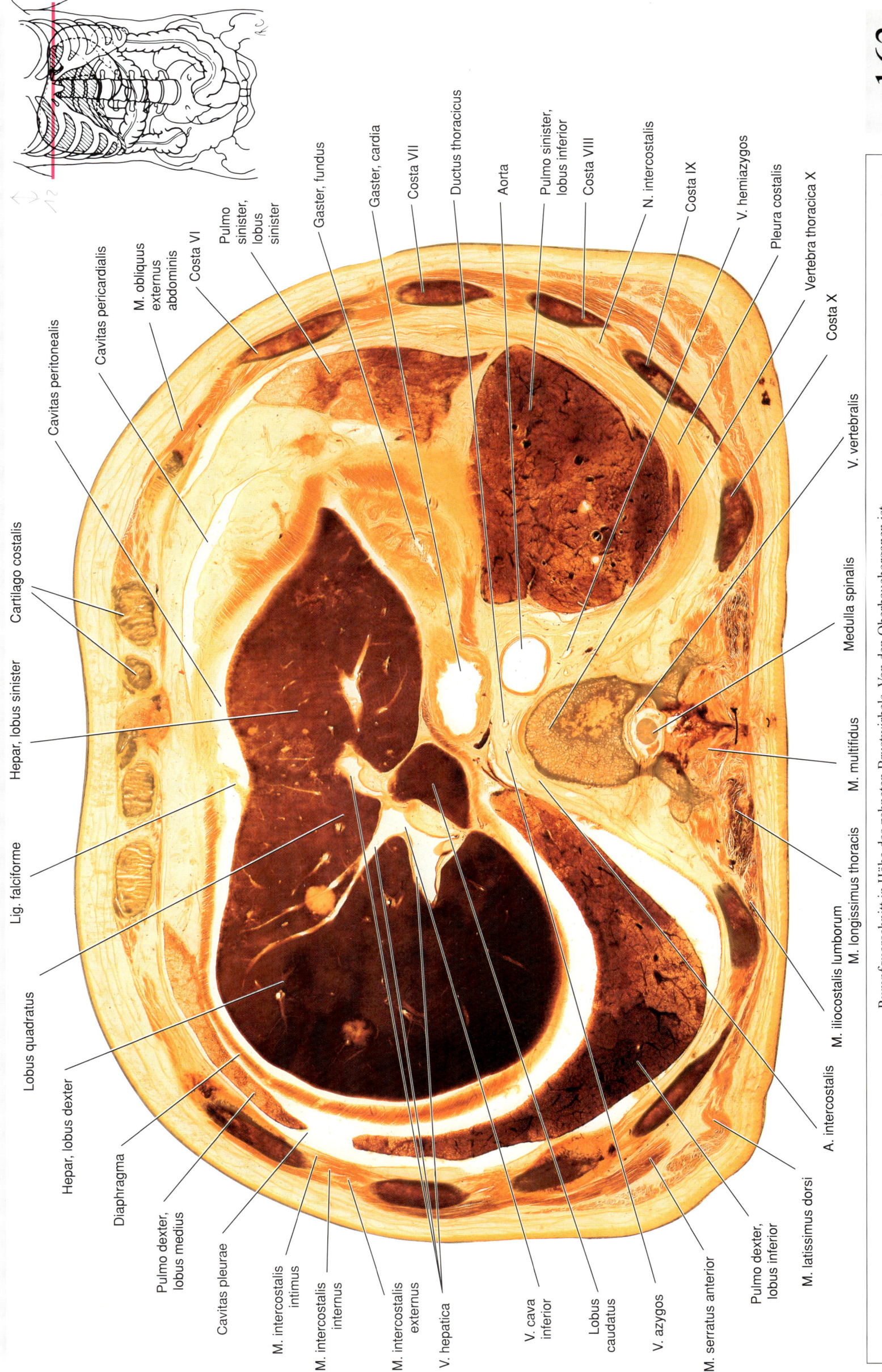

Cavitas peritonealis

Cavitas pericardialis

M. obliquus externus abdominis

Costa VI

Pulmo sinister, lobus sinister

Gaster, fundus

Gaster, cardia

Costa VII

Ductus thoracicus

Aorta

Pulmo sinister, lobus inferior

Costa VIII

N. intercostalis

Costa IX

V. hemiazygos

Pleura costalis

Vertebra thoracica X

Costa X

Cartilago costalis

Hepar, lobus sinister

Lig. falciforme

Lobus quadratus

Hepar, lobus dexter

Diaphragma

Pulmo dexter, lobus medius

Cavitas pleurae

M. intercostalis intimus

M. intercostalis internus

M. intercostalis externus

V. hepatica

V. cava inferior

Lobus caudatus

V. azygos

M. serratus anterior

Pulmo dexter, lobus inferior

M. latissimus dorsi

A. intercostalis

M. iliocostalis lumborum

M. longissimus thoracis

V. vertebralis

Medulla spinalis

M. multifidus

Rumpfquerschnitt in Höhe des zehnten Brustwirbels. Von den Oberbauchorganen ist außer der Leber auch der Magen im Bereich der Kardia getroffen.

Transversalschnitt

Abb. 4.4b   **163**

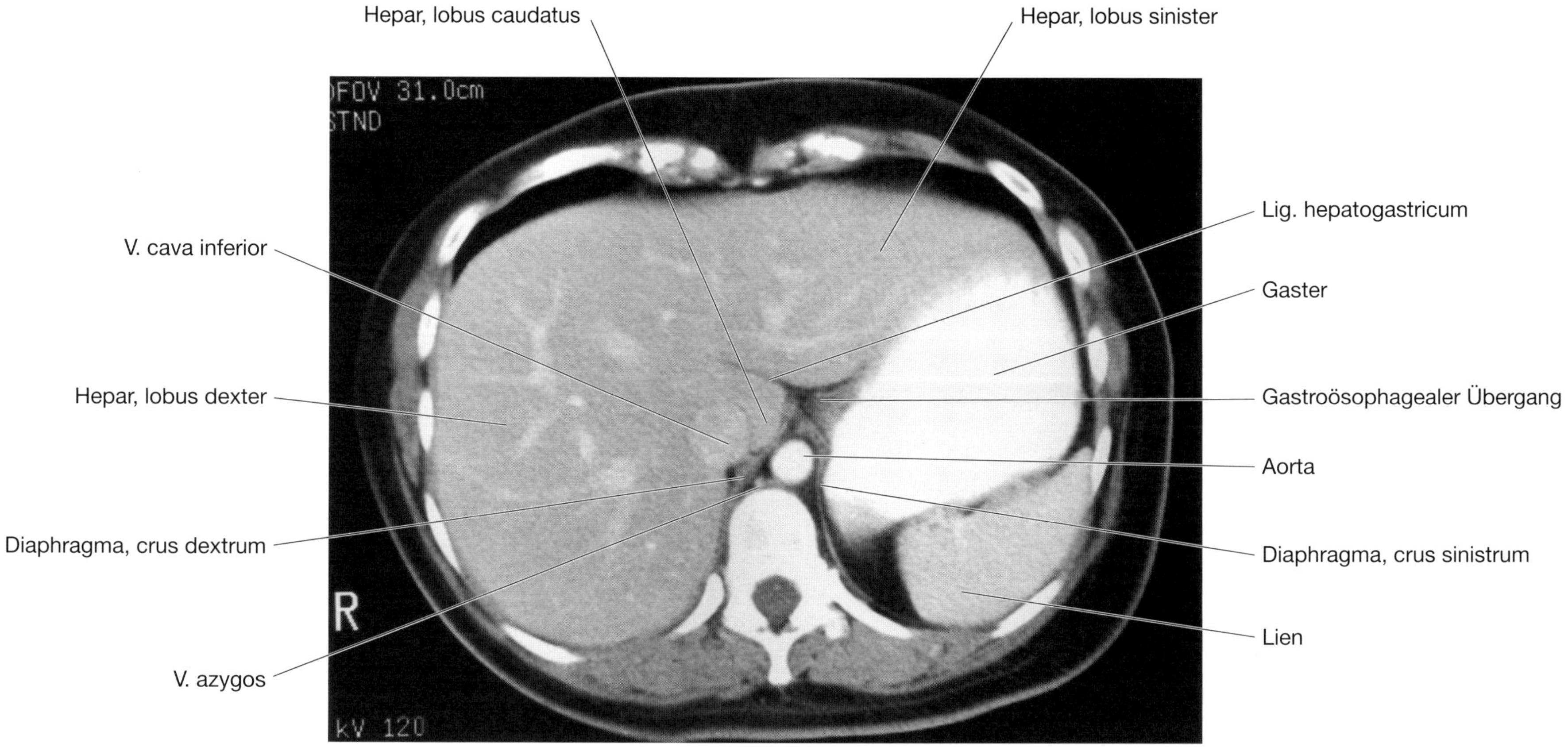
Hepar, lobus caudatus
Hepar, lobus sinister
V. cava inferior
Hepar, lobus dexter
Diaphragma, crus dextrum
V. azygos
Lig. hepatogastricum
Gaster
Gastroösophagealer Übergang
Aorta
Diaphragma, crus sinistrum
Lien
FOV 31.0cm
STND
R
kV 120

Hier ist ein kontrastverstärktes CT-Bild zu sehen, das durch die Ebene des oberen Abdomens geht und Leber, Magen und Milz zeigt. Ein oral gegebenes Kontrastmittel ist im Magen zu sehen. Das Blut in Aorta, V. cava inferior und Lebergefäßen erscheint durch die intravenöse Gabe eines Kontrastmittels weiß.

Abb. 4.5a CT-Aufnahme Transversalschnitt

Abdomen

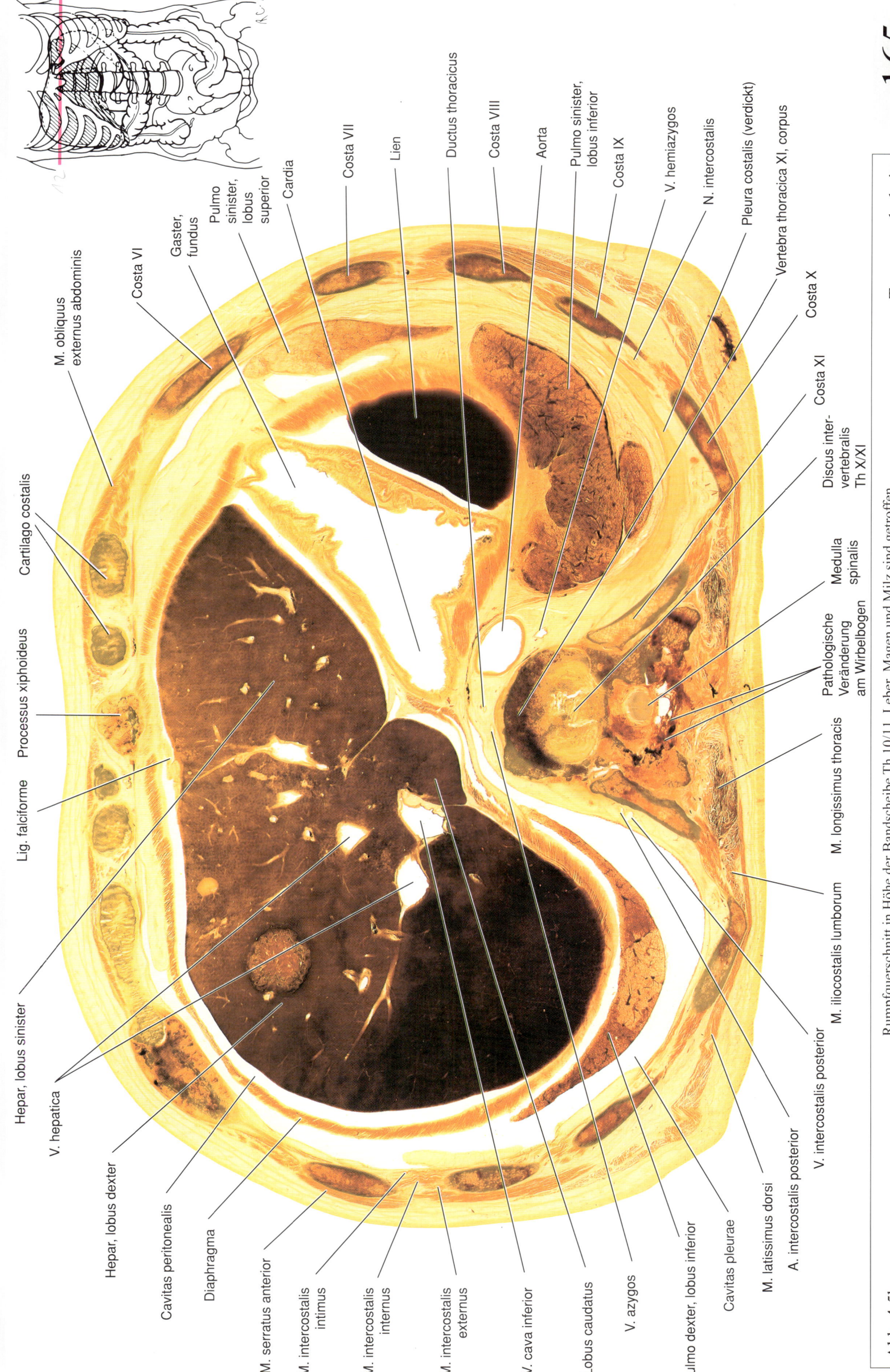

Hepar, lobus sinister

V. hepatica

Hepar, lobus dexter

Cavitas peritonealis

Diaphragma

M. serratus anterior

M. intercostalis intimus

M. intercostalis internus

M. intercostalis externus

V. cava inferior

Lobus caudatus

V. azygos

Pulmo dexter, lobus inferior

Cavitas pleurae

M. latissimus dorsi

A. intercostalis posterior

V. intercostalis posterior

M. iliocostalis lumborum

M. longissimus thoracis

Medulla spinalis

Pathologische Veränderung am Wirbelbogen

Lig. falciforme

Processus xiphoideus

Cartilago costalis

M. obliquus externus abdominis

Costa VI

Gaster, fundus

Pulmo sinister, lobus superior

Cardia

Costa VII

Lien

Ductus thoracicus

Costa VIII

Aorta

Pulmo sinister, lobus inferior

Costa IX

V. hemiazygos

N. intercostalis

Pleura costalis (verdickt)

Vertebra thoracica XI, corpus

Costa X

Costa XI

Discus intervertebralis Th X/XI

Transversalschnitt

Rumpfquerschnitt in Höhe der Bandscheibe Th 10/11. Leber, Magen und Milz sind getroffen. Der rechte Pleuraspalt ist erweitert.

Abb. 4.5b

165

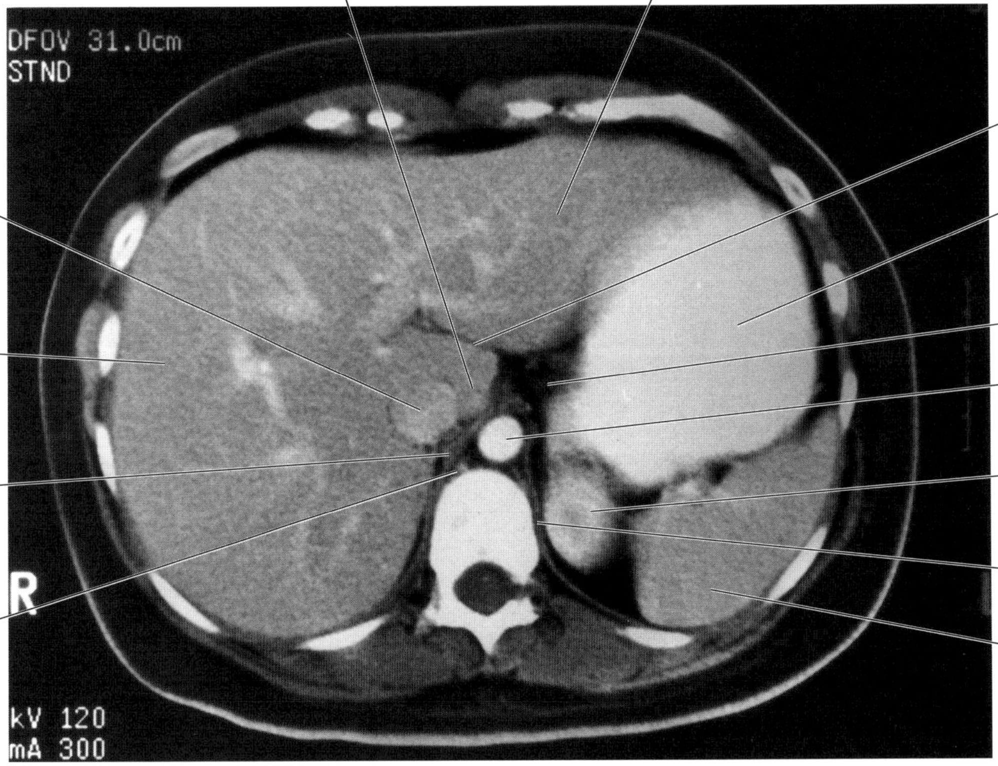
Hepar, lobus caudatus
Hepar, lobus sinister
Lig. hepatogastricum
V. cava inferior
Gaster
Gaster, cardia
Hepar, lobus dexter
Aorta
Ren sinister
Diaphragma, crus dextrum
Diaphragma, crus sinistrum
V. azygos
Lien
DFOV 31.0cm
STND
R
kV 120
mA 300

Das kontrastverstärkte, transversale CT-Bild verläuft durch das obere Abdomen und zeigt die Leber, die Milz, den Magen und den oberen Pol der linken Niere. Die Hauptgefäße erscheinen nach der intravenösen Gabe eines Kontrastmittels weiß. Da das Kontrastmittel normalerweise in der oberen Extremität gegeben wird, stellt sich die Aorta sehr hell dar. Dieses Bild wurde sehr früh in der Scansequenz gemacht, so daß das Blut in der V. cava inferior sich noch nicht mit dem kontrastmittelhaltigen Blut vermischt hat. Deshalb erscheint die V. cava inferior hier weniger hell. Einige Minuten nach der Applikation des Kontrastmittels wird ein Gleichgewicht erreicht, so daß alle Hauptgefäße Kontrastmittel enthalten und hell erscheinen.

Abb. 4.6a CT-Aufnahme Transversalschnitt

Abdomen

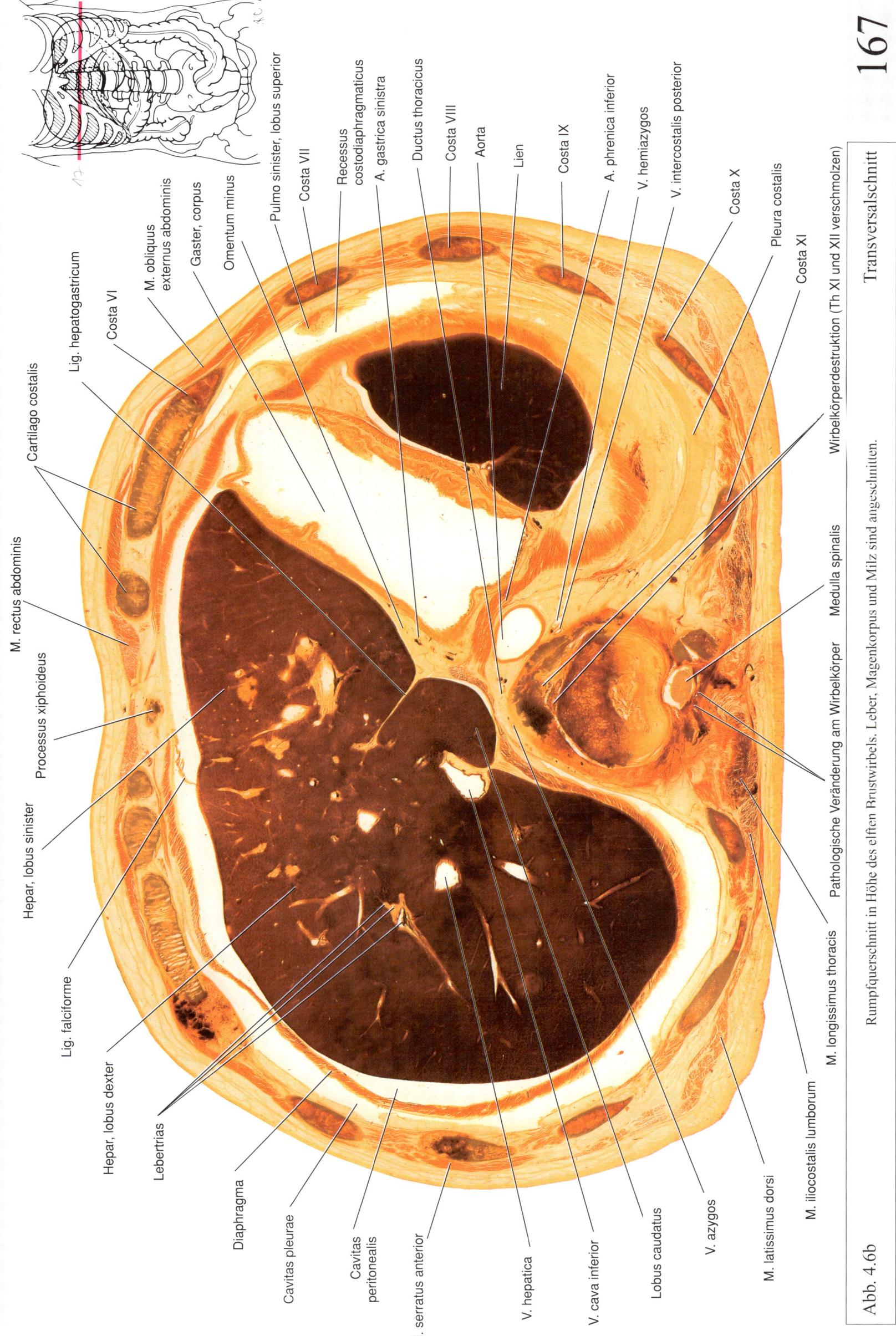

M. rectus abdominis

Cartilago costalis

Lig. hepatogastricum

Costa VI

M. obliquus externus abdominis

Gaster, corpus

Omentum minus

Pulmo sinister, lobus superior

Costa VII

Recessus costodiaphragmaticus

A. gastrica sinistra

Ductus thoracicus

Costa VIII

Aorta

Lien

Costa IX

A. phrenica inferior

V. hemiazygos

V. intercostalis posterior

Costa X

Pleura costalis

Costa XI

Wirbelkörperdestruktion (Th XI und XII verschmolzen)

Medulla spinalis

Pathologische Veränderung am Wirbelkörper

M. latissimus dorsi

M. iliocostalis lumborum

M. longissimus thoracis

V. azygos

Lobus caudatus

V. cava inferior

V. hepatica

M. serratus anterior

Cavitas peritonealis

Cavitas pleurae

Diaphragma

Lebertrias

Hepar, lobus dexter

Lig. falciforme

Processus xiphoideus

Hepar, lobus sinister

Transversalschnitt

Rumpfquerschnitt in Höhe des elften Brustwirbels. Leber, Magenkorpus und Milz sind angeschnitten.

Abb. 4.6b

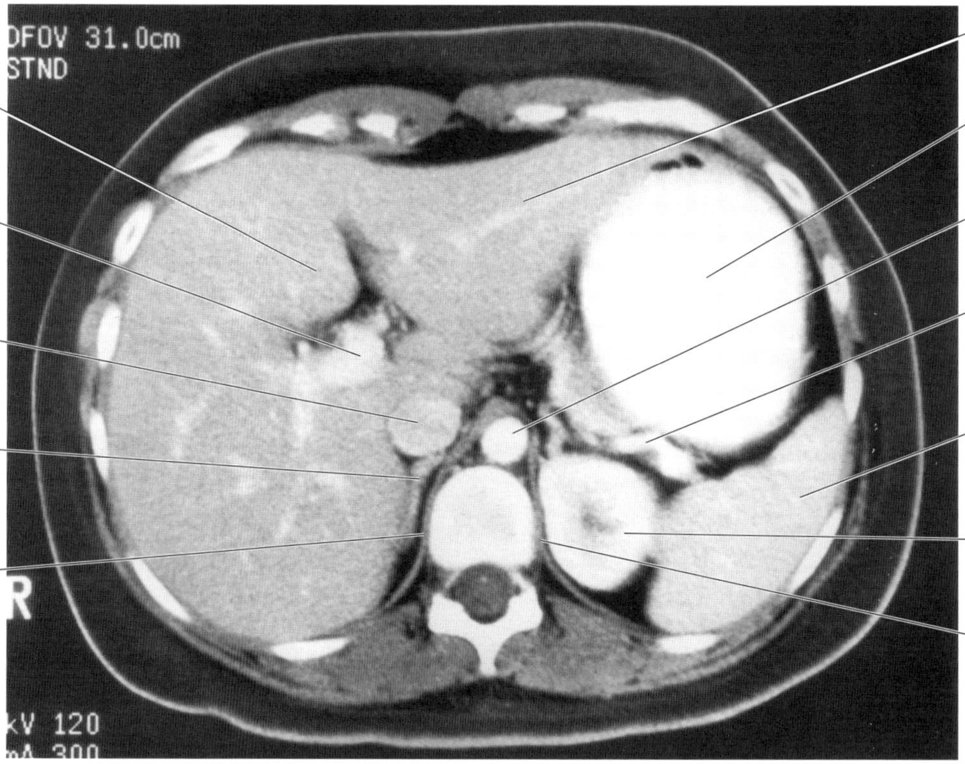

Hepar, lobus quadratus
V. porta
V. cava inferior
Glandula suprarenalis
Diaphragma, crus dextrum
Hepar, lobus sinister
Gaster
Aorta
A. lienalis
Lien
Ren sinister
Diaphragma, crus sinistrum
DFOV 31.0cm
STND
R
kV 120

Dieses kontrastverstärkte CT-Bild verläuft durch die Region der Porta hepatis. Beachte die Beziehung zwischen der linken Glandula suprarenalis und der linken Niere sowie zwischen der rechten Glandula suprarenalis und der V. cava inferior. Durch die orale Gabe von Kontrastmittel erscheint der Magen weiß. Die intravenöse Gabe von Kontrastmittel bedingt die helle Darstellung von Gefäßen. Durch die Ausscheidung des Kontrastmittels durch die Nieren ist das Urogenitalsystem ebenfalls kontrastverstärkt. Beachte die Relation der Aorta zu den Schenkeln des Zwerchfells.

Abb. 4.7a — CT-Aufnahme — Transversalschnitt

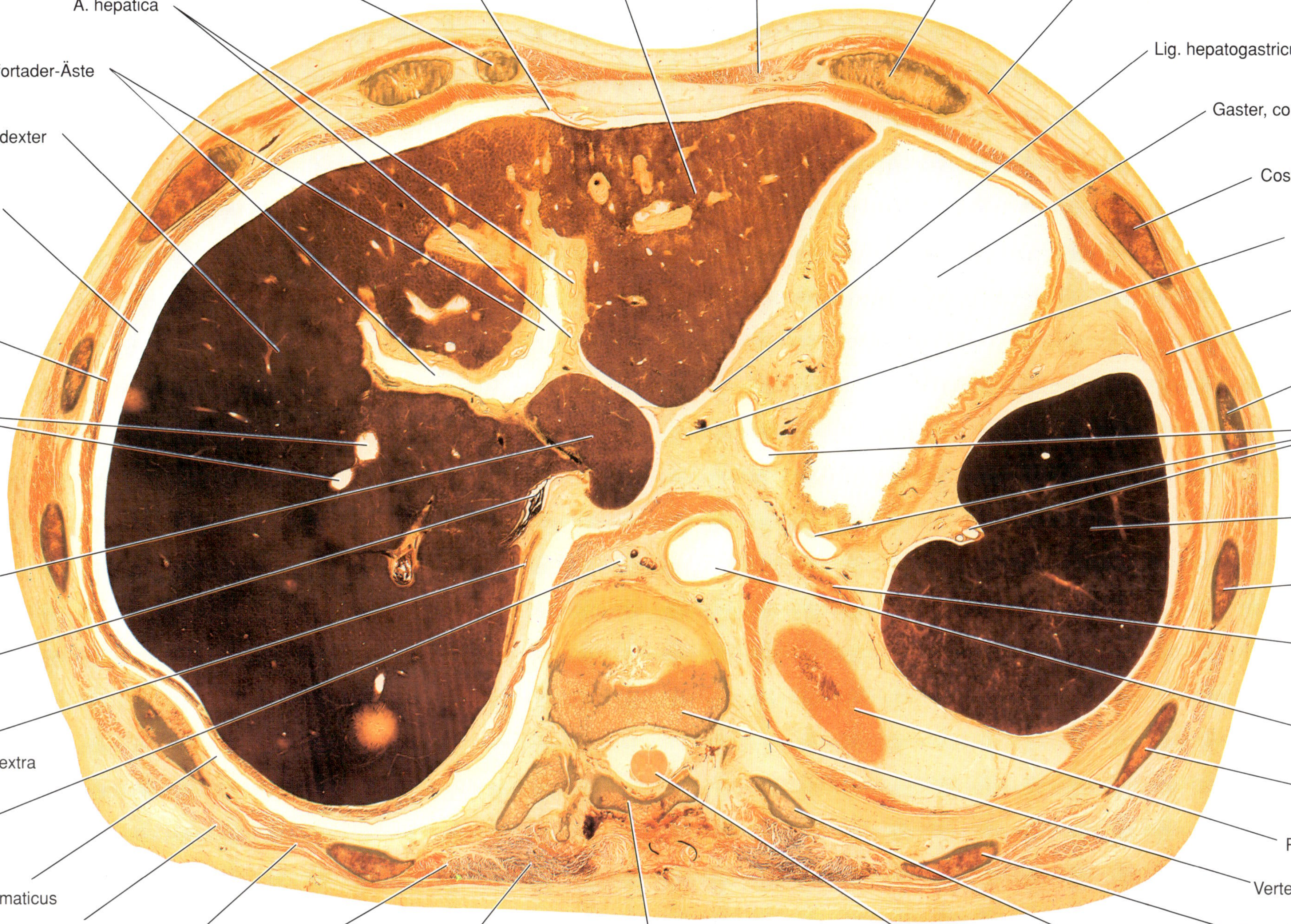

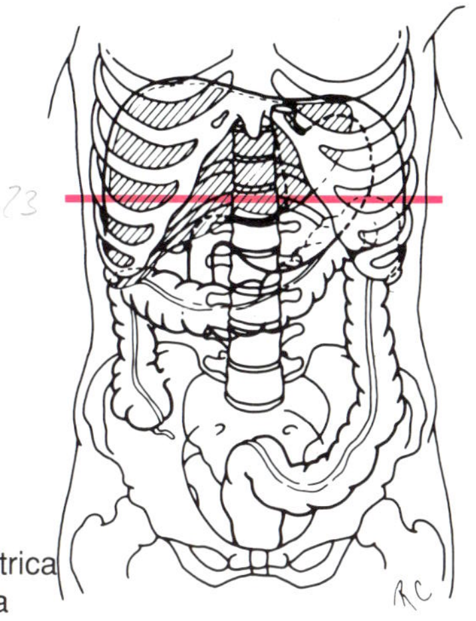

Abdomen

Cartilago costalis (VI)

M. obliquus externus abdominis

Lig. hepatogastricum

Gaster, corpus

Costa VII

A. gastrica sinistra

Diaphragma

Costa VIII

A. splenica

Lien

Costa IX

Glandula suprarenalis sinistra

Aorta

Costa X

Ren sinister

Vertebra thoracica XII, corpus

Costa XI

Costa XII

Medulla spinalis

Arcus vertebrae (XII)

M. longissimus thoracis

M. iliocostalis lumborum

M. latissimus dorsi

M. serratus posterior inferior

Cavitas pleurae, recessus costodiaphragmaticus

V. azygos

Glandula suprarenalis dextra

V. cava inferior

Lobus caudatus

V. hepatica

Diaphragma

Cavitas peritonealis

Hepar, lobus dexter

Pfortader-Äste

A. hepatica

Cartilago costalis (V)

Lig. falciforme

M. rectus abdominis

Hepar, lobus sinister

Transversalschnitt

Rumpfquerschnitt in Höhe des zwölften Brustwirbels. Der obere Pol der linken Niere ist getroffen. Beide Nebennieren und die A. lienalis sind angeschnitten.

Abb. 4.7b   169

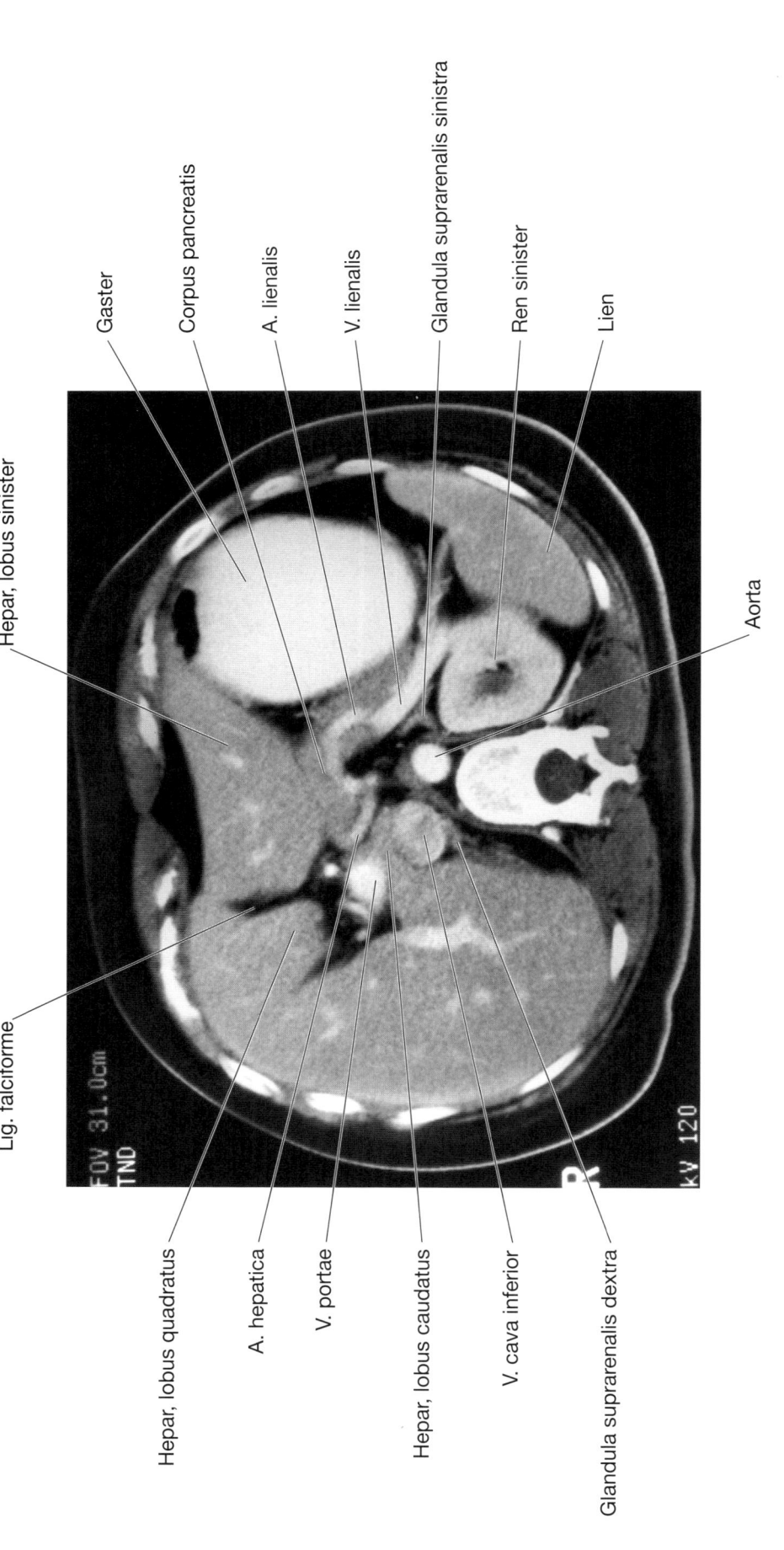

Hepar, lobus sinister

Lig. falciforme

Gaster

Corpus pancreatis

A. lienalis

V. lienalis

Glandula suprarenalis sinistra

Ren sinister

Lien

Aorta

Hepar, lobus quadratus

A. hepatica

V. portae

Hepar, lobus caudatus

V. cava inferior

Glandula suprarenalis dextra

Transversalschnitt

Das kontrastverstärkte, transversale CT-Bild ist in der Ebene der Porta hepatis erstellt worden. Beachte die Beziehungen zwischen Pankreas und Magen und den Verlauf der A. lienalis durch das Corpus pancreatis bis zum Hilum lienalis. Die A. lienalis verläuft entlang der hinteren Grenze des Pankreas und ist auf dieser Abbildung teilweise zu sehen.

CT-Aufnahme

Abb. 4.8a

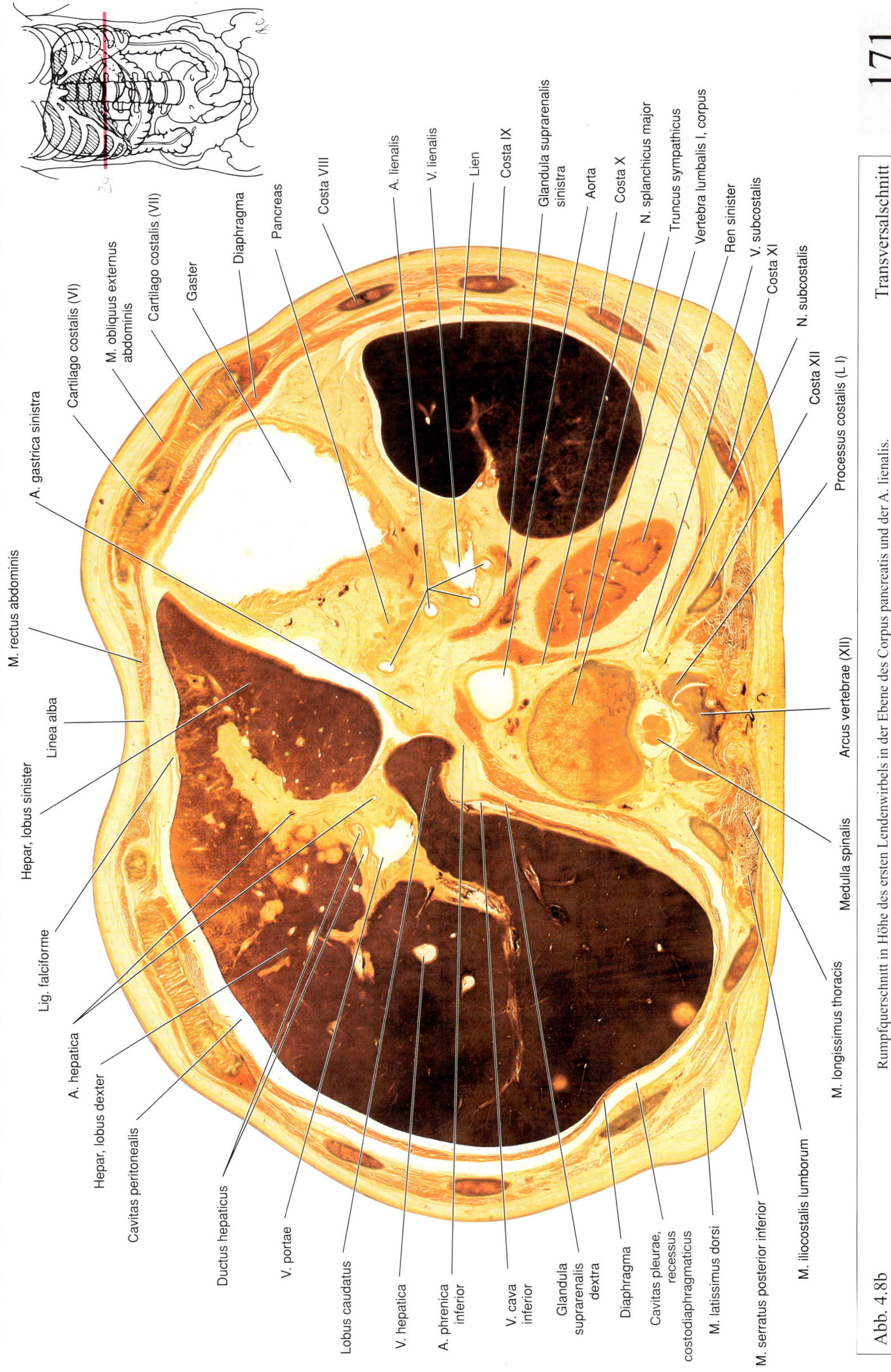

M. rectus abdominis

A. gastrica sinistra

Cartilago costalis (VI)

M. obliquus externus abdominis

Cartilago costalis (VII)

Gaster

Diaphragma

Pancreas

Costa VIII

A. lienalis

V. lienalis

Lien

Costa IX

Glandula suprarenalis sinistra

Aorta

Costa X

N. splanchicus major

Truncus sympathicus

Vertebra lumbalis I, corpus

Ren sinister

V. subcostalis

Costa XI

N. subcostalis

Linea alba

Hepar, lobus sinister

Lig. falciforme

A. hepatica

Hepar, lobus dexter

Cavitas peritonealis

Ductus hepaticus

V. portae

Lobus caudatus

V. hepatica

A. phrenica inferior

V. cava inferior

Glandula suprarenalis dextra

Diaphragma

Cavitas pleurae, recessus costodiaphragmaticus

M. latissimus dorsi

M. serratus posterior inferior

M. iliocostalis lumborum

M. longissimus thoracis

Medulla spinalis

Arcus vertebrae (XII)

Processus costalis (L I)

Costa XII

Abb. 4.8b   Transversalschnitt

Rumpfquerschnitt in Höhe des ersten Lendenwirbels in der Ebene des Corpus pancreatis und der A. lienalis.

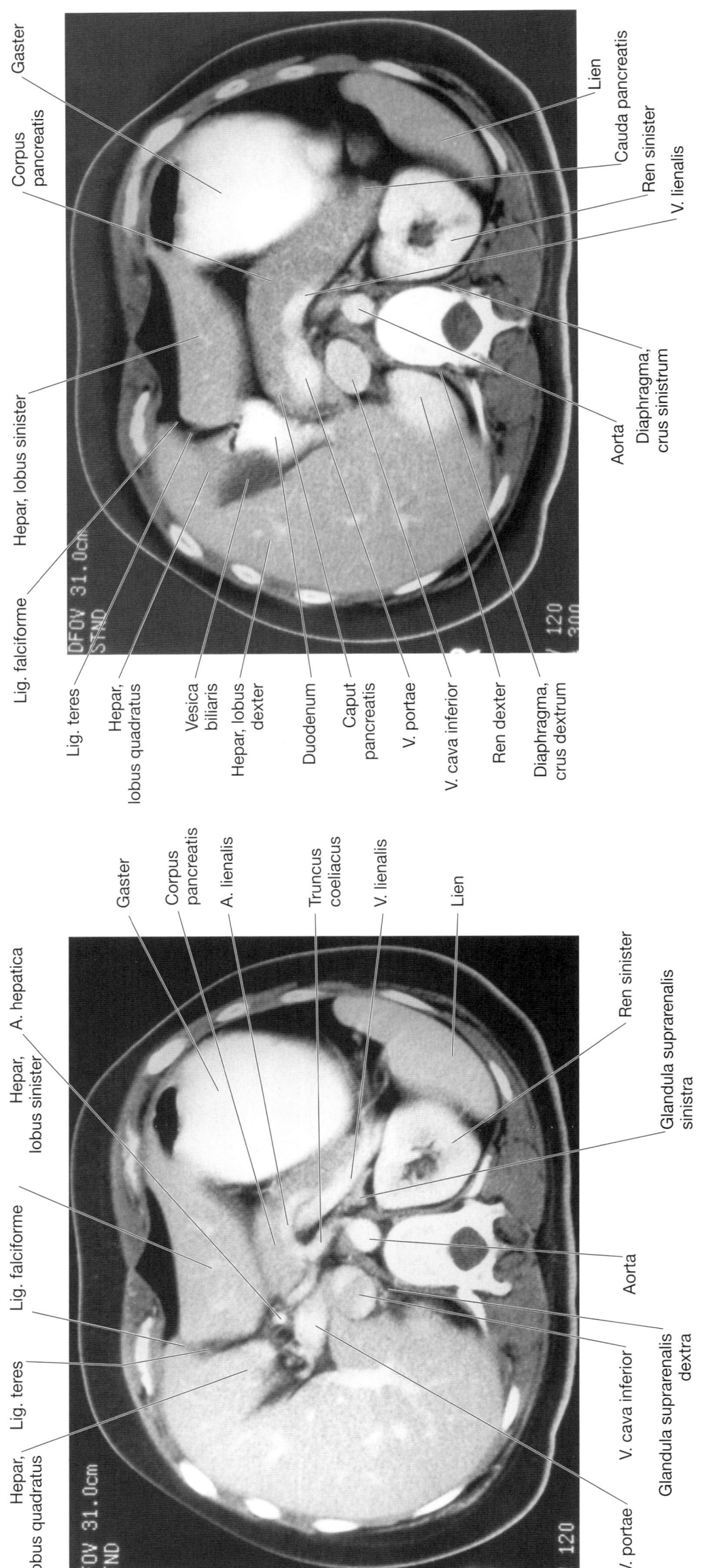

Corpus pancreatis

Gaster

Lien

Cauda pancreatis

Ren sinister

V. lienalis

Aorta

Diaphragma, crus sinistrum

Hepar, lobus sinister

Lig. falciforme

Lig. teres

Hepar, lobus quadratus

Vesica biliaris

Hepar, lobus dexter

Duodenum

Caput pancreatis

V. portae

V. cava inferior

Ren dexter

Diaphragma, crus dextrum

DFOV 31.0cm STND

V 120 300

Dieses kontrastverstärkte, transversale CT-Bild verläuft in der Ebene des Pankreas. Die Milzvenen verlaufen entlang des hinteren Randes des Pankreas, verbinden sich dann mit der V. mesenterica superior und bilden gemeinsam die V. portae. In Magen und Duodenum ist orales Kontrastmittel zu sehen. Von der Gallenblase ist der obere Anteil zu sehen. Das Lig. falciforme beinhaltet das Lig. teres und markiert die Anteile der medialen und lateralen Segmente des linken Leberlappens. Das Ligament wird von Fettgewebe umgeben, das schwarz erscheint.

Transversalschnitte

Gaster

Corpus pancreatis

A. lienalis

Truncus coeliacus

V. lienalis

Lien

A. hepatica

Hepar, lobus sinister

Ren sinister

Glandula suprarenalis sinistra

Lig. falciforme

Aorta

Lig. teres

Hepar, lobus quadratus

V. portae

V. cava inferior

Glandula suprarenalis dextra

DFOV 31.0cm STND

V 120

Das kontrastverstärkte, transversale CT-Bild wurde in der Ebene der Porta hepatis erstellt. Der Magen wird durch orale Kontrastmittelgabe hell dargestellt, während die Gefäße durch die intravenöse Gabe eines Kontrastmittels verstärkt erscheinen. Beachte den Ursprung der A. coeliaca von der Aorta und die Beziehung zwischen der A. lienalis und der Vene. Die Relation zwischen A. hepatis und V. portae wird ebenfalls deutlich.

CT-Aufnahmen

Abb. 4.9a und 4.9b

Abdomen

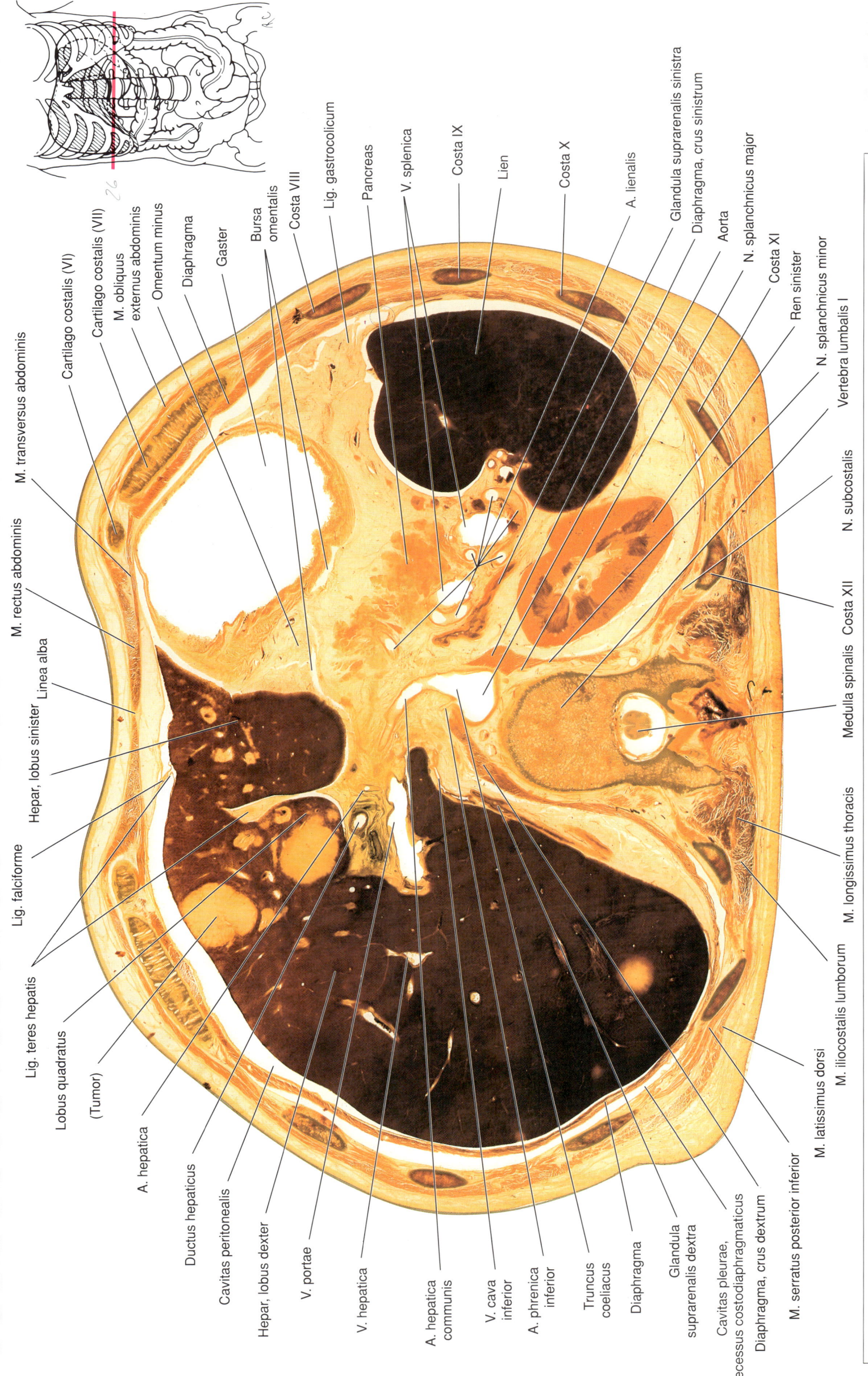

M. transversus abdominis

Cartilago costalis (VI)

Cartilago costalis (VII)

M. obliquus externus abdominis

Omentum minus

Diaphragma

Gaster

Bursa omentalis

Costa VIII

Lig. gastrocolicum

Pancreas

V. splenica

Costa IX

Lien

Costa X

A. lienalis

Glandula suprarenalis sinistra

Diaphragma, crus sinistrum

Aorta

N. splanchnicus major

Costa XI

Ren sinister

N. splanchnicus minor

Vertebra lumbalis I

N. subcostalis

Costa XII

M. longissimus thoracis

Rumpfquerschnitt in Höhe des unteren Drittels des ersten Lendenwirbels.
In dieser Schnittebene ist der Abgang des Truncus coeliacus aus der Aorta getroffen.

Medulla spinalis

M. iliocostalis lumborum

M. latissimus dorsi

M. serratus posterior inferior

Diaphragma, crus dextrum

Cavitas pleurae, recessus costodiaphragmaticus

Glandula suprarenalis dextra

Diaphragma

Truncus coeliacus

A. phrenica inferior

V. cava inferior

A. hepatica communis

V. hepatica

V. portae

Hepar, lobus dexter

Cavitas peritonealis

Ductus hepaticus

A. hepatica

(Tumor)

Lobus quadratus

Lig. teres hepatis

Hepar, lobus sinister

M. rectus abdominis

Lig. falciforme

Linea alba

Abb. 4.9c

Transversalschnitt

Transversalschnitt

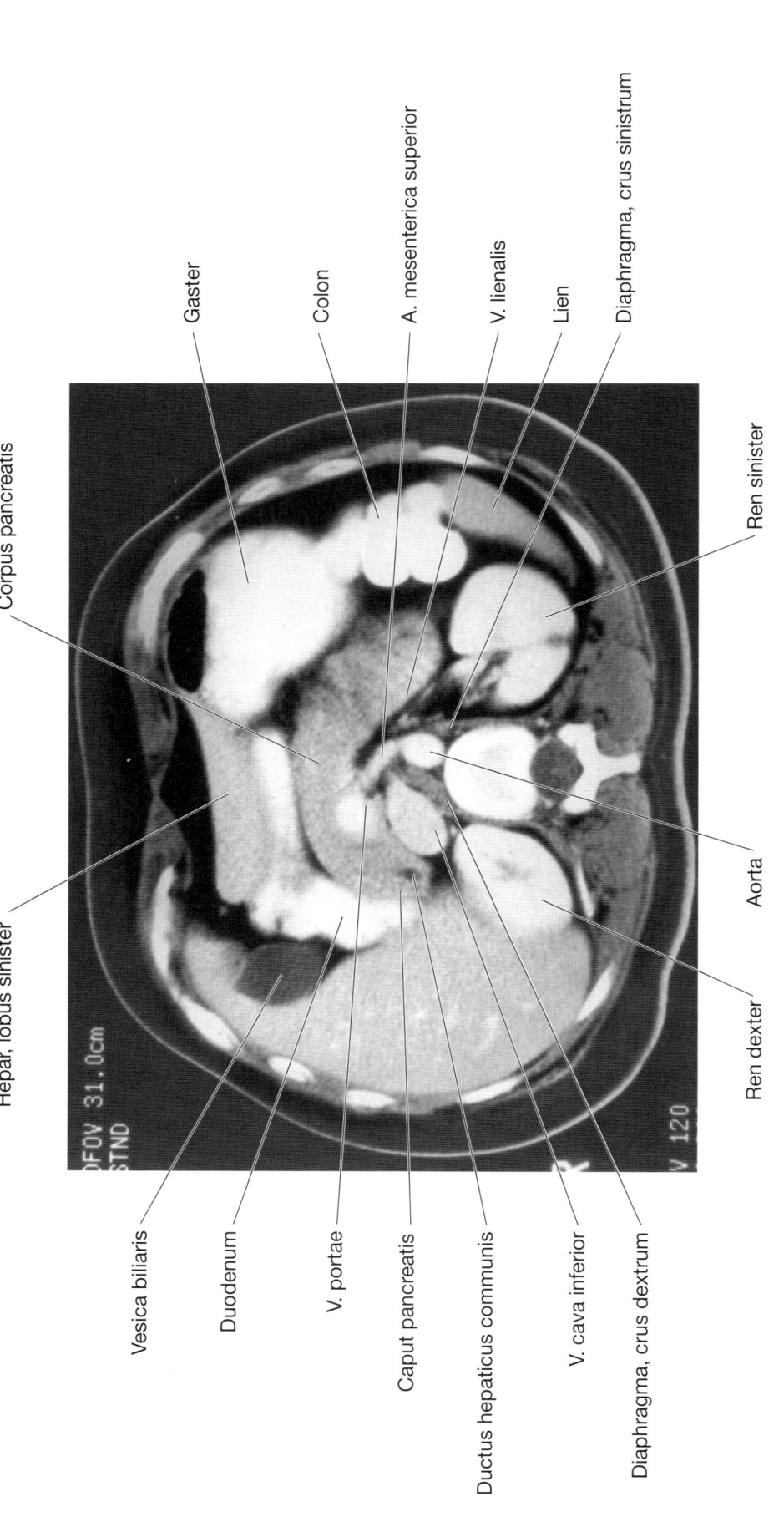

Corpus pancreatis

Gaster

Colon

A. mesenterica superior

V. lienalis

Lien

Diaphragma, crus sinistrum

Ren sinister

Hepar, lobus sinister

Aorta

Ren dexter

Vesica biliaris

Duodenum

V. portae

Caput pancreatis

Ductus hepaticus communis

V. cava inferior

Diaphragma, crus dextrum

Dieses kontrastverstärkte, transversale CT-Bild verläuft durch das mittlere Abdomen und befindet sich in der Ebene von Gallenblase und Caput pancreatis. Beachte den Ursprung der A. mesenterica superior aus der Aorta sowie die Beziehung zwischen V. mesenterica superior und V. cava inferior. Gut zu sehen ist auch die Relation zwischen Pankreaskopf (auf diesem Bild in der Umgebung des Ductus hepaticus communis) und dem Duodenum, das sich aufgrund der oralen Kontrastmittelgabe hell darstellt.

CT-Aufnahme

Abb. 4.10a

Abdomen

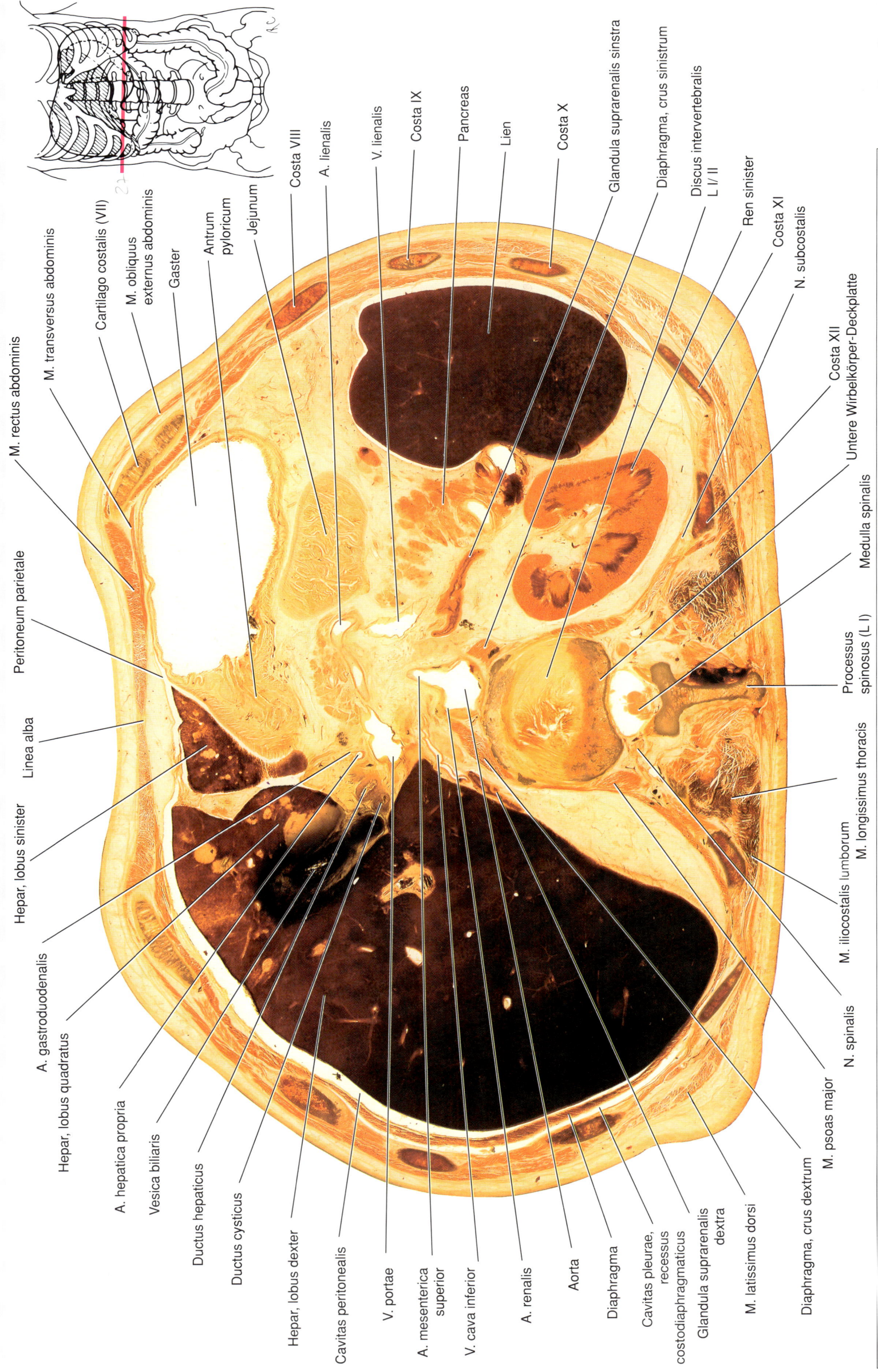

M. rectus abdominis

M. transversus abdominis

Cartilago costalis (VII)

M. obliquus externus abdominis

Gaster

Antrum pyloricum

Jejunum

Costa VIII

A. lienalis

V. lienalis

Costa IX

Pancreas

Lien

Costa X

Glandula suprarenalis sinstra

Diaphragma, crus sinistrum

Discus intervertebralis L I/II

Ren sinister

Costa XI

N. subcostalis

Costa XII

Untere Wirbelkörper-Deckplatte

Peritoneum parietale

Linea alba

Hepar, lobus sinister

A. gastroduodenalis

A. hepatica propria

Hepar, lobus quadratus

Vesica biliaris

Ductus hepaticus

Ductus cysticus

Hepar, lobus dexter

Cavitas peritonealis

V. portae

A. mesenterica superior

V. cava inferior

A. renalis

Aorta

Diaphragma

Cavitas pleurae, recessus costodiaphragmaticus

Glandula suprarenalis dextra

M. latissimus dorsi

Diaphragma, crus dextrum

M. psoas major

N. spinalis

M. iliocostalis lumborum

M. longissimus thoracis

Processus spinosus (L I)

Medulla spinalis

Abb. 4.10b

Rumpfquerschnitt in Höhe der Bandscheibe zwischen erstem und zweitem Lendenwirbcl. Der Abgang der A. mesenterica superior sowie der rechten Nierenarterie ist getroffen.

Transversalschnitt

175

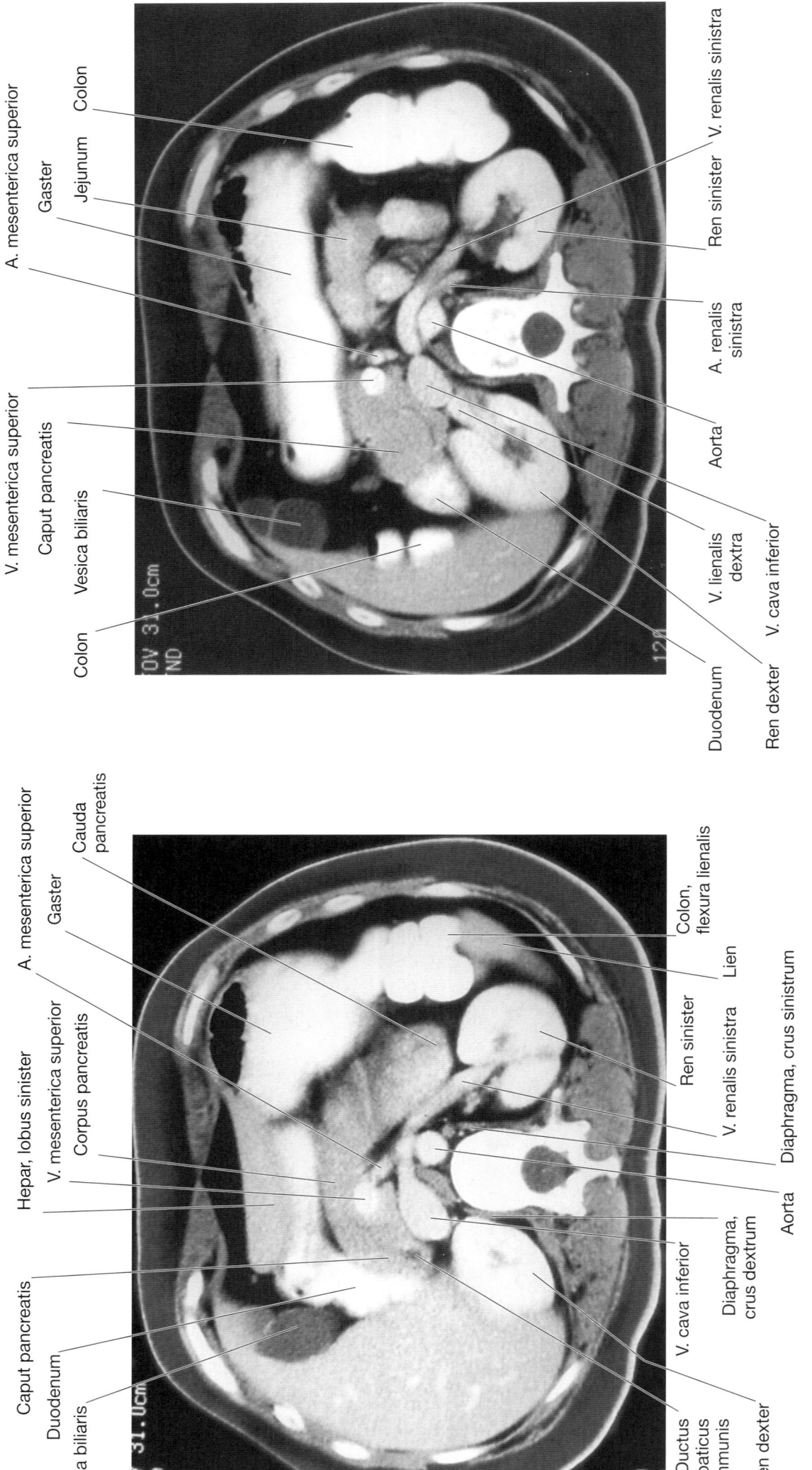

A. mesenterica superior

Gaster

Jejunum Colon

V. mesenterica superior

Caput pancreatis

Vesica biliaris

Colon

V. renalis sinistra

Ren sinister

A. renalis sinistra

Aorta

V. lienalis dextra

V. cava inferior

Duodenum

Ren dexter

A. mesenterica superior

Cauda pancreatis

Gaster

Hepar, lobus sinister

V. mesenterica superior

Corpus pancreatis

Colon, flexura lienalis

Lien

Ren sinister

V. renalis sinistra

Diaphragma, crus sinistrum

Aorta

Caput pancreatis

Duodenum

Vesica biliaris

V. cava inferior

Diaphragma, crus dextrum

Ductus hepaticus communis

Ren dexter

Dieses kontrastverstärkte, transversale CT-Bild läuft durch das mittlere Abdomen auf der Ebene beider Nieren und des Processus uncinatus des Pankreas. Beide Nierenvenen sind an ihrer Verbindungsstelle mit der V. cava inferior zu sehen. Beachte die Beziehungen zwischen Pankreas und Duodenum sowie zwischen V. cava inferior und V. mesenterica superior.

Transversalschnitte

Hier ist ein kontrastverstärktes, transversales CT-Bild durch das mittlere Abdomen zu sehen. Die Beziehung zwischen Pankreas und Magen wird deutlich. Die linke V. renalis überkreuzt vorne die Aorta von links nach rechts undmündet in die V. cava inferior.

CT-Aufnahmen

Abb. 4.11a und 4.11b

Abdomen

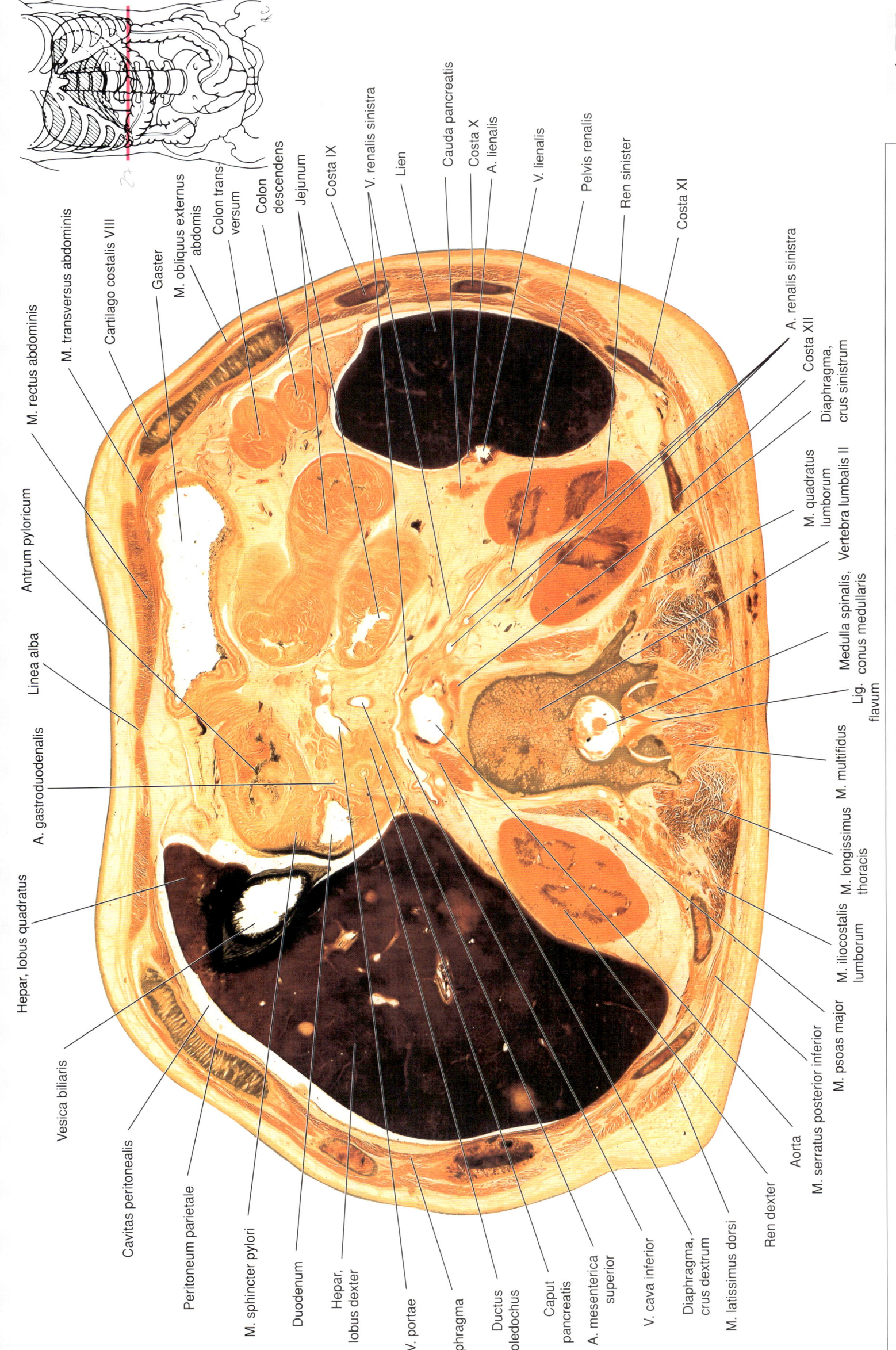

Hepar, lobus quadratus

Vesica biliaris

Cavitas peritonealis

Peritoneum parietale

M. sphincter pylori

Duodenum

Hepar, lobus dexter

V. portae

Diaphragma

Ductus choledochus

Caput pancreatis

A. mesenterica superior

V. cava inferior

Diaphragma, crus dextrum

M. latissimus dorsi

Ren dexter

Aorta

M. serratus posterior inferior

M. psoas major

M. iliocostalis lumborum

M. longissimus thoracis

M. multifidus

Lig. flavum

Medulla spinalis, conus medullaris

Vertebra lumbalis II

M. quadratus lumborum

A. renalis sinistra

Costa XII

Diaphragma, crus sinistrum

A. renalis sinistra

Costa XI

Ren sinister

Pelvis renalis

V. lienalis

A. lienalis

Costa X

Cauda pancreatis

Lien

V. renalis sinistra

Costa IX

Jejunum

Colon descendens

Colon transversum

M. obliquus externus abdomis

Gaster

Cartilago costalis VIII

M. transversus abdominis

M. rectus abdominis

Antrum pyloricum

Linea alba

A. gastroduodenalis

Rumpfquerschnitt in Höhe des zweiten Lendenwirbels. Die Gallenblase und der M. sphincter pylori sind getroffen – ferner beide Nieren sowie die A. und V. renalis sinistra.

Transversalschnitt

177

Abb. 4.11c

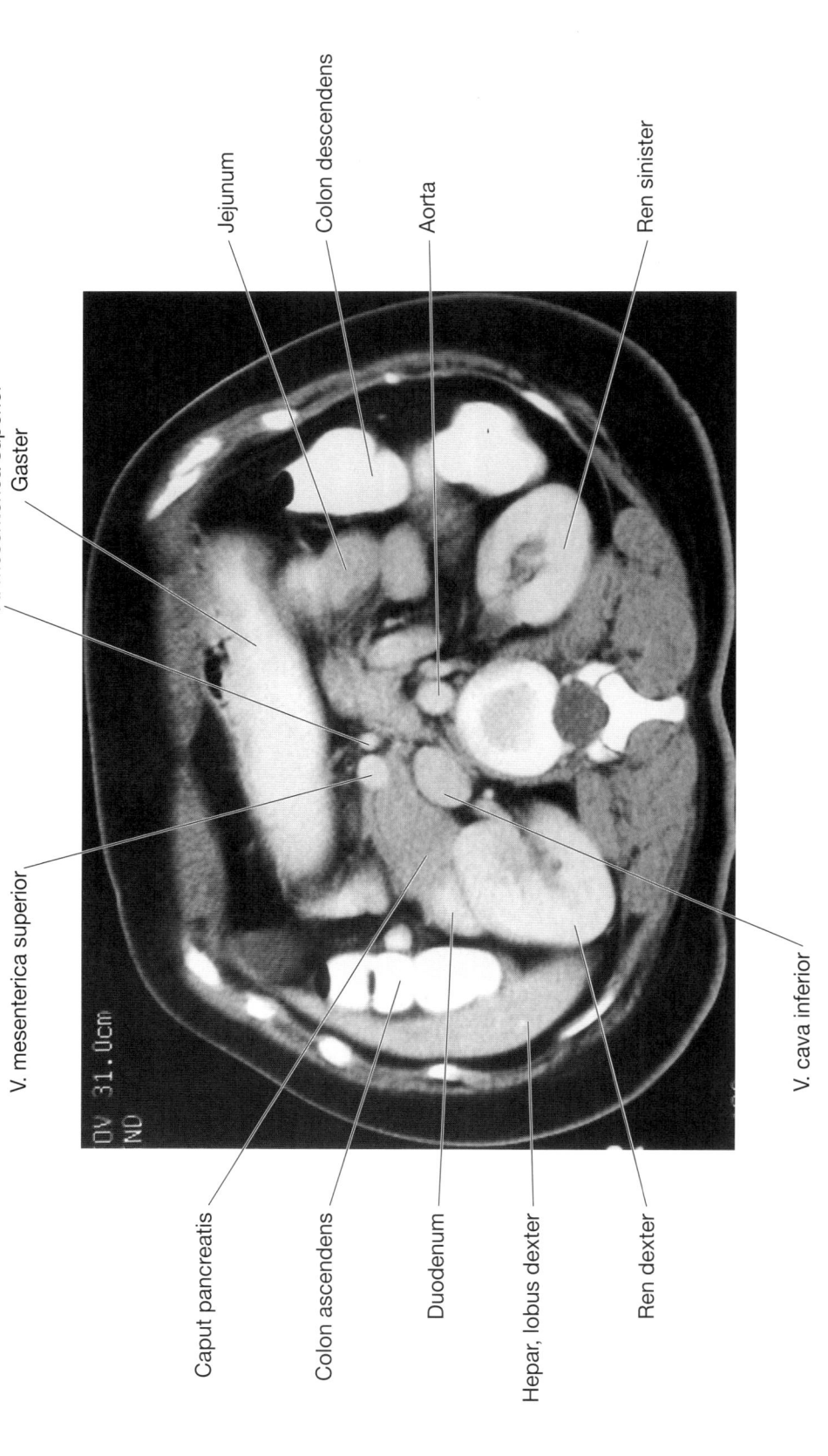

Jejunum

Colon descendens

Aorta

Ren sinister

A. mesenterica superior
Gaster

V. mesenterica superior

Caput pancreatis

Colon ascendens

Duodenum

Hepar, lobus dexter

Ren dexter

V. cava inferior

Transversalschnitt

Hier ist ein kontrastverstärktes, transversales CT-Bild zu sehen, das durch die Mitte der beiden Nieren verläuft. Bei diesem Patienten wurde eine Kontrastdarstellung des Kolons vorgenommen, um das untere gastrointestinale System zu zeigen. Zudem erfolgte eine orale Kontrastmittelgabe, die zur Darstellung der proximalen Darmabschnitte führt. Das Duodenum liegt in unmittelbarer Nachbarschaft zum Pankreas und genau vor der rechten Niere.

CT-Aufnahme

Abb. 4.12a

Abdomen

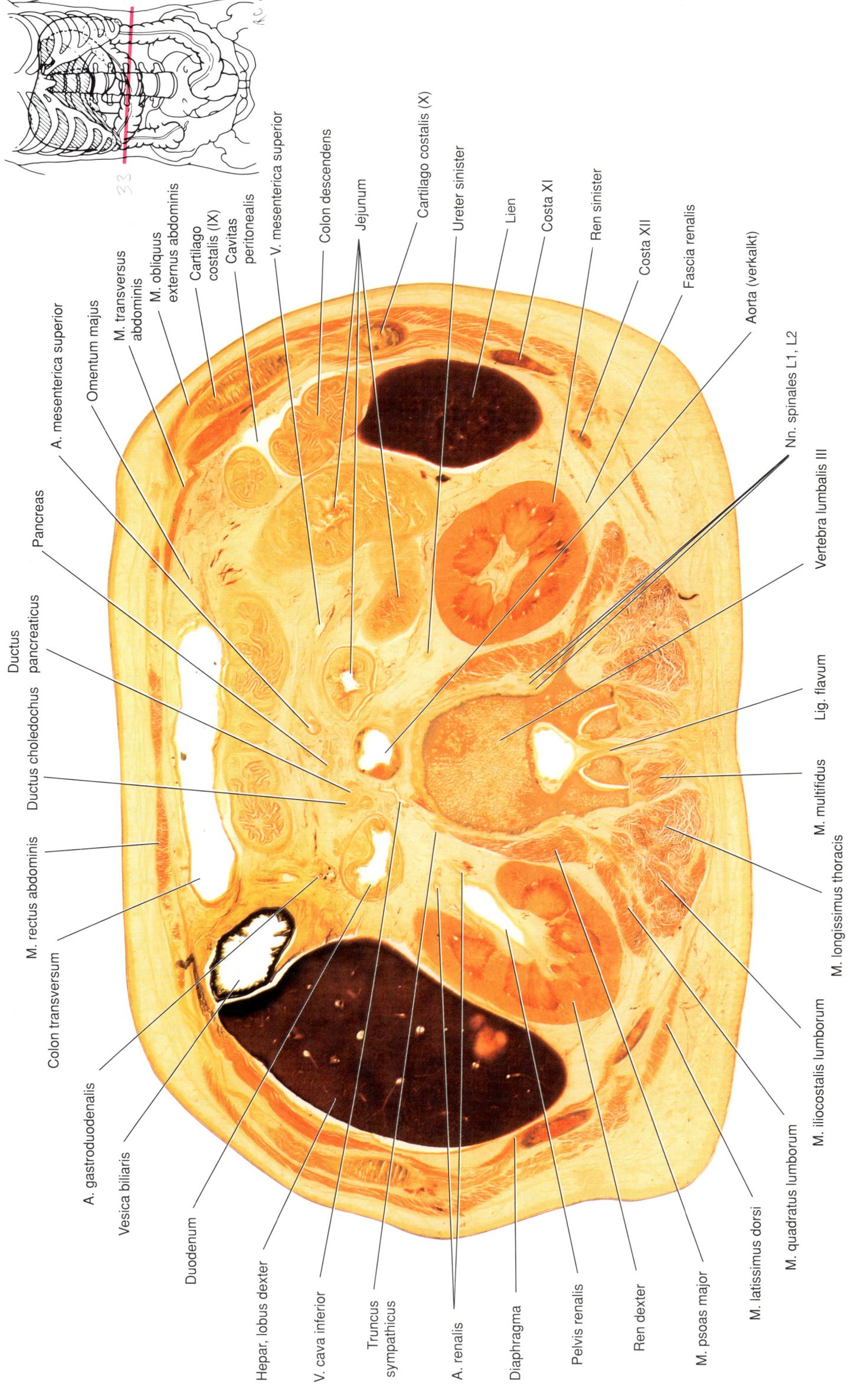

A. mesenterica superior

Omentum majus

M. transversus abdominis

M. obliquus externus abdominis

Cartilago costalis (IX)

Cavitas peritonealis

V. mesenterica superior

Colon descendens

Jejunum

Cartilago costalis (X)

Ureter sinister

Lien

Costa XI

Ren sinister

Costa XII

Fascia renalis

Aorta (verkalkt)

Nn. spinales L1, L2

Vertebra lumbalis III

Lig. flavum

M. multifidus

M. longissimus thoracis

Pancreas

Ductus pancreaticus

Ductus choledochus

M. rectus abdominis

Colon transversum

A. gastroduodenalis

Vesica biliaris

Duodenum

Hepar, lobus dexter

V. cava inferior

Truncus sympathicus

A. renalis

Diaphragma

Pelvis renalis

Ren dexter

M. psoas major

M. latissimus dorsi

M. quadratus lumborum

M. iliocostalis lumborum

Abb. 4.12b   179   Transversalschnitt

Rumpfquerschnitt in Höhe des dritten Lendenwirbels. Abgebildet sind das Querkolon, der Ductus choledochus und der Ductus pancreaticus, der Gallenblasenfundus sowie beide Nieren.

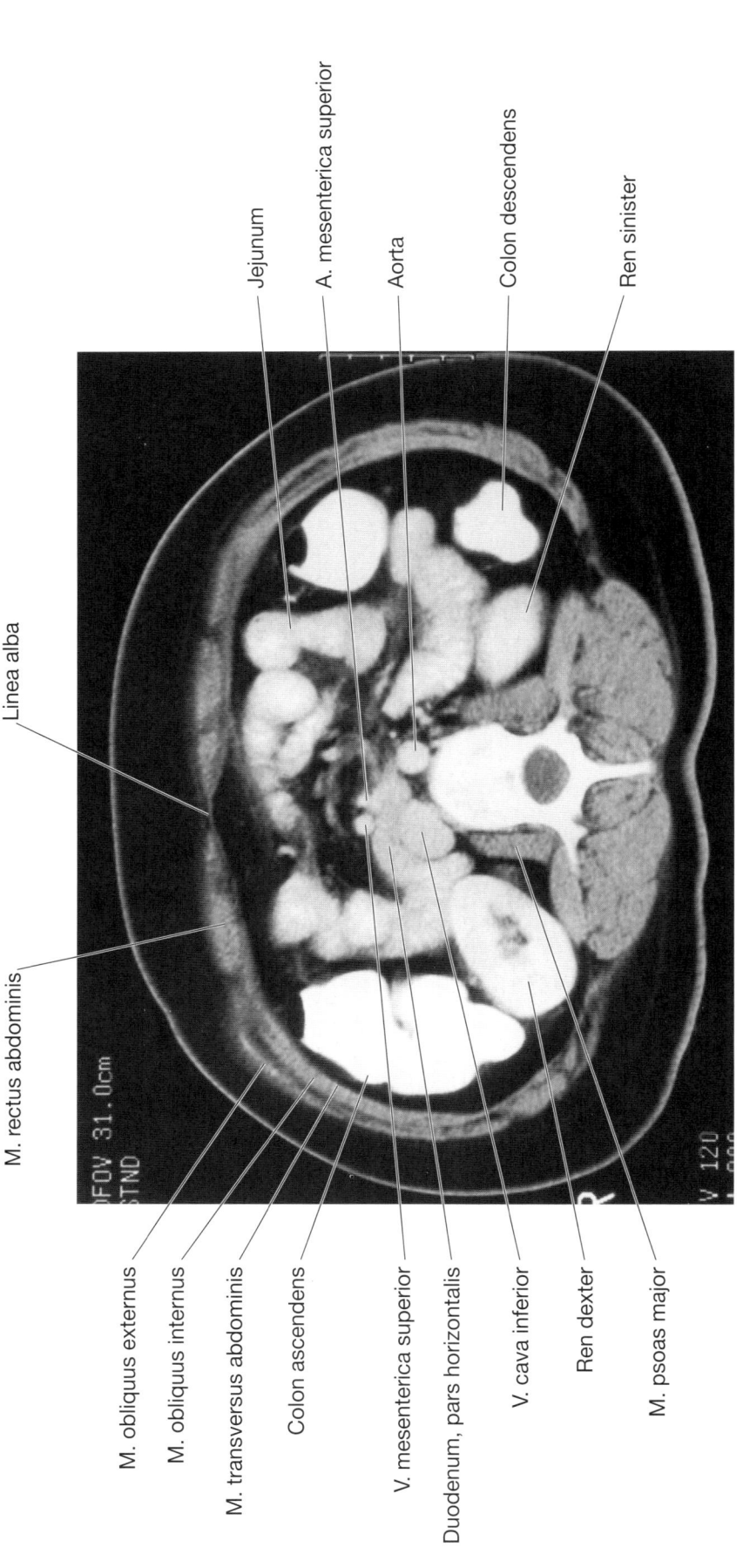

Linea alba

M. rectus abdominis

M. obliquus externus

M. obliquus internus

M. transversus abdominis

Colon ascendens

V. mesenterica superior

Duodenum, pars horizontalis

V. cava inferior

Ren dexter

M. psoas major

Jejunum

A. mesenterica superior

Aorta

Colon descendens

Ren sinister

Dieses kontrastverstärkte, transversale CT-Bild verläuft durch das mittlere Abdomen. Die A. et V. mesenterica superior sind relativ klein und liegen auf dieser Ebene vor der Aorta und der V. cava inferior. Die Pars transversalis des Duodenums verläuft von rechts nach links und kreuzt *vor* der V. cava inferior und der Aorta, aber *hinter* den A. et V. mesenterica superior.

Transversalschnitt

CT-Aufnahme

Abb. 4.13a

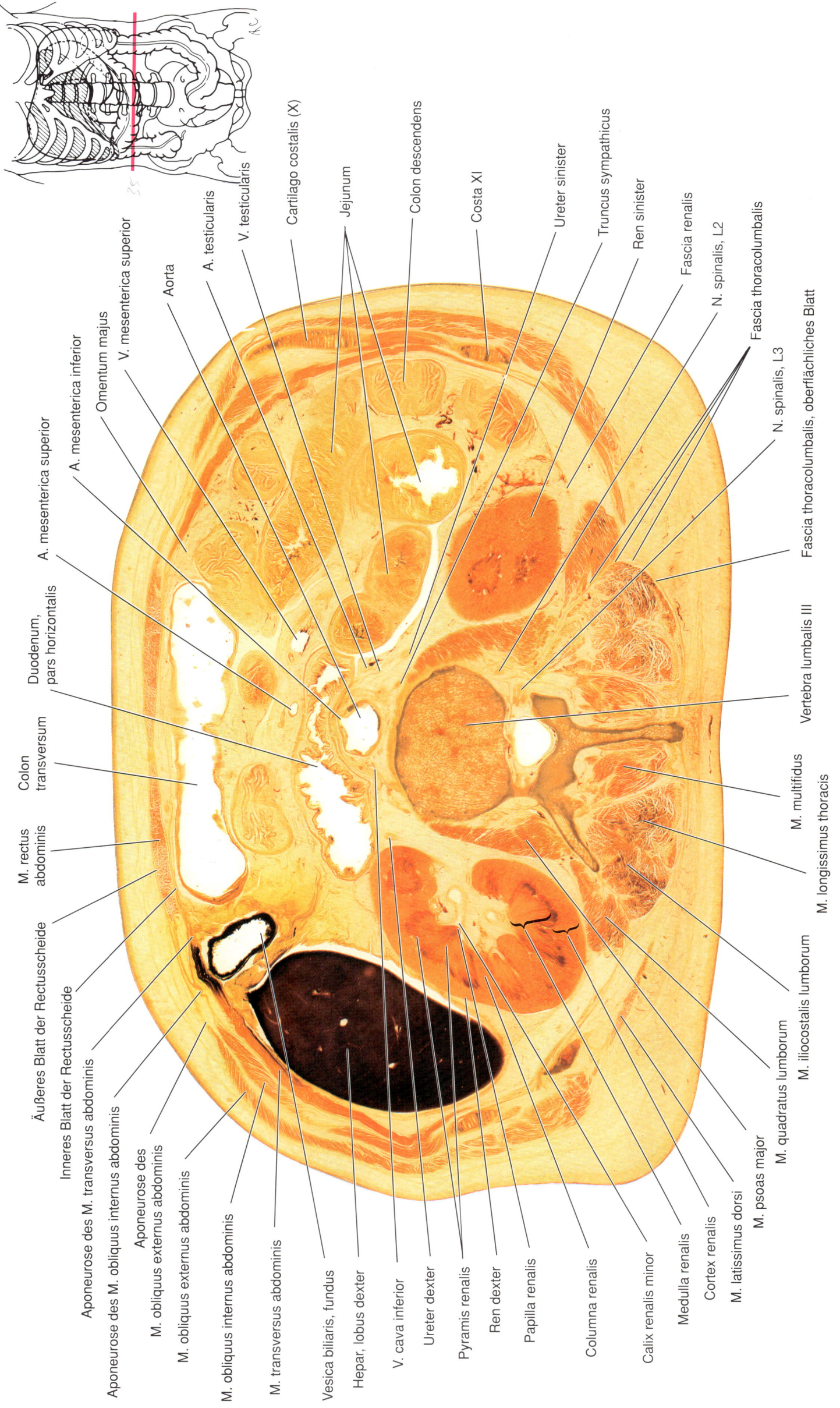

Cartilago costalis (X)

Jejunum

Colon descendens

Costa XI

Ureter sinister

Truncus sympathicus

Ren sinister

Fascia renalis

N. spinalis, L2

Fascia thoracolumbalis

N. spinalis, L3

Fascia thoracolumbalis, oberflächliches Blatt

A. testicularis

V. testicularis

Aorta

V. mesenterica superior

Omentum majus

A. mesenterica inferior

A. mesenterica superior

Duodenum, pars horizontalis

Colon transversum

M. rectus abdominis

Äußeres Blatt der Rectusscheide

Inneres Blatt der Rectusscheide

Aponeurose des M. transversus abdominis

Aponeurose des M. obliquus internus abdominis

Aponeurose des M. obliquus externus abdominis

M. obliquus externus abdominis

M. obliquus internus abdominis

M. transversus abdominis

Vesica biliaris, fundus

Hepar, lobus dexter

V. cava inferior

Ureter dexter

Pyramis renalis

Ren dexter

Papilla renalis

Columna renalis

Calix renalis minor

Medulla renalis

Cortex renalis

M. latissimus dorsi

M. psoas major

M. quadratus lumborum

M. iliocostalis lumborum

M. longissimus thoracis

M. multifidus

Vertebra lumbalis III

Transversalschnitt

Rumpfquerschnitt durch das untere Drittel des dritten Lendenwirbels.
Die Pars horizontalis duodeni ist mit angeschnitten.

Abb. 4.13b   181

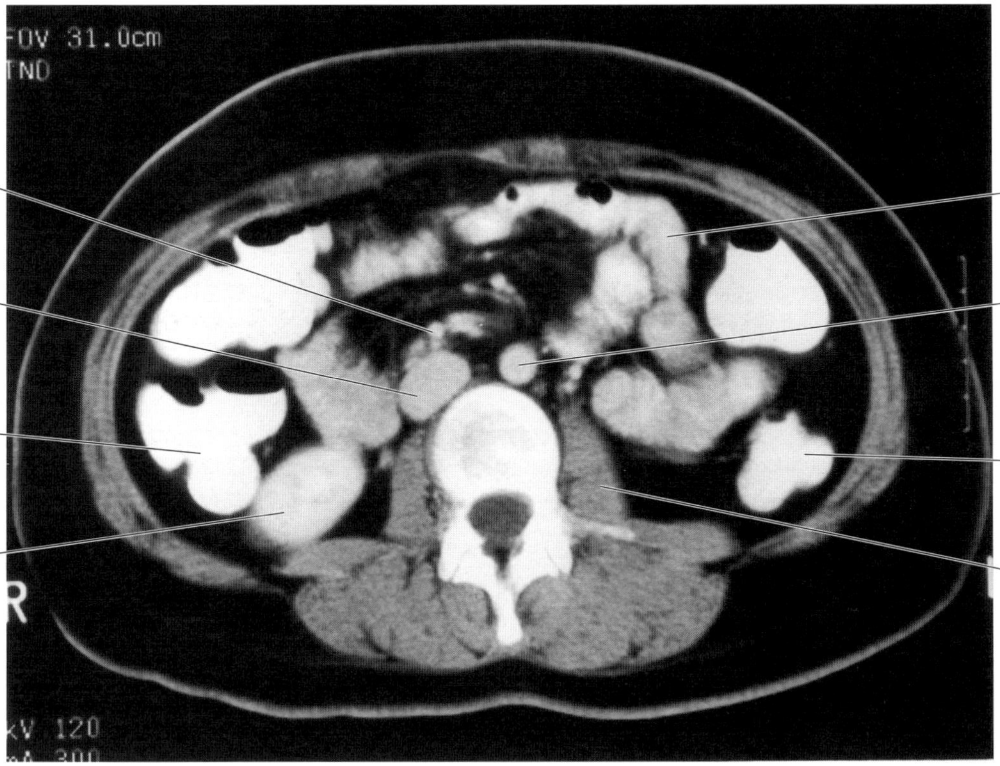
FOV 31.0cm
TND
kV 120
R
V. mesenterica superior
V. cava inferior
Caecum
Ren dexter
Jejunum
Aorta
Colon descendens
M. psoas major

Dieses kontrastverstärkte, transversale CT-Bild verläuft durch das mittlere Abdomen und zeigt den mit Kontrast gefüllten Dünn- und Dickdarm. Die verschiedenen Schichten der Abdominalwand können durch das dazwischenliegende Fettgewebe unterschieden werden, das auf dem CT dunkel erscheint.

Abb. 4.14a CT-Aufnahme Transversalschnitt

Abdomen

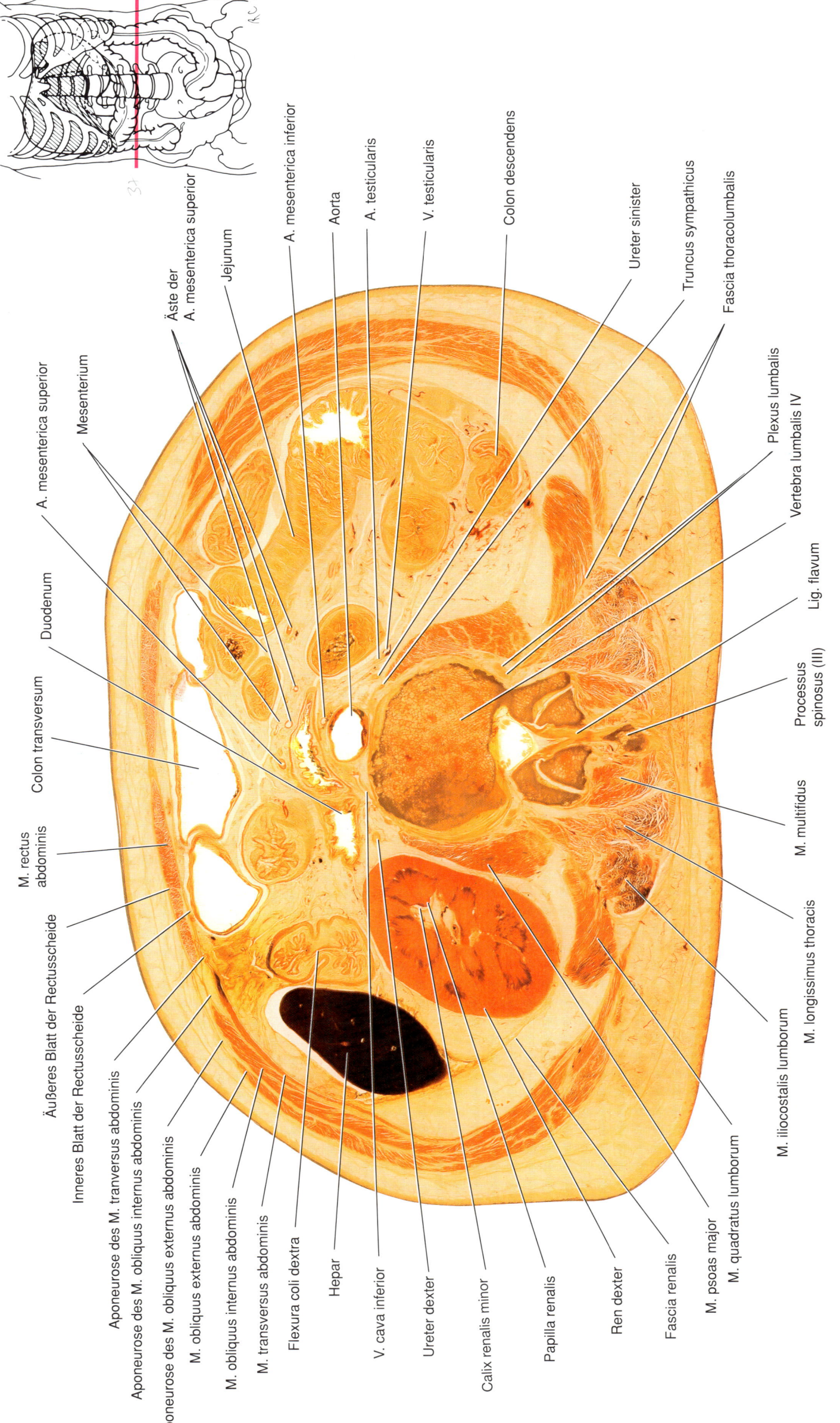

Äußeres Blatt der Rectusscheide

Inneres Blatt der M. tranversus abdominis

Aponeurose des M. obliquus internus abdominis

Aponeurose des M. obliquus externus abdominis

M. obliquus externus abdominis

M. obliquus internus abdominis

M. transversus abdominis

Flexura coli dextra

Hepar

V. cava inferior

Ureter dexter

Calix renalis minor

Papilla renalis

Ren dexter

Fascia renalis

M. psoas major

M. quadratus lumborum

M. iliocostalis lumborum

M. longissimus thoracis

M. rectus abdominis

Colon transversum

Duodenum

A. mesenterica superior

Äste der A. mesenterica superior

A. mesenterica inferior

Aorta

A. testicularis

V. testicularis

Jejunum

Mesenterium

Colon descendens

Ureter sinister

Truncus sympathicus

Fascia thoracolumbalis

Plexus lumbalis

Vertebra lumbalis IV

Lig. flavum

Processus spinosus (III)

M. multifidus

Abb. 4.14b

Transversalschnitt

Rumpfquerschnitt in Höhe des vierten Lendenwirbels. Angeschnitten sind die rechte Niere, die rechte Kolonflexur und der Unterrand des Duodenums.

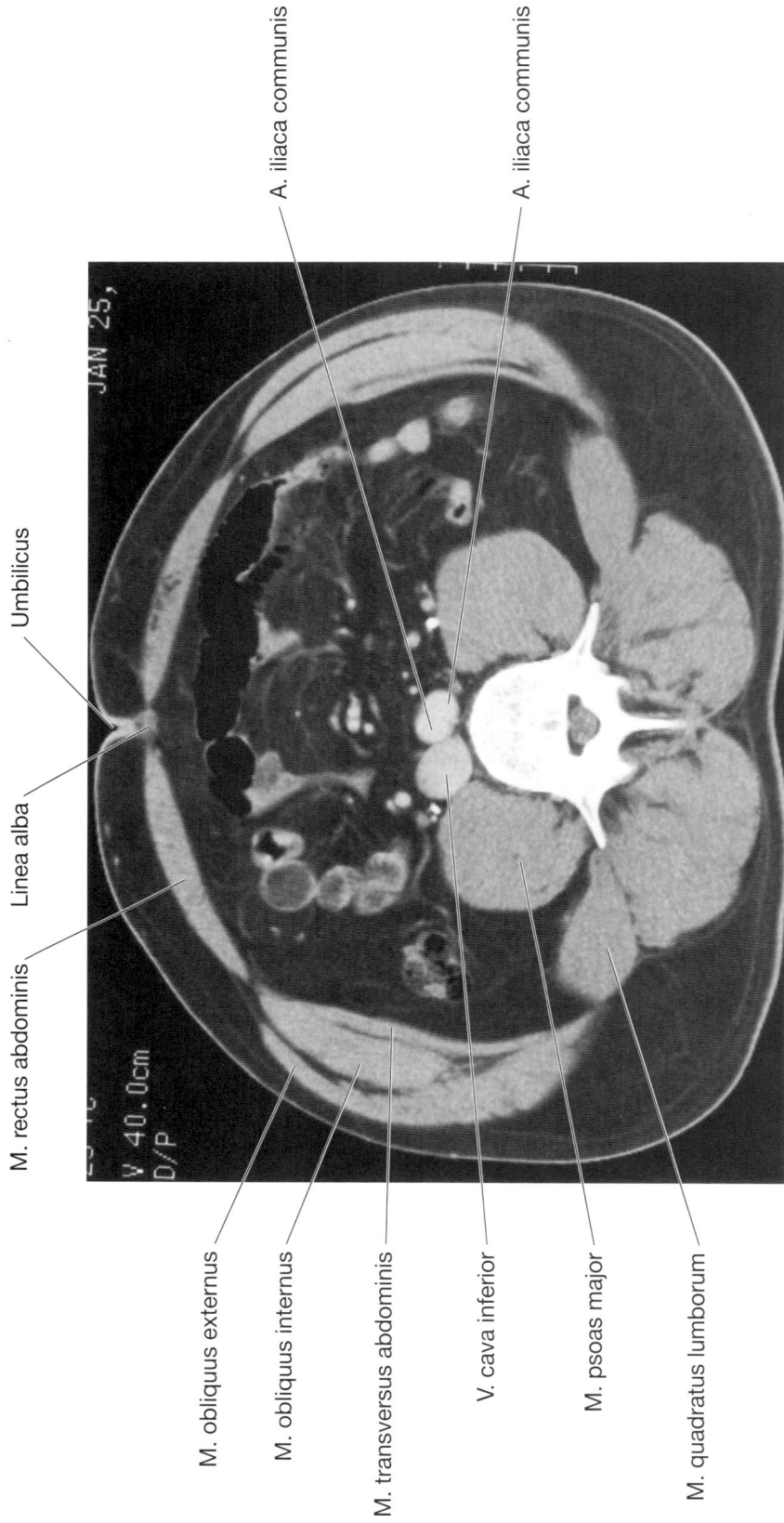

M. rectus abdominis

Linea alba

Umbilicus

A. iliaca communis dextra

A. iliaca communis sinistra

M. obliquus externus

M. obliquus internus

M. transversus abdominis

V. cava inferior

M. psoas major

M. quadratus lumborum

Das kontrastverstärkte, transversale CT-Bild liegt in Höhe des Nabels und der Aorta. Einige Dünndarmabschnitte sind kontrastgefüllt, andere Schlingen sind ohne Kontrastmittel. Die schwachen Mesenterialgefäße werden durch das Fettgewebe im Abdomen und Mesenterium betont. Beide Mm. psoas sind der Wirbelsäule benachbart. Die Schichten der Abdominalwand sind durch zwischenliegendes Fettgewebe voneinander abgrenzbar.

CT-Aufnahme

Transversalschnitt

Abb. 4.15a

Abdomen

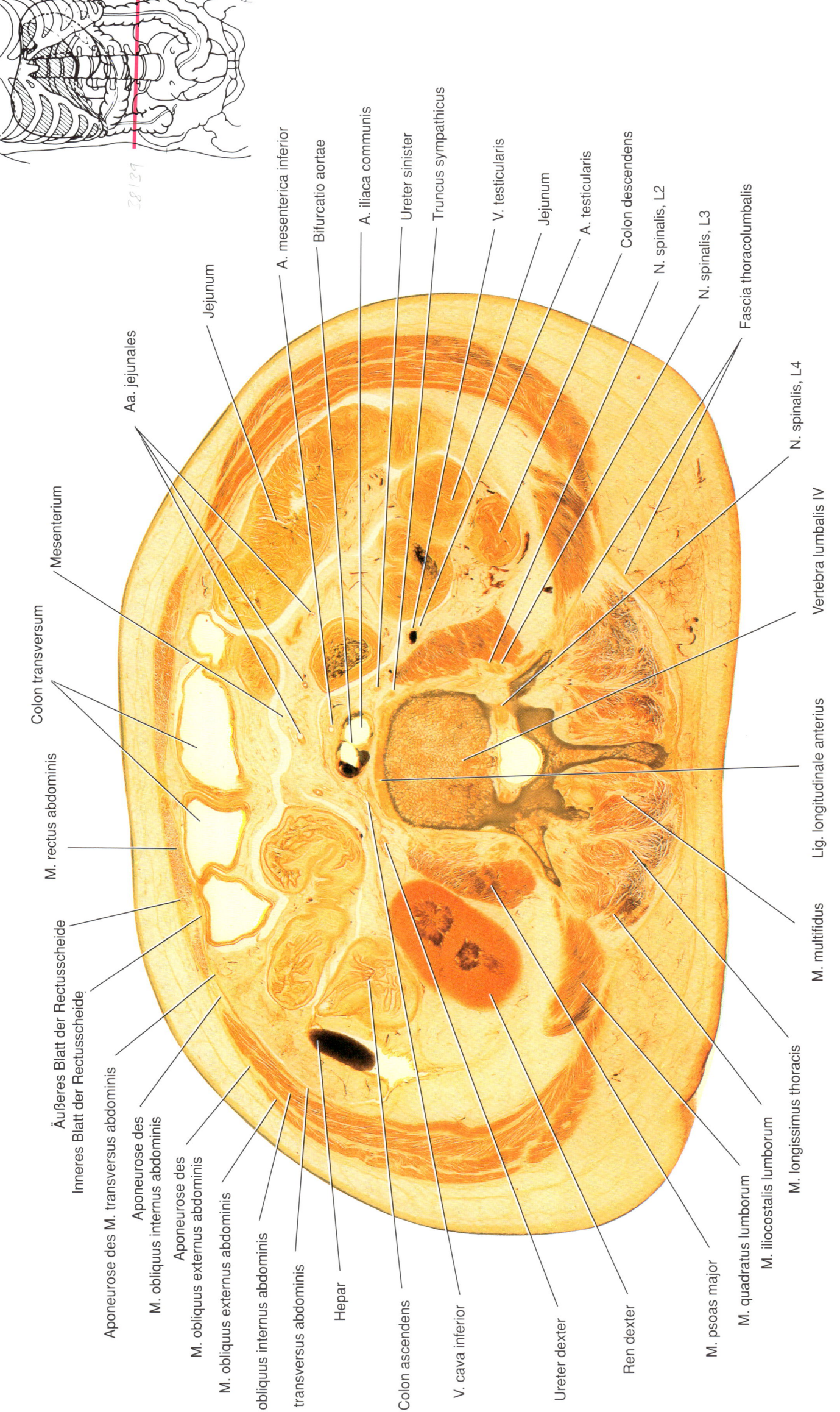

Aa. jejunales

Jejunum

A. mesenterica inferior

Bifurcatio aortae

A. iliaca communis

Ureter sinister

Truncus sympathicus

V. testicularis

Jejunum

A. testicularis

Colon descendens

N. spinalis, L2

N. spinalis, L3

Fascia thoracolumbalis

N. spinalis, L4

Mesenterium

Colon transversum

M. rectus abdominis

Äußeres Blatt der Rectusscheide

Inneres Blatt der Rectusscheide

Aponeurose des M. transversus abdominis

Aponeurose des M. obliquus internus abdominis

Aponeurose des M. obliquus externus abdominis

M. obliquus internus abdominis

M. transversus abdominis

Hepar

Colon ascendens

V. cava inferior

Ureter dexter

Ren dexter

M. psoas major

M. quadratus lumborum

M. iliocostalis lumborum

M. longissimus thoracis

M. multifidus

Lig. longitudinale anterius

Vertebra lumbalis IV

Abb. 4.15b

Transversalschnitt

Rumpfquerschnitt durch die untere Hälfte des vierten Lendenwirbels. Die Aortenbifurkation, das Querkolon und der untere Pol der rechten Niere sind getroffen.

185

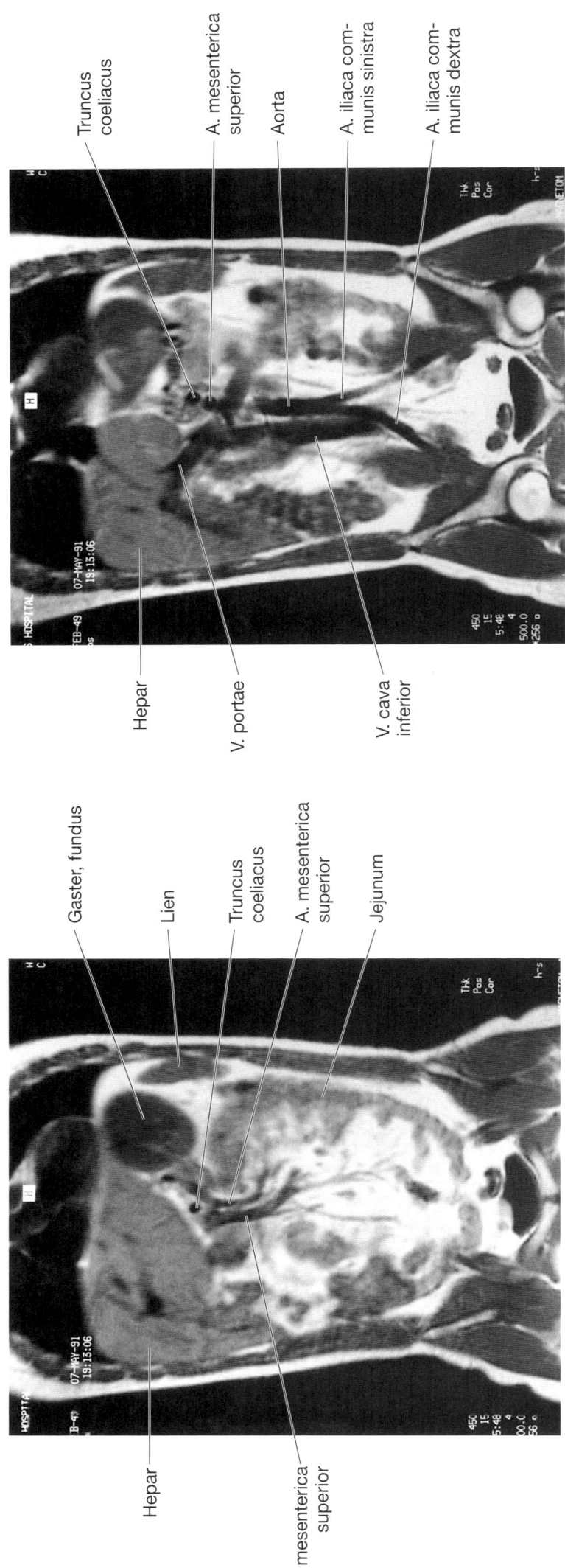

Gaster, fundus

Lien

Truncus
coeliacus

A. mesenterica
superior

Jejunum

Hepar

A. mesenterica
superior

Truncus
coeliacus

A. mesenterica
superior

Aorta

A. iliaca com-
munis sinistra

A. iliaca com-
munis dextra

Hepar

V. portae

V. cava
inferior

Das T1-gewichtete, frontale MR-Bild des vorderen Abdomens zeigt die A. et V. mesenterica superior sowie die Verteilung des Dünndarms im Abdomen. Beachte die nahe Nachbarschaft der unteren Herzwand zum Diaphragma, den Leberpol und den Magen im oberen Teil dieser Aufnahme. In dieser MR-Sequenz erscheint das Fettgewebe weiß. Dadurch wird die Abgrenzung von Darmabschnitten und anderen Organen erleichtert.

MRI

Dieses T1-gewichtete, frontale MR-Bild durch das mittlere Abdomen zeigt den Verlauf der Aorta abdominalis und ihre Aufteilung in Höhe von L 4 in die linke und rechte A. iliaca communis. Die V. portae überkreuzt die Aorta schräg von vorne und führt Blut aus dem Darm (via V. mesenterica superior) und der Milz zur Leber.

Frontalschnitte

Abb. 4.16a und 4.16b

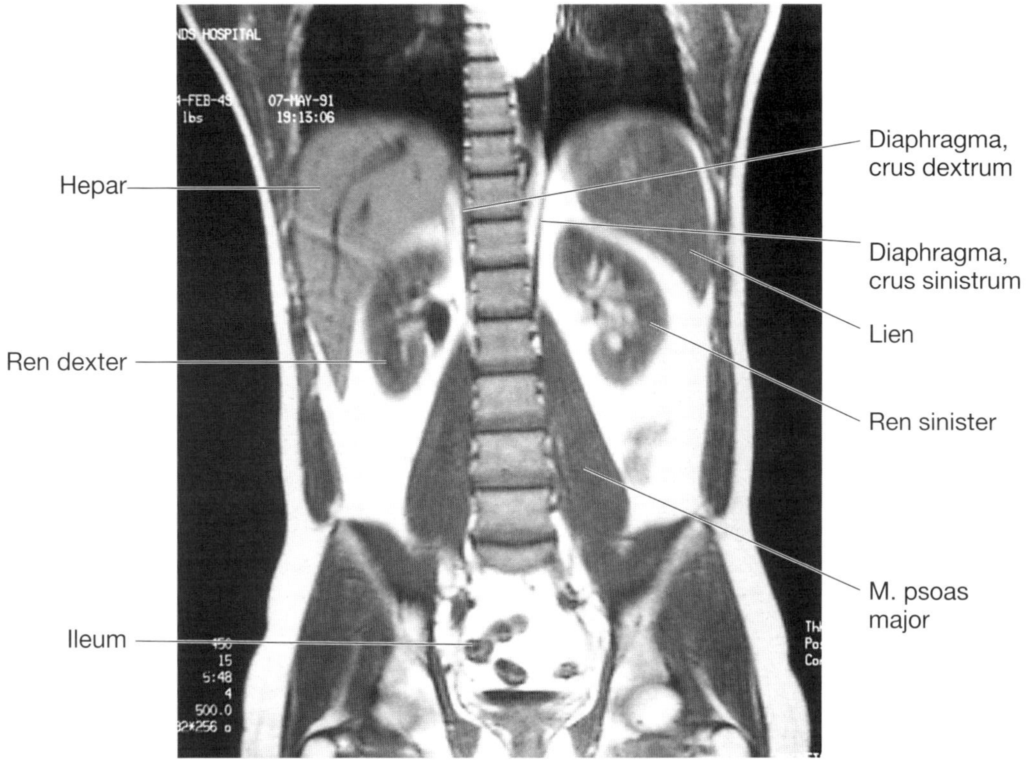

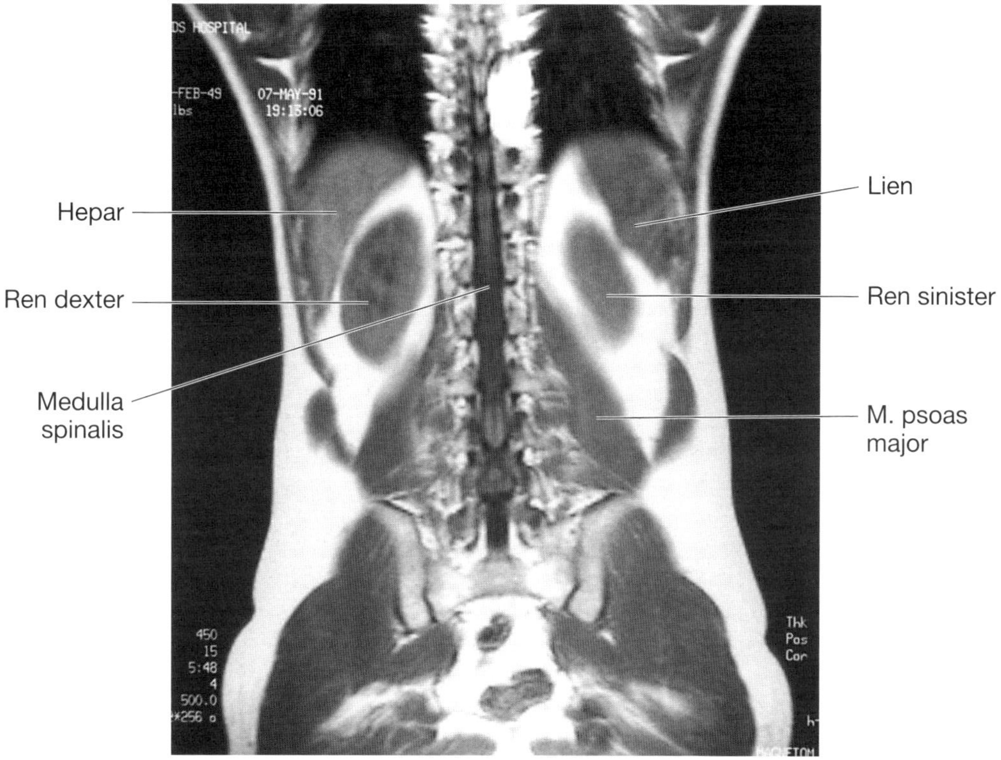

Abdomen

Lien

Ren sinister

M. psoas major

Hepar

Ren dexter

Medulla spinalis

Diaphragma, crus dextrum

Diaphragma, crus sinistrum

Lien

Ren sinister

M. psoas major

Hepar

Ren dexter

Ileum

Das T1-gewichtete, frontale MR-Bild durch das hintere Abdomen verläuft durch die beiden Nieren, die Mm. psoas major et minor, den hinteren Leberanteil und die Milz. Beachte den tiefen Ansatz des Zwerchfellschenkels. Im oberen Beckenteil, oberhalb der komprimierten Blase, liegen einige Dünndarmschlingen.

Das T1-gewichtete, frontale MR-Bild verläuft durch die hintere Abdominalwand. Hier wird der Spinalkanal mit dem Rückenmark ab L 2 und den unteren Nervenwurzeln sichtbar. Das helle Signal, das von den Knochen abgegeben wird, ist durch Fettgewebe im Knochenmark bedingt.

Frontalschnitte

MRI

Abb. 4.17a und 4.17b

187

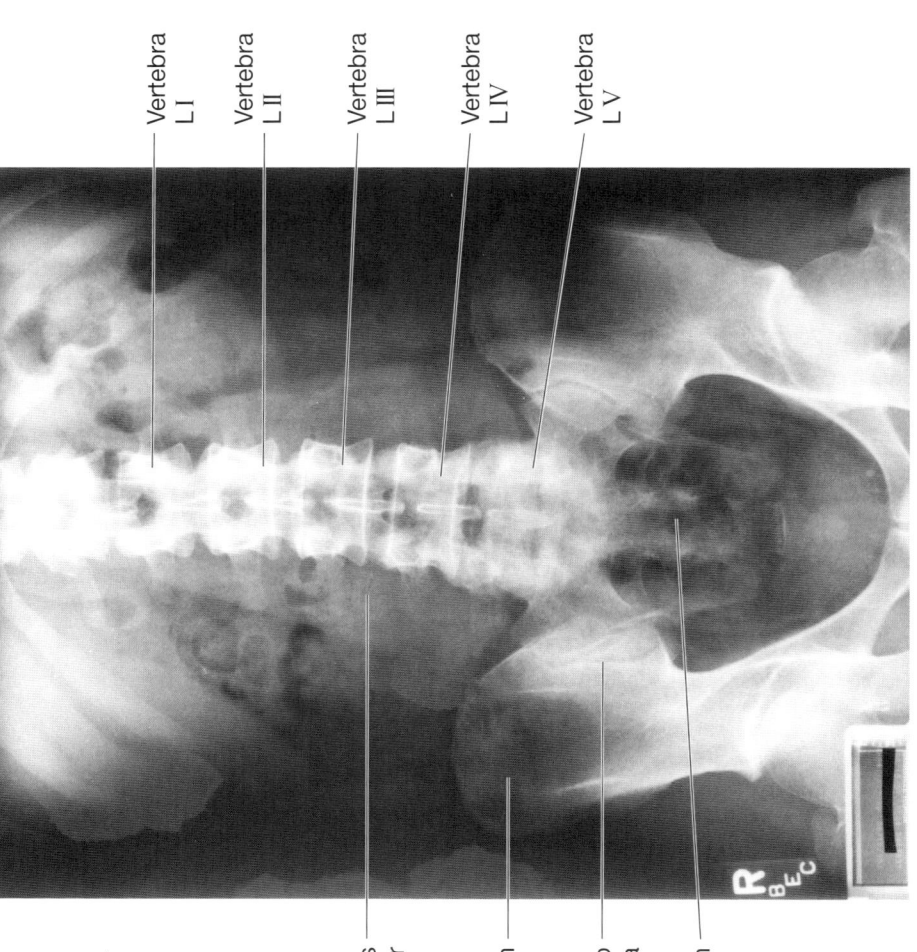

Luft im
Magen

Calix
renalis
major

Pelvis
renalis

Ureter

Vesica
urinaria

Hepar

Vertebra
L I

Vertebra
L II

Vertebra
L III

Vertebra
L IV

Vertebra
L V

M. psoas
major

Os ilium

Articulatio
sacroiliaca

Os sacrum

Diese Abbildung zeigt eine frontale Röntgenaufnahme des Abdomens ohne Kontrastmittel. Das umgebende Fettgewebe macht eine Abgrenzung folgender Strukturen möglich: Grenzen von Leber, Nieren und Milz sowie die Ränder der Psoasmuskeln. Die Knochen erscheinen weiß, Luft wird auf einfachen Röntgenfilmen dunkel wiedergegeben.

Das intravenöse Pyelogramm wird durch die intravenöse Gabe eines Kontrastmittels ermöglicht, das durch Nieren, Ureter und Blase ausgeschieden wird. Auf diese Weise können Strukturen, die auf der kontrastmittelfreien Röntgenaufnahme nicht zu sehen sind, sichtbar gemacht werden. Der Ureter ist aufgrund von Kontraktionen auf der Röntgenaufnahme nicht immer zu sehen. Im Magen, der vor der linken Niere liegt, befindet sich Luft.

Röntgenaufnahme, i.-v.-Pyelogramm

Frontalansicht

Abb. 4.18a und 4.18b

Abdomen

189

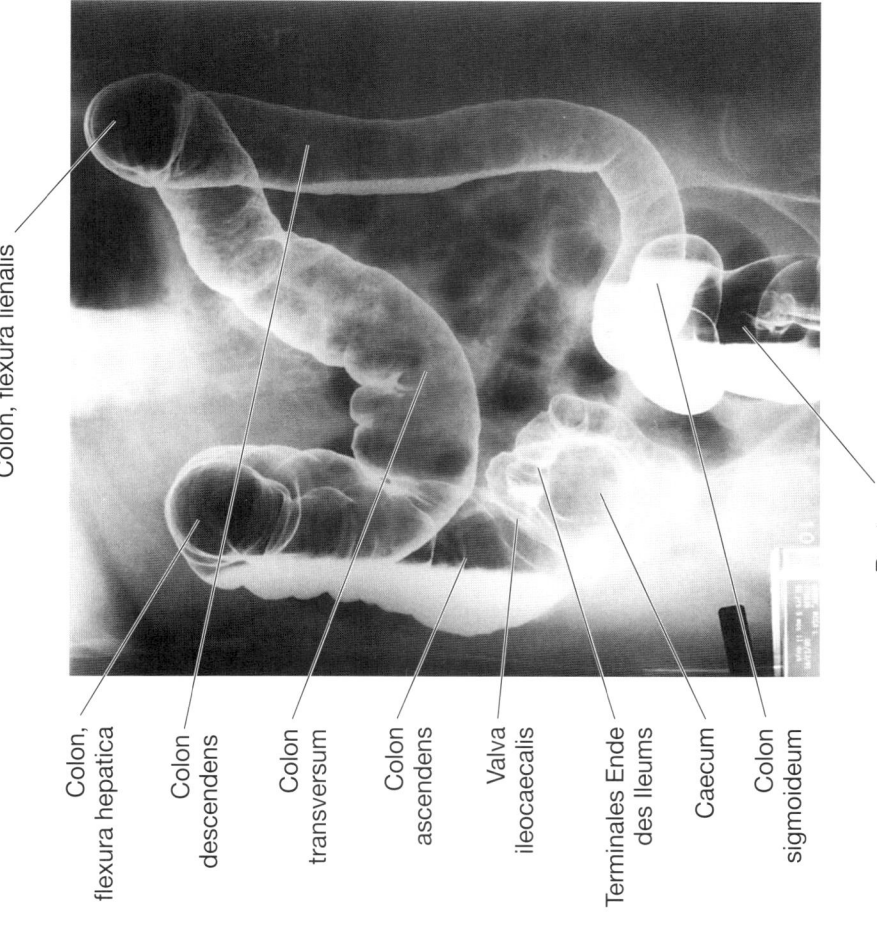

Gaster

Bulbus duodeni

Duodenum, pars descendens

Duodenum, pars horizontalis

Jejunum

Ileum

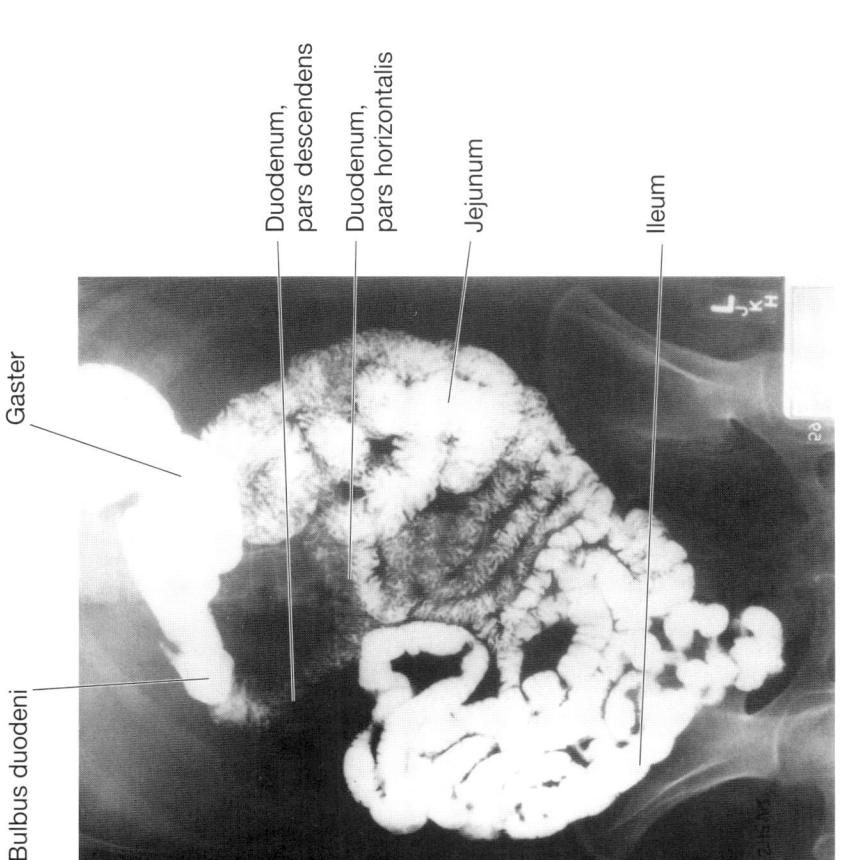

Colon, flexura lienalis

Colon, flexura hepatica

Colon descendens

Colon transversum

Colon ascendens

Valva ileocaecalis

Terminales Ende des Ileums

Caecum

Colon sigmoideum

Rectum

Hier ist eine Kontrastdarstellung des oberen Gastrointestinaltrakts und der folgenden Darmabschnitte zu sehen. Der Patient nimmt das Kontrastmittel oral zu sich, die Passage durch den Gastrointestinaltrakt wird durch Röntgenaufnahmen verfolgt. Die Falten im Jejunum weisen mehr Einschnürungen auf als die Falten des Ileum.

Bariumeinlauf: Der Dickdarm kann mittels eines Bariumeinlaufs untersucht werden, bei dem Kontrastmittel ins Rektum gegeben wird, das dann retrograd bis zum Caecum und manchmal bis in das terminale Ileum und den Dünndarm fließt. Normalerweise legt sich der Dickdarm dem äußeren Rand des Abdomens an.

Abb. 4.19a und 4.19b   Röntgenaufnahmen mit Kontrastmitteldarstellung des Darmes

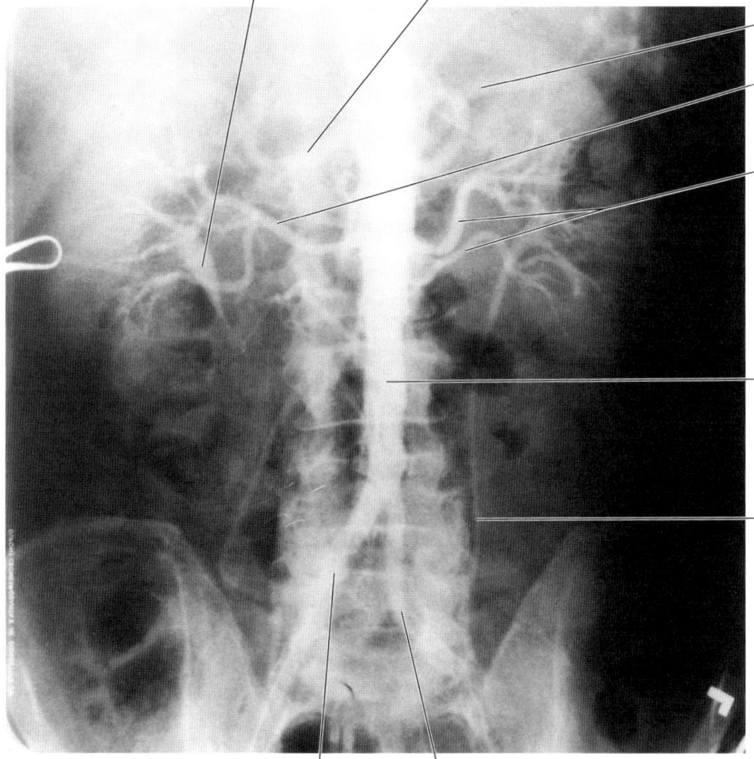

V. cava
inferior

V. iliaca
communis
dextra

Angiogramm: Die V. cava inferior wird durch intravenöse Kontrastmittelgabe in die V. femoralis und anschließende Röntgenaufnahmen, während der das Blut in Richtung Herz fließt, untersucht. Diese Untersuchung wird zur Suche nach Thrombosen oder Blutgerinnseln in der V. cava inferior durchgeführt. Das metallene Lineal steht hinter dem Patienten und hilft dem Radiologen bei der Orientierung während der Untersuchung.

A. hepatica

A. lienalis

A. renalis
dextra

Aa. renales
sinistrae

Aorta

Ureter

Kontrastmittel im
rechten Nierenbecken

A. iliaca communis dextra

A. iliaca communis sinistra

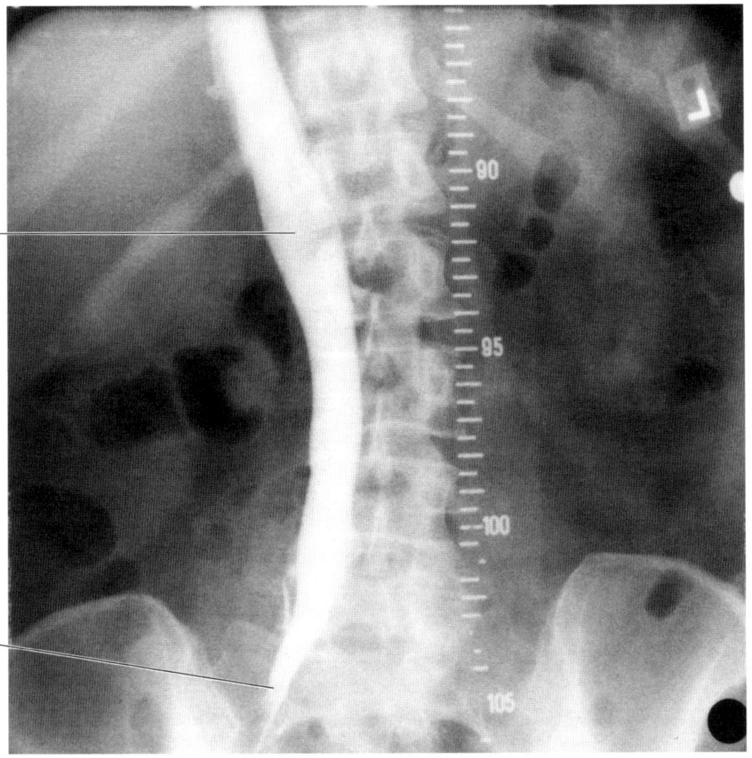

Aortogramm: Die abdominale Aorta wird durch Kontrastmittelgabe ins Gefäß und anschließende Röntgenaufnahme untersucht. Das Kontrastmittel wird über einen kleinen Katheter injiziert, der von der A. femoralis bis zum entsprechenden Gefäß – hier der Aorta – vorgeschoben wird. Der Blutfluß verteilt das Kontrastmittel in die folgenden Gefäße, von denen gleichzeitig Röntgenaufnahmen gemacht werden. Das Kontrastmittel macht das innere Lumen der Gefäße sichtbar. Dieser Patient hat zwei linke Nierenarterien, eine häufige Variante. Das Kontrastmittel wird über die Nieren ausgeschieden. Dadurch sind diese ebenfalls auf der Aufnahme zu sehen.

Aortogramm, Angiogramm

Abb. 4.20a und 4.20b

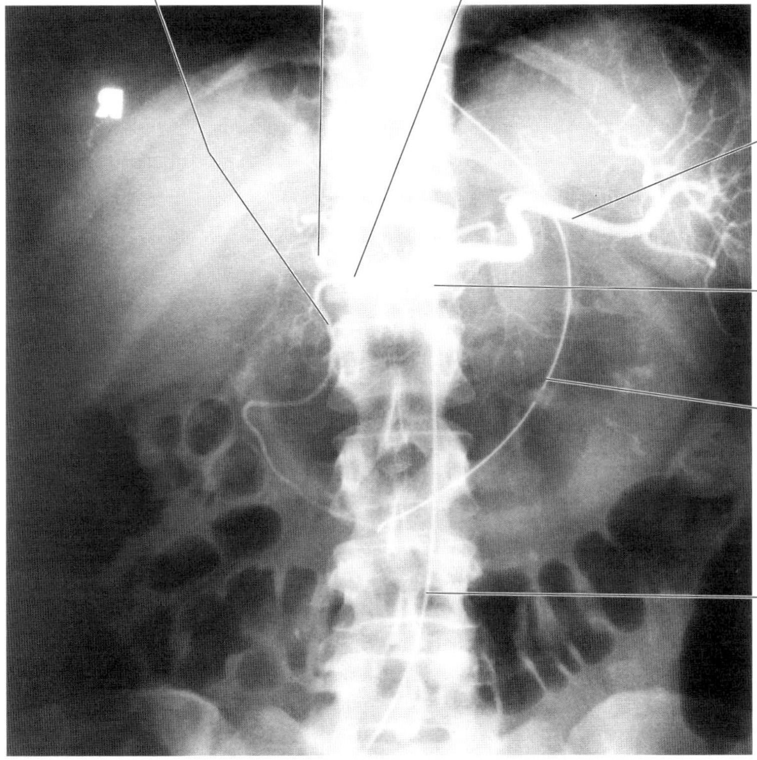

Abdomen

EKG-Ableitungselektrode

A. mesenterica superior

nasogastrale
Sonde

Katheter in der A. iliaca
communis dextra

A. gastro-
duodenalis

A. hepatis

A. hepatis communis

A. lienalis

Truncus
coeliacus

Nasogastrale
Sonde

Katheter in
der Aorta

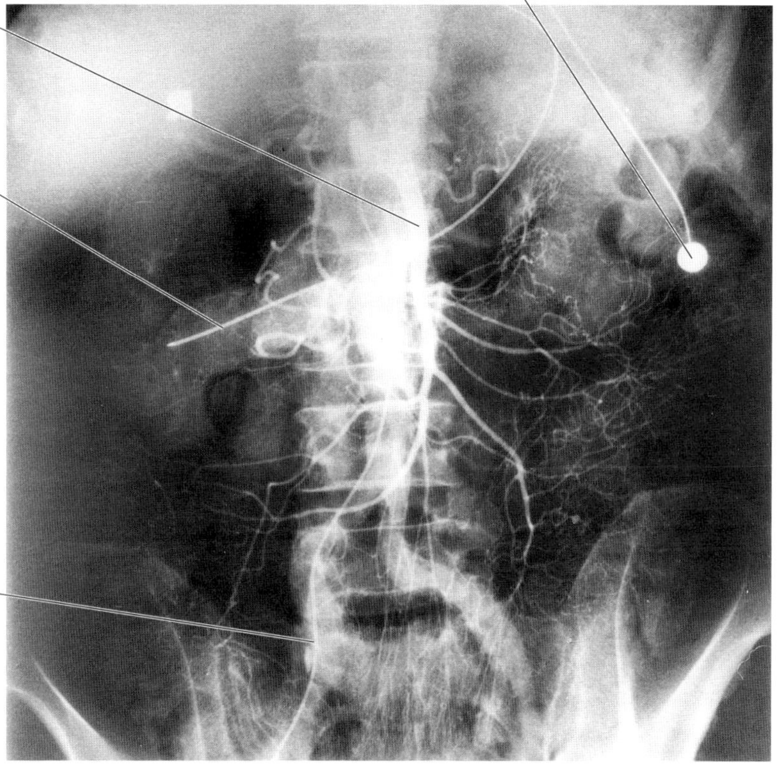

Angiogramm der A. coeliaca: Der Katheter liegt in der rechten A. femoralis und wird bis zur Aorta
und der Austrittsstelle der A. coeliaca vorgeschoben. Durch die Kontrastmittelinjektion werden die
Äste der A. coeliaca sichtbar. Die gekrümmte, helle Linie ist der Marker einer Magensonde.

Angiogramm der A. mesenterica superior: Der Katheter wird von der rechten A. femoralis bis in die
A. mesenterica superior vorgeschoben, dann wird Kontrastmittel injiziert. Auf diese Weise werden
die Gefäße zum Dünndarm und zum proximalen Dickdarm im Röntgenbild sichtbar. Die gekrümmte Linie markiert eine Magensonde. Die helle Scheibe entspricht einer EKG-Ableitungselektrode.

Angiogramme

Abb. 4.21a und 4.21b

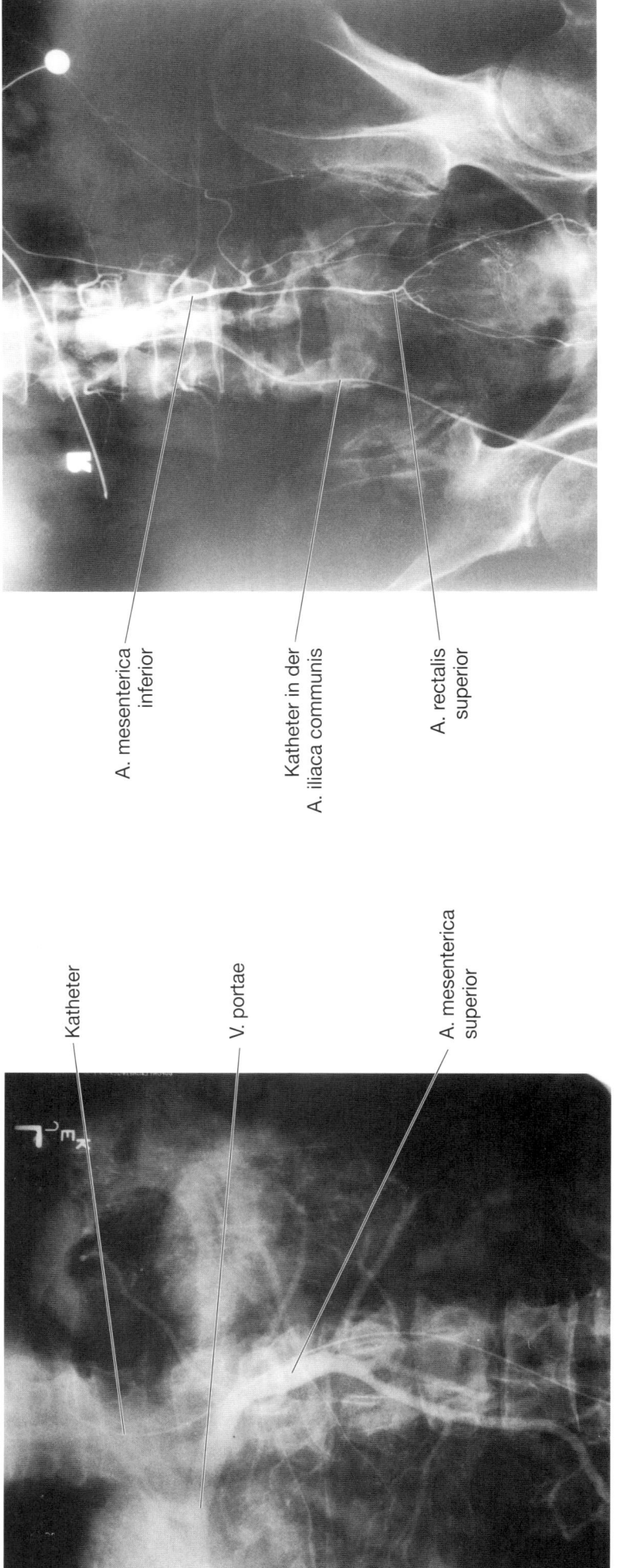

A. mesenterica
inferior

Katheter in der
A. iliaca communis

A. rectalis
superior

Katheter

V. portae

A. mesenterica
superior

Angiogramm der A. mesenterica superior, venöse Phase: Die venöse Phase eines Angiogramms der A. mesenterica superior zeigt den Rückfluß des Blutes vom Darm über die V. mesenterica superior in die V. portae. Die Leber erscheint durch kontrastreiches Blut hell.

Angiogramm der A. mesenterica inferior: Hier wird ein Katheter in die A. mesenterica inferior plaziert und Kontrastmittel injiziert. Die Gefäßäste zu den unteren Darmabschnitten und zum Rektum werden durch das Kontrastmittel sichtbar.

Angiogramme

Abb. 4.21c und 4.21d

Teil 5

Männliches Becken

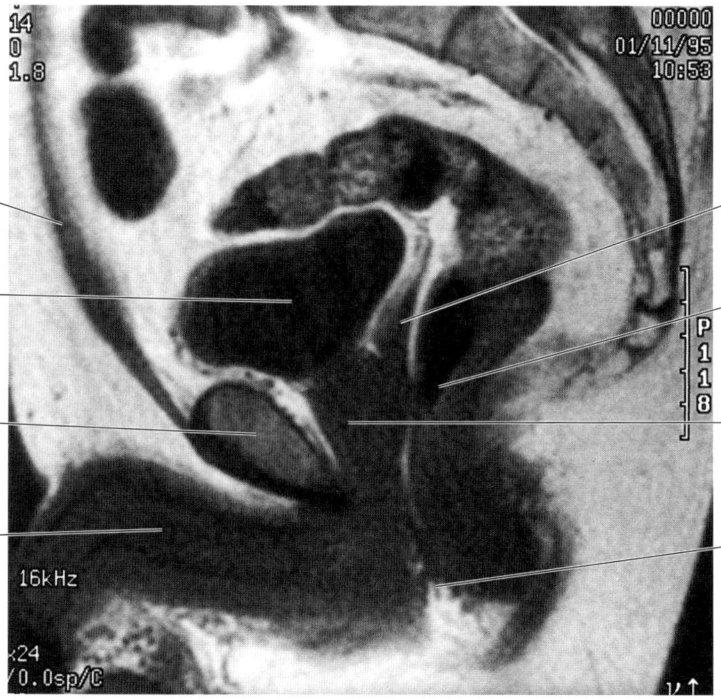

Vesicula seminalis

Rectum

Prostata

Anus

M. rectus abdominis

Vesica urinaria

Os pubis

Penis

Hier ist ein T1-gewichtetes, sagittales MR-Bild zu sehen. Die Schnittebene der Abbildung durchkreuzt die Mittellinie des Beckens und zeigt die Beziehungen zwischen Blase, Prostata, Vesiculae seminales und Rektum.

Abb. 5.1a

MRI

Sagittalschnitt

Männliches Becken

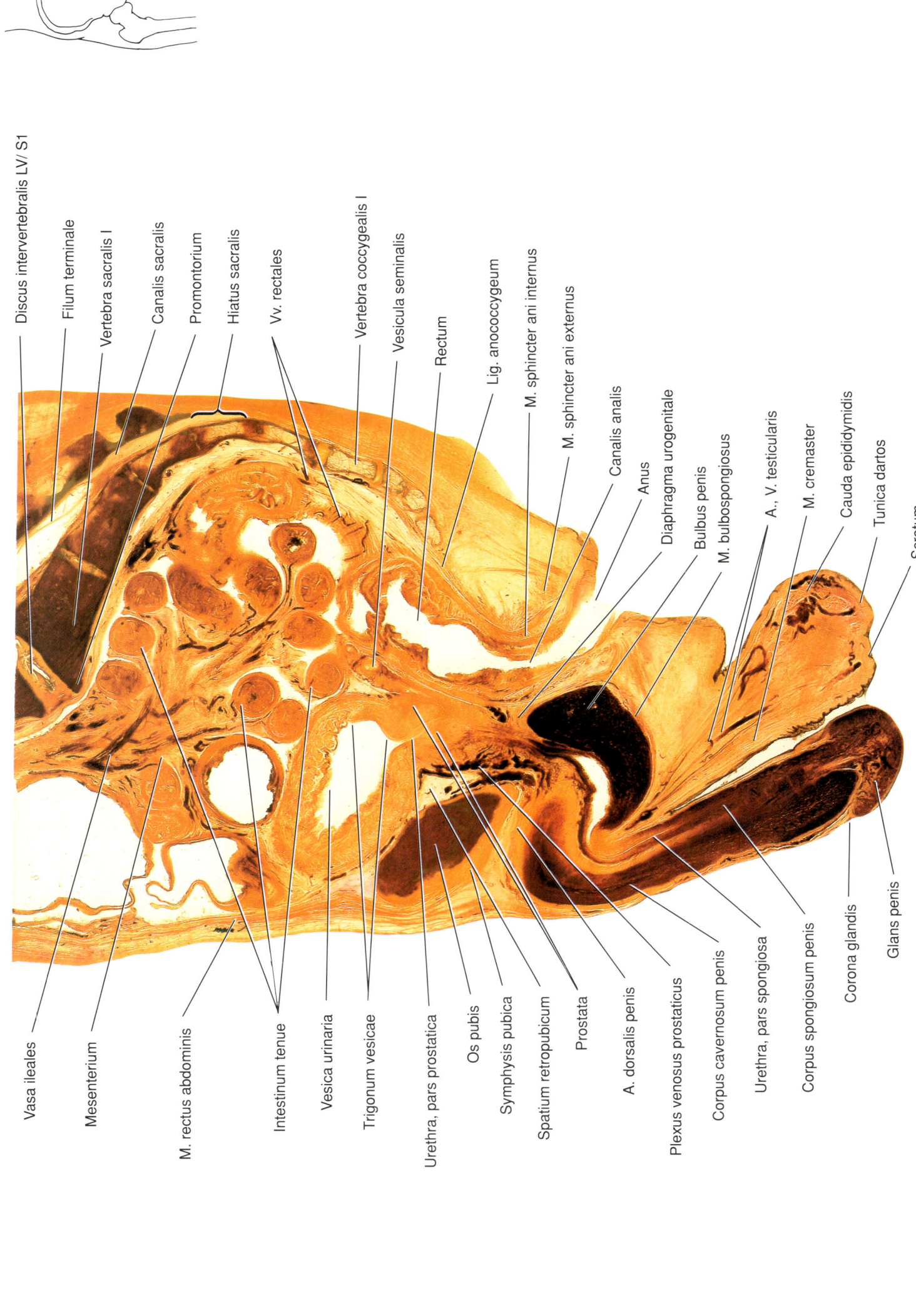

Vasa ileales

Mesenterium

M. rectus abdominis

Intestinum tenue

Vesica urinaria

Trigonum vesicae

Urethra, pars prostatica

Os pubis

Symphysis pubica

Spatium retropubicum

Prostata

A. dorsalis penis

Plexus venosus prostaticus

Corpus cavernosum penis

Urethra, pars spongiosa

Corpus spongiosum penis

Corona glandis

Glans penis

Discus intervertebralis LV/ S1

Filum terminale

Vertebra sacralis I

Canalis sacralis

Promontorium

Hiatus sacralis

Vv. rectales

Vertebra coccygealis I

Vesicula seminalis

Rectum

Lig. anococcygeum

M. sphincter ani internus

M. sphincter ani externus

Canalis analis

Anus

Diaphragma urogenitale

Bulbus penis

M. bulbospongiosus

A., V. testicularis

M. cremaster

Cauda epididymidis

Tunica dartos

Scrotum

Abb. 5.1b

Sagittalschnitt

195

Auf diesem Mediansagittalschnitt ist die Harnröhre mit allen drei Abschnitten getroffen.
Die Hinweislinie zur Samenblase zeigt gleichzeitig etwa den kranialsten Punkt des rektalen Tastfeldes.

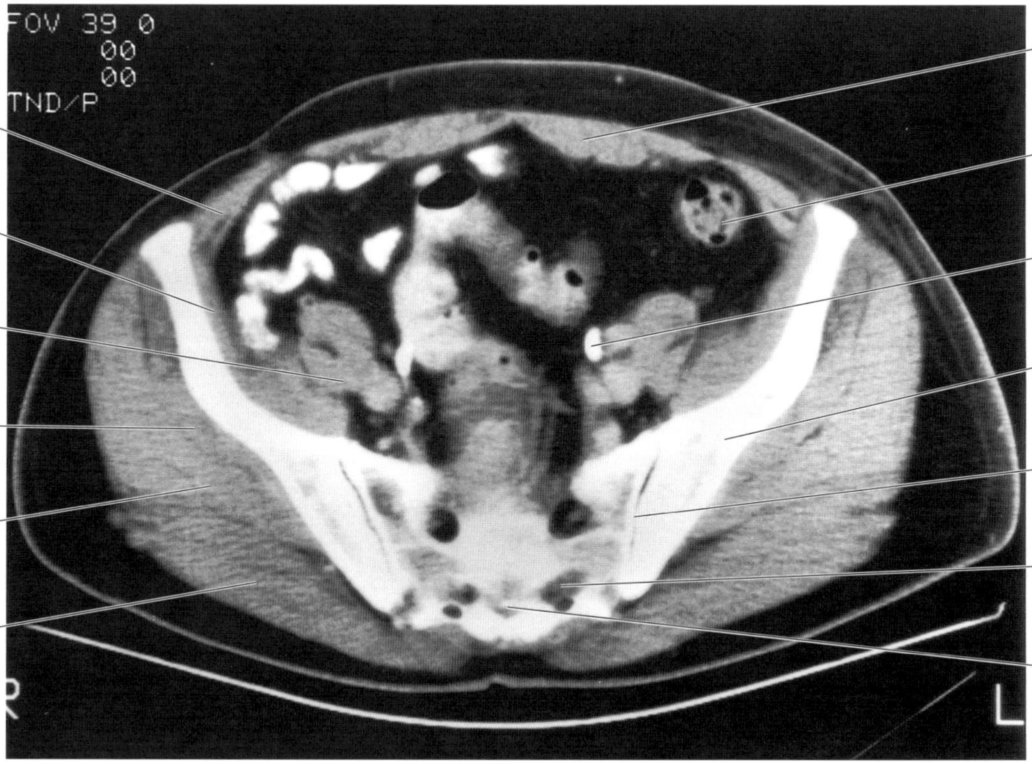
FOV 39 0
00
00
TND/P
R
L
M. obliquus internus abdominis
M. iliacus
M. psoas major
M. gluteus minimus
M. gluteus medius
M. gluteus maximus
M. rectus abdominis
Intestinum
Ureter mit Kontrastmittel
Os ilium
Articulatio sacroiliaca
Foramen sacrale
Os sacrum

Dieses kontrastmittelverstärkte, transversale CT-Bild liegt in der Ebene des oberen Beckenanteils und seiner sakroiliakalen Verbindungen. Es wurde ein Kontrastmittel in den Darm eingebracht. Außerdem wird intravenös gegebenes Kontrastmittel durch die Nieren ausgeschieden. Daher enthalten die Ureteren Kontrastmittel.

Abb. 5.2a | CT-Aufnahme | Transversalschnitt

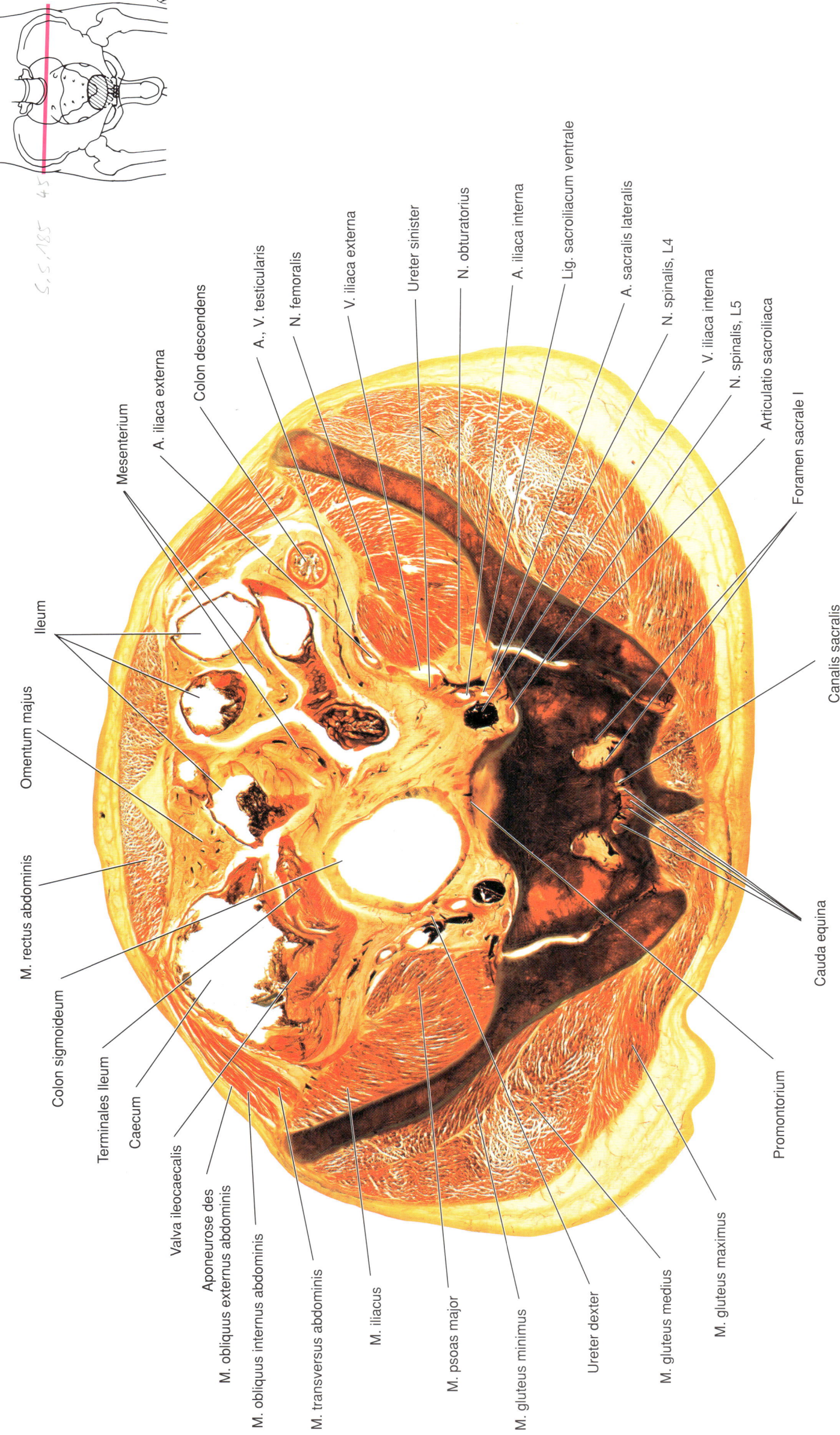

Ileum

Omentum majus

M. rectus abdominis

Colon sigmoideum

Terminales Ileum

Caecum

Valva ileocaecalis

Aponeurose des
M. obliquus externus abdominis

M. obliquus internus abdominis

M. transversus abdominis

M. iliacus

M. psoas major

M. gluteus minimus

Ureter dexter

M. gluteus medius

M. gluteus maximus

Promontorium

Mesenterium

A. iliaca externa

Colon descendens

A., V. testicularis

N. femoralis

V. iliaca externa

Ureter sinister

N. obturatorius

A. iliaca interna

Lig. sacroiliacum ventrale

A. sacralis lateralis

N. spinalis, L4

V. iliaca interna

N. spinalis, L5

Articulatio sacroiliaca

Foramen sacrale I

Canalis sacralis

Cauda equina

Querschnitt durch das große Becken in Höhe der Spina iliaca anterior superior und des Iliosakralgelenks.
In dieser Höhe mündet das Ileum mit der Ileozaekalklappe ins Zaekum.

Transversalschnitt

Abb. 5.2b   197

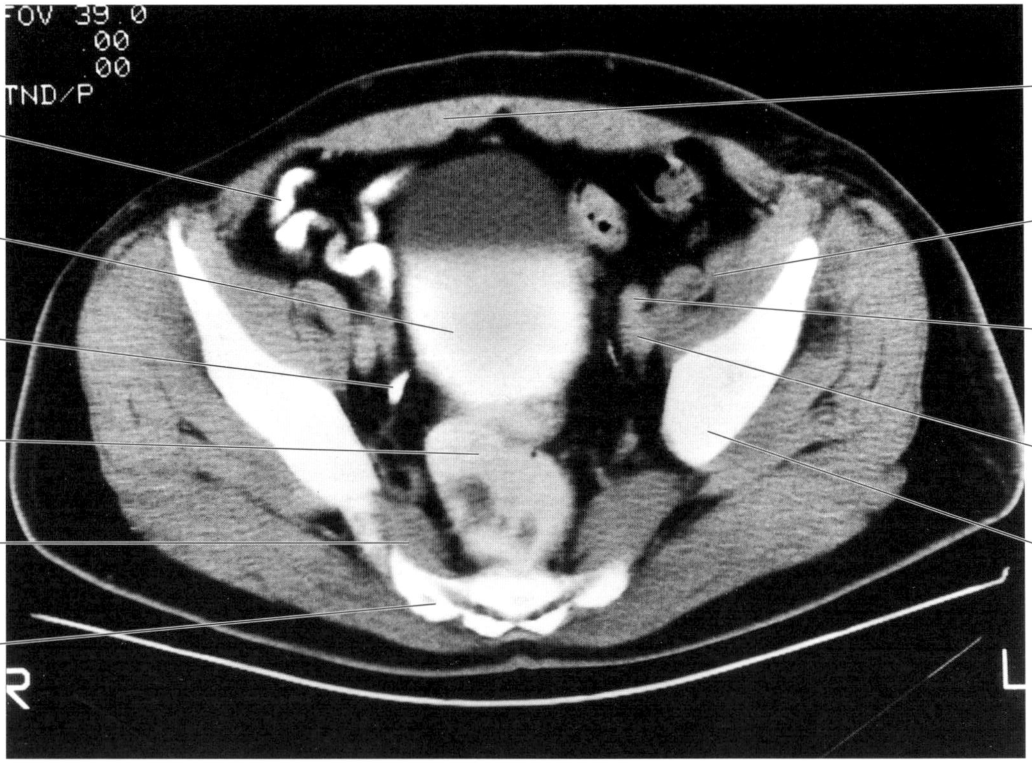

M. rectus abdominis

M. iliopsoas

A. iliaca externa

V. iliaca externa

Os ilium

Intestinum

Vesica urinaria

Ureter

Rectum

M. piriformis

Os sacrum

FOV 39.0
.00
.00
TND/P

Hier ist ein kontrastmittelverstärktes, transversales CT-Bild zu sehen. Die Bildebene läuft durch den oberen Teil des Beckens und kreuzt die Blasenkuppel. Das Kontrastmittel in der Blase ist dichter und ordnet sich schichtweise an. Auch der Darm enthält Kontrastmittel.

Abb. 5.3a   CT-Aufnahme   Transversalschnitt

Männliches Becken

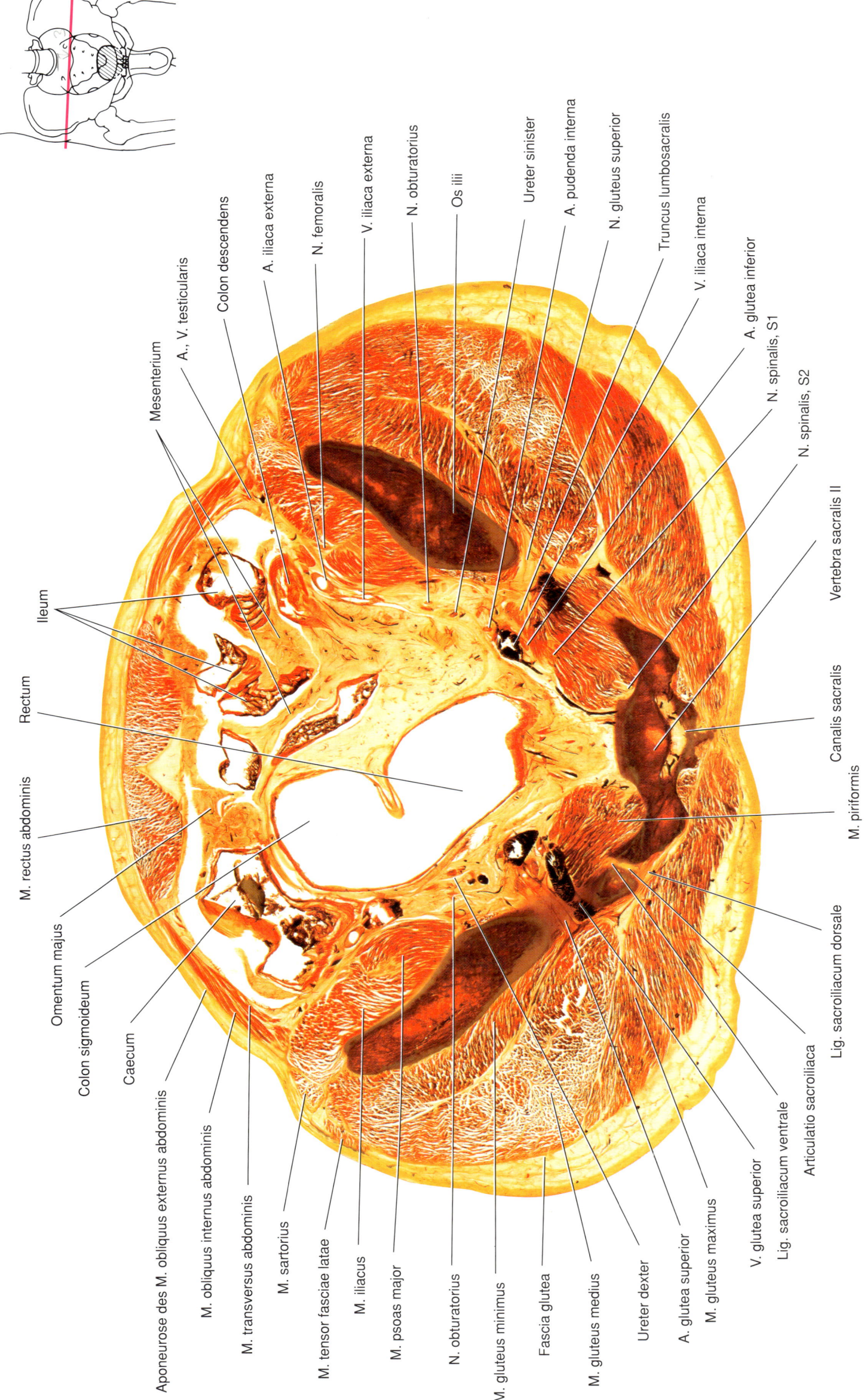

Aponeurose des M. obliquus externus abdominis
M. obliquus internus abdominis
M. transversus abdominis
M. sartorius
M. tensor fasciae latae
M. iliacus
M. psoas major
N. obturatorius
M. gluteus minimus
Fascia glutea
M. gluteus medius
Ureter dexter
A. glutea superior
M. gluteus maximus
V. glutea superior
Lig. sacroiliacum ventrale
Articulatio sacroiliaca
Lig. sacroiliacum dorsale
M. piriformis

M. rectus abdominis
Omentum majus
Colon sigmoideum
Caecum

Ileum
Rectum

Mesenterium
A., V. testicularis
Colon descendens
A. iliaca externa
N. femoralis
V. iliaca externa
N. obturatorius
Os ilii
Ureter sinister
A. pudenda interna
N. gluteus superior
Truncus lumbosacralis
V. iliaca interna
A. glutea inferior
N. spinalis, S1
N. spinalis, S2
Vertebra sacralis II
Canalis sacralis

Abb. 5.3b

Beckenquerschnitt 2 cm unterhalb der Spina iliaca anterior. In dieser Höhe verläßt die A. glutea superior das Becken, in dessen Höhle außer dem Sigmoid noch das Zaekum und Ileumschlingen liegen.

Transversalschnitt

199

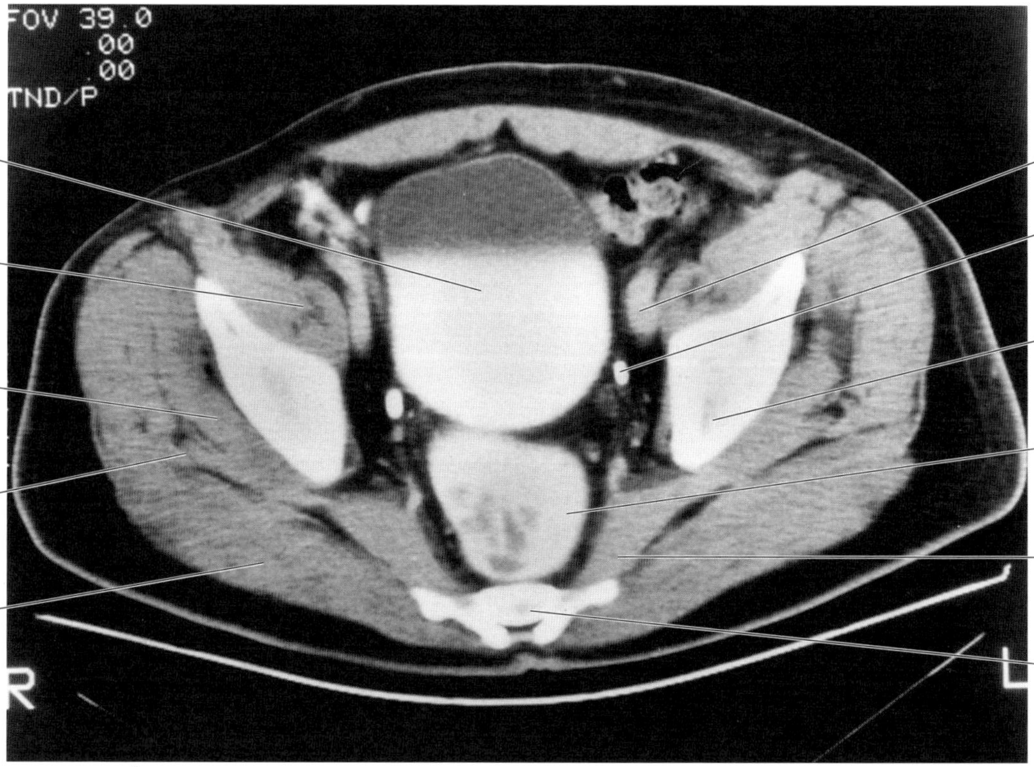
FOV 39.0
.00
.00
TND/P
R
L
Vesica urinaria
M. iliopsoas
M. gluteus minimus
M. gluteus medius
M. gluteus maximus
A. et V. iliaca externa
Ureter
Os ilium
Rectum
M. piriformis
Os sacrum

Die Abbildung zeigt ein kontrastverstärktes, transversales CT-Bild, die Bildebene in Höhe der Dächer der Acetabula. Aufgrund einer intravenösen Kontrastmittelgabe und dessen Ausscheidung über die Nieren sind Blase und Ureter dargestellt. Zusätzlich ist auch der Darm durch Kontrastmittelgabe sichtbar.

Abb. 5.4a CT-Aufnahme Transversalschnitt

Männliches Becken

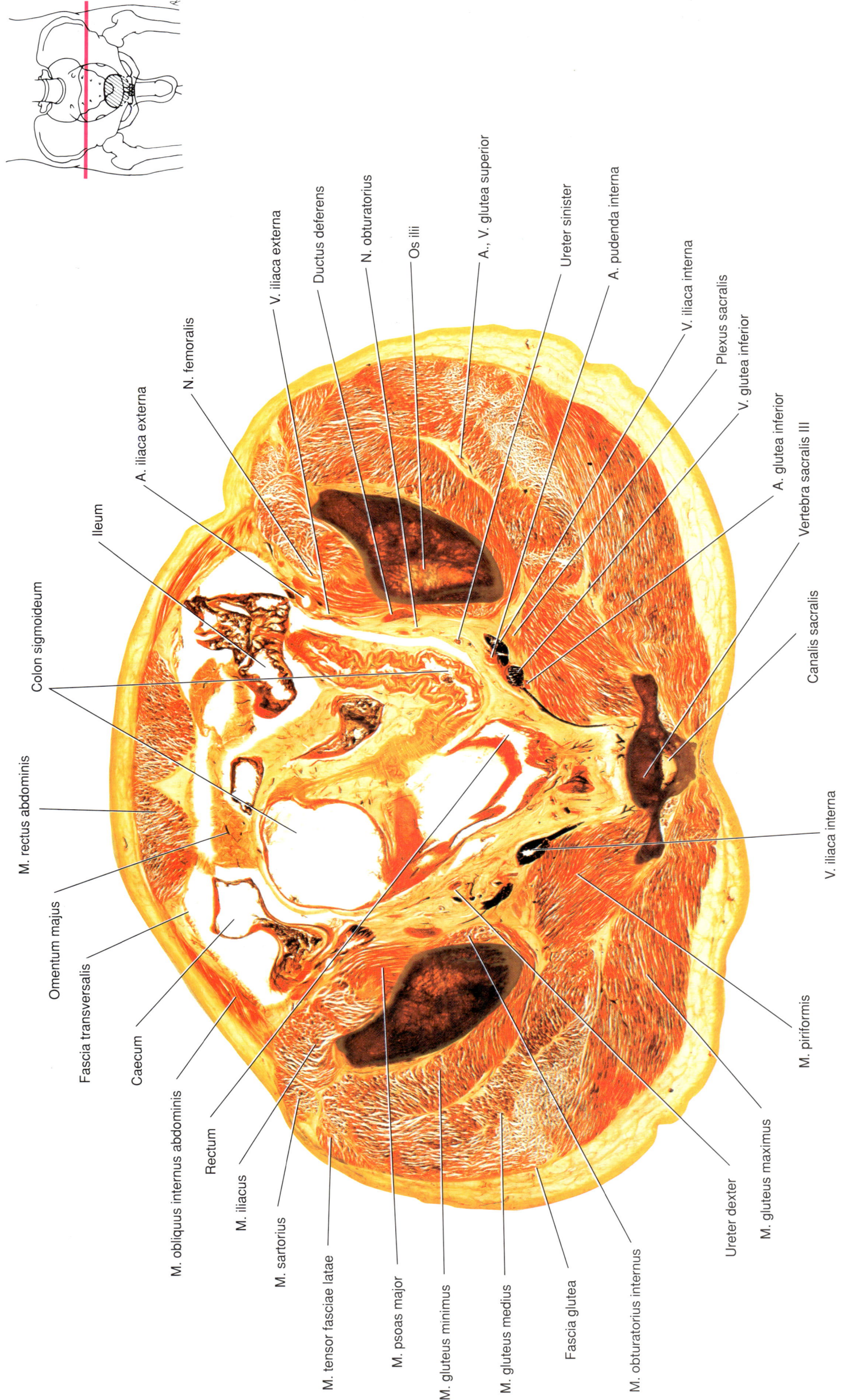

M. rectus abdominis

Colon sigmoideum

Ileum

A. iliaca externa

N. femoralis

V. iliaca externa

Ductus deferens

N. obturatorius

Os ilii

A., V. glutea superior

Ureter sinister

A. pudenda interna

V. iliaca interna

Plexus sacralis

V. glutea inferior

A. glutea inferior

Vertebra sacralis III

Canalis sacralis

V. iliaca interna

Omentum majus

Fascia transversalis

Caecum

M. obliquus internus abdominis

Rectum

M. iliacus

M. sartorius

M. tensor fasciae latae

M. psoas major

M. gluteus minimus

M. gluteus medius

Fascia glutea

M. obturatorius internus

Ureter dexter

M. gluteus maximus

M. piriformis

Abb. 5.4b

Transversalschnitt

201

Beckenquerschnitt dicht über dem Hüftgelenk. Die angeschnittenen Eingeweide – Zaekum, Colon sigmoideum und Ileum – zählen noch zum Darmbauch.

Vesica urinaria

Vesicula seminalis

Rectum

Os sacrum

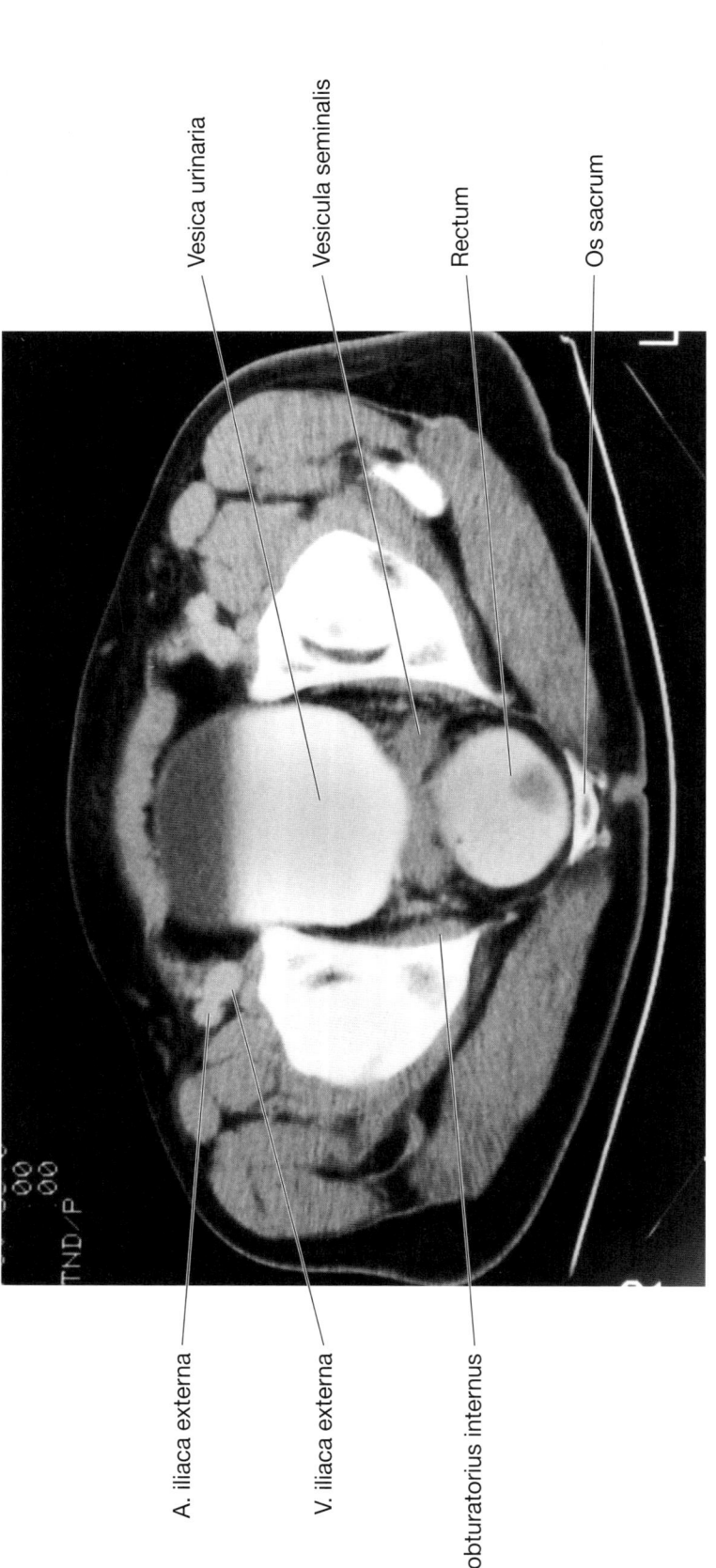

A. iliaca externa

V. iliaca externa

M. obturatorius internus

Transversalschnitt

Das kontrastverstärkte, transversale CT-Bild zeigt die Relation zwischen Blase, Samenbläschen und Rektum.

CT-Aufnahme

Abb. 5.5a

Männliches Becken

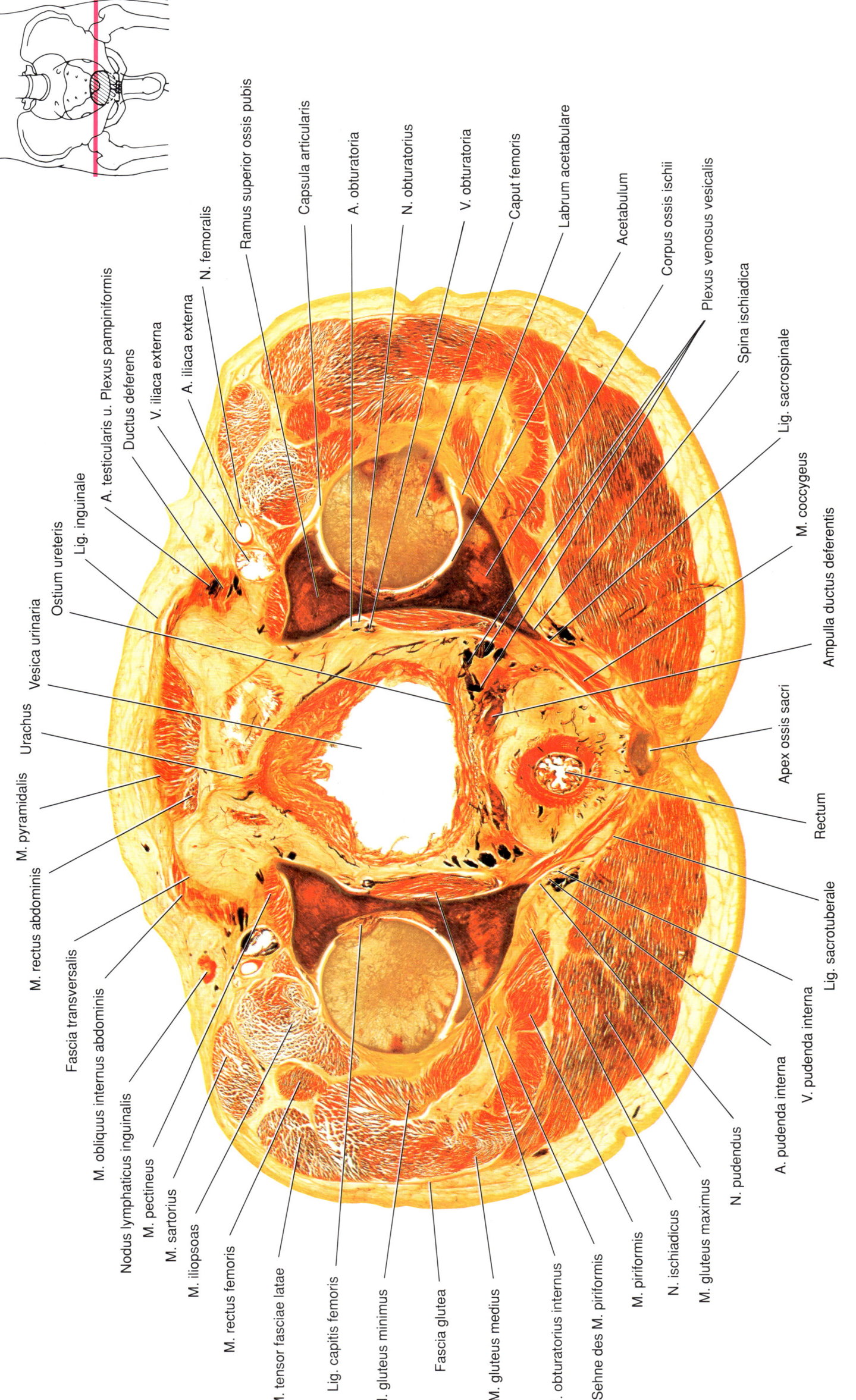

Ramus superior ossis pubis
Capsula articularis
A. obturatoria
N. obturatorius
V. obturatoria
Caput femoris
Labrum acetabulare
Acetabulum
Corpus ossis ischii
Plexus venosus vesicalis
Spina ischiadica
Lig. sacrospinale
M. coccygeus

N. femoralis
A. iliaca externa
V. iliaca externa
Ductus deferens
A. testicularis u. Plexus pampiniformis
Lig. inguinale
Ostium ureteris

Vesica urinaria
Urachus
M. pyramidalis
M. rectus abdominis
Fascia transversalis
Nodus lymphaticus abdominis
M. obliquus internus abdominis
M. pectineus
M. sartorius
M. iliopsoas
M. rectus femoris
M. tensor fasciae latae
Lig. capitis femoris
M. gluteus minimus
Fascia glutea
M. gluteus medius
M. obturatorius internus
Sehne des M. piriformis
M. piriformis
N. ischiadicus
M. gluteus maximus
N. pudendus
A. pudenda interna
V. pudenda interna
Lig. sacrotuberale
Rectum
Apex ossis sacri
Ampulla ductus deferentis

Beckenquerschnitt in Höhe des Hüftgelenks. Als subperitoneale Organe des kleinen Beckens sind
Rektum, Harnblase und die Ampulla ductus deferentis getroffen.

Transversalschnitt

Abb. 5.5b

203

Fossa acetabuli

Caput femoris

Trochanter major femoris

M. gluteus maximus

Os coccygis

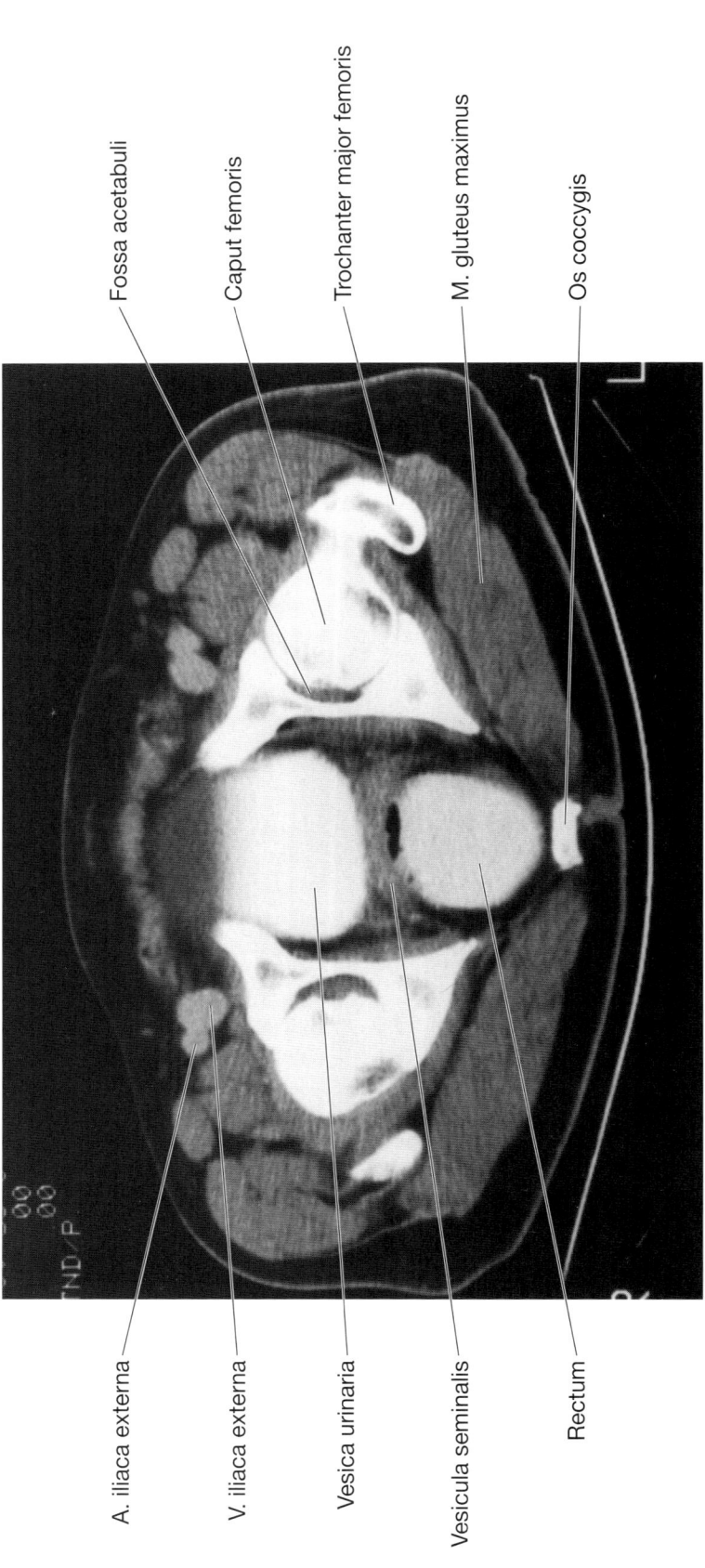

A. iliaca externa

V. iliaca externa

Vesica urinaria

Vesicula seminalis

Rectum

Das kontrastverstärkte, transversale CT-Bild liegt auf der Ebene der Hüften. Sowohl in der Blase wie auch im Rektum ist Kontrastmittel zu sehen.

Transversalschnitt

CT-Aufnahme

Abb. 5.6a

Männliches Becken

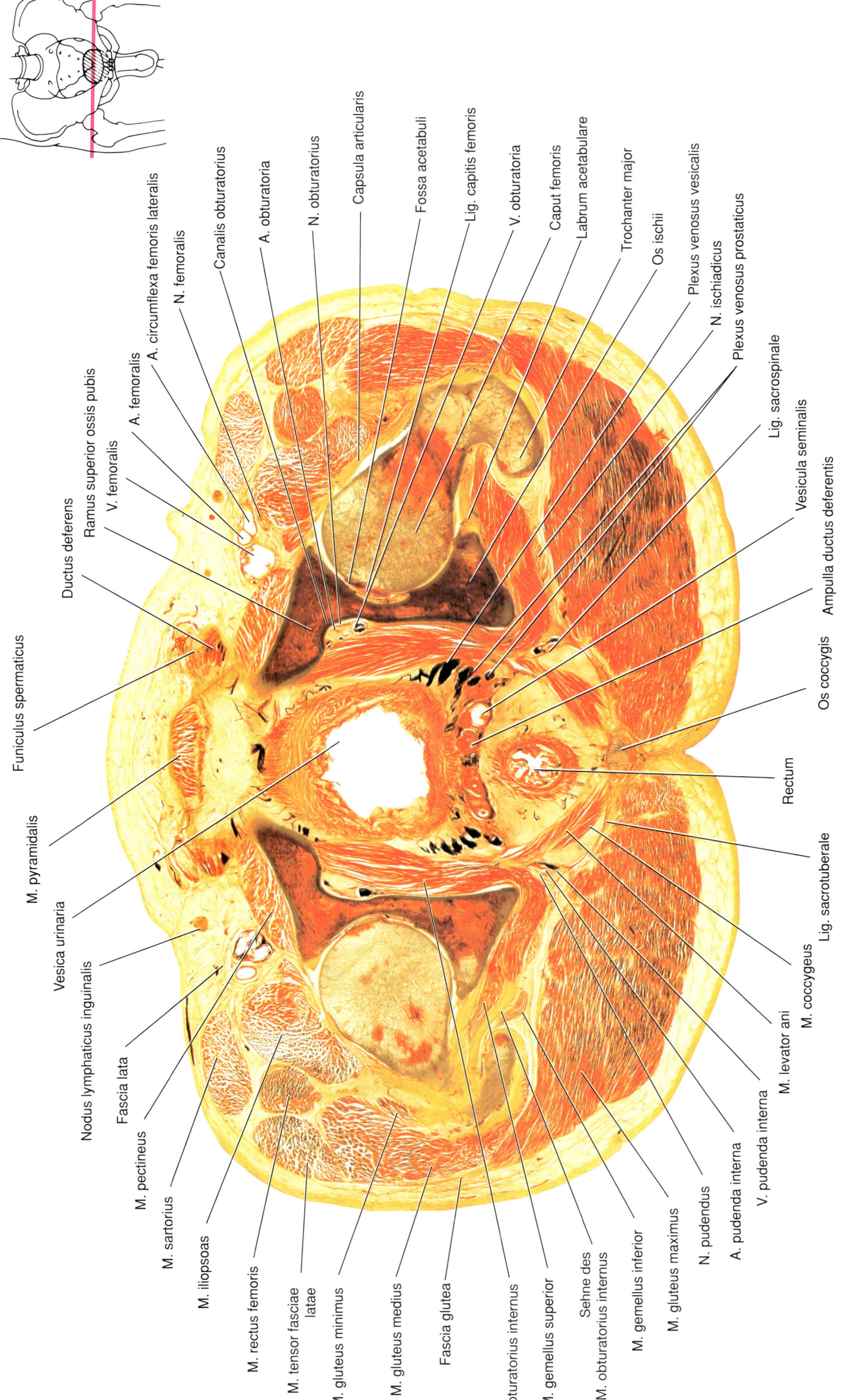

A. circumflexa femoris lateralis

N. femoralis

A. femoralis

V. femoralis

Ramus superior ossis pubis

Ductus deferens

Funiculus spermaticus

M. pyramidalis

Vesica urinaria

Nodus lymphaticus inguinalis

Fascia lata

M. pectineus

M. sartorius

M. iliopsoas

M. rectus femoris

M. tensor fasciae latae

M. gluteus minimus

M. gluteus medius

Fascia glutea

M. obturatorius internus

M. gemellus superior

Sehne des M. obturatorius internus

M. gemellus inferior

M. gluteus maximus

N. pudendus

A. pudenda interna

V. pudenda interna

M. levator ani

M. coccygeus

Lig. sacrotuberale

Os coccygis

Rectum

Ampulla ductus deferentis

Vesicula seminalis

Lig. sacrospinale

Plexus venosus prostaticus

N. ischiadicus

Plexus venosus vesicalis

Os ischii

Trochanter major

Labrum acetabulare

Caput femoris

V. obturatoria

Lig. capitis femoris

Fossa acetabuli

Capsula articularis

N. obturatorius

A. obturatoria

Canalis obturatorius

Abb. 5.6b

Transversalschnitt

Beckenquerschnitt in Höhe des Hüftgelenks und des Oberschenkelhalses.
Im kleinen Becken liegen Blase, Rektum und Samenbläschen.

Funiculus spermaticus (incl. Vas deferens)

V. femoralis

A. femoralis

M. pectineus

Prostata

M. obturatorius internus

Rectum

M. gluteus maximus

Symphysis

M. sartorius

M. rectus femoris

M. tensor fasciae latae

M. vastus lateralis

M. iliopsoas

Os pubis

M. gemellus inferior

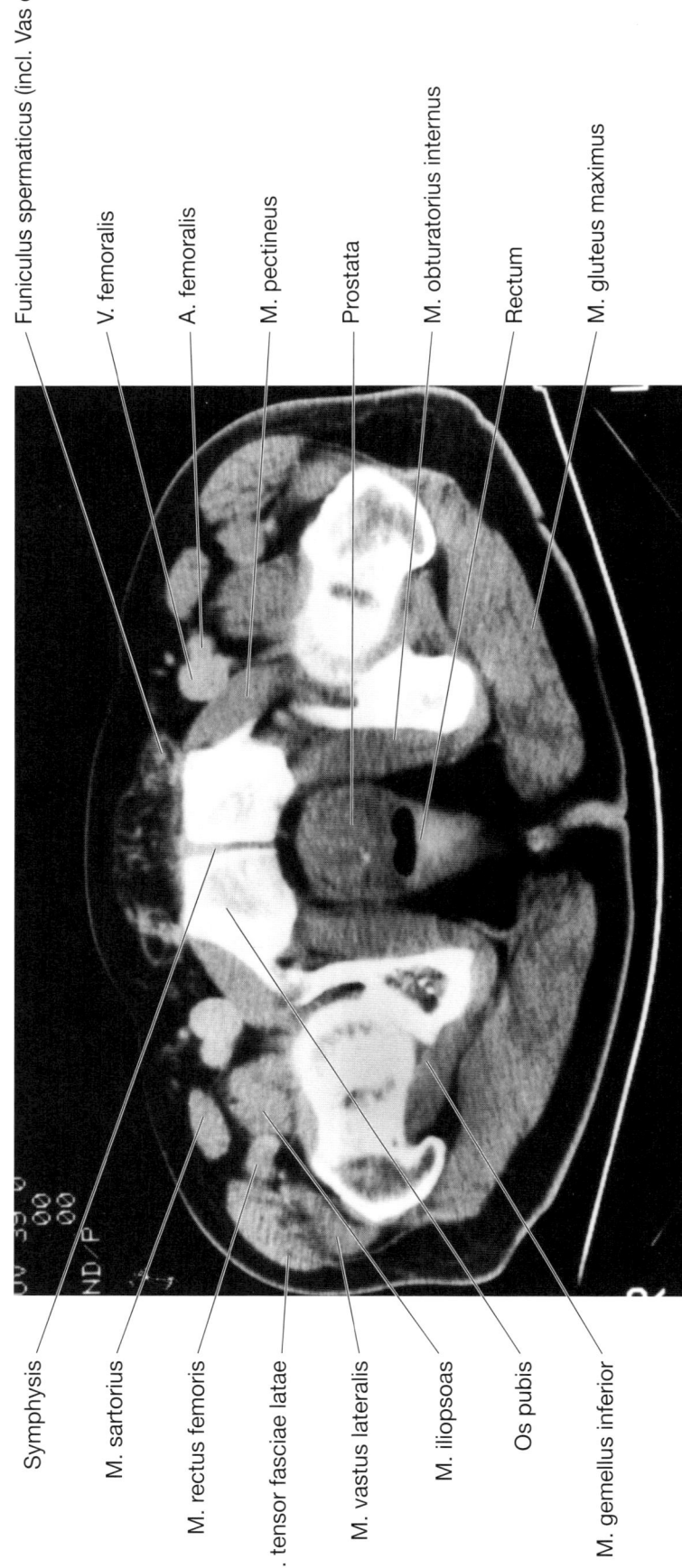

Transversalschnitt

CT-Aufnahme

Dieses kontrastverstärkte, transversale CT-Bild liegt in Höhe der Symphyse. Die Beziehungen zwischen Prostata, Symphyse und Rektum werden deutlich.

Abb. 5.7a

Männliches Becken

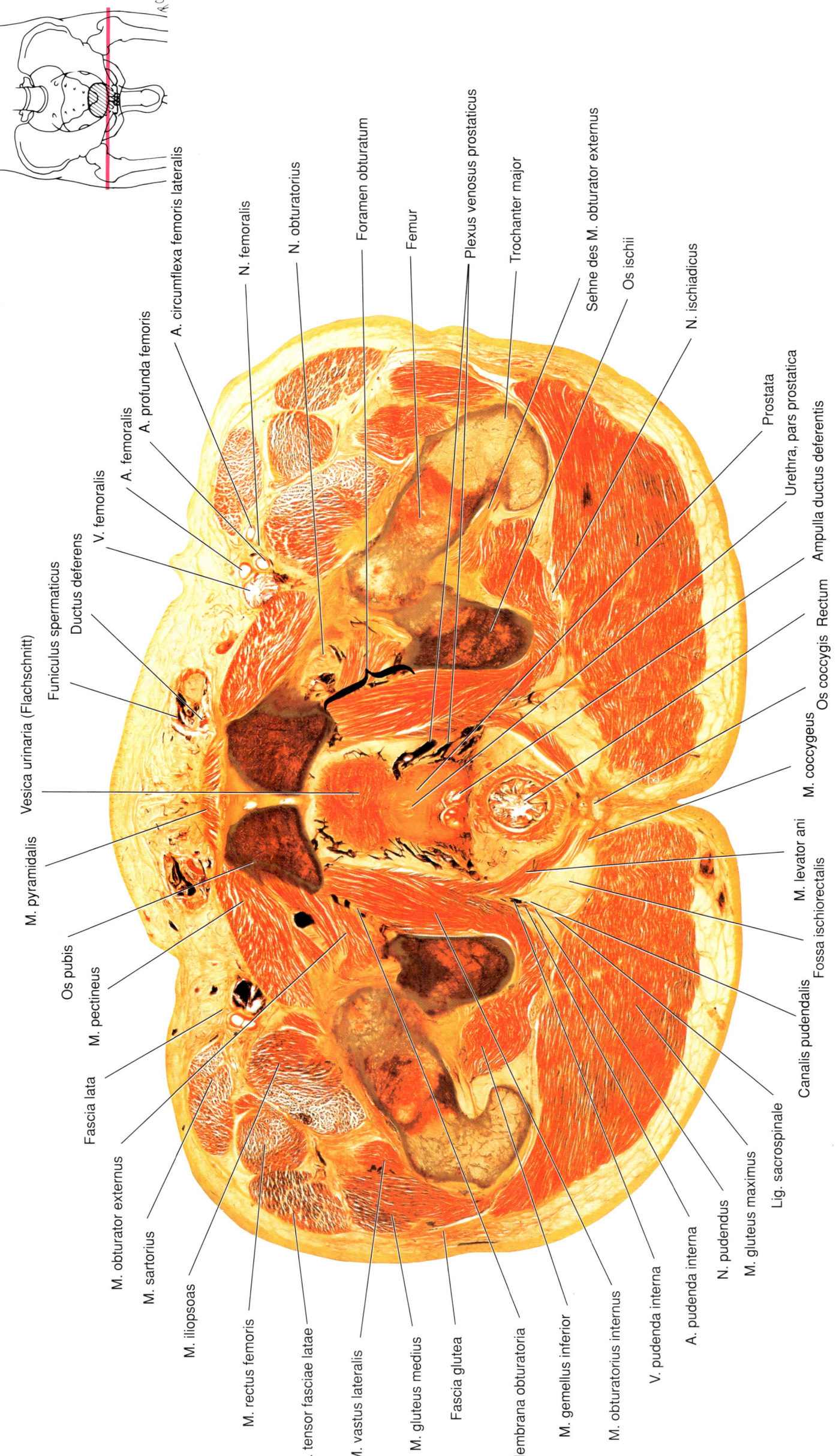

A. circumflexa femoris lateralis

N. femoralis

N. obturatorius

Foramen obturatum

Femur

Plexus venosus prostaticus

Trochanter major

Sehne des M. obturator externus

Os ischii

N. ischiadicus

A. profunda femoris

A. femoralis

V. femoralis

Ductus deferens

Funiculus spermaticus

Vesica urinaria (Flachschnitt)

M. pyramidalis

Os pubis

Fascia lata

M. pectineus

M. obturator externus

M. sartorius

M. iliopsoas

M. rectus femoris

M. tensor fasciae latae

M. vastus lateralis

M. gluteus medius

Fascia glutea

Membrana obturatoria

M. gemellus inferior

M. obturatorius internus

V. pudenda interna

A. pudenda interna

N. pudendus

M. gluteus maximus

Lig. sacrospinale

Canalis pudendalis

Fossa ischiorectalis

M. levator ani

M. coccygeus

Os coccygis

Rectum

Ampulla ductus deferentis

Urethra, pars prostatica

Prostata

Querschnitt durch das kleine Becken in Höhe des Oberschenkelhalses und der Steißbeinspitze.
Der Harnblasengrund und die Basis der Prostata sind angeschnitten.

Transversalschnitt

Abb. 5.7b

Funiculus spermaticus (incl. Vas deferens)
Os pubis
M. sartorius
M. tensor fasciae latae
M. rectus femoris
M. iliopsoas
Prostata
Urethra, pars prostatica
Rectum
Fossa ischiorectalis

V. femoralis
M. pectineus
A. femoralis
Symphysis
M. obturatorius externus
Femur
M. obturatorius internus
M. quadratus femoris
Os ischium
M. gluteus maximus

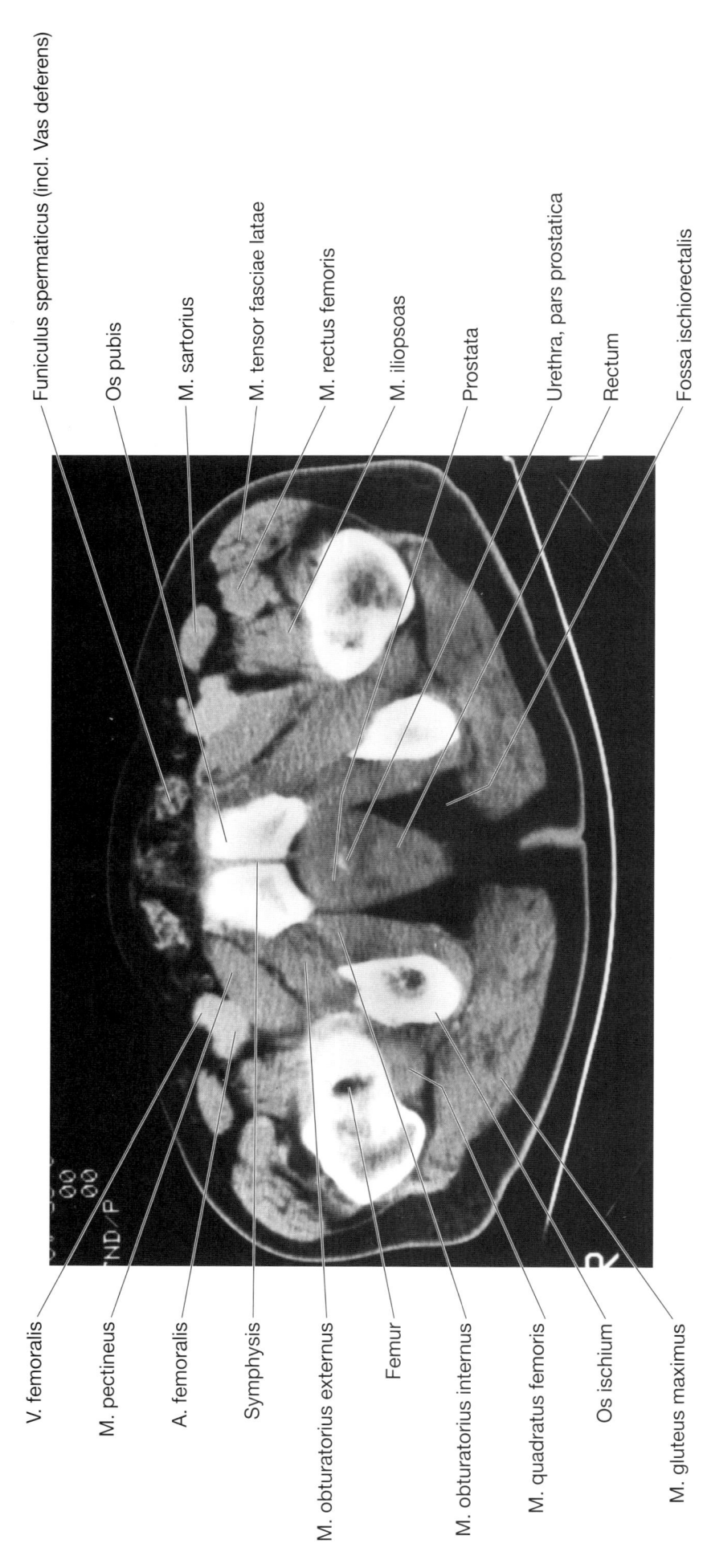

Transversalschnitt

CT-Aufnahme

Die Bildebene des kontrastverstärkten, transversalen CT-Bildes verläuft durch den unteren Teil der Symphyse. In der Pars prostatica der Urethra ist noch etwas Kontrastmittel zu sehen.

Abb. 5.8a

Männliches Becken

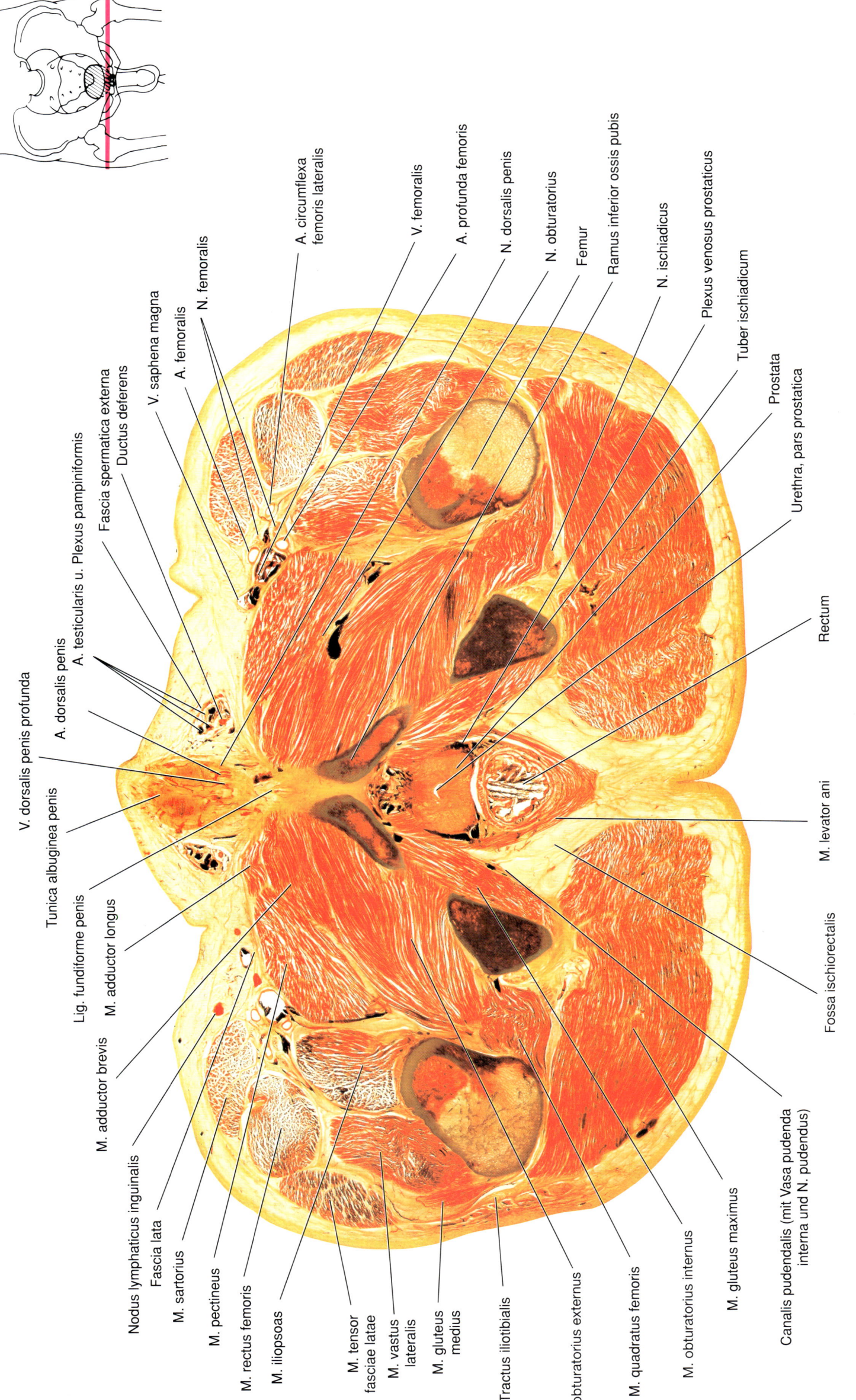

A. circumflexa femoris lateralis

V. femoralis

A. profunda femoris

N. dorsalis penis

N. obturatorius

Femur

Ramus inferior ossis pubis

N. ischiadicus

Plexus venosus prostaticus

Tuber ischiadicum

Prostata

Urethra, pars prostatica

Rectum

A. femoralis

N. femoralis

V. saphena magna

A. testicularis u. Plexus pampiniformis

Ductus deferens

Fascia spermatica externa

A. dorsalis penis

V. dorsalis penis profunda

Tunica albuginea penis

Lig. fundiforme penis

M. adductor longus

M. adductor brevis

Fascia lata

Nodus lymphaticus inguinalis

M. sartorius

M. pectineus

M. rectus femoris

M. iliopsoas

M. tensor fasciae latae

M. vastus lateralis

M. gluteus medius

Tractus iliotibialis

M. obturatorius externus

M. quadratus femoris

M. obturatorius internus

M. gluteus maximus

Canalis pudendalis (mit Vasa pudenda interna und N. pudendus)

Fossa ischiorectalis

M. levator ani

Abb. 5.8b

Transversalschnitt

Beckenquerschnitt in Höhe des Sitzbeinhöckers mit Prostata und Rektum.
Die Penisoberseite ist tangential angeschnitten.

Crus penis

Bulbus penis

Urethra, pars membranacea

Ramus ossis ischii

N. ischiadicus

M. sphincter ani externus

Rectum

Funiculus spermaticus
(incl. Vasa deferentia
und Plexus venosus pampiniformis)

M. obturatorius externus

M. iliopsoas

Trochanter minor

M. quadratus femoris

M. gluteus maximus

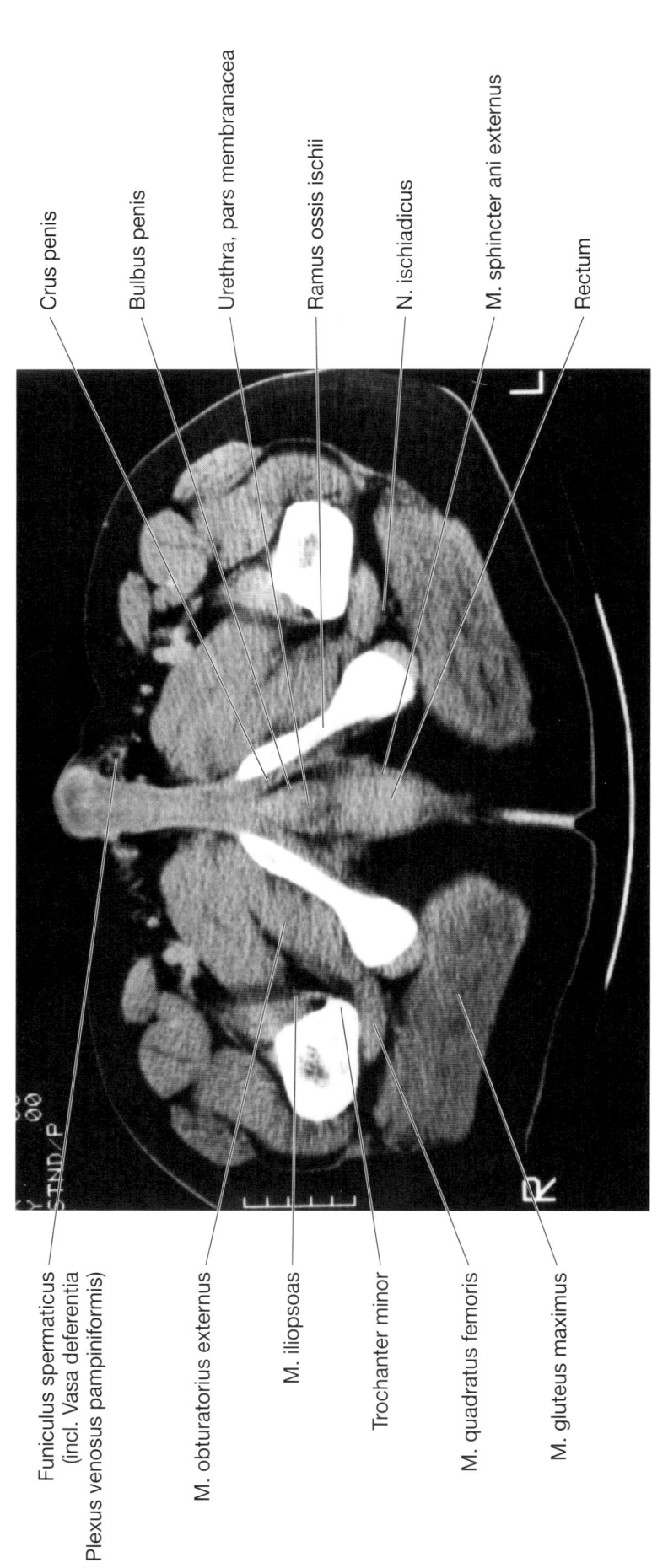

Dieses kontrastverstärkte, transversale CT-Bild liegt in der Ebene der Peniswurzel und des Ramus ossis ischii.

Transversalschnitt

CT-Aufnahme

Abb. 5.9a

Männliches Becken

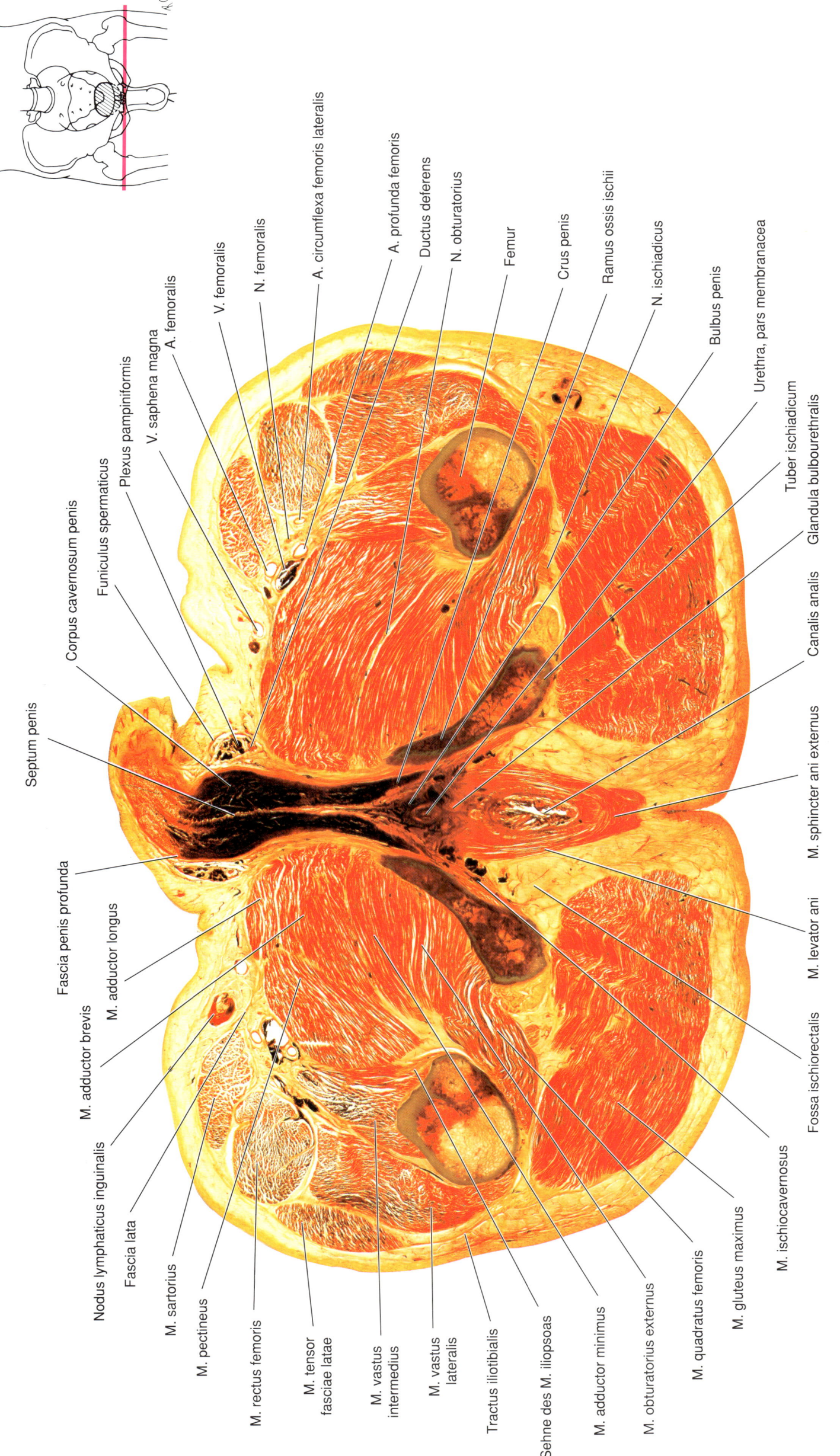

Septum penis

Corpus cavernosum penis

Funiculus spermaticus

Plexus pampiniformis

V. saphena magna

A. femoralis

V. femoralis

N. femoralis

A. circumflexa femoris lateralis

A. profunda femoris

Ductus deferens

N. obturatorius

Femur

Crus penis

Ramus ossis ischii

N. ischiadicus

Bulbus penis

Urethra, pars membranacea

Tuber ischiadicum

Glandula bulbourethralis

Canalis analis

M. sphincter ani externus

M. levator ani

Fossa ischiorectalis

M. ischiocavernosus

M. gluteus maximus

M. quadratus femoris

M. obturatorius externus

M. adductor minimus

Sehne des M. iliopsoas

Tractus iliotibialis

M. vastus lateralis

M. vastus intermedius

M. tensor fasciae latae

M. rectus femoris

M. pectineus

M. sartorius

Fascia lata

Nodus lymphaticus inguinalis

Fascia penis profunda

M. adductor brevis

M. adductor longus

Abb. 5.9b

211

Transversalschnitt

Beckenquerschnitt in Höhe des Sitzbeinhöckers und des Trochanter minor des Femur. Das Diaphragma urogenitale, die Peniswurzel und der Analkanal sind getroffen.

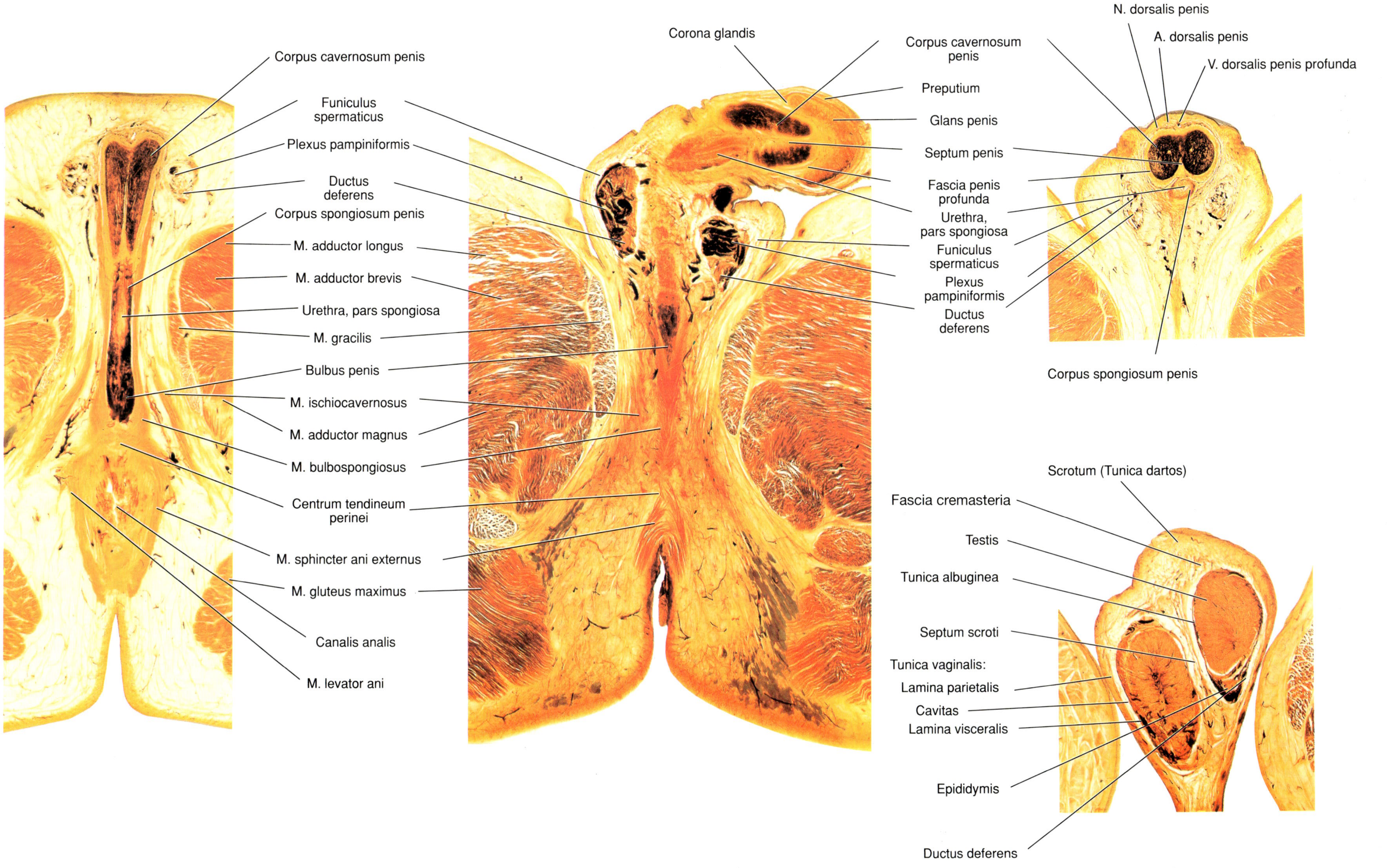

N. dorsalis penis

A. dorsalis penis

V. dorsalis penis profunda

Corpus spongiosum penis

Corpus cavernosum penis

Preputium

Glans penis

Septum penis

Fascia penis profunda

Urethra, pars spongiosa

Funiculus spermaticus

Plexus pampiniformis

Ductus deferens

Corona glandis

Scrotum (Tunica dartos)

Fascia cremasterica

Testis

Tunica albuginea

Septum scroti

Tunica vaginalis:

Lamina parietalis

Cavitas

Lamina visceralis

Epididymis

Ductus deferens

Corpus cavernosum penis

Funiculus spermaticus

Plexus pampiniformis

Ductus deferens

Corpus spongiosum penis

M. adductor longus

M. adductor brevis

Urethra, pars spongiosa

M. gracilis

Bulbus penis

M. ischiocavernosus

M. adductor magnus

M. bulbospongiosus

Centrum tendineum perinei

M. sphincter ani externus

M. gluteus maximus

Canalis analis

M. levator ani

Transversalschnitte

Eine Reihe von Querschnitten durch Peniswurzel und Scrotum.

Abb. 5.10 bis 5.13

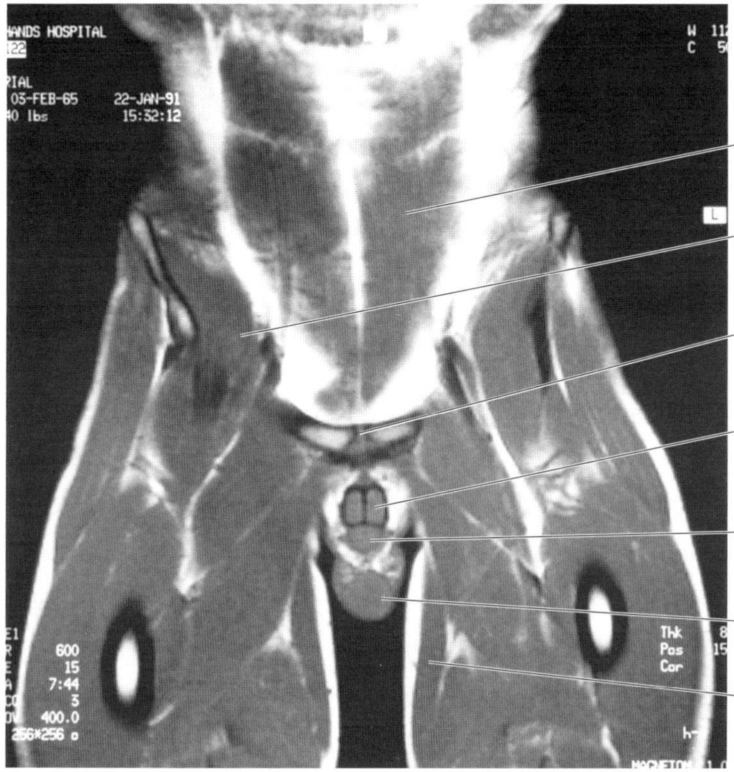

Männliches Becken

V. cava inferior

M. psoas major

V. iliaca communis

M. iliacus

M. iliopsoas

Vesica urinaria

Fovea centralis femoris

Ramus inferior ossis pubis

Crus penis

Bulbus penis

Testis

M. rectus abdominis

M. iliopsoas

Os pubis

Corpus cavernosum penis

Urethra et Corpus spongiosum penis

Testis

M. gracilis

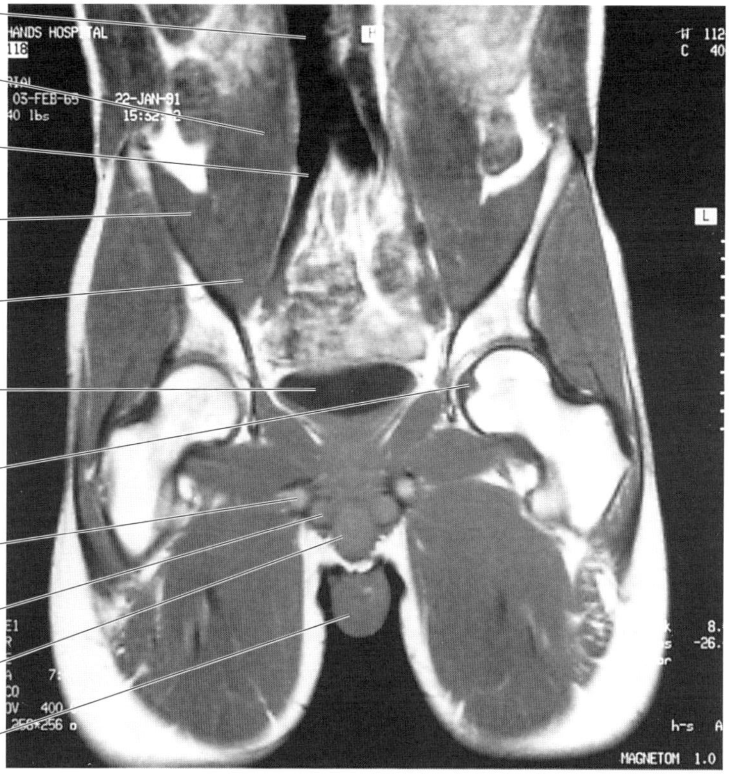

Dieses T1-gewichtete, frontale MR-Bild liegt in der Ebene des vorderen Bereichs der abdominalen Muskulatur.

Das T1-gewichtete, frontale MR-Bild verläuft durch die Hüften. Das Bild zeigt ebenfalls einen Transversalschnitt durch die Peniswurzel.

Frontalschnitte

MRI

Abb. 5.14a und 5.14b

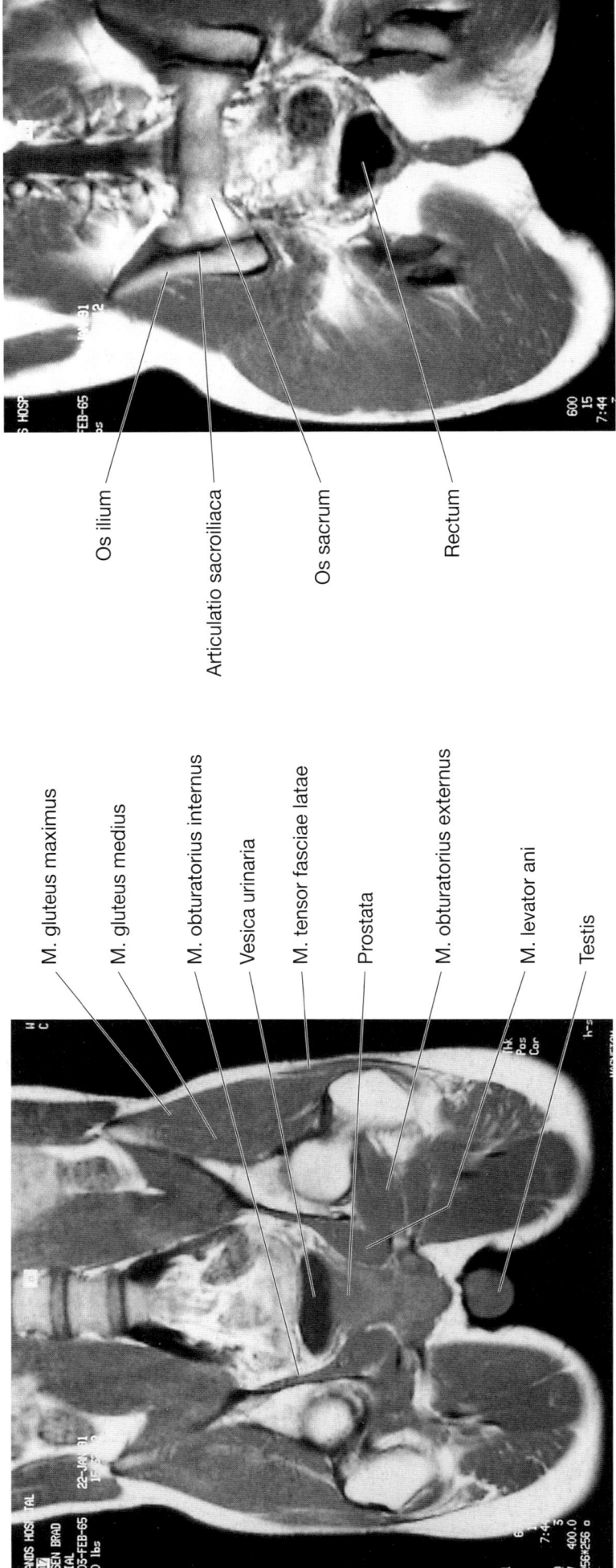

Os ilium

Articulatio sacroiliaca

Os sacrum

Rectum

M. gluteus maximus

M. gluteus medius

M. obturatorius internus

Vesica urinaria

M. tensor fasciae latae

Prostata

M. obturatorius externus

M. levator ani

Testis

Dieses T1-gewichtete, frontale MR-Bild schneidet die sakroiliakalen Verbindungen.

Das T1-gewichtete, frontale MR-Bild schneidet die Prostata, die genau hinter der Blase liegt.

Frontalschnitte

MRI

Abb. 5.15a und 5.15b

Männliches Becken

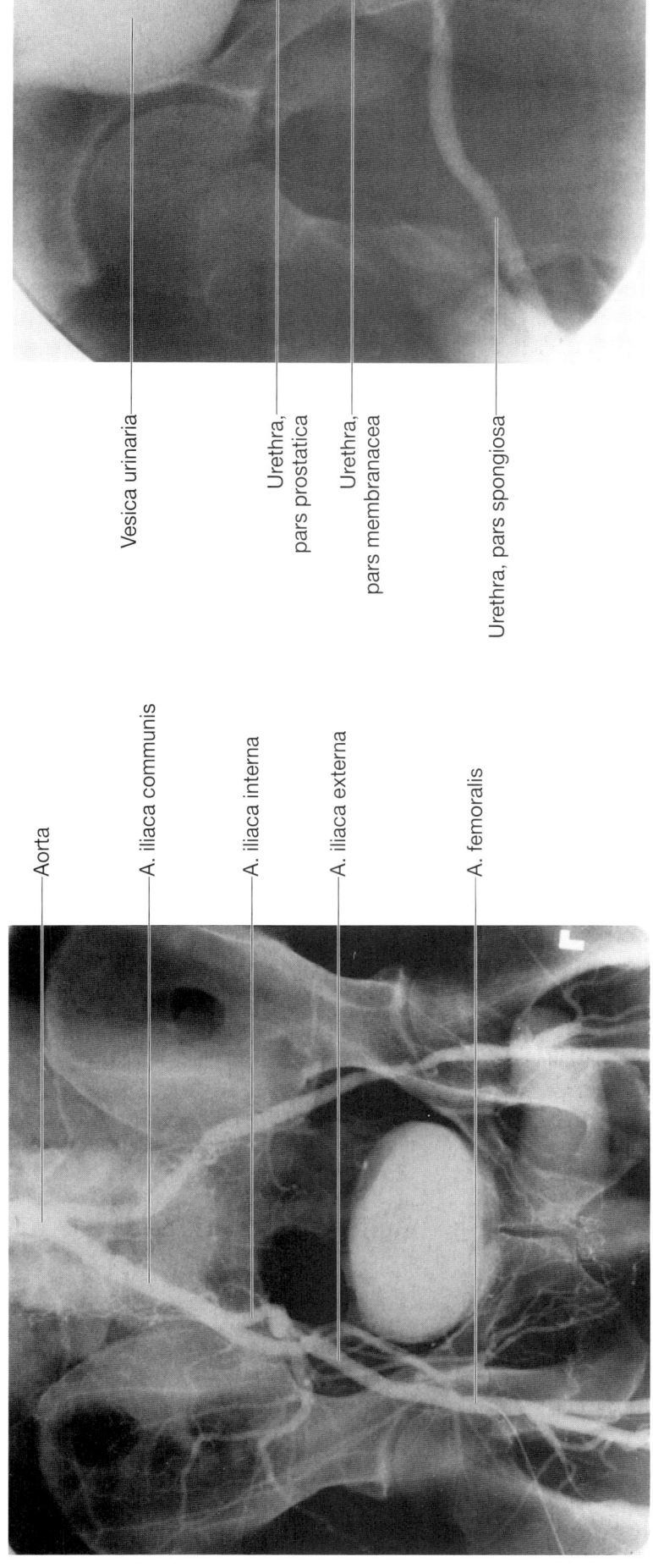

Vesica urinaria

Urethra,
pars prostatica

Urethra,
pars membranacea

Urethra, pars spongiosa

Aorta

A. iliaca communis

A. iliaca interna

A. iliaca externa

A. femoralis

Angiogramm des Beckens: Hier wurde Kontrastmittel in die Aorta injiziert, das dann durch den Blutfluß zu den Beckengefäßen transportiert wurde. Die linke A. iliaca interna ist durch ein Blutgerinnsel verschlossen und daher nicht zu sehen.

Ausscheidungscystourethrogramm: Hier wurde Kontrastmittel in die Blase eingebracht. Die Urethra wird während des Ausscheidungsvorgangs aufgenommen. Der Patient hält sich leicht schräg, damit die Strukturen der Mittellinie besser zu sehen sind.

Angiogramm, Urethrogramm

Abb. 5.16a und 5.16b

215

Teil 6
Weibliches Becken

Vertebra sacralis I

Colon sigmoideum

Excavatio rectouterina

Cervix uteri

Rectum

Vagina

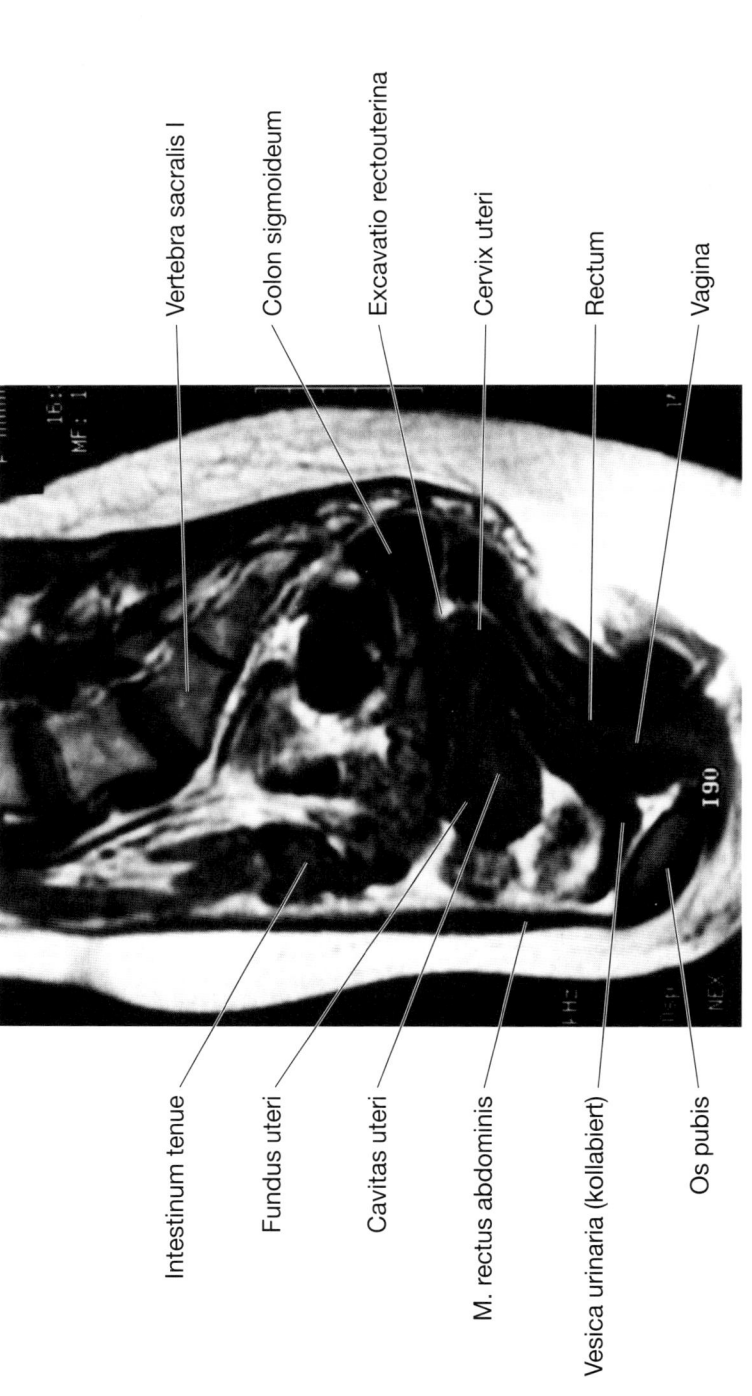

Intestinum tenue

Fundus uteri

Cavitas uteri

M. rectus abdominis

Vesica urinaria (kollabiert)

Os pubis

Dieses T1-gewichtete, sagittale MR-Bild verläuft durch die Mittellinie des weiblichen Beckens und zeigt die Beziehungen zwischen den Hauptstrukturen des Beckens. Ein anteflektierter Corpus uteri liegt über der Blase. Beachte die unmittelbare Nähe vom Rektum zum Os sacrum und Os coccygis.

Abb. 6.1a

MRI

Sagittalschnitt

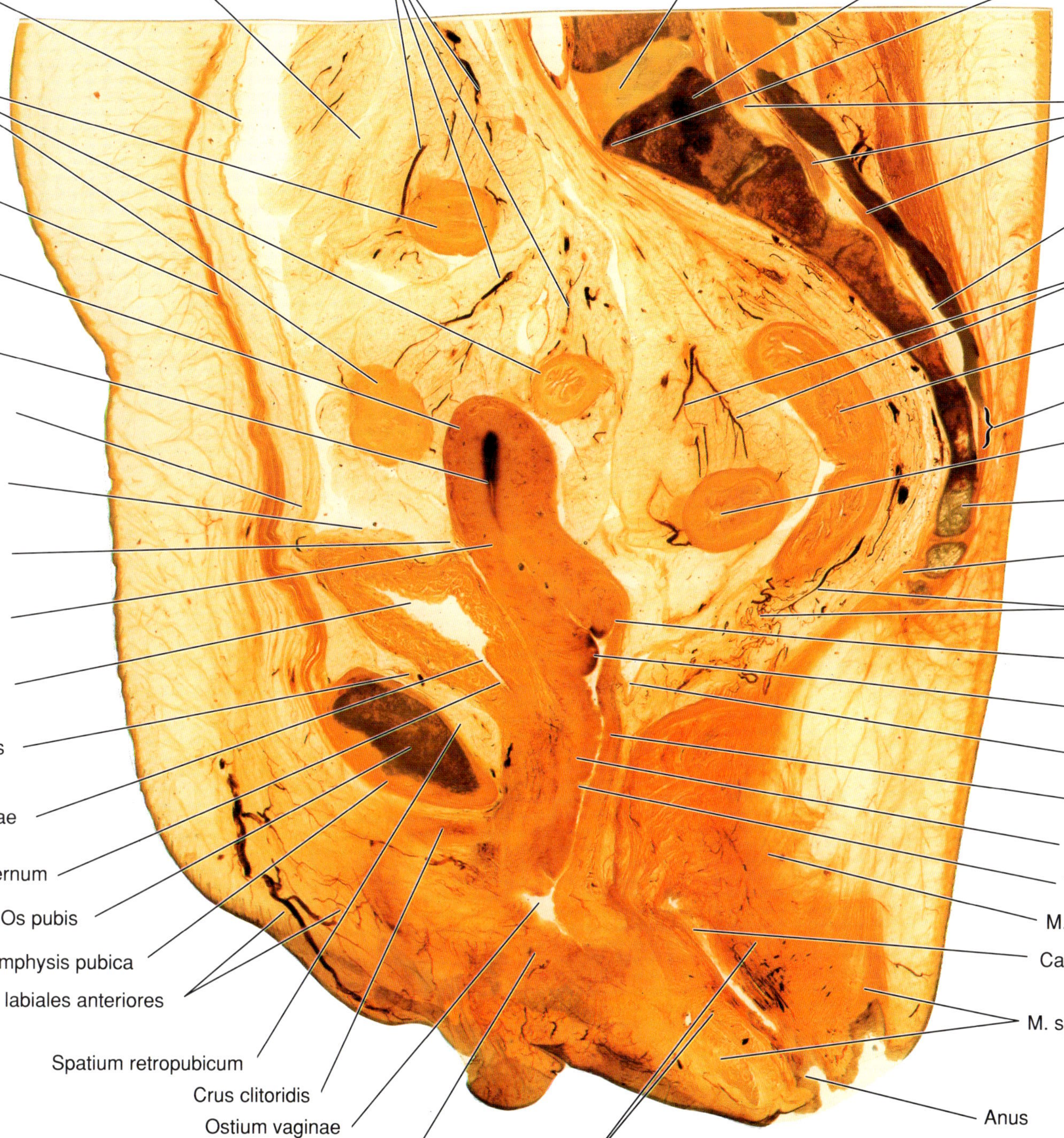

Weibliches Becken

Peritoneum parietale

Mesenterium

Ileum

Vv. ileales

M. rectus abdominis

Fundus uteri

Cavitas uteri

Lig. umbilicale medianum

Peritoneum viscerale

Excavatio vesicouterina

Corpus uteri

Vesica urinaria

Plexus venosus vesicalis

Trigonum vesicae

Ostium urethrae internum

Os pubis

Symphysis pubica

Vv. labiales anteriores

Spatium retropubicum

Crus clitoridis

Ostium vaginae

Labium minus pudendi

Nervi sacrales

Promotorium

Vertebra sacralis I

Discus intervertebralis L V / S I

Canalis sacralis

Vasa sigmoidea

Rectum

Hiatus sacralis

Colon sigmoideum

Vertebra coccygea I

Lig. anococcygeum

Vasa rectalia

Fornix vaginae posterior

Portio vaginalis cervicis

Excavatio rectouterina

Vagina, paries posterior

Vagina, paries anterior

Vagina

M. levator ani

Canalis analis

M. sphincter ani externus

Anus

M. sphincter ani internus

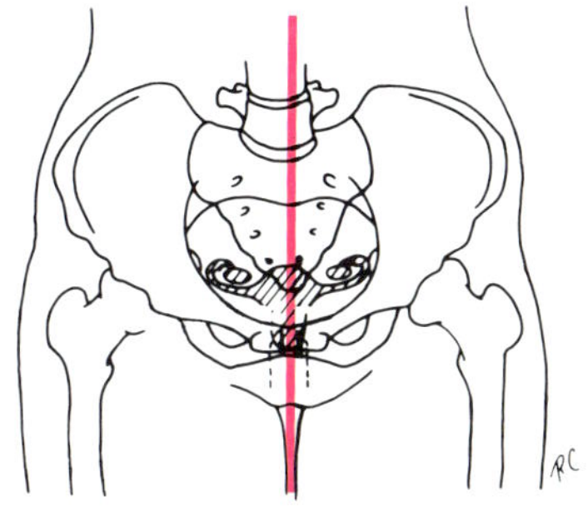

Die Schnittebene liegt etwas links von der Medianebene. Die Beckenorgane Rectum, Harnblase und Vagina sind angeschnitten. Der Uterus ist retroflektiert.

Abb. 6.1b

Sagittalschnitt

219

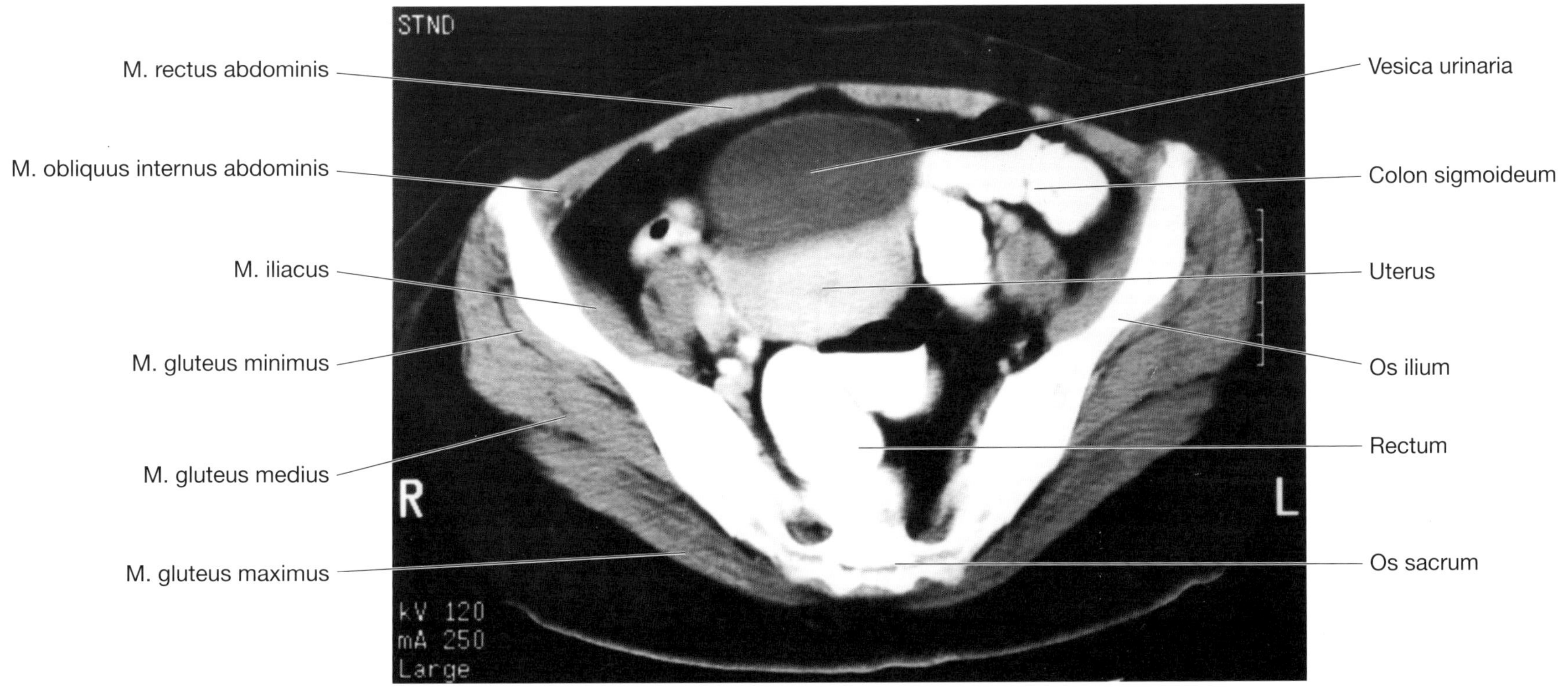

Vesica urinaria

Colon sigmoideum

Uterus

Os ilium

Rectum

Os sacrum

M. rectus abdominis

M. obliquus internus abdominis

M. iliacus

M. gluteus minimus

M. gluteus medius

M. gluteus maximus

STND

R

L

KV 120
mA 250
Large

Transversalschnitt

Hier ist eine kontrastverstärkte, transversale CT-Aufnahme des oberen Teils des weiblichen Beckens zu sehen. Es wurde Kontrastmittel intravenös, sowie in die Blase injiziert. Der Uterus liegt genau hinter der Blasenkuppel.

CT-Aufnahme

Abb. 6.2a

Weibliches Becken

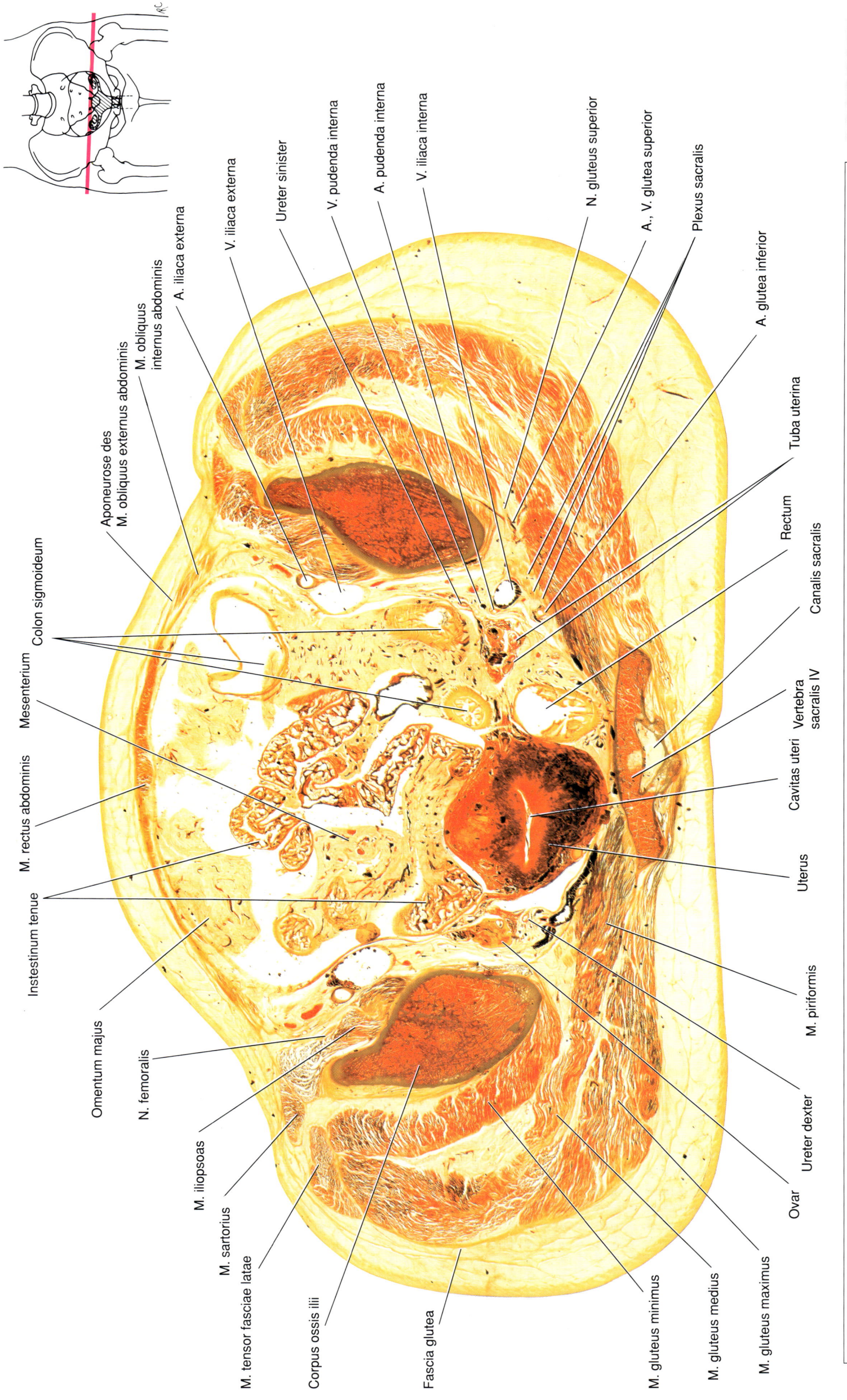

Aponeurose des
M. obliquus externus abdominis

M. obliquus
internus abdominis

A. iliaca externa

V. iliaca externa

Ureter sinister

V. pudenda interna

A. pudenda interna

V. iliaca interna

N. gluteus superior

A., V. glutea superior

Plexus sacralis

A. glutea inferior

Tuba uterina

Rectum

Canalis sacralis

Vertebra
sacralis IV

Cavitas uteri

Uterus

M. piriformis

Ureter dexter

Ovar

M. gluteus maximus

M. gluteus medius

M. gluteus minimus

Fascia glutea

Corpus ossis ilii

M. tensor fasciae latae

M. sartorius

M. iliopsoas

N. femoralis

Omentum majus

Instestinum tenue

M. rectus abdominis

Mesenterium

Colon sigmoideum

Abb. 6.2b   Transversalschnitt

Beckenquerschnitt dicht oberhalb des Hüftgelenks. Der Uterus ist dorsal verlagert.

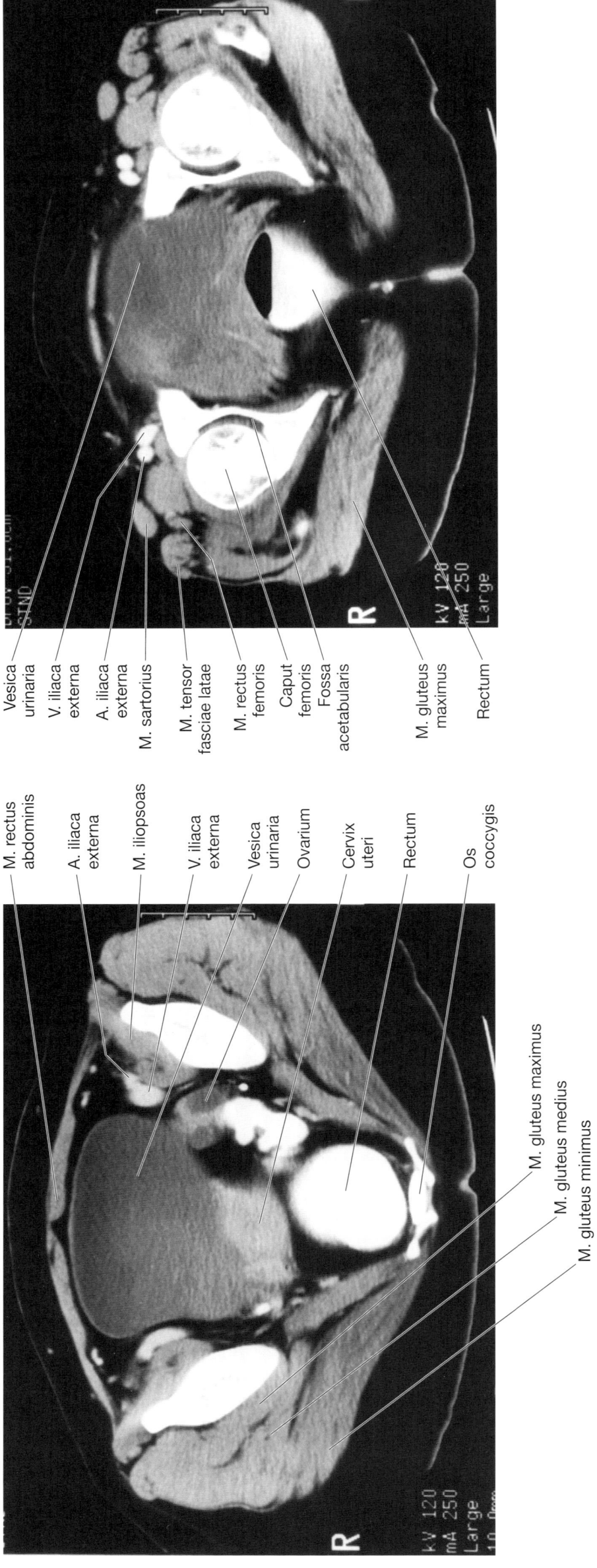

Vesica
urinaria

V. iliaca
externa

A. iliaca
externa

M. sartorius

M. tensor
fasciae latae

M. rectus
femoris

Caput
femoris

Fossa
acetabularis

M. gluteus
maximus

Rectum

M. rectus
abdominis

A. iliaca
externa

M. iliopsoas

V. iliaca
externa

Vesica
urinaria

Ovarium

Cervix
uteri

Rectum

Os
coccygis

M. gluteus maximus

M. gluteus medius

M. gluteus minimus

Das kontrastverstärkte, transversale CT-Bild des Beckens auf der Ebene der Vagina zeigt die Relationen zwischen Blase und Rektum. Durch die intravenöse Gabe eines Kontrastmittels sind die Femoralgefäße gut dargestellt. Es wurde ebenfalls ein Kontrastmittel in den Darm eingebracht.

Dieses kontrastverstärkte, transversale CT-Bild liegt auf der Ebene der Cervix. Ein Kontrastmittel wurde intravenös gegeben und in den Darm eingebracht. Die Beziehungen zwischen Cervix, Blase und Rektum sind gut zu sehen. Im linken Ovarium sind Follikel vorhanden.

Transversalschnitte

CT-Aufnahmen

Abb. 6.3a und 6.3b

Weibliches Becken

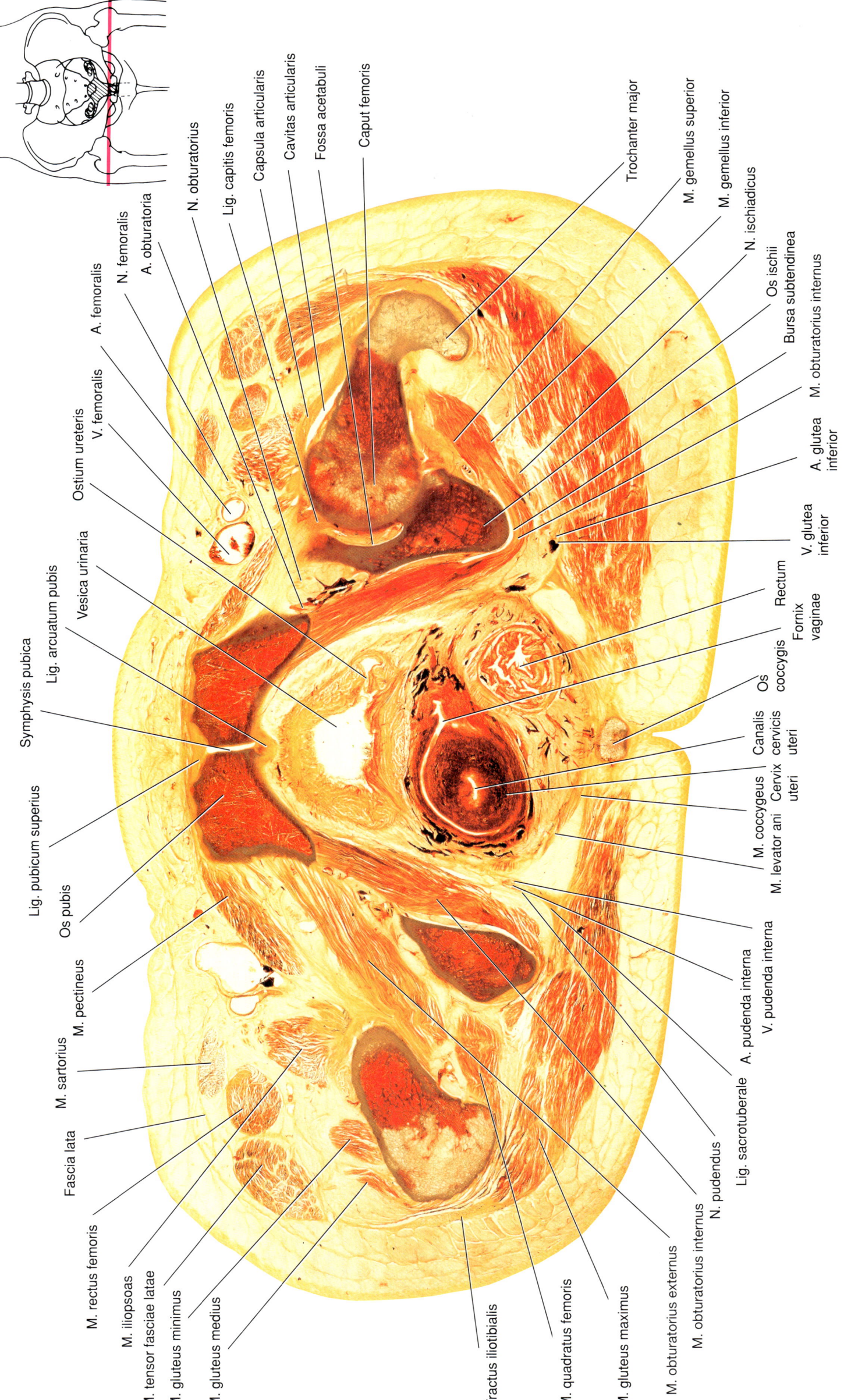

N. obturatorius
Lig. capitis femoris
Capsula articularis
Cavitas articularis
Fossa acetabuli
Caput femoris

N. femoralis
A. obturatoria

A. femoralis

V. femoralis
Ostium ureteris

Vesica urinaria

Lig. arcuatum pubis

Symphysis pubica

Lig. pubicum superius
Os pubis

M. pectineus
M. sartorius

Fascia lata

M. rectus femoris
M. iliopsoas
M. tensor fasciae latae
M. gluteus minimus
M. gluteus medius

Trochanter major
M. gemellus superior
M. gemellus inferior
N. ischiadicus
Os ischii
Bursa subtendinea
M. obturatorius internus
A. glutea inferior
V. glutea inferior
Rectum
Fornix vaginae
Os coccygis
Canalis cervicis uteri
Cervix uteri
M. coccygeus
M. levator ani
A. pudenda interna
V. pudenda interna
N. pudendus
Lig. sacrotuberale
M. obturatorius externus
M. obturatorius internus
Tractus iliotibialis
M. quadratus femoris
M. gluteus maximus

Transversalschnitt

Abb. 6.3c

Leicht schräger Querschnitt durch das Becken in Höhe des Hüftgelenks.
Im kleinen Becken sind die Harnblase, die Cervix und das Scheidengewölbe getroffen.

223

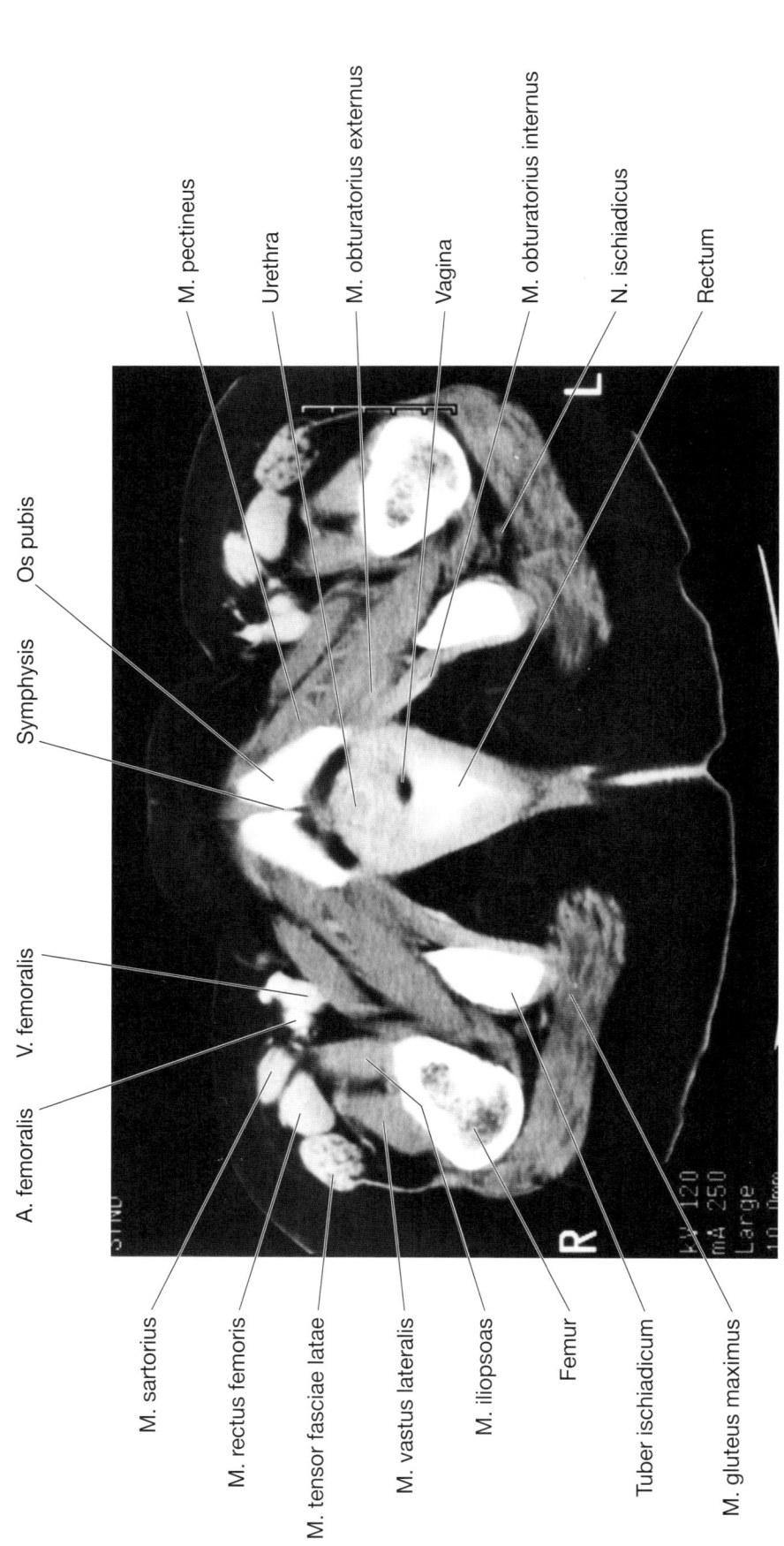

M. pectineus

Urethra

M. obturatorius externus

Vagina

M. obturatorius internus

N. ischiadicus

Rectum

Os pubis

Symphysis

A. femoralis   V. femoralis

M. sartorius

M. rectus femoris

M. tensor fasciae latae

M. vastus lateralis

M. iliopsoas

Femur

Tuber ischiadicum

M. gluteus maximus

Transversalschnitt

Dieses kontrastverstärkte, transversale CT-Bild liegt auf der Ebene der Symphyse. In der Vagina ist etwas Luft zu sehen. Im Rektum befindet sich Kontrastmittel.

CT-Aufnahme

Abb. 6.4a

Weibliches Becken

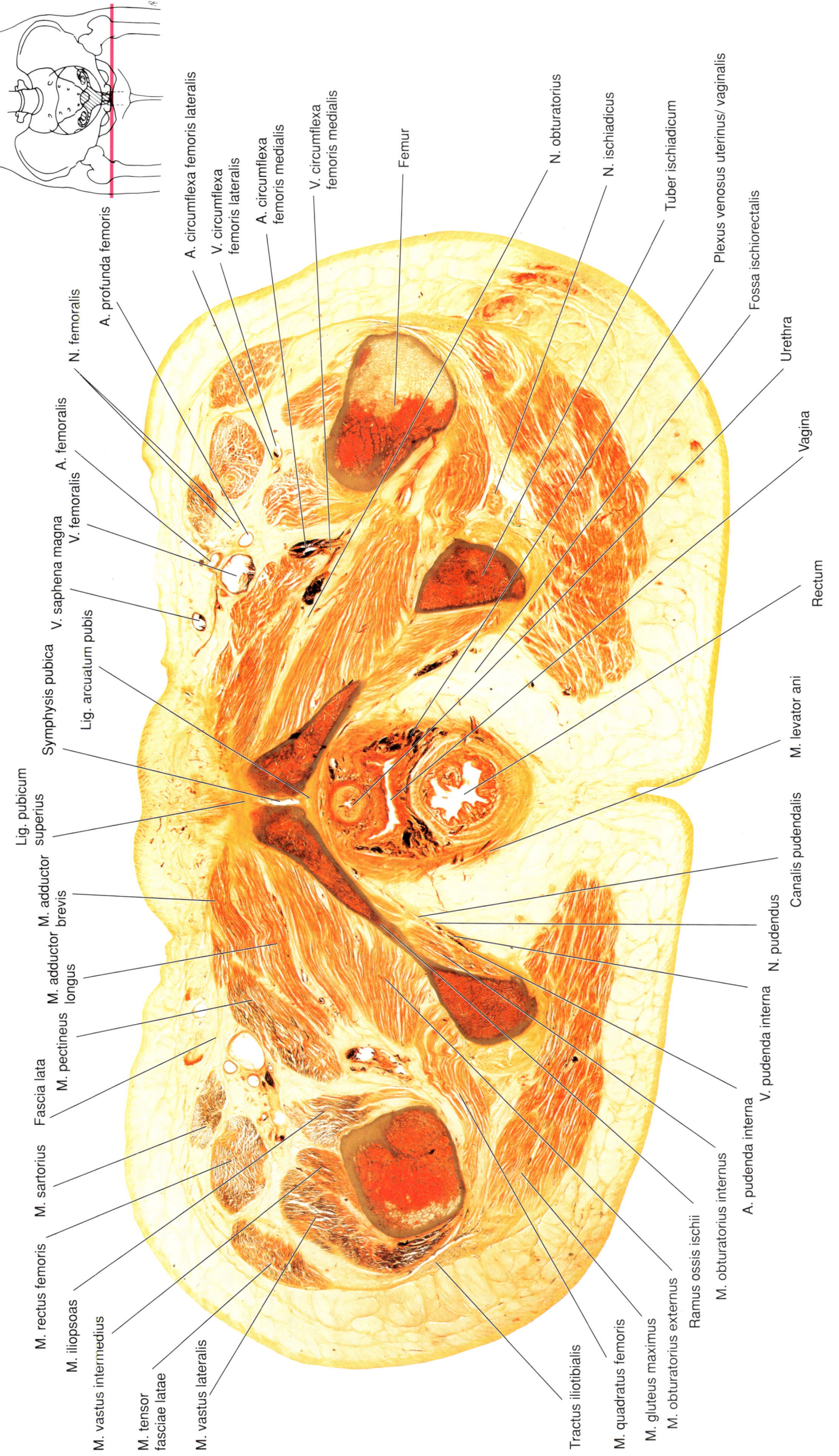

N. femoralis

A. circumflexa femoris lateralis

V. circumflexa femoris lateralis

A. profunda femoris

A. circumflexa femoris medialis

V. circumflexa femoris medialis

Femur

N. obturatorius

N. ischiadicus

Tuber ischiadicum

Plexus venosus uterinus/ vaginalis

Fossa ischiorectalis

Urethra

Vagina

Rectum

M. levator ani

Canalis pudendalis

N. pudendus

V. pudenda interna

A. pudenda interna

M. obturatorius internus

Ramus ossis ischii

M. obturatorius externus

M. quadratus femoris

M. gluteus maximus

Tractus iliotibialis

A. femoralis

V. femoralis

V. saphena magna

N. femoralis

Symphysis pubica

Lig. arcuatum pubis

Lig. pubicum superius

M. adductor brevis

M. adductor longus

M. pectineus

Fascia lata

M. sartorius

M. rectus femoris

M. iliopsoas

M. vastus intermedius

M. tensor fasciae latae

M. vastus lateralis

Abb. 6.4b Transversalschnitt

Leicht schräger Beckenquerschnitt in Höhe des Symphysenunterrandes.
Die Vagina mit ihrem typischen H-Querschnitt ist von einem Venenplexus umgeben.

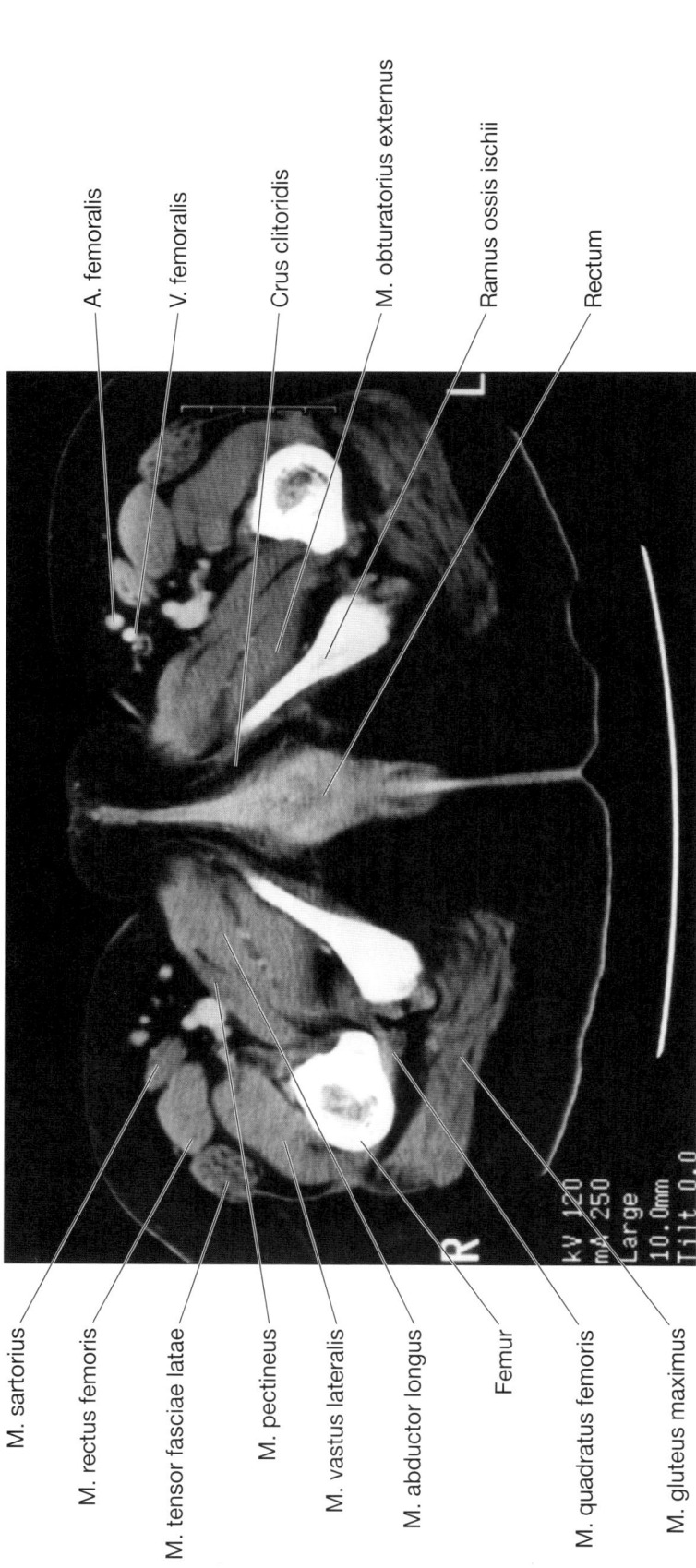

M. sartorius

M. rectus femoris

M. tensor fasciae latae

M. pectineus

M. vastus lateralis

M. abductor longus

Femur

M. quadratus femoris

M. gluteus maximus

A. femoralis

V. femoralis

Crus clitoridis

M. obturatorius externus

Ramus ossis ischii

Rectum

Kontrastverstärktes, transversales CT-Bild in Höhe des Ramus inferior ossis pubis und des Trochanter minor.

CT-Aufnahme

Transversalschnitt

Abb. 6.5a

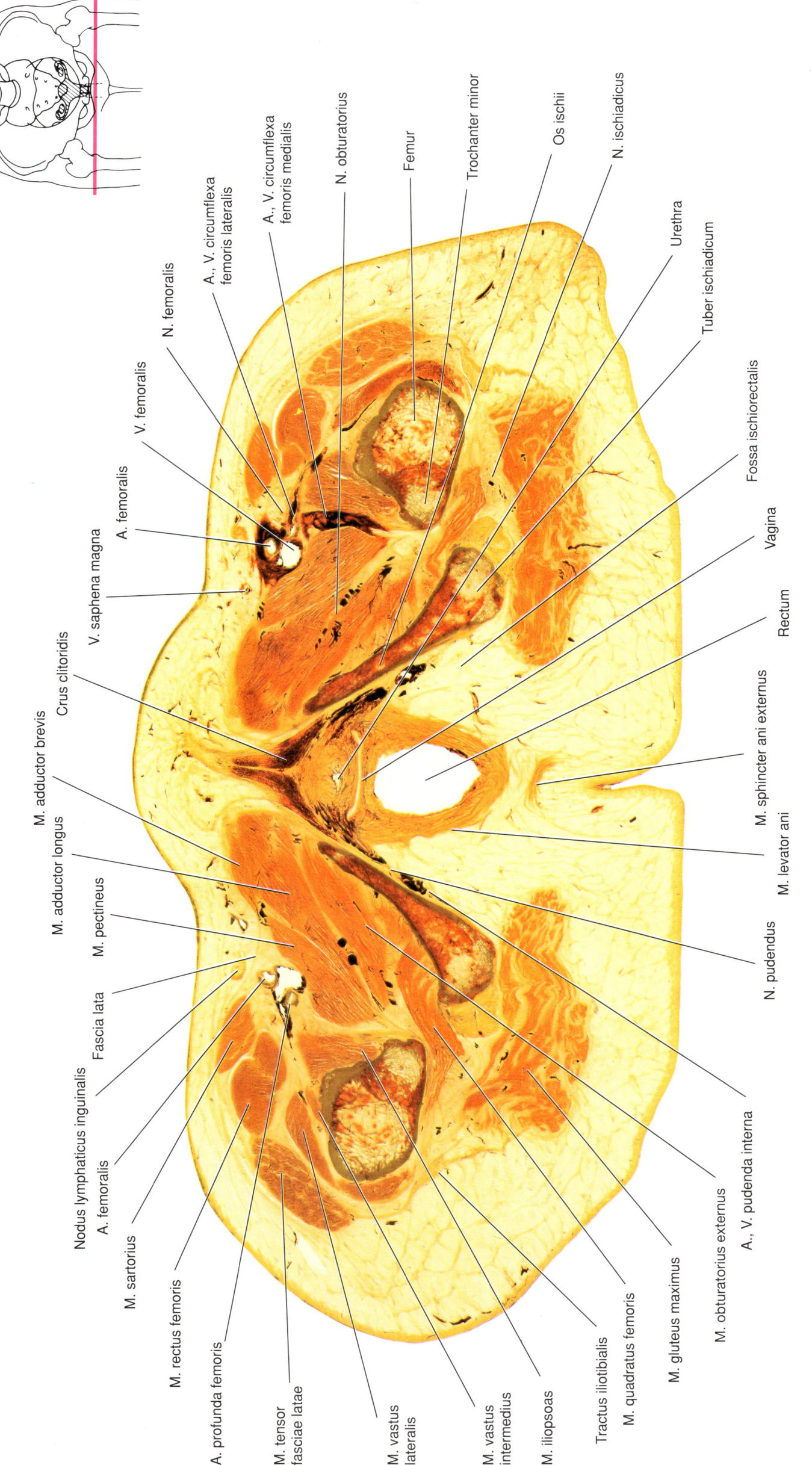

Nodus lymphaticus inguinalis
A. femoralis
M. sartorius
A. profunda femoris
M. rectus femoris
M. tensor fasciae latae
M. vastus lateralis
M. vastus intermedius
M. iliopsoas
Tractus iliotibialis
M. quadratus femoris
M. gluteus maximus
M. obturatorius externus
A., V. pudenda interna

Fascia lata
M. pectineus
M. adductor longus
M. adductor brevis
Crus clitoridis
V. saphena magna
A. femoralis
V. femoralis
N. femoralis
A., V. circumflexa femoris lateralis
A., V. circumflexa femoris medialis
N. obturatorius
Femur
Trochanter minor
Os ischii
N. ischiadicus
Urethra
Tuber ischiadicum
Fossa ischiorectalis
Vagina
Rectum
M. sphincter ani externus
M. levator ani
N. pudendus

Transversalschnitt

Abb. 6.5b   Beckenquerschnitt unterhalb der Symphyse in Höhe des Sitzbeinhöckers und des Trochanter minor.

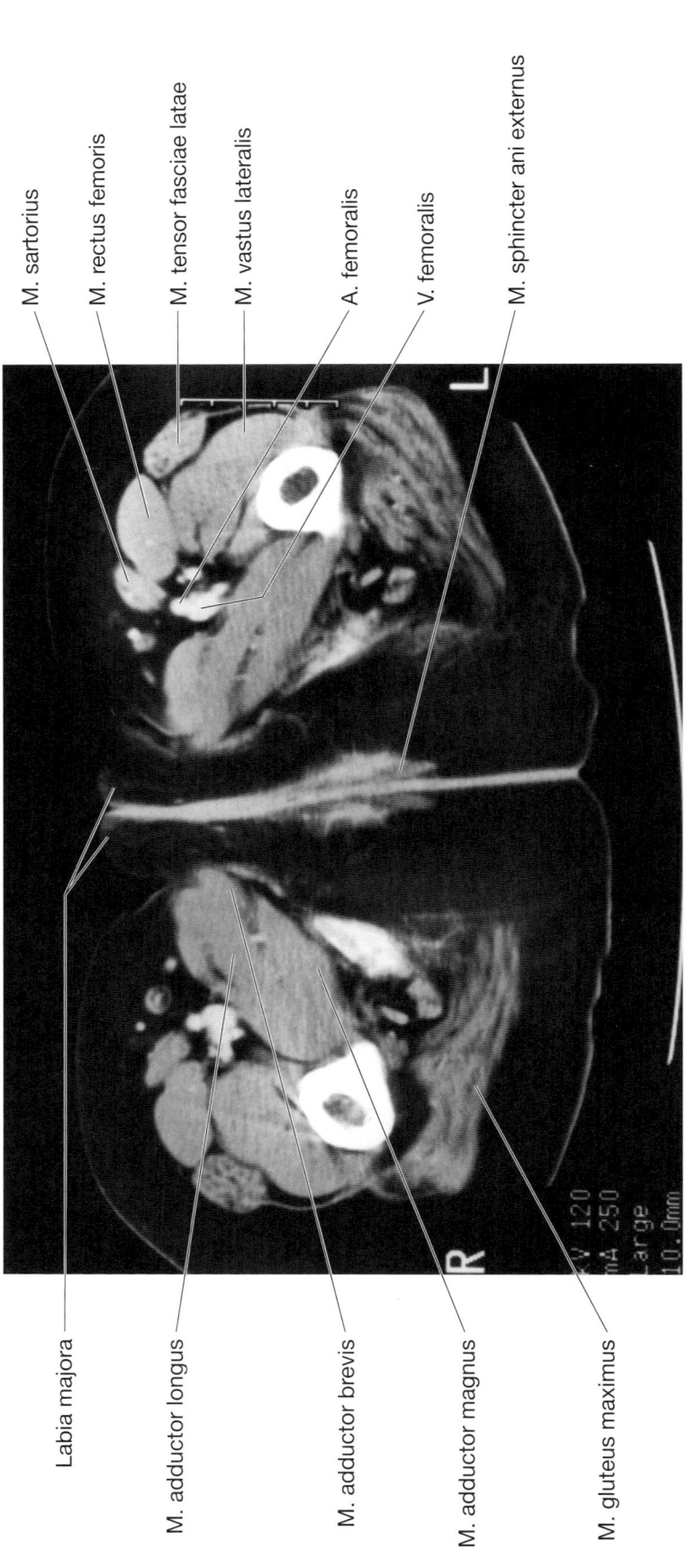

M. sartorius

M. rectus femoris

M. tensor fasciae latae

M. vastus lateralis

A. femoralis

V. femoralis

M. sphincter ani externus

Labia majora

M. adductor longus

M. adductor brevis

M. adductor magnus

M. gluteus maximus

Dieses kontrastverstärkte, transversale CT-Bild liegt auf der Ebene der Tuberositas ischii und des Vestibulum vaginae.

CT-Aufnahme

Transversalschnitt

Abb. 6.6a

Weibliches Becken

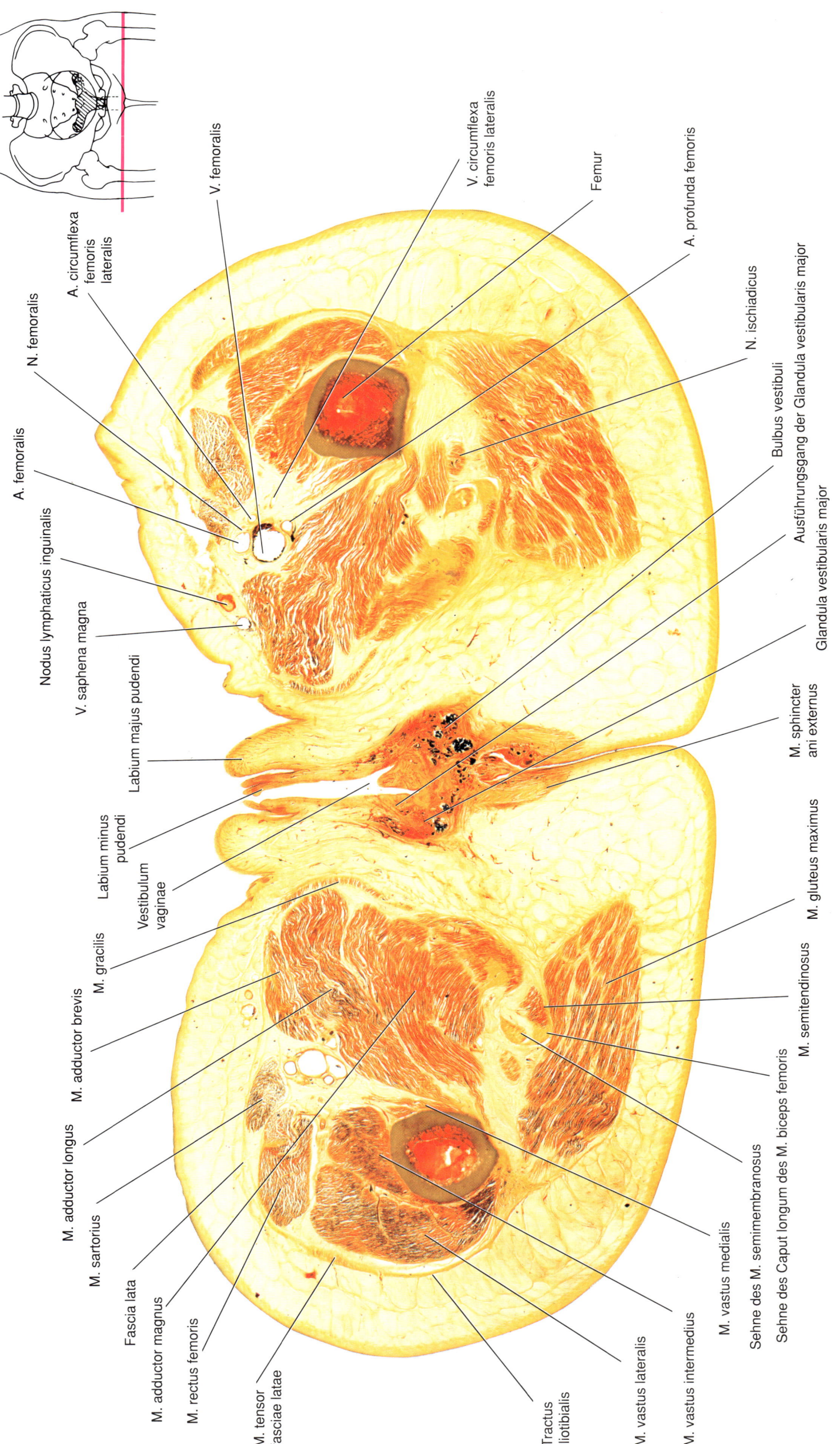

V. circumflexa femoris lateralis

Femur

A. profunda femoris

N. ischiadicus

Bulbus vestibuli

Ausführungsgang der Glandula vestibularis major

Glandula vestibularis major

M. sphincter ani externus

M. gluteus maximus

M. semitendinosus

Sehne des M. semimembranosus

Sehne des Caput longum des M. biceps femoris

M. vastus medialis

M. vastus intermedius

M. vastus lateralis

Tractus iliotibialis

M. tensor fasciae latae

M. rectus femoris

M. adductor magnus

Fascia lata

M. sartorius

M. adductor longus

M. adductor brevis

M. gracilis

Vestibulum vaginae

Labium minus pudendi

Labium majus pudendi

V. saphena magna

Nodus lymphaticus inguinalis

A. femoralis

N. femoralis

A. circumflexa femoris lateralis

V. femoralis

Transversalschnitt

Beckenquerschnitt in Höhe des Anus und des Vestibulum vaginae.

Abb. 6.6b 229

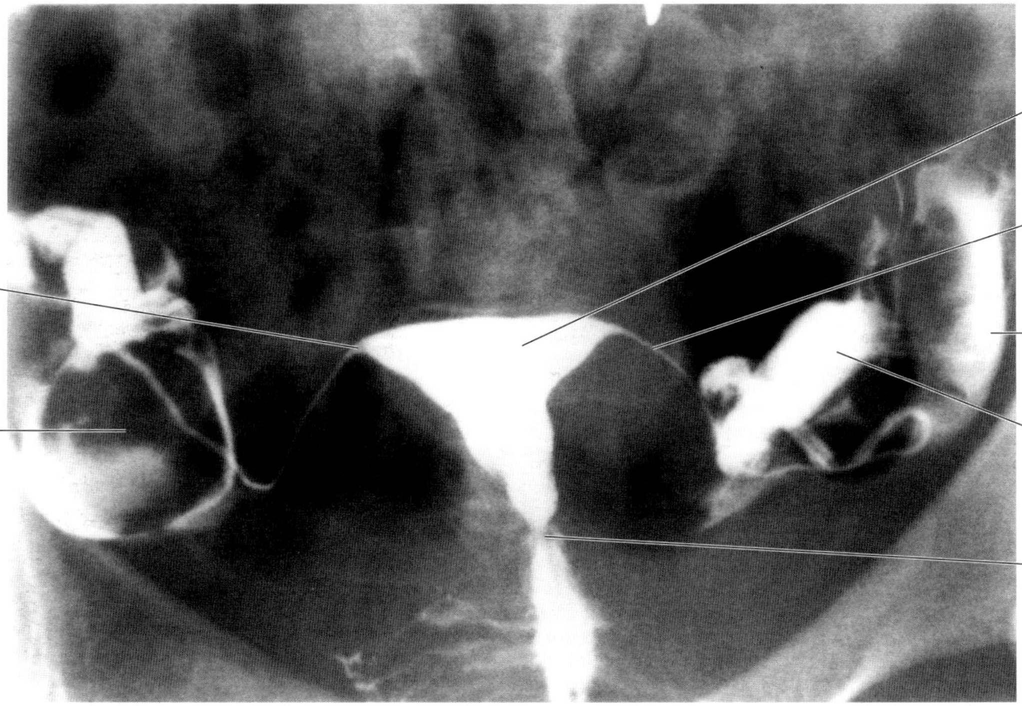

Cavitas uteri

Tube

Freies Kontrastmittel in der
Cavitas peritonealis

Infundibulum

Canalis cervicis

Isthmus tubae

Ovar

Hysterosalpingogramm: Das Kontrastmittel wird durch die Cervix in den Uterus und die Tuben eingebracht. Wenn die Tuben offen sind – wie in diesem Fall – gelangt das Kontrastmittel frei in die Peritonealhöhle.

Hysterosalpingogramm

Abb. 6.7

Weibliches Becken

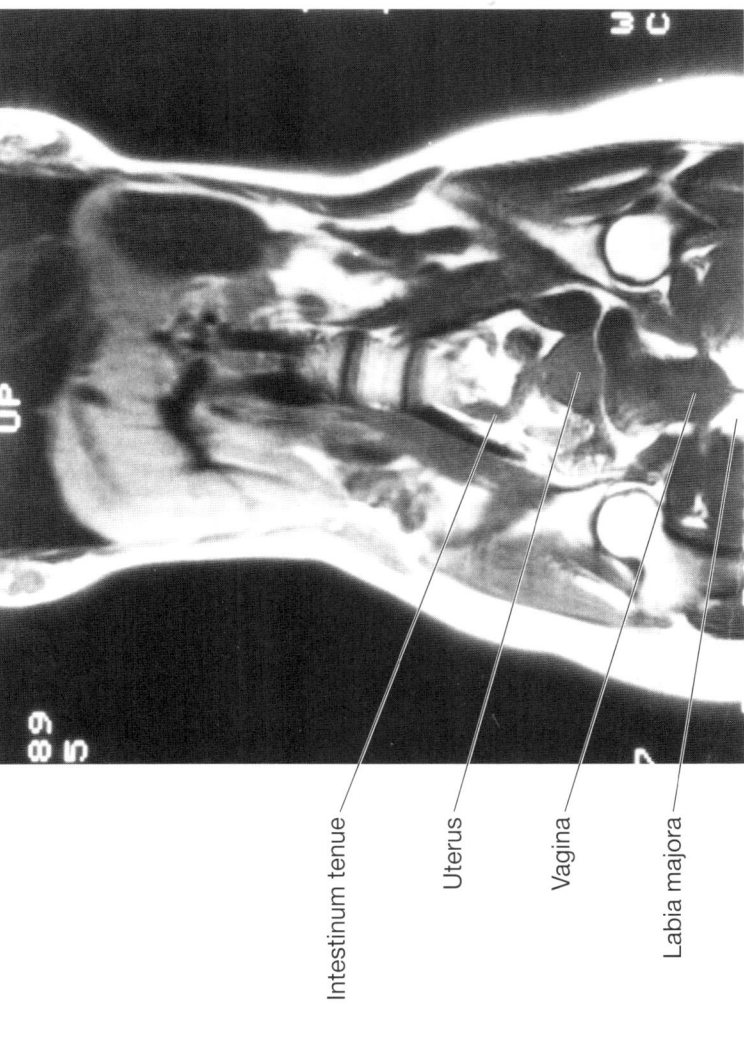

Intestinum tenue

Uterus

Vagina

Labia majora

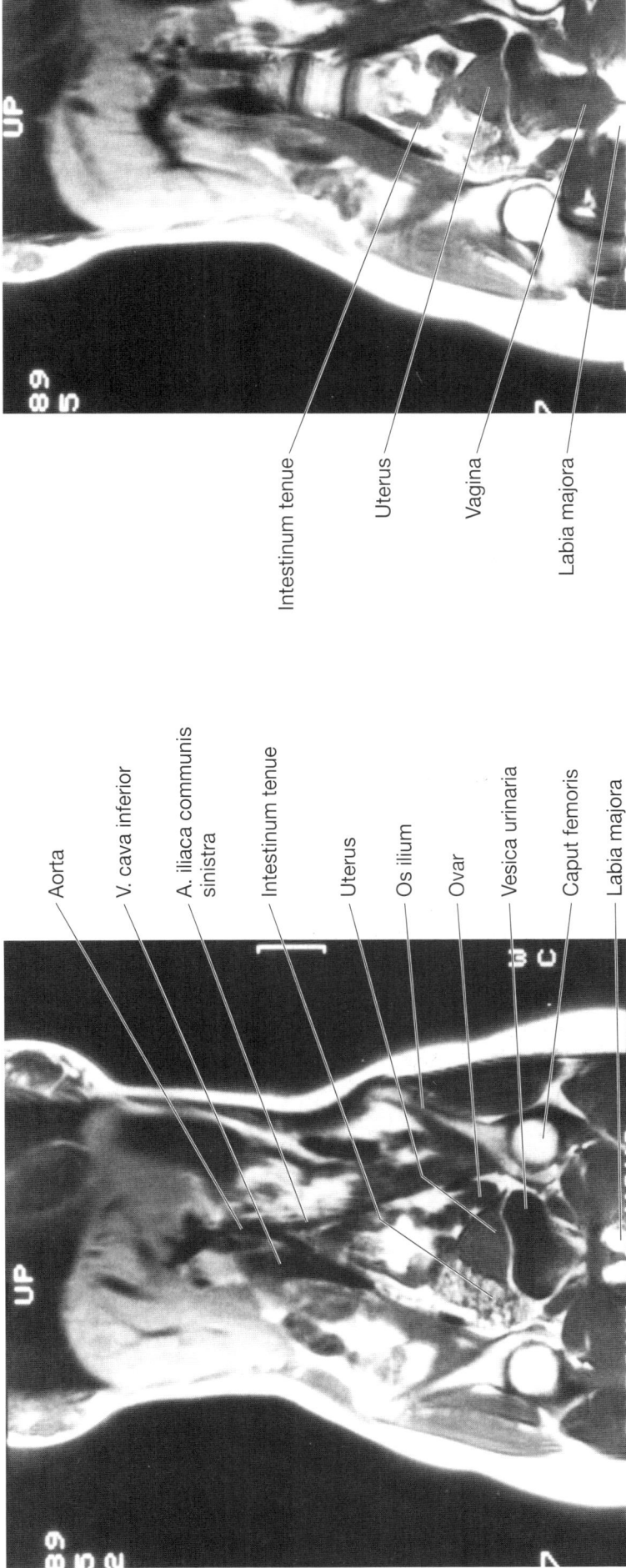

Aorta

V. cava inferior

A. iliaca communis
sinistra

Intestinum tenue

Uterus

Os ilium

Ovar

Vesica urinaria

Caput femoris

Labia majora

Das T1-gewichtete, frontale MR-Bild von Abdomen und Becken wurde kurz hinter der Symphyse aufgenommen. Die Beziehung zwischen Corpus uteri und Blase wird deutlich.

Das T1-gewichtete, frontale MR-Bild von Abdomen und Pelvis liegt etwas hinter der Ebene des Collum femoris und der Vagina.

MRI

Abb. 6.8a und 6.8b

Weibliches Becken

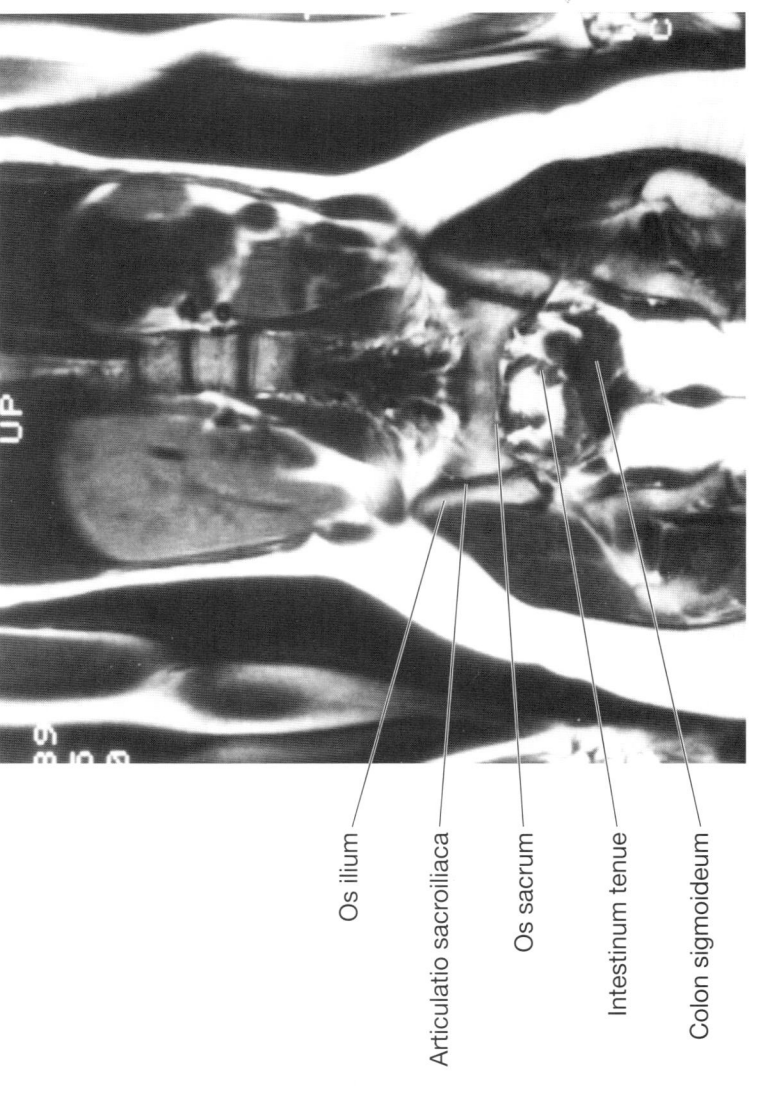

Vertebra lumbalis

Uterus

Rectum

Os ilium

Articulatio sacroiliaca

Os sacrum

Intestinum tenue

Colon sigmoideum

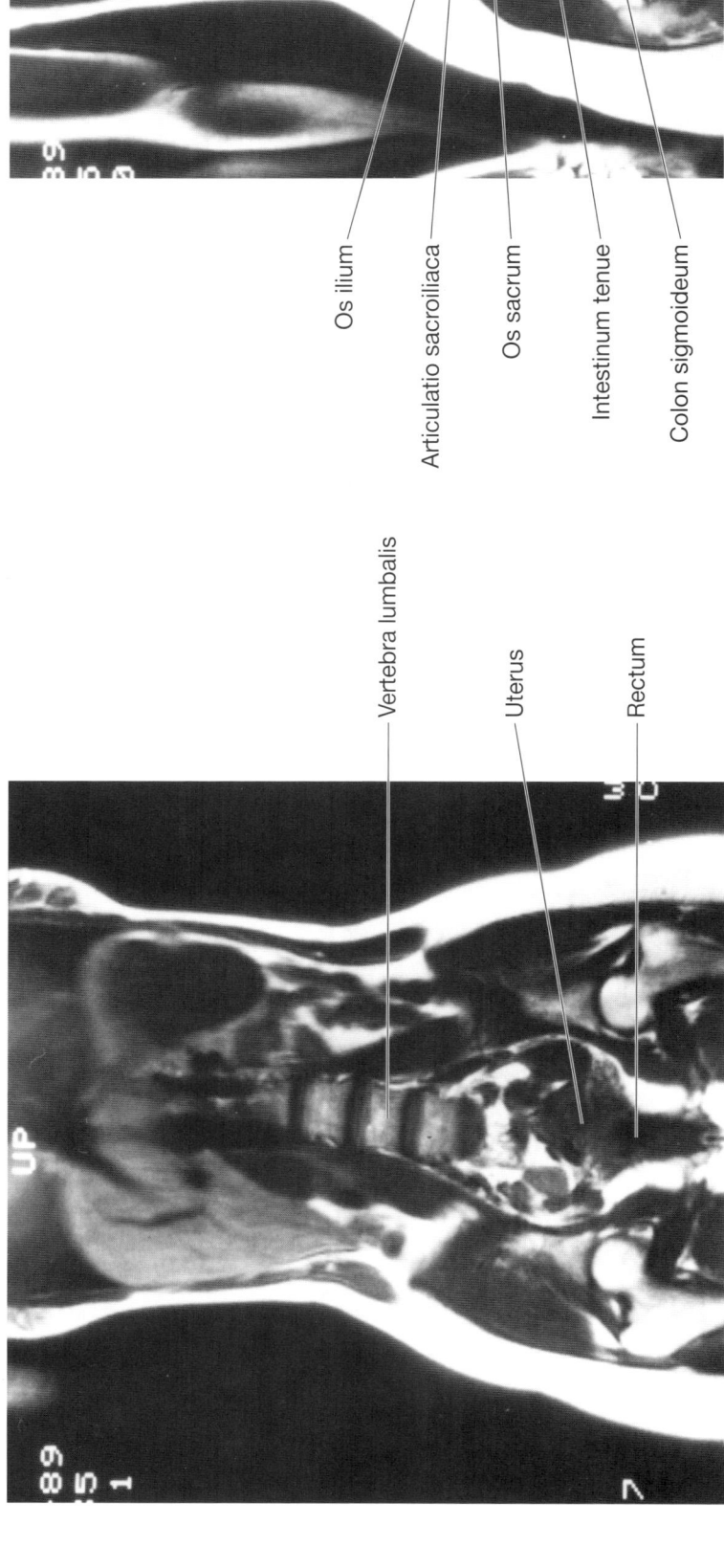

Das T1-gewichtete, frontale MR-Bild von Abdomen und Becken schneidet das Rektum an. Die Lumbalwirbel haben einen lordotischen Verlauf. Die dickere, vordere Portion der Wirbel ist hier auf dem Bild angeschnitten.

Das T1-gewichtete, frontale MR-Bild des hinteren Abdomens und Beckens zeigt einen Schnitt durch die sakroiliakalen Verbindungen.

Abb. 6.9a und 6.9b

MRI

Frontalschnitte

Teil 7

Untere Extremität

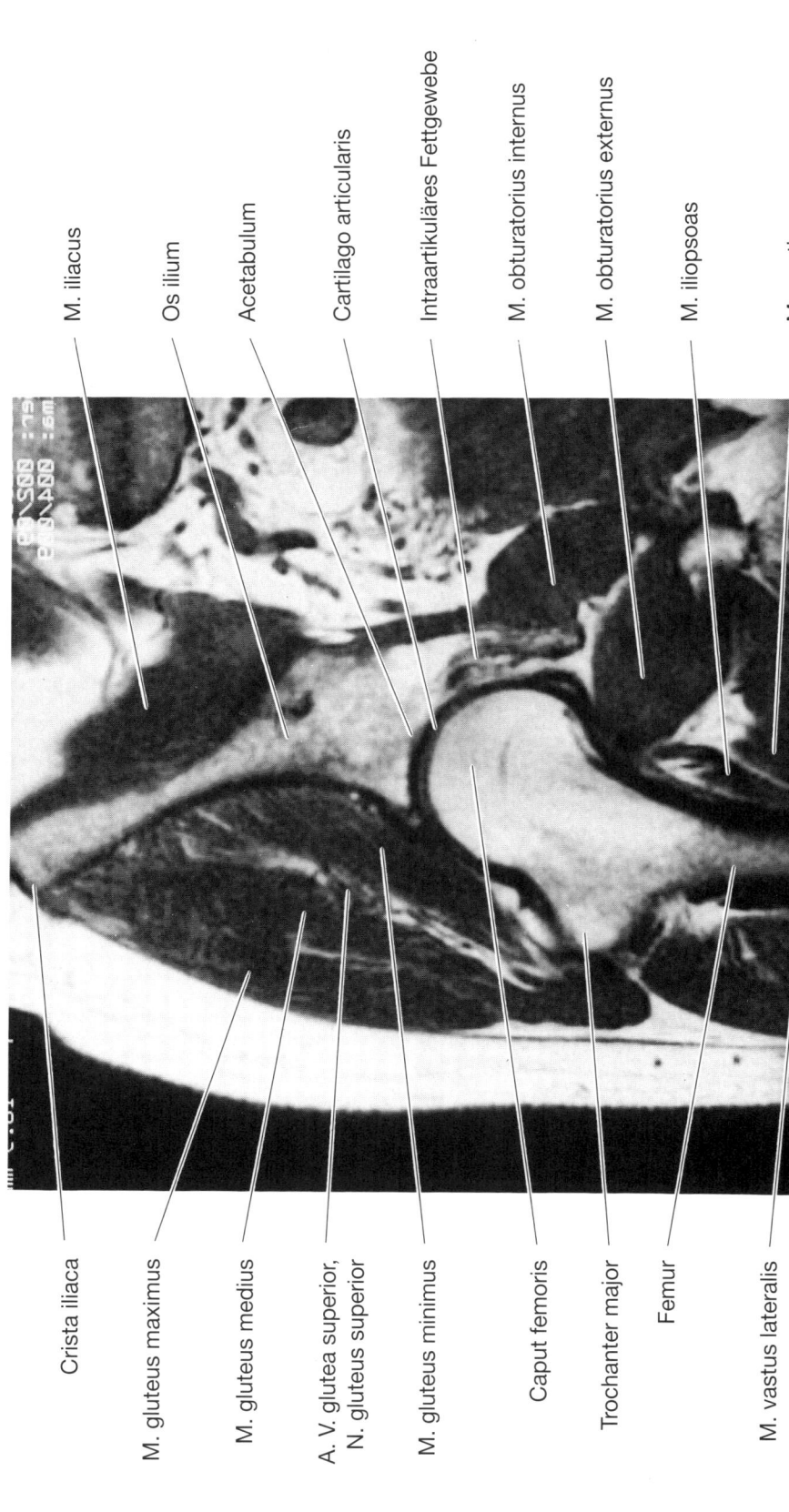

Crista iliaca

M. gluteus maximus

M. gluteus medius

A. V. glutea superior,
N. gluteus superior

M. gluteus minimus

Caput femoris

Trochanter major

Femur

M. vastus lateralis

M. iliacus

Os ilium

Acetabulum

Cartilago articularis

Intraartikuläres Fettgewebe

M. obturatorius internus

M. obturatorius externus

M. iliopsoas

M. pectineus

Die Schnitte aus der Abbildung 7-1 und das zugehörige MR-Bild (Abbildung 7-1 MRI) verlaufen in einer frontalen Bildebene durch das Caput femoris, den Trochanter major und das Hüftgelenk. Das Caput femoris steht in Verbindung mit der Gelenkpfanne, die durch das Labrum acetabulare vertieft wird. Das Caput femoris ist von einer fibrösen Kapsel umgeben, die vom Rand der Gelenkpfanne vorne entlang der Linea intertrochanterica und hinten am Collum femoris bis zum Femur verläuft. Die Kapsel wird extern durch drei Ligamente unterstützt: Lig. iliofemorale, pubofemorale und ischiofemorale. Die grundlegende Struktur des Gelenks wird auf beiden Abbildungen deutlich. Das Labrum capsulae und Anteile der externen Ligamente (Lig. pubofemorale und ischiofemorale) sieht man nur auf der Abbildung 7-1 (anatomischer Schnitt).

Die Kapsel des Hüftgelenks ist von Muskeln umgeben. Vorne liegen der M. pectineus, iliopsoas, und rectus femoris; oberhalb liegen der M. piriformis und gluteus minimus; hinten sind die Mm.

gemelli und der M. quadratus femoris, sowie die Sehne des M obturatorius internus. Darunter befindet sich der M. obturatorius externus. Die meisten dieser Muskeln können auf der Abbildung 7-1 und dem MR-Bild identifiziert werden. Auf beiden Bildern sieht man folgende Muskeln: M. obturator internus et externus, M.iliopsoas und M. pectineus. Auf dem anatomischen Schnittbild 7-1 können folgende Strukturen identifiziert werden: A. et V. circumflexa media femoris bei ihrem Durchtritt durch die Mm. iliopsoas und pectineus. Über dem Hüftgelenk sind auf beiden Bildern die Mm. glutei maximus, medius und minimus dargestellt. Die oberen Glutealgefäße und Nerven treten durch die Mm. glutei medius und minimus.

Abb. 7.1a   MRI   Frontalschnitt

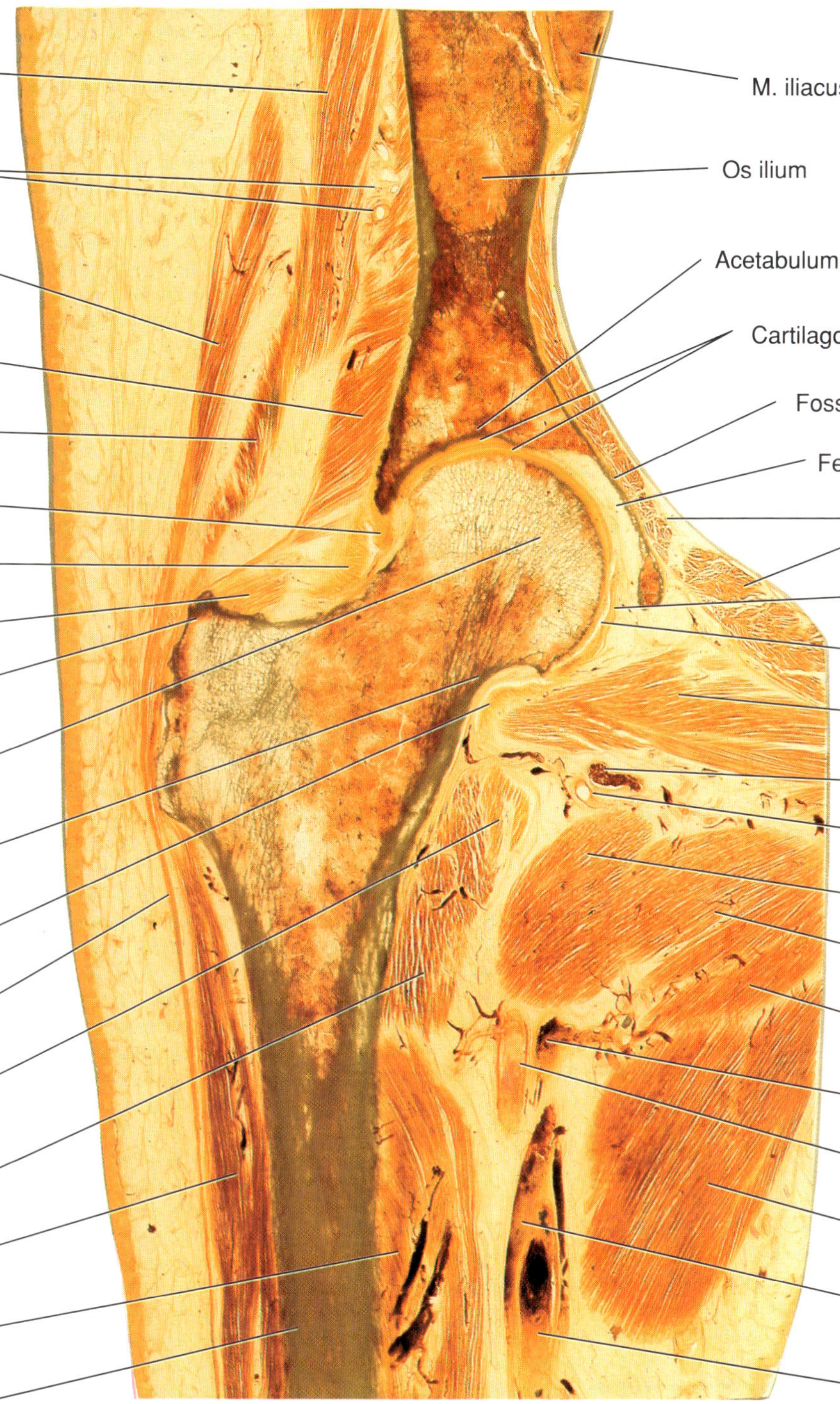

Untere Extremität

M. gluteus medius

A. glutea superior, N. gluteus superior

M. tensor fasciae latae

M. gluteus minimus

M. gluteus maximus

Labrum acetabulare

Lig. ischiofemorale

Sehne des M. piriformis

Trochanter major

Caput femoris

Collum femoris

Lig. pubofemorale

Tractus iliotibialis

N. femoralis

M. iliopsoas

M. vastus lateralis

M. vastus medialis

Corpus femoris

M. iliacus

Os ilium

Acetabulum

Cartilago articularis

Fossa acetabuli

Fettreiches Bindegewebe

M. obturatorius internus

Capsula articularis

Cavitas articularis

M. obturatorius externus

V. circumflexa femoris medialis

A. circumflexa femoris medialis

M. pectineus

M. adductor brevis

M. adductor longus

V. profunda femoris

A. profunda femoris

M. adductor magnus

V. femoralis

A. femoralis

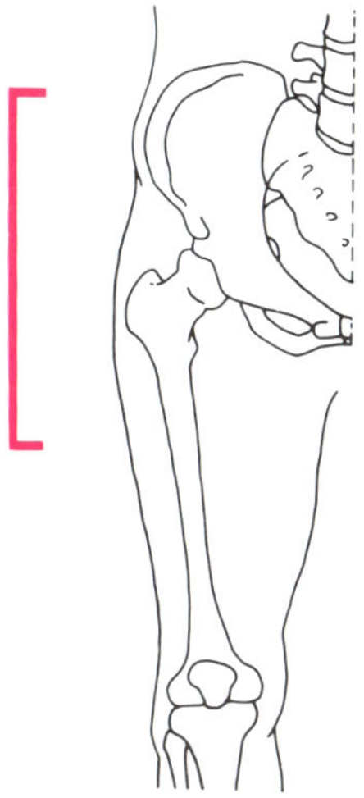

Abb. 7.1b   Dieser frontale Schnitt durch das Hüftgelenk zeigt die massive Muskel- und Bändersicherung sowie den Tragrand des Acetabulum und die mechnisch weniger belastete dünne Medialfläche.   Frontalschnitt

M. iliopsoas

Os ilium

Fossa acetabuli

Caput femoris

A. femoralis

Sehne des M. iliopsoas

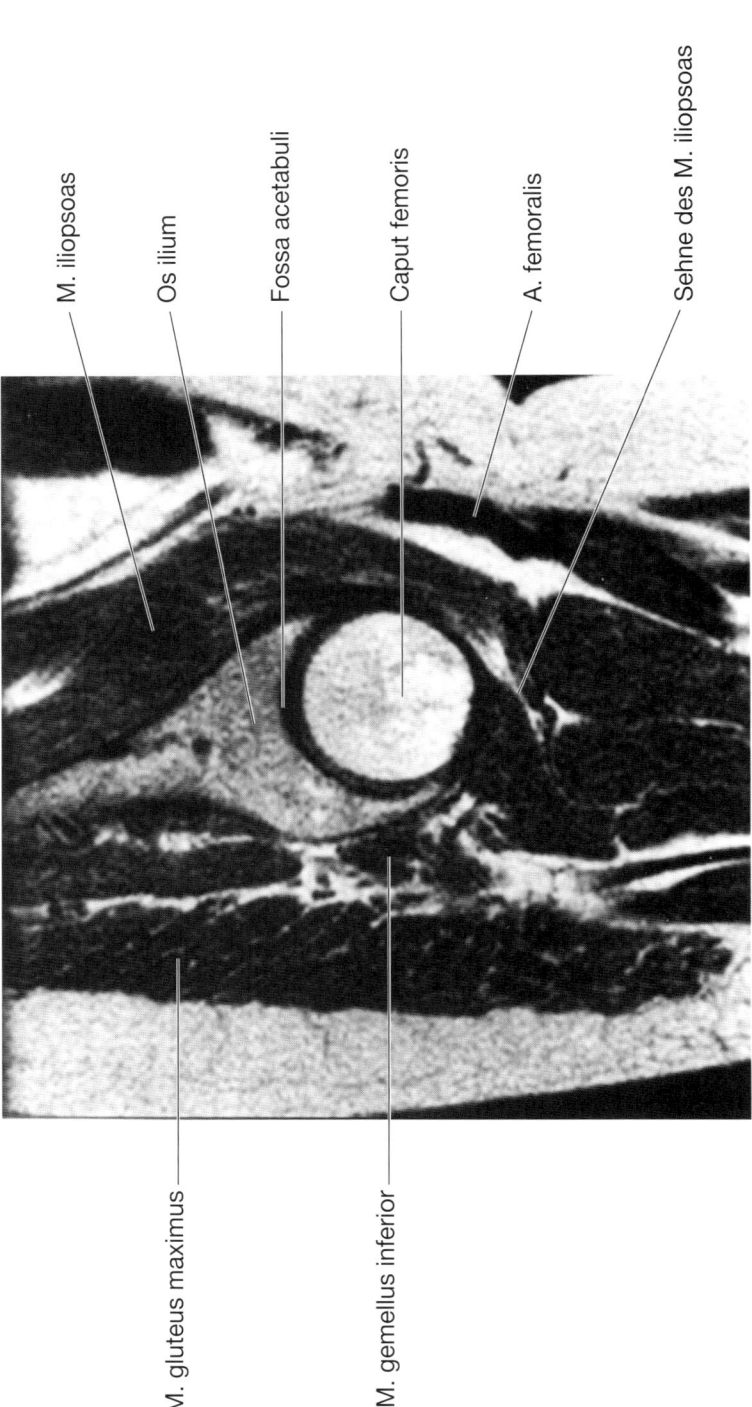

M. gluteus maximus

M. gemellus inferior

Das T1-gewichtete, sagittale MR-Bild des Hüftgelenks läuft durch die Mitte des Caput femoris und das Acetabulum. Das Fettgewebe im Knochenmark verursacht ein stärkeres Signal als das rote Knochenmark. Der Blutfluß läßt die A. femoralis schwarz erscheinen.

Sagittalschnitt

MRI

Abb. 7.2a

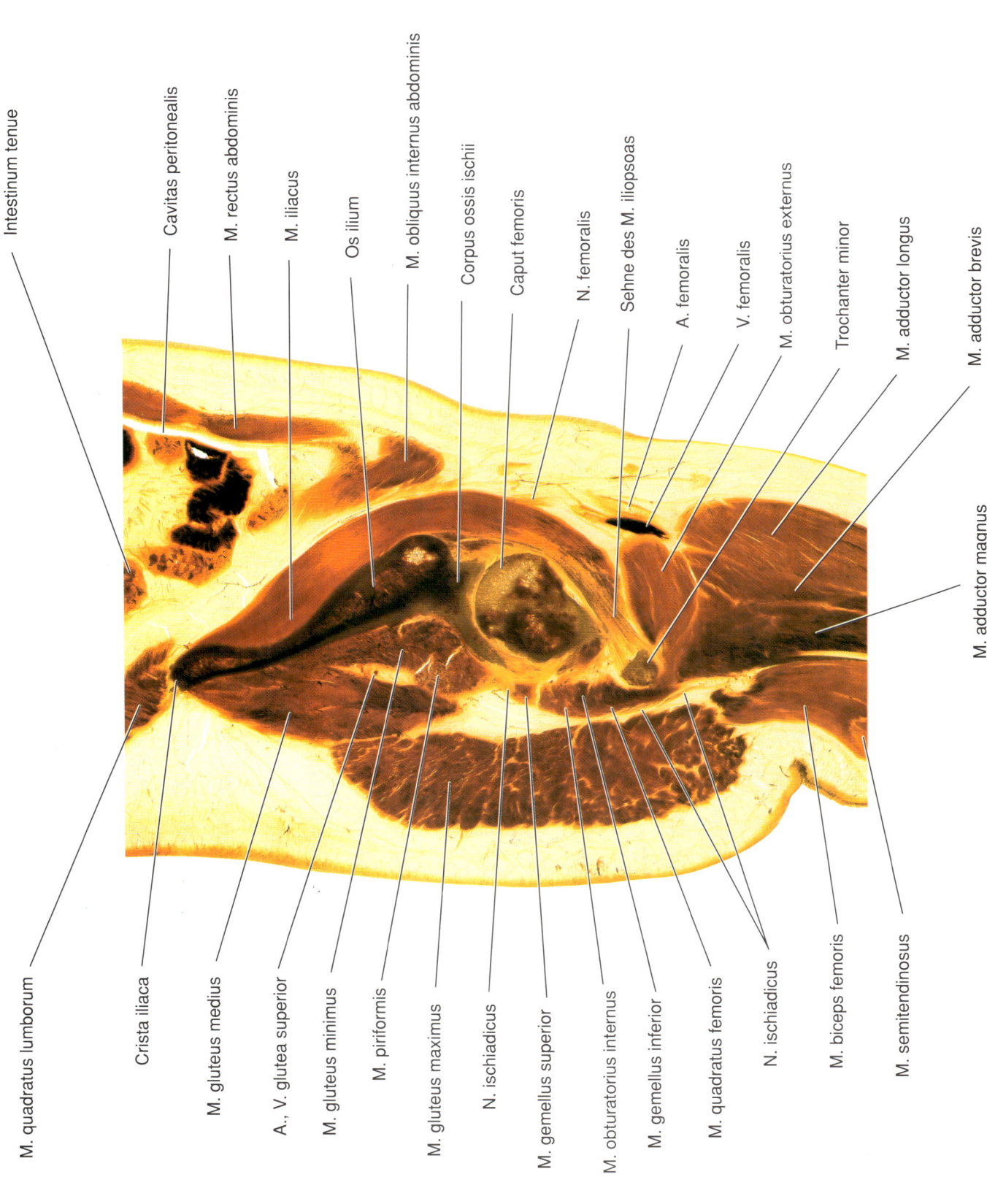

M. quadratus lumborum

Crista iliaca

M. gluteus medius

A., V. glutea superior

M. gluteus minimus

M. piriformis

M. gluteus maximus

N. ischiadicus

M. gemellus superior

M. obturatorius internus

M. gemellus inferior

M. quadratus femoris

N. ischiadicus

M. biceps femoris

M. semitendinosus

Intestinum tenue

Cavitas peritonealis

M. rectus abdominis

M. iliacus

Os ilium

M. obliquus internus abdominis

Corpus ossis ischii

Caput femoris

N. femoralis

Sehne des M. iliopsoas

A. femoralis

V. femoralis

M. obturatorius externus

Trochanter minor

M. adductor longus

M. adductor brevis

M. adductor magnus

Sagittalschnitt

Abb. 7.2b   Paramedianer Sagittalschnitt durch die Hüfte des Trochanter minor und des Femurkopfansatzes.
Eindrucksvoll ist die Muskelmasse der drei Glutealmuskeln sowie der Mm. iliacus und psoas.

238

V. femoralis

A. femoralis

V. saphena magna

M. adductor longus

A. profunda femoris

V. profunda femoris

M. adductor brevis

M. gracilis

M. abductor magnus

M. semimembranosus

M. semitendinosus

Caput longum des M. biceps femoris

M. sartorius

M. rectus femoris

N. femoralis

M. vastus lateralis

M. vastus intermedius

M. vastus medialis

Femur

N. ischiadicus

M. gluteus maximus

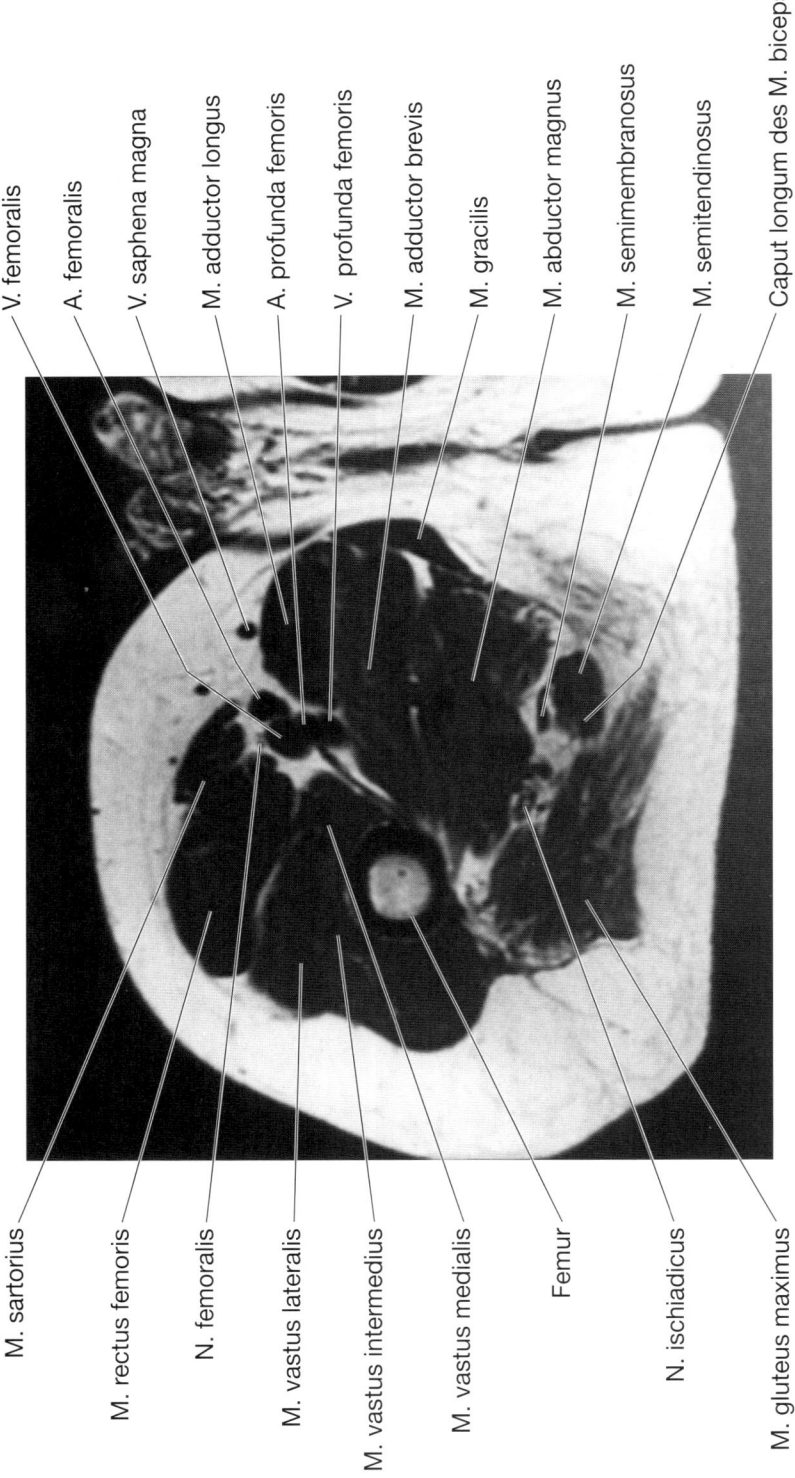

Transversalschnitt

MRI

Das T1-gewichtete, transversale MR-Bild des Oberschenkels verläuft auf der Ebene des Trochanter minus. Zwischen dem M. gluteus und dem M. adductor magnus ist der N. ischiadicus zu sehen.

Abb. 7.3a

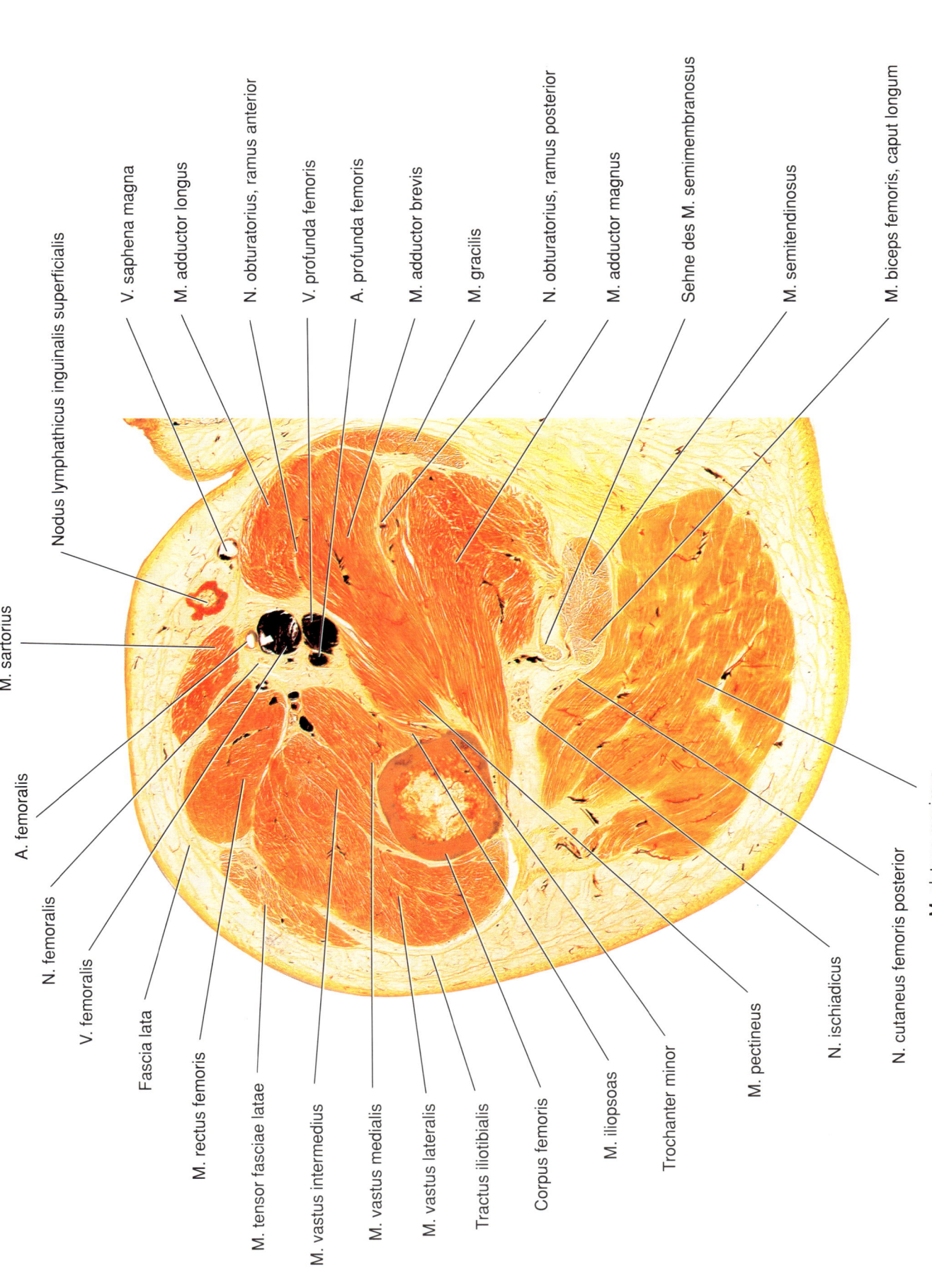

M. sartorius

Nodus lymphathicus inguinalis superficialis

V. saphena magna

M. adductor longus

N. obturatorius, ramus anterior

V. profunda femoris

A. profunda femoris

M. adductor brevis

M. gracilis

N. obturatorius, ramus posterior

M. adductor magnus

Sehne des M. semimembranosus

M. semitendinosus

M. biceps femoris, caput longum

A. femoralis

N. femoralis

V. femoralis

Fascia lata

M. rectus femoris

M. tensor fasciae latae

M. vastus intermedius

M. vastus medialis

M. vastus lateralis

Tractus iliotibialis

Corpus femoris

M. iliopsoas

Trochanter minor

M. pectineus

N. ischiadicus

N. cutaneus femoris posterior

M. gluteus maximus

Transversalschnitt

Oberschenkelquerschnitt in Höhe des Trochanter minor. Im Boden der Fossa iliopectinea sind die A. und V. profunda nach ihrem Abgang aus der A. und V. femoralis zu sehen.

Abb. 7.3b

M. sartorius

M. rectus femoris

M. vastus medialis

M. vastus intermedius

M. vastus lateralis

Femur

N. ischiadicus

M. gluteus maximus

V. femoralis

A. femoralis

V. saphena magna

M. adductor longus

A. profunda femoris

M. adductor brevis

M. gracilis

M. adductor magnus

M. semimembranosus

M. semitendinosus

M. biceps femoris, caput longum

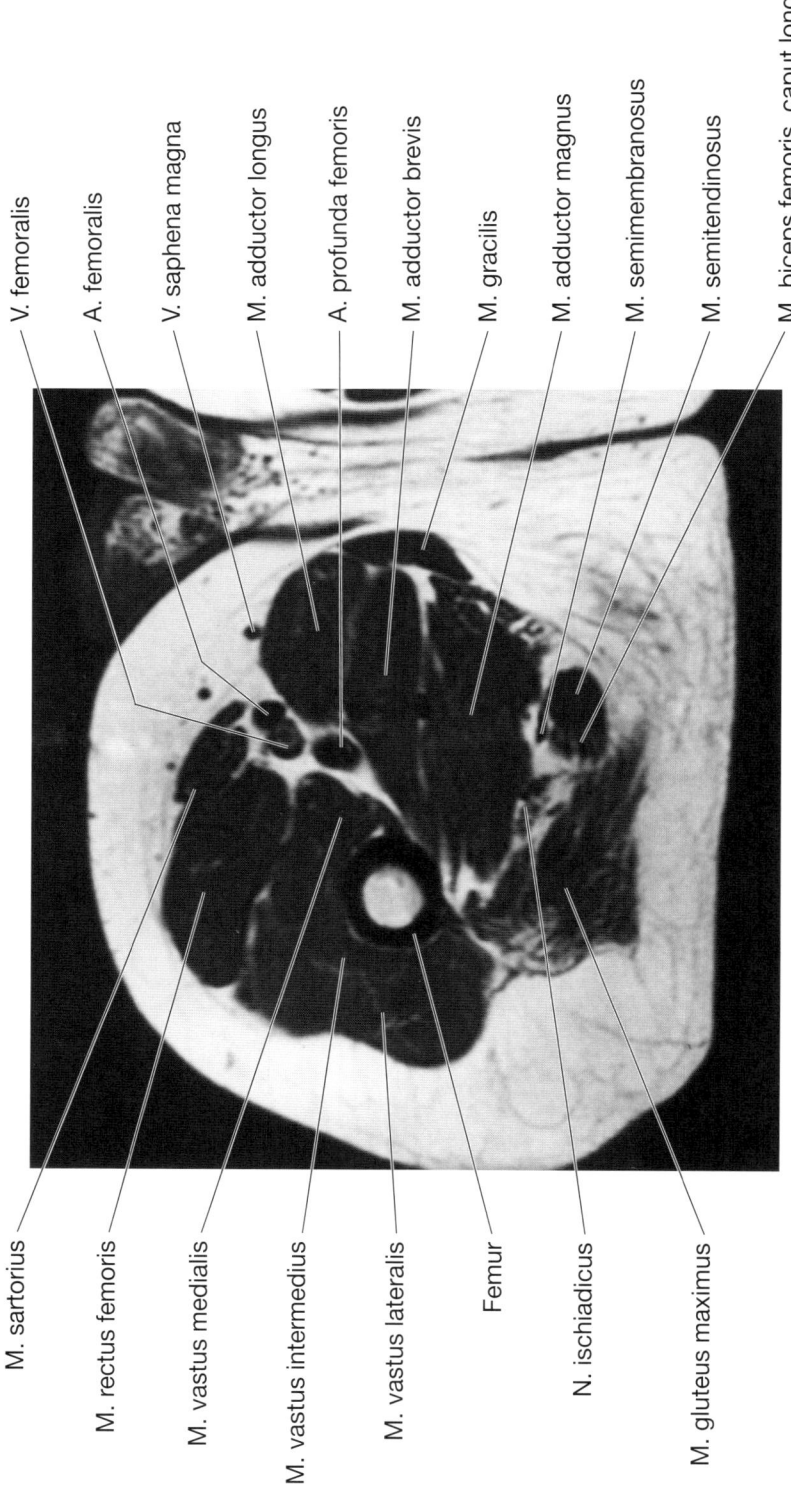

Das T1-gewichtete, transversale MR-Bild des Oberschenkels liegt etwa auf der Ebene des distalen Teils des Trigonum femoris. Der M. sartorius liegt wie ein Dach über der A. und V. femoralis.

Abb. 7.4a

MRI

Transversalschnitt

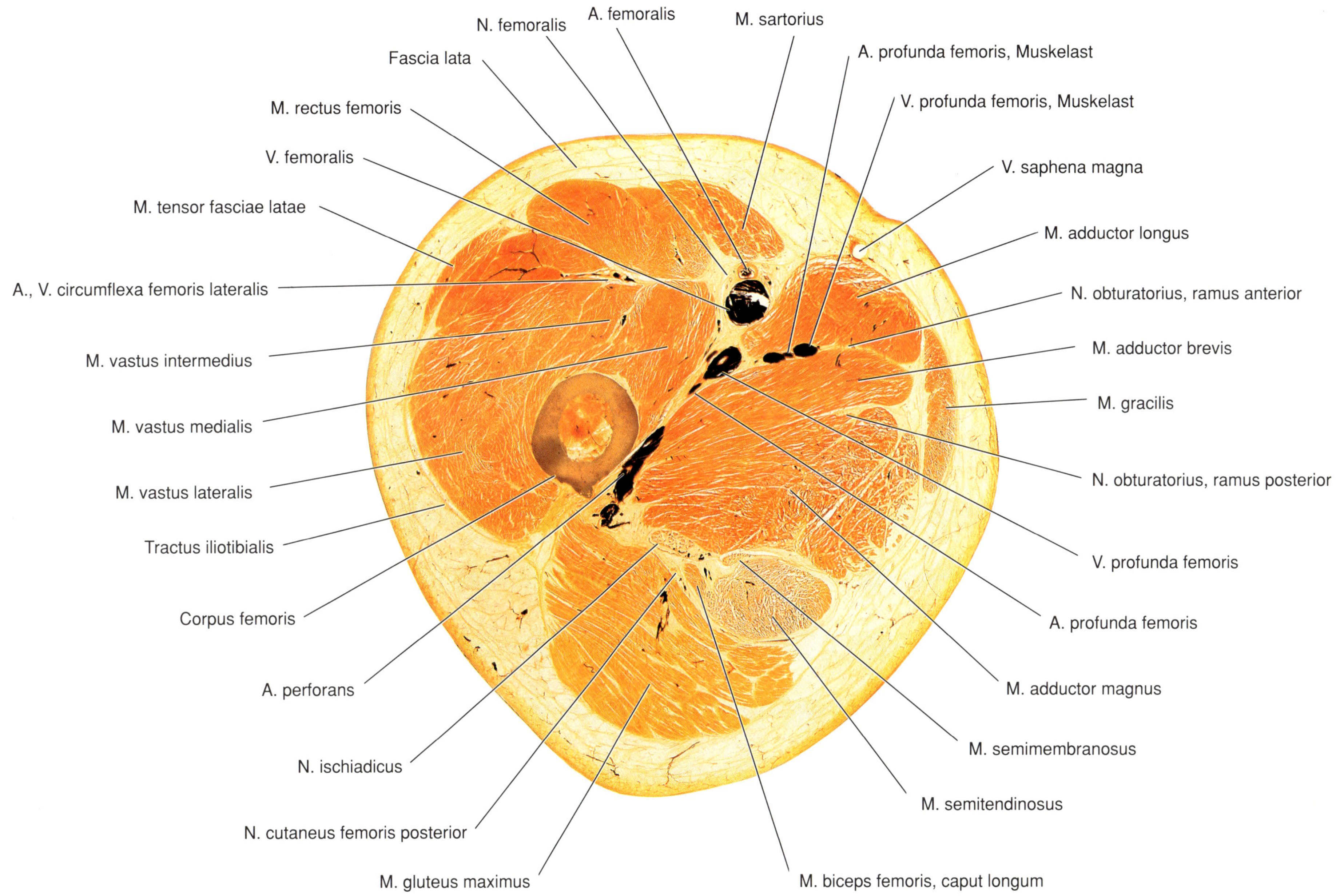

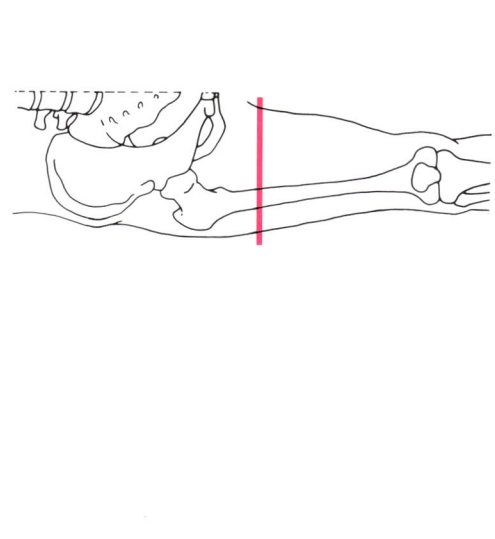

M. sartorius

N. femoralis   A. femoralis

Fascia lata

M. rectus femoris

V. femoralis

M. tensor fasciae latae

A., V. circumflexa femoris lateralis

M. vastus intermedius

M. vastus medialis

M. vastus lateralis

Tractus iliotibialis

Corpus femoris

A. perforans

N. ischiadicus

N. cutaneus femoris posterior

M. gluteus maximus

A. profunda femoris, Muskelast

V. profunda femoris, Muskelast

V. saphena magna

M. adductor longus

N. obturatorius, ramus anterior

M. adductor brevis

M. gracilis

N. obturatorius, ramus posterior

V. profunda femoris

A. profunda femoris

M. adductor magnus

M. semimembranosus

M. semitendinosus

M. biceps femoris, caput longum

Querschnitt durch das proximale Viertel des Oberschenkels. Eine A. perforans der A. profunda ist beim
Durchtritt durch den Ansatz des M. adductor brevis getroffen.

Transversalschnitt

Abb. 7.4b   241

V. femoralis

A. femoralis

V. saphena magna

M. adductor longus

A. profunda femoris

M. adductor brevis

M. gracilis

M. adductor magnus

M. semimembranosus

M. semitendinosus

M. biceps femoris, caput longum

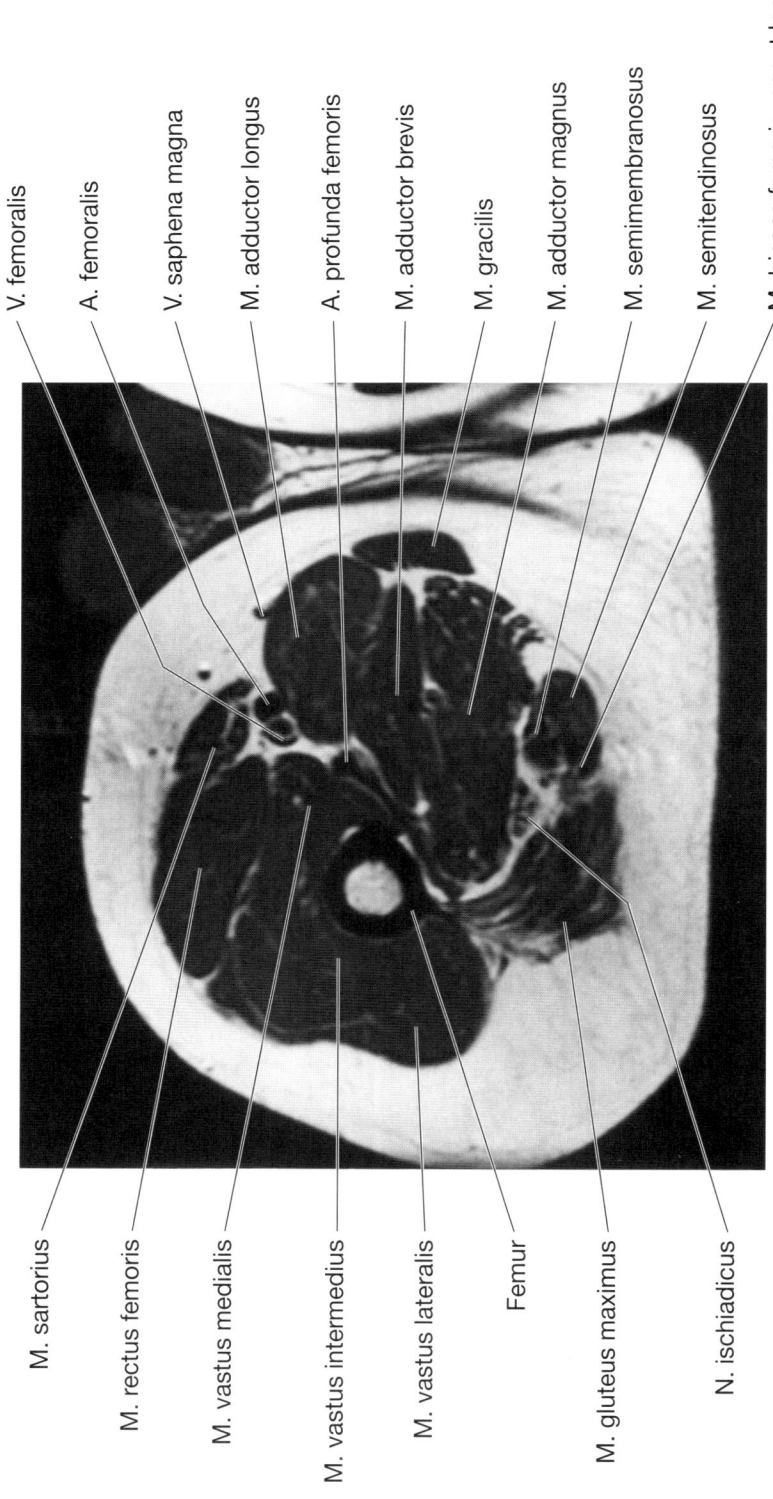

M. sartorius

M. rectus femoris

M. vastus medialis

M. vastus intermedius

M. vastus lateralis

Femur

M. gluteus maximus

N. ischiadicus

Das T1-gewichtete, transversale MR-Bild des Oberschenkels liegt in der Ebene der Ansatzstelle des M. gluteus maximus. Vor dem N. ischiadicus liegt der M. adductor magnus, hinter dem Nerv verlaufen M. gluteus und M. biceps femoris.

Abb. 7.5a

MRI

Transversalschnitt

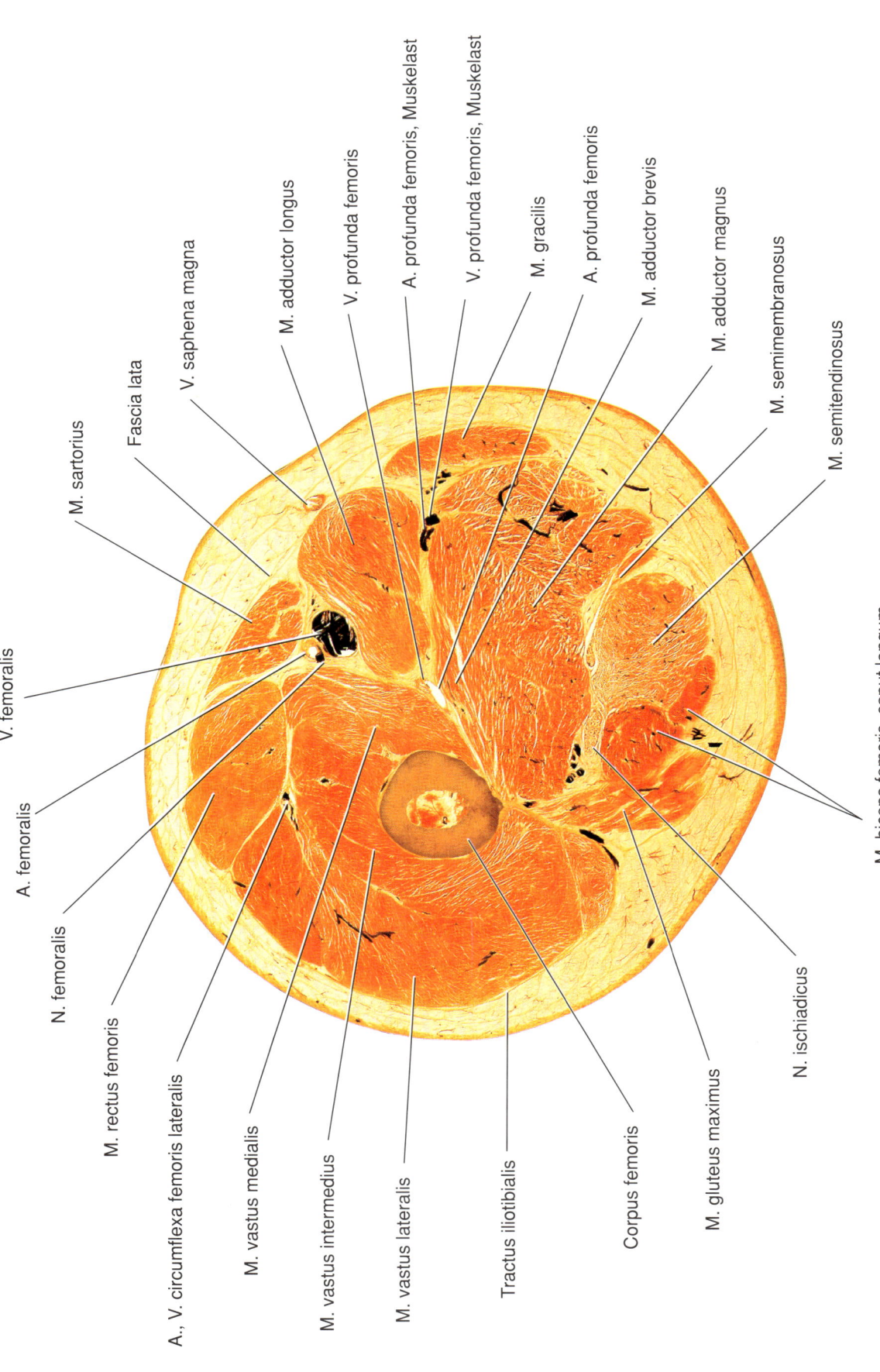

M. sartorius

Fascia lata

V. saphena magna

M. adductor longus

V. profunda femoris

A. profunda femoris, Muskelast

V. profunda femoris, Muskelast

M. gracilis

A. profunda femoris

M. adductor brevis

M. adductor magnus

M. semimembranosus

M. semitendinosus

V. femoralis

A. femoralis

N. femoralis

A., V. circumflexa femoris lateralis

M. rectus femoris

M. vastus medialis

M. vastus intermedius

M. vastus lateralis

Tractus iliotibialis

Corpus femoris

M. gluteus maximus

N. ischiadicus

M. biceps femoris, caput longum

Abb. 7.5b

243

Transversalschnitt

Querschnitt durch das proximale Drittel des Oberschenkels; am unteren Ende der Einstrahlung des M. gluteus maximus in den Tractus iliotibialis. Der Unterrand des M. adductor brevis ist angeschnitten.

M. rectus femoris

M. vastus medialis

M. vastus intermedius

M. vastus lateralis

Femur

Linea aspera

N. ischiadicus

M. biceps femoris, caput breve

M. biceps femoris, caput longum

V. femoralis

M. sartorius

A. femoralis

V. saphena magna

M. adductor longus

M. gracilis

M. adductor magnus

M. semimembranosus

M. semitendinosus

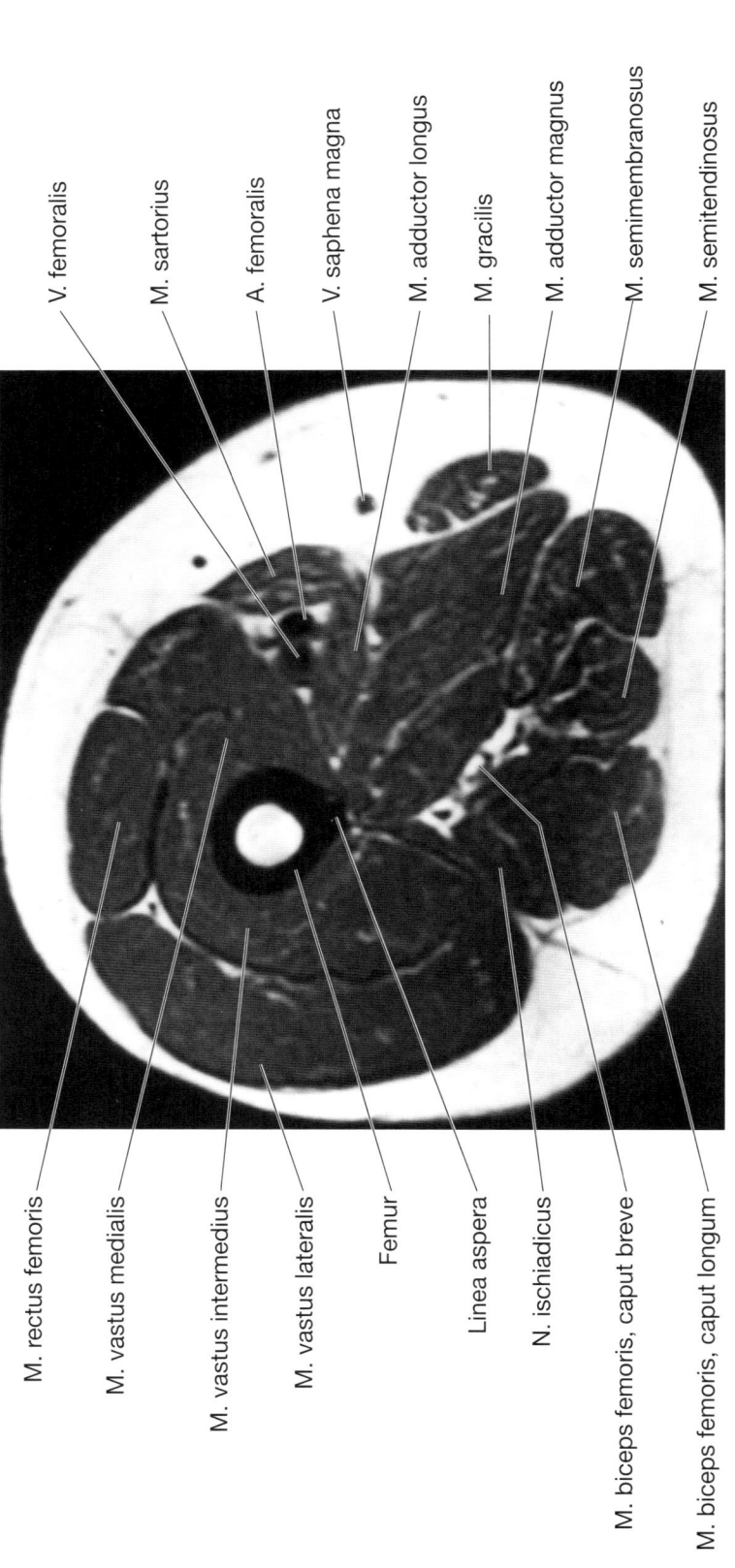

Transversalschnitt

MRI

Das T1-gewichtete, transversale MR-Bild liegt unterhalb der Mitte des Oberschenkels. Beachte die Femoralgefäße, die jetzt medial verlaufen und von medial durch den M. sartorius geschützt sind. Hinter den Gefäßen verläuft der M. adductor longus und seitlich liegt der M. vastus medialis.

Abb. 7.6a

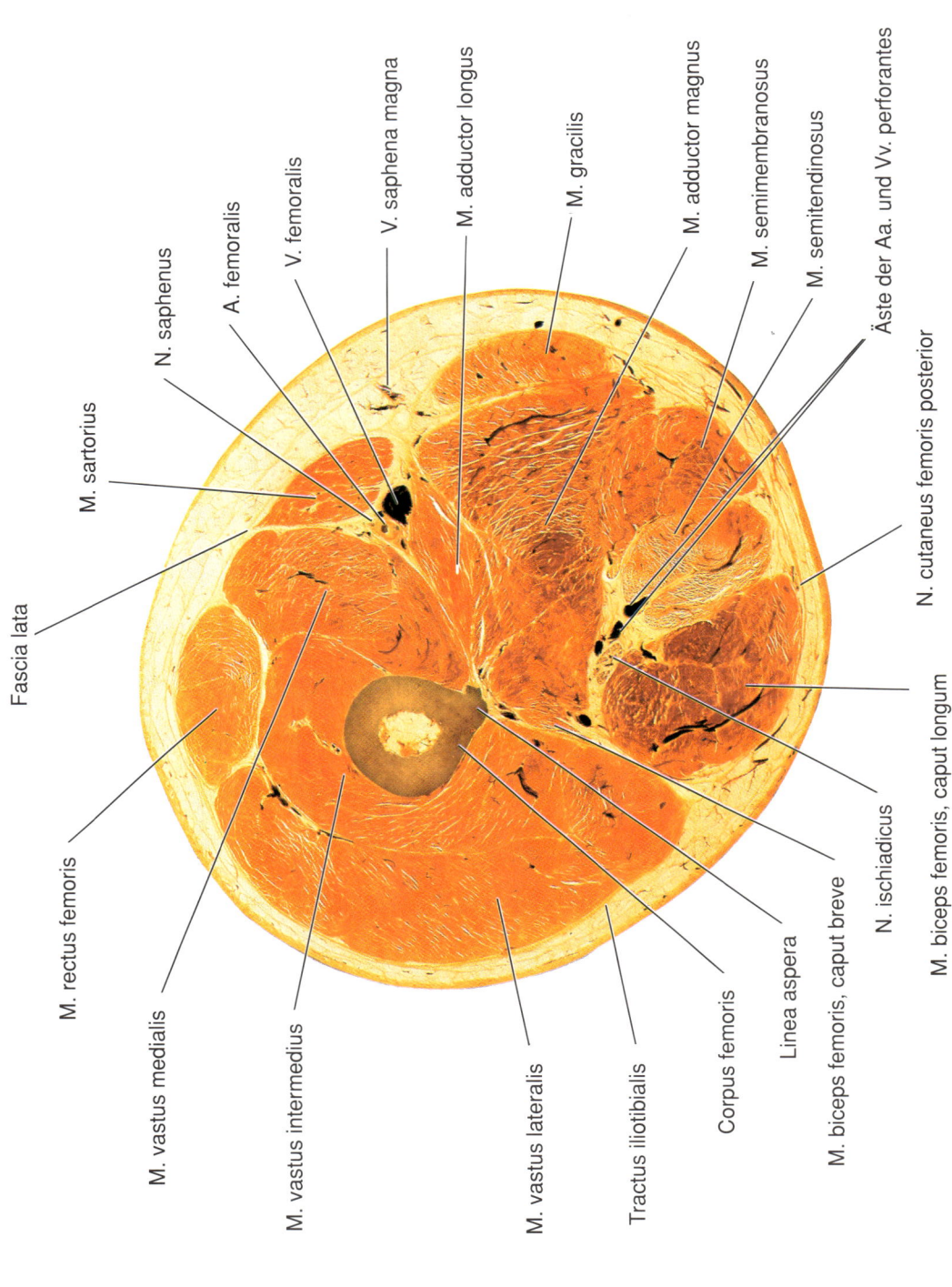

M. rectus femoris

Fascia lata

M. sartorius

N. saphenus

A. femoralis

V. femoralis

V. saphena magna

M. adductor longus

M. gracilis

M. adductor magnus

M. semimembranosus

M. semitendinosus

Äste der Aa. und Vv. perforantes

N. cutaneus femoris posterior

M. vastus medialis

M. vastus intermedius

M. vastus lateralis

Tractus iliotibialis

Corpus femoris

Linea aspera

M. biceps femoris, caput breve

N. ischiadicus

M. biceps femoris, caput longum

Abb. 7.6b   Querschnitt durch die Mitte des Oberschenkels am Beginn des Adduktorenkanals.

M. vastus medialis

V. femoralis

A. femoralis

M. sartorius

V. saphena magna

M. adductor magnus

M. gracilis

M. semimembranosus

M. semitendinosus

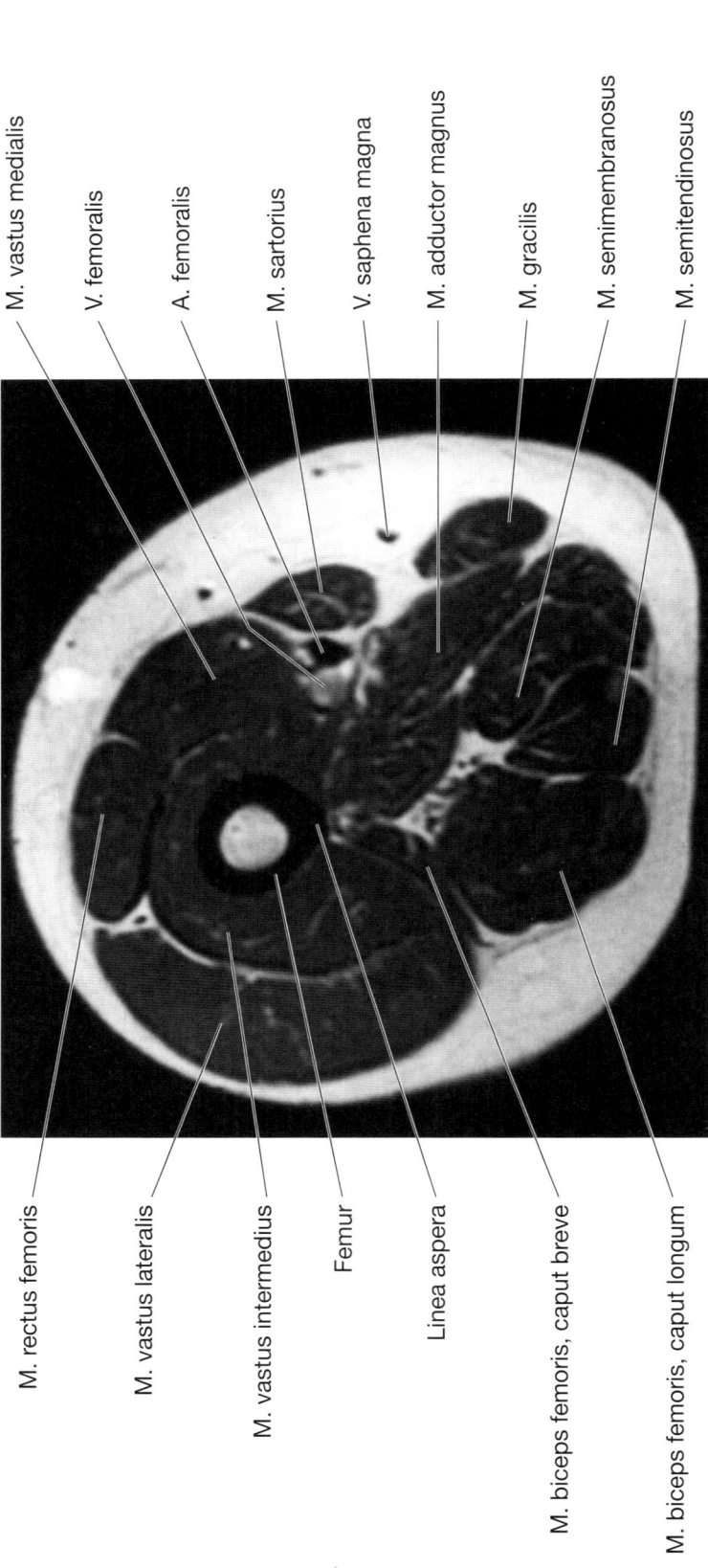

M. rectus femoris

M. vastus lateralis

M. vastus intermedius

Femur

Linea aspera

M. biceps femoris, caput breve

M. biceps femoris, caput longum

Das T1-gewichtete, transversale MR-Bild verläuft durch den distalen Oberschenkel. Die meisten Muskeln setzen hinten am Femur an der Linea aspera an. Die Muskeln des M. quadriceps bilden den größten Anteil des vorderen Oberschenkels.

Abb. 7.7a

MRI

Transversalschnitt

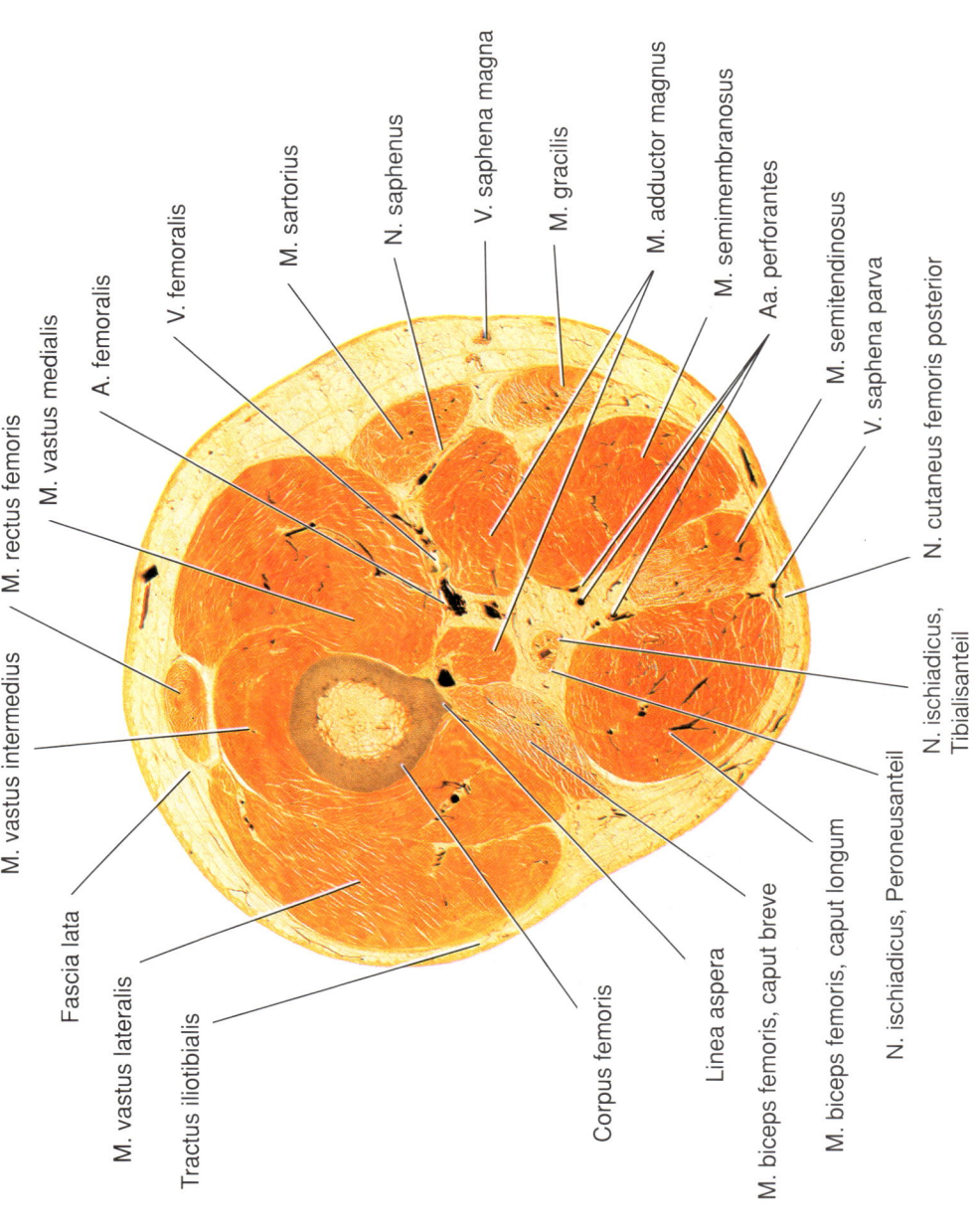

M. vastus medialis
M. rectus femoris
A. femoralis
V. femoralis
M. sartorius
N. saphenus
V. saphena magna
M. gracilis
M. adductor magnus
M. semimembranosus
Aa. perforantes
M. semitendinosus
V. saphena parva
N. cutaneus femoris posterior

M. vastus intermedius
Fascia lata
M. vastus lateralis
Tractus iliotibialis
Corpus femoris
Linea aspera
M. biceps femoris, caput breve
M. biceps femoris, caput longum
N. ischiadicus, Peroneusanteil
N. ischiadicus, Tibialisanteil

M. biceps femoris

V. poplitea

Cartilago articularis

Meniscus lateralis

M. popliteus

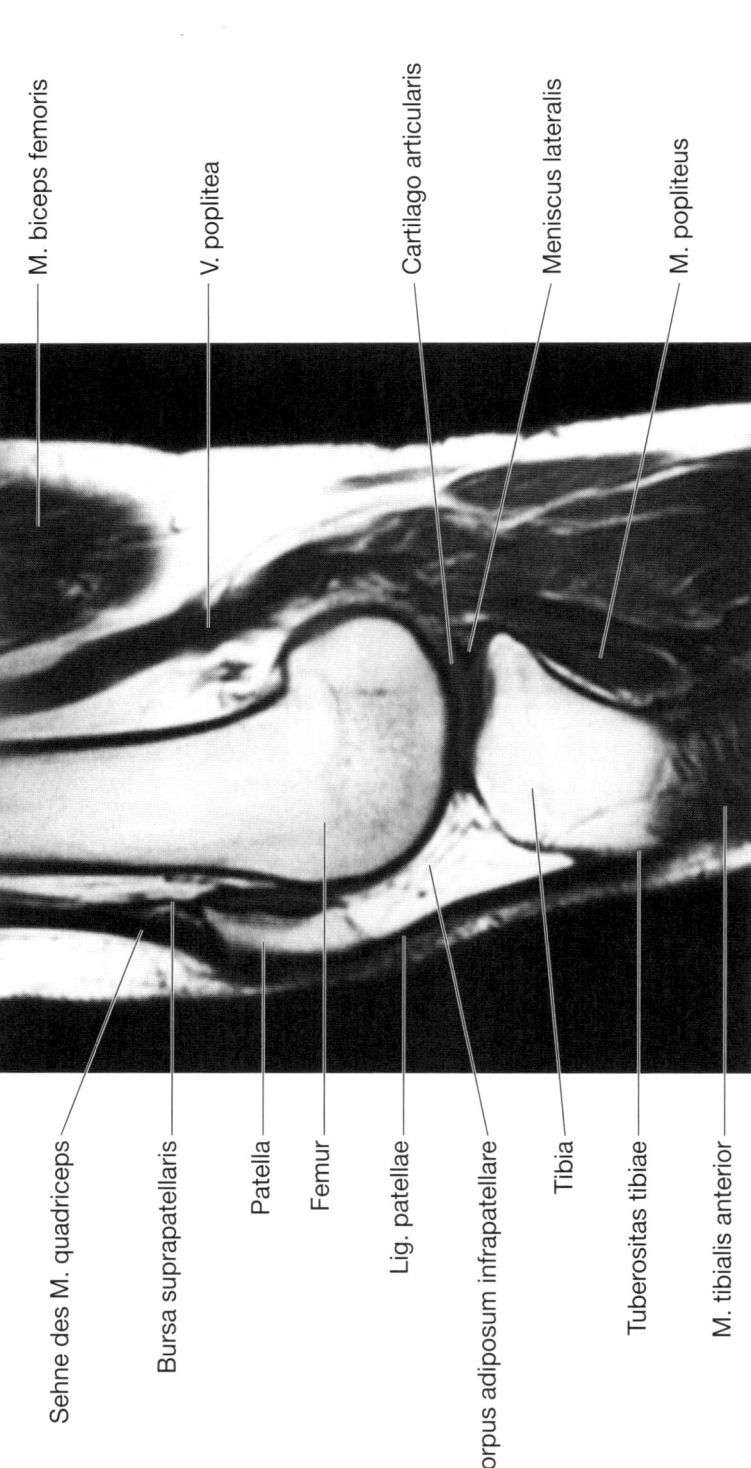

Sehne des M. quadriceps

Bursa suprapatellaris

Patella

Femur

Lig. patellae

Corpus adiposum infrapatellare

Tibia

Tuberositas tibiae

M. tibialis anterior

Hier ist ein T1-gewichtetes, sagittales MR-Bild des Knies zu sehen. Während die Lamina corticalis des Knochens nur wenig Signal abgibt und daher schwarz erscheint, gibt das Knochenmark durch das enthaltende Fettgewebe ein helles Signal ab. Deshalb sind Femur, Tibia und Patella gut zu erkennen. Der Knorpel des Meniskus gibt weniger Signal ab als der Gelenkknorpel am Ende der langen Knochen, weshalb beide Knorpelarten gut voneinander unterschieden werden können.

Abb. 7.8a

MRI

Sagittalschnitt

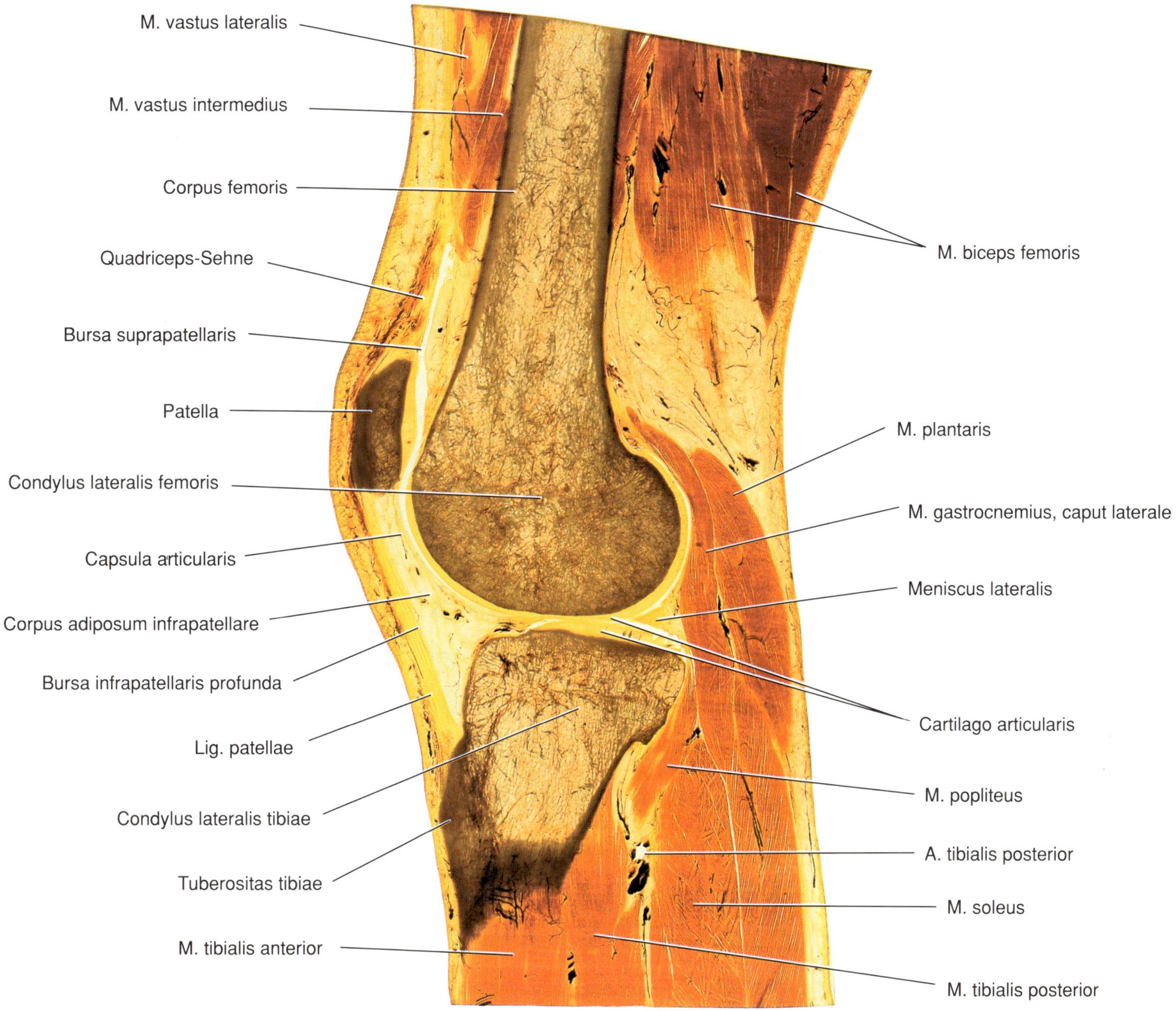

M. vastus lateralis

M. vastus intermedius

Corpus femoris

Quadriceps-Sehne

Bursa suprapatellaris

Patella

Condylus lateralis femoris

Capsula articularis

Corpus adiposum infrapatellare

Bursa infrapatellaris profunda

Lig. patellae

Condylus lateralis tibiae

Tuberositas tibiae

M. tibialis anterior

M. biceps femoris

M. plantaris

M. gastrocnemius, caput laterale

Meniscus lateralis

Cartilago articularis

M. popliteus

A. tibialis posterior

M. soleus

M. tibialis posterior

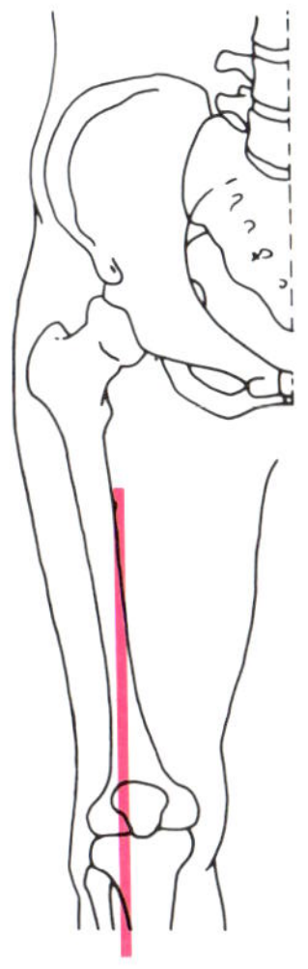

Sagittalschnitt

Abb. 7.8b

Paramedianer Sagittalschnitt durch das rechte Knie. Die Schnittebene läuft durch den lateralen Femur- und Tibiakondylus, am Rand der Patella. Das Hinterhorn des Außenmeniskus ist deutlich zu sehen.

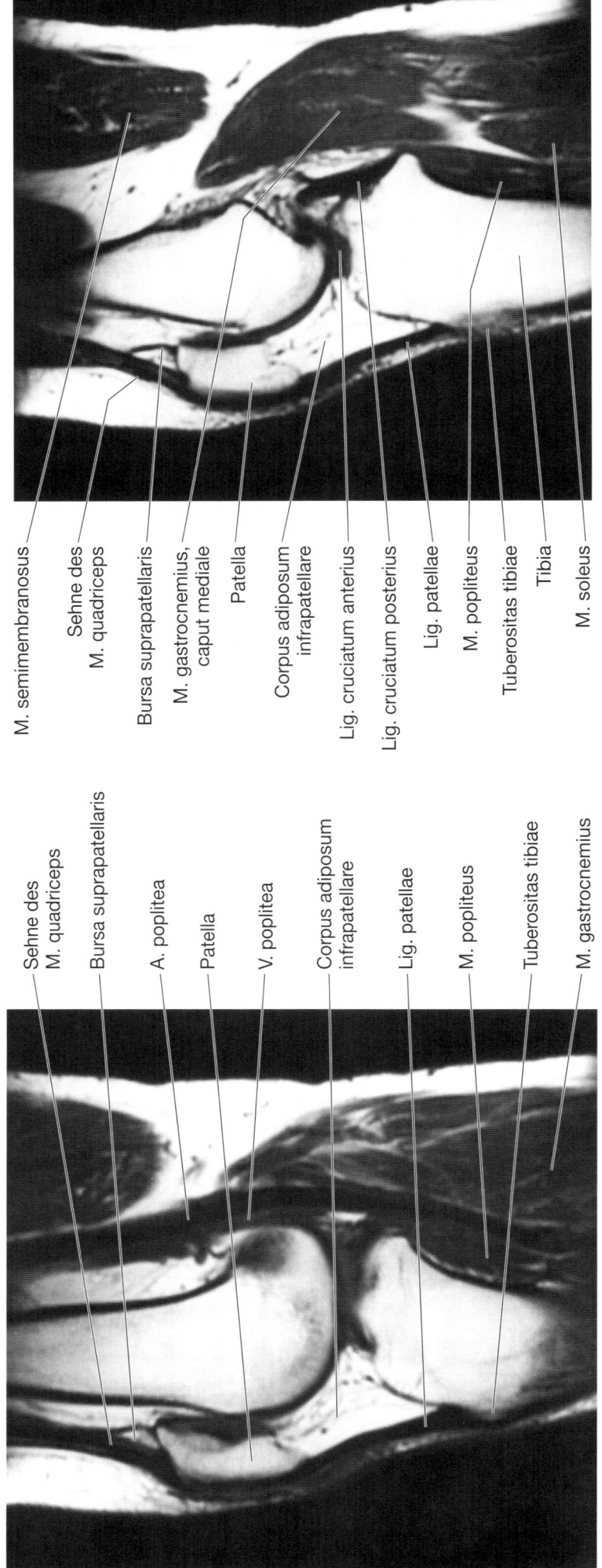

M. semimembranosus

Sehne des
M. quadriceps

Bursa suprapatellaris

M. gastrocnemius,
caput mediale

Patella

Corpus adiposum
infrapatellare

Lig. cruciatum anterius

Lig. cruciatum posterius

Lig. patellae

M. popliteus

Tuberositas tibiae

Tibia

M. soleus

Das T1-gewichtete, sagittale MR-Bild zeigt das leicht angewinkelte Knie und erlaubt damit die Sicht auf Anteile der vorderen und hinteren Kreuzbänder. Die fibrösen Anteile in den Bändern bedingen ein geringes Signal, weshalb sie auf dem Bild schwarz erscheinen. Das Fett in den subkutanen Geweben und im Knochenmark läßt diese Gebiete hell erscheinen.

Sehne des
M. quadriceps

Bursa suprapatellaris

A. poplitea

Patella

V. poplitea

Corpus adiposum
infrapatellare

Lig. patellae

M. popliteus

Tuberositas tibiae

M. gastrocnemius

Das T1-gewichtete MR-Bild des Knies, nahe der Sagittalebene, zeigt die hinten gelegene A. poplitea. Die fibröse Komponente des Lig. patellae und der Sehne des M. quadriceps bedingt eine geringe Signalintensität, weshalb diese Bänder schwarz erscheinen.

Abb. 7.9a und 7.9b

MRI

Sagittalschnitte

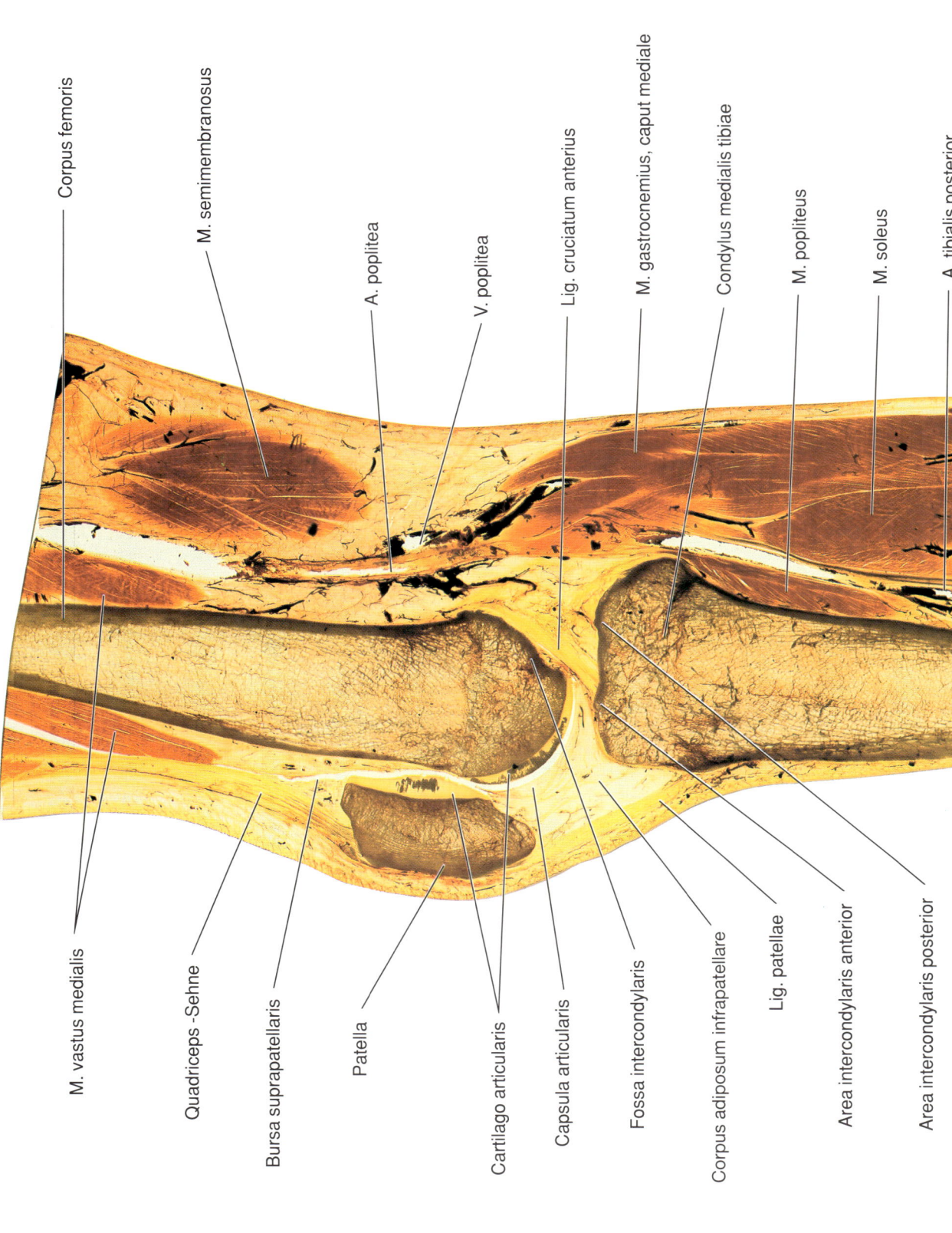

Corpus femoris

M. semimembranosus

A. poplitea

V. poplitea

Lig. cruciatum anterius

M. gastrocnemius, caput mediale

Condylus medialis tibiae

M. popliteus

M. soleus

A. tibialis posterior

M. vastus medialis

Quadriceps - Sehne

Bursa suprapatellaris

Patella

Cartilago articularis

Capsula articularis

Fossa intercondylaris

Corpus adiposum infrapatellare

Lig. patellae

Area intercondylaris anterior

Area intercondylaris posterior

Abb. 7.9c

Medianschnitt eines Knies. Das vordere Kreuzband ist auf ganzer Länge getroffen.
Interessant ist die Position der Patella in dieser Streckstellung des Gelenks.

Sagittalschnitt

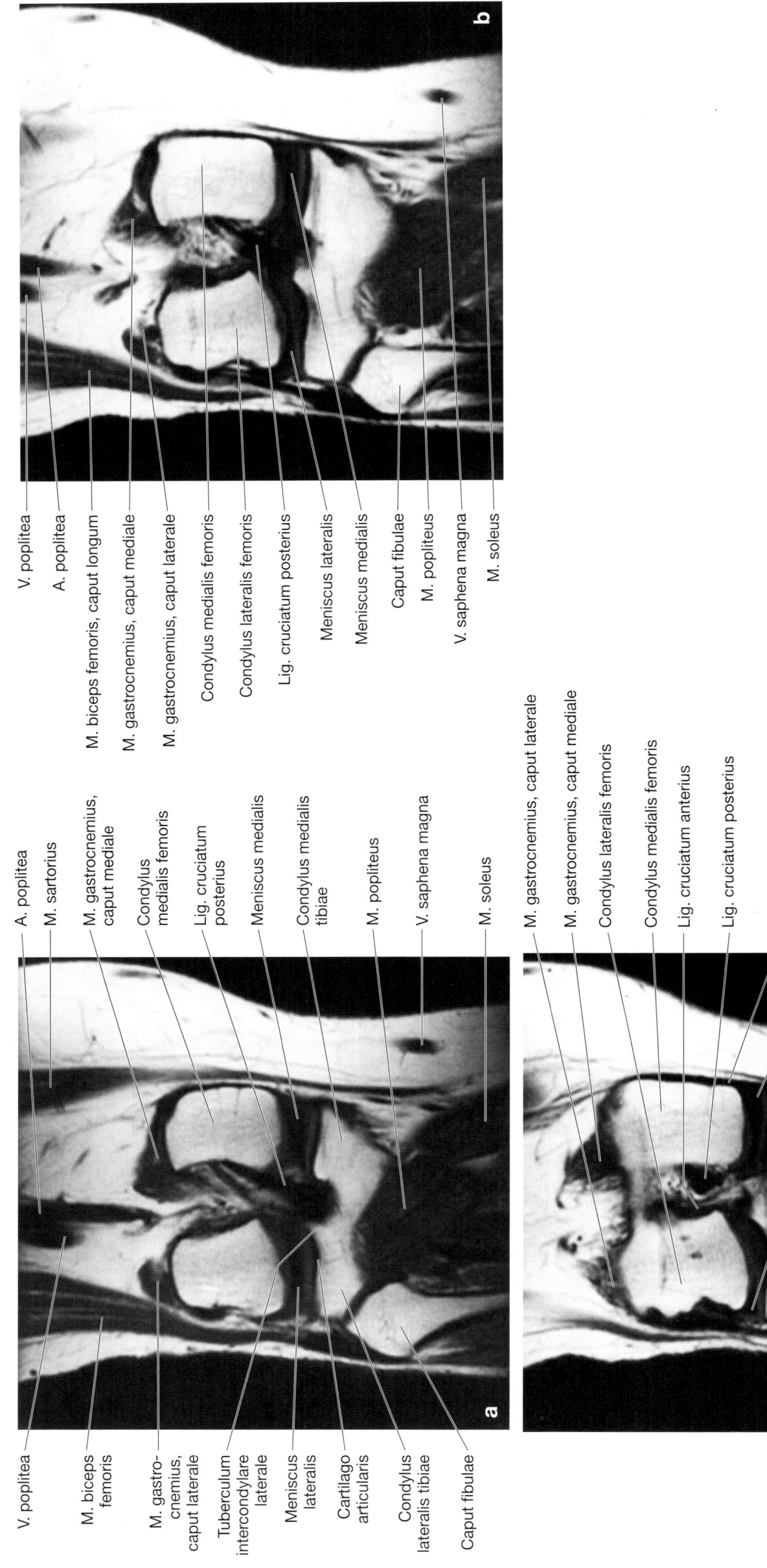

V. poplitea

A. poplitea

M. biceps femoris, caput longum

M. gastrocnemius, caput mediale

M. gastrocnemius, caput laterale

Condylus medialis femoris

Condylus lateralis femoris

Lig. cruciatum posterius

Meniscus lateralis

Meniscus medialis

Caput fibulae

M. popliteus

V. saphena magna

M. soleus

A. poplitea

M. sartorius

M. gastrocnemius, caput mediale

Condylus medialis femoris

Lig. cruciatum posterius

Meniscus medialis

Condylus medialis tibiae

M. popliteus

V. saphena magna

M. soleus

V. poplitea

M. biceps femoris

M. gastrocnemius, caput laterale

Tuberculum intercondylare laterale

Meniscus lateralis

Cartilago articularis

Condylus lateralis tibiae

Caput fibulae

M. gastrocnemius, caput laterale

M. gastrocnemius, caput mediale

Condylus lateralis femoris

Condylus medialis femoris

Lig. cruciatum anterius

Lig. cruciatum posterius

Lig. collaterale tibiale

Meniscus medialis

Meniscus lateralis

Caput fibulae

Hier sind drei T1-gewichtete, frontale MR-Bilder durch das Knie zu sehen, die in den Ebenen von hinten nach vorne aufgenommen wurden. Dadurch werden folgende Strukturen sichtbar: hinteres Kreuzband, lateraler Meniskus, Lig. collaterale laterale und tibiale und medialer Meniskus. Ebenso ist ein kleiner Anteil des vorderen Kreuzbandes zu sehen.

Frontalschnitte

MRI

Abb. 7.10a, 7.10b und 7.10c

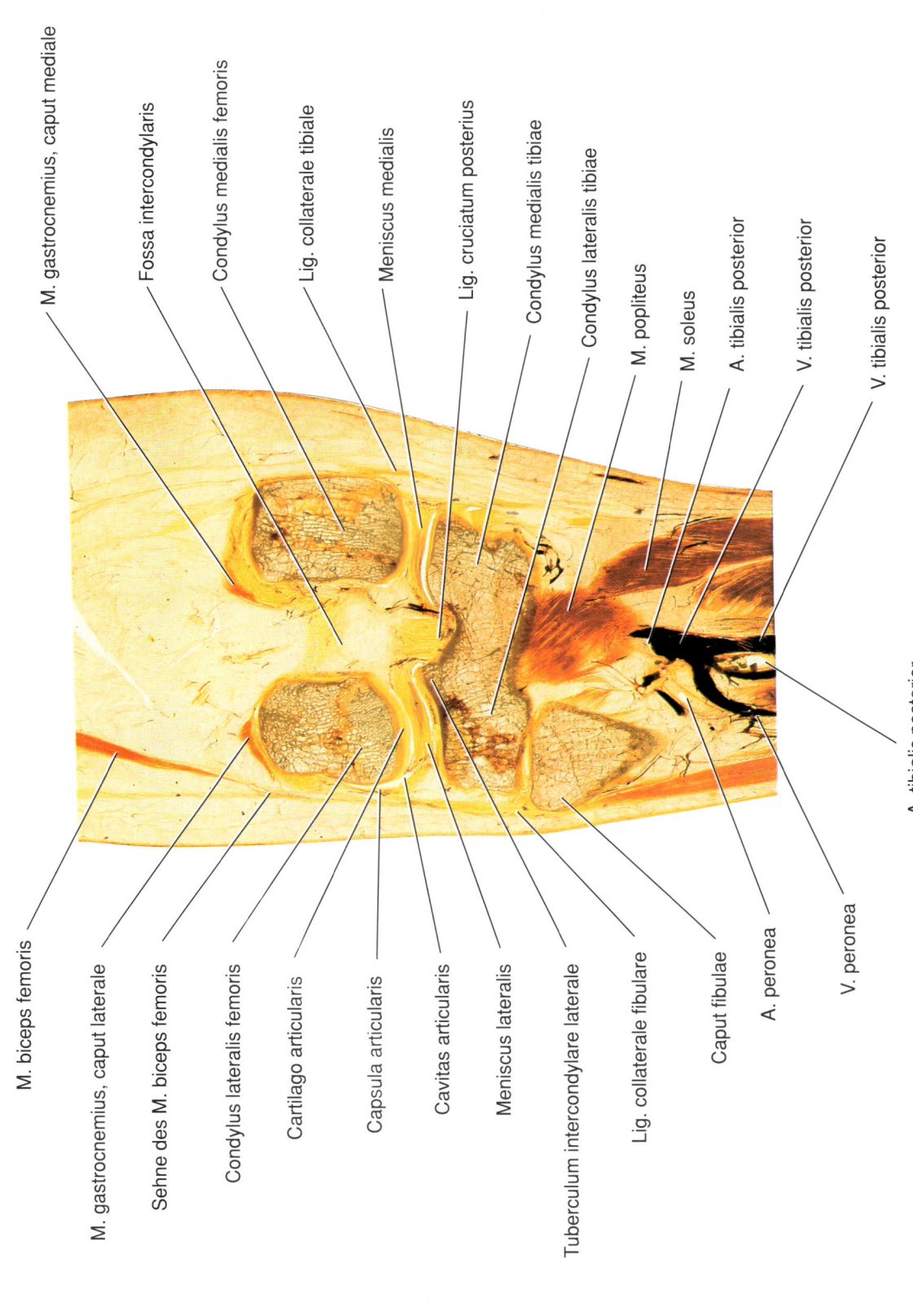

M. biceps femoris

M. gastrocnemius, caput laterale

Sehne des M. biceps femoris

Condylus lateralis femoris

Cartilago articularis

Capsula articularis

Cavitas articularis

Meniscus lateralis

Tuberculum intercondylare laterale

Lig. collaterale fibulare

Caput fibulae

A. peronea

V. peronea

A. tibialis posterior

M. gastrocnemius, caput mediale

Fossa intercondylaris

Condylus medialis femoris

Lig. collaterale tibiale

Meniscus medialis

Lig. cruciatum posterius

Condylus medialis tibiae

Condylus lateralis tibiae

M. popliteus

M. soleus

A. tibialis posterior

V. tibialis posterior

V. tibialis posterior

Frontalschnitt durch eine Kniegelenksrückseite in der Ebene des hinteren Kreuzbandes.
Am Unterrand des Präparats ist die Aufzweigung der V. poplitea getroffen.

Frontalschnitt

Abb. 7.10d

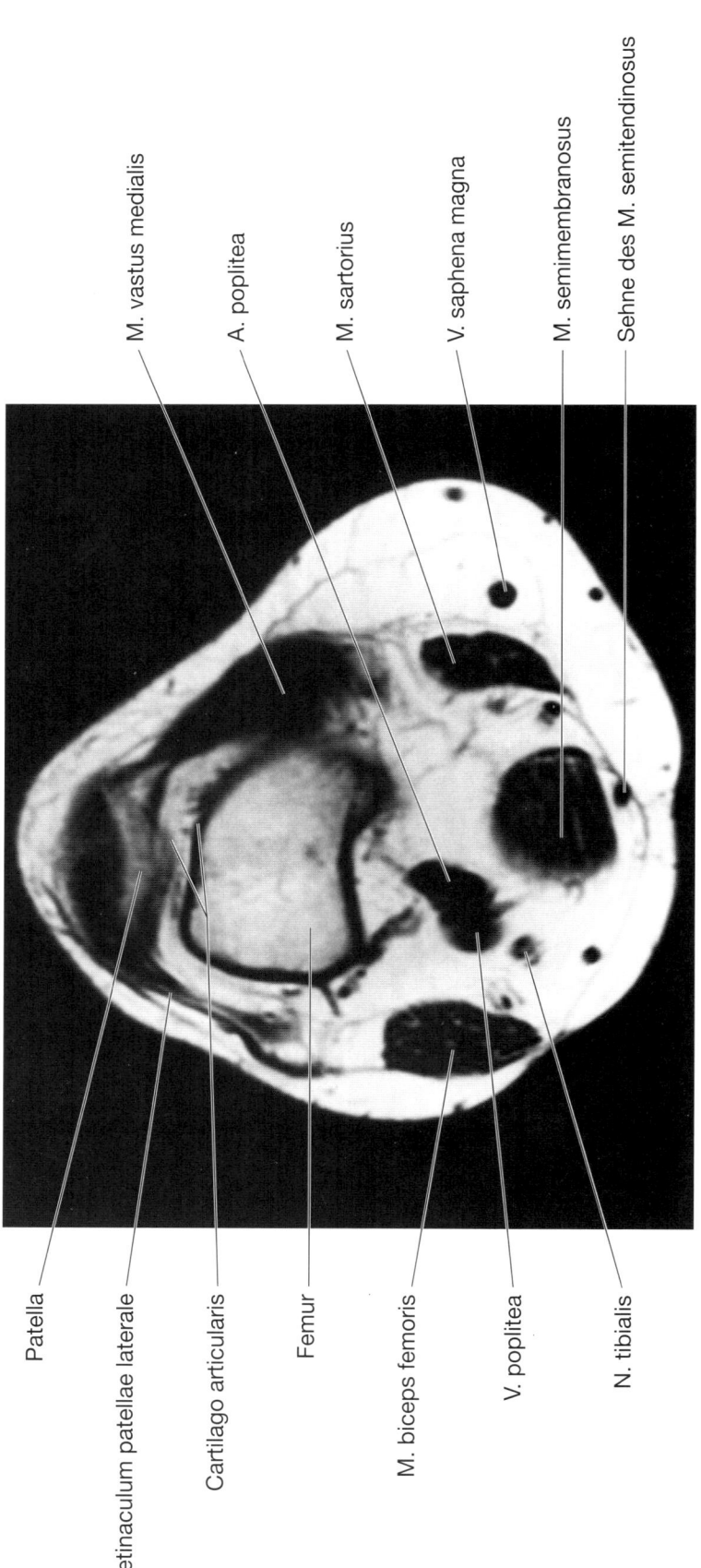

M. vastus medialis

A. poplitea

M. sartorius

V. saphena magna

M. semimembranosus

Sehne des M. semitendinosus

Patella

Retinaculum patellae laterale

Cartilago articularis

Femur

M. biceps femoris

V. poplitea

N. tibialis

Dieses T1-gewichtete, transversale MR-Bild des Knies läuft durch den distalen Femur und proximal der Kondylen. Das dunkle Signal ist durch die Sehne des M. quadriceps bedingt. Die Sehne setzt hier am oberen Anteil der Patella an.

Transversalschnitt

MRI

Abb. 7.11a

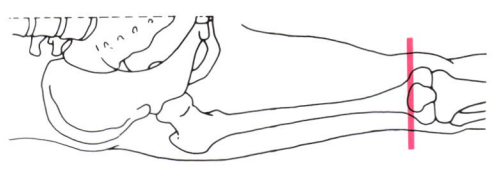

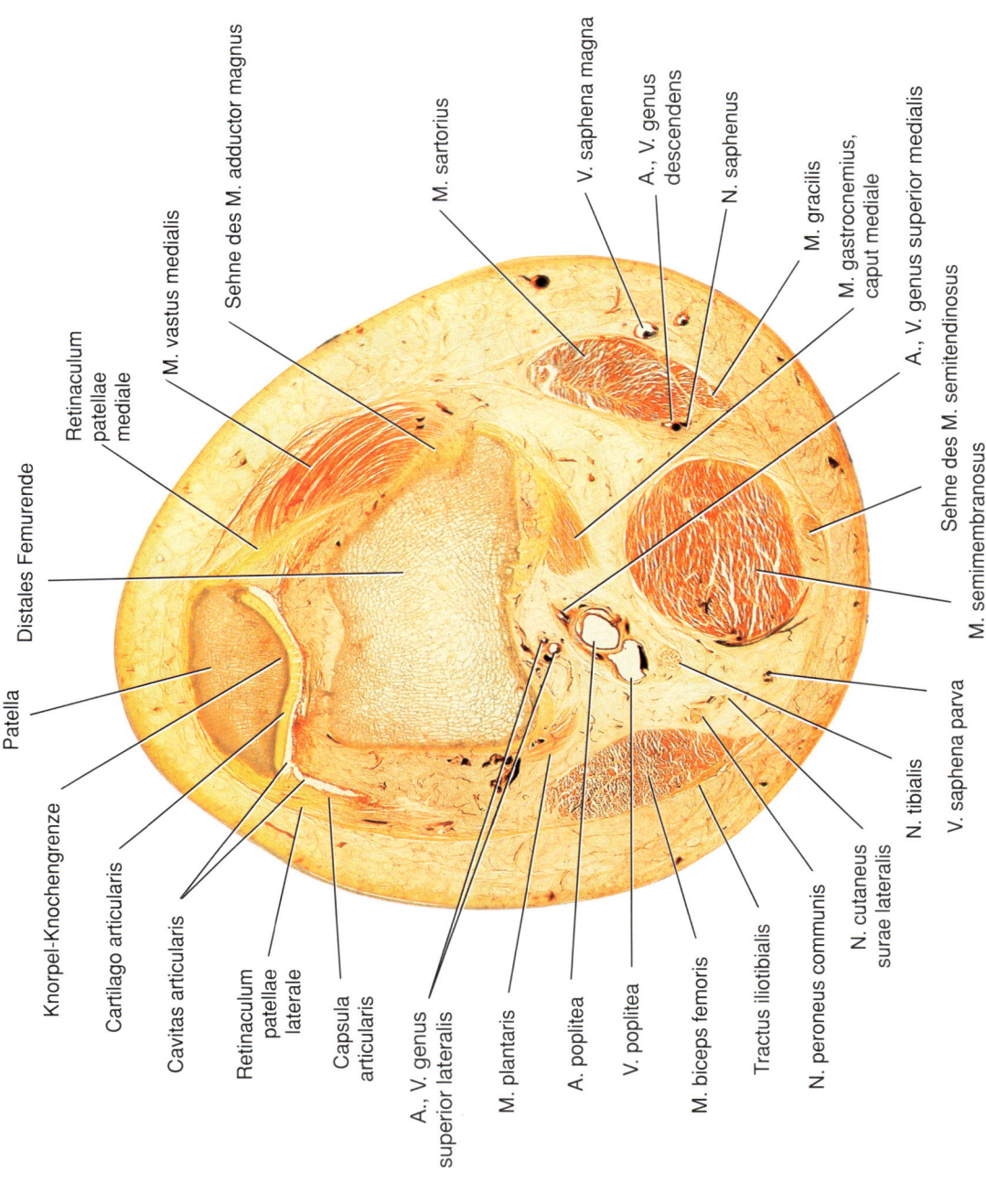

Sehne des M. adductor magnus

M. sartorius

V. saphena magna

A., V. genus descendens

N. saphenus

M. vastus medialis

M. gracilis

Retinaculum patellae mediale

M. gastrocnemius, caput mediale

A., V. genus superior medialis

Distales Femurende

A., V. genus semitendinosus

Patella

Sehne des M. semitendinosus

Knorpel-Knochengrenze

M. semimembranosus

Cartilago articularis

Cavitas articularis

V. saphena parva

Retinaculum patellae laterale

N. tibialis

Capsula articularis

N. cutaneus surae lateralis

A., V. genus superior lateralis

N. peroneus communis

M. plantaris

Tractus iliotibialis

A. poplitea

M. biceps femoris

V. poplitea

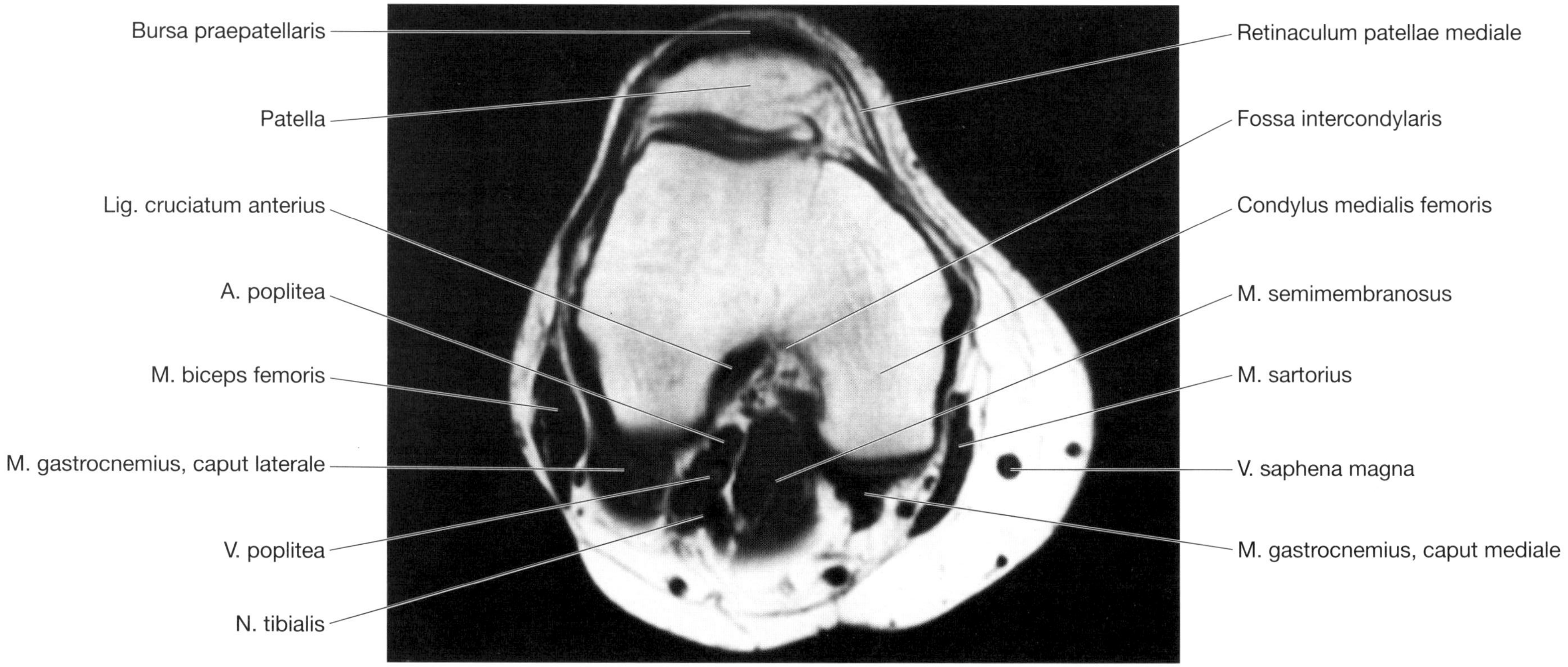

Retinaculum patellae mediale

Fossa intercondylaris

Condylus medialis femoris

M. semimembranosus

M. sartorius

V. saphena magna

M. gastrocnemius, caput mediale

Bursa praepatellaris

Patella

Lig. cruciatum anterius

A. poplitea

M. biceps femoris

M. gastrocnemius, caput laterale

V. poplitea

N. tibialis

Das T1-gewichtete, transversale MR-Bild des Knies verläuft durch die Patella und den distalen Femur auf der Ebene der Kondylen.

Transversalschnitt

MRI

Abb. 7.12a

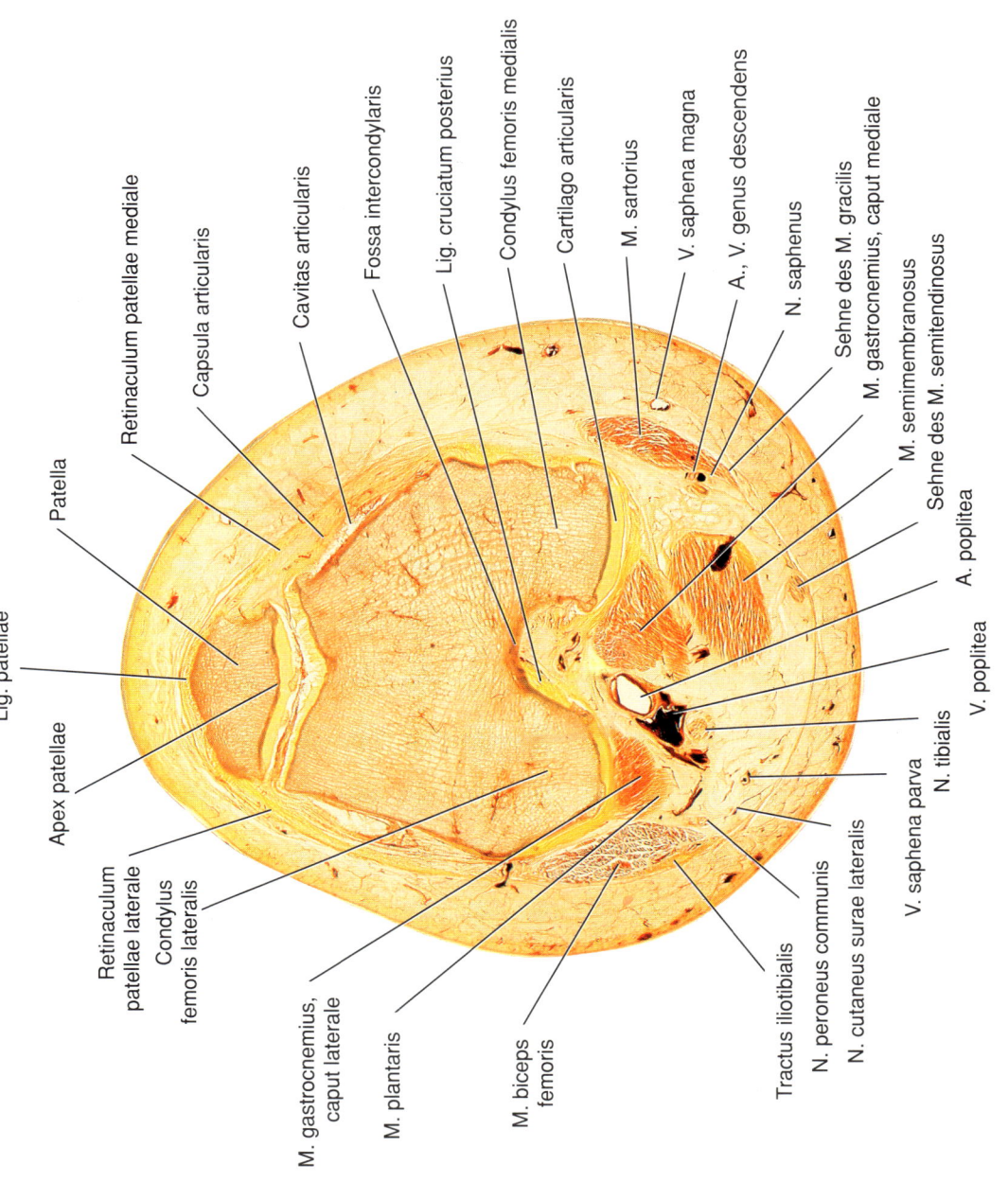

Lig. patellae

Apex patellae

Retinaculum patellae laterale

Condylus femoris lateralis

M. gastrocnemius, caput laterale

M. plantaris

M. biceps femoris

Patella

Retinaculum patellae mediale

Capsula articularis

Cavitas articularis

Fossa intercondylaris

Lig. cruciatum posterius

Condylus femoris medialis

Cartilago articularis

M. sartorius

V. saphena magna

A., V. genus descendens

N. saphenus

Sehne des M. gracilis

M. gastrocnemius, caput mediale

M. semimembranosus

Sehne des M. semitendinosus

A. poplitea

V. poplitea

N. tibialis

V. saphena parva

N. cutaneus surae lateralis

N. peroneus communis

Tractus iliotibialis

Transversalschnitt

257

Abb. 7.12b   Distaler Querschnitt durch das Femoropatellargelenk und die Femurkondylen.

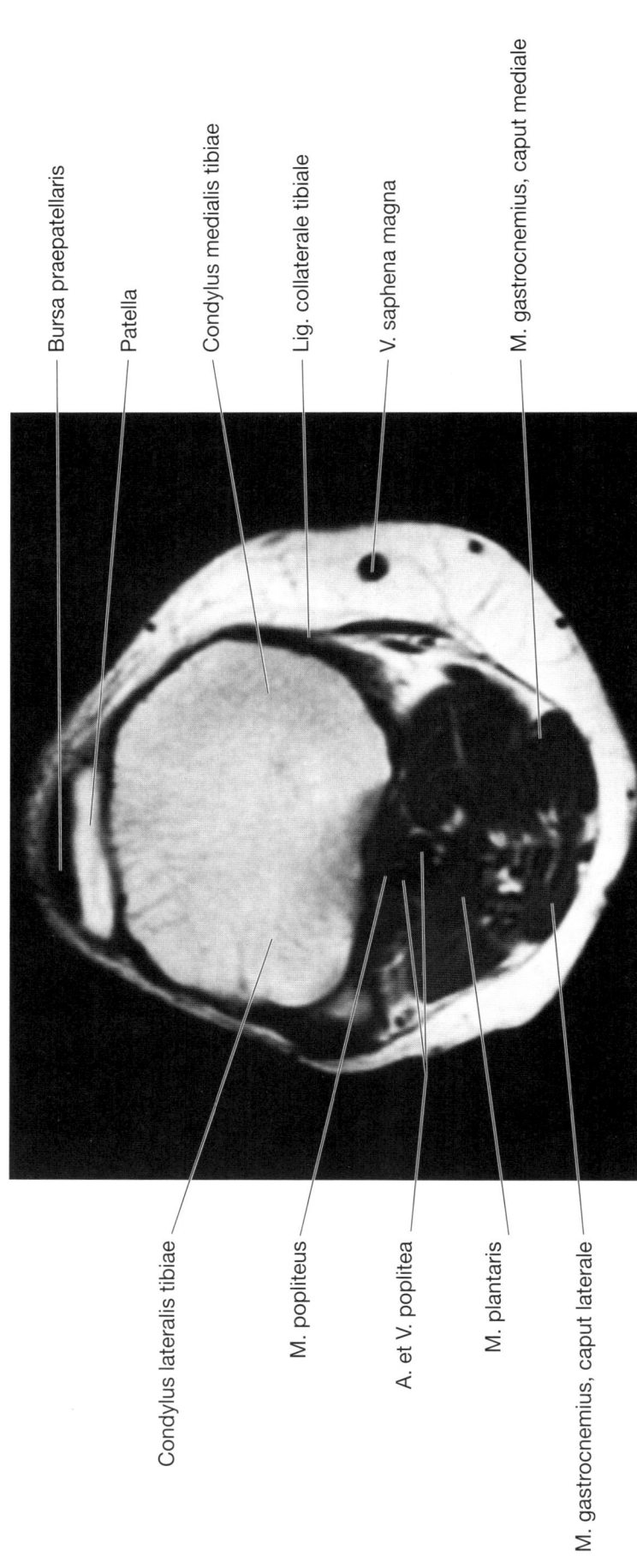

Bursa praepatellaris

Patella

Condylus medialis tibiae

Lig. collaterale tibiale

V. saphena magna

M. gastrocnemius, caput mediale

Condylus lateralis tibiae

M. popliteus

A. et V. poplitea

M. plantaris

M. gastrocnemius, caput laterale

Transversalschnitt

Das T1-gewichtete, transversale MR-Bild des Knies wurde auf der Ebene des Plateaus der Tibia sowie der medialen und lateralen Kondylen aufgenommen.

MRI

Abb. 7.13a

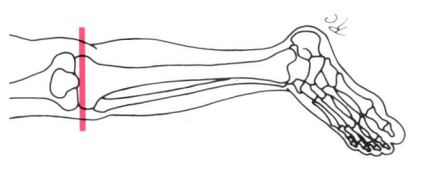

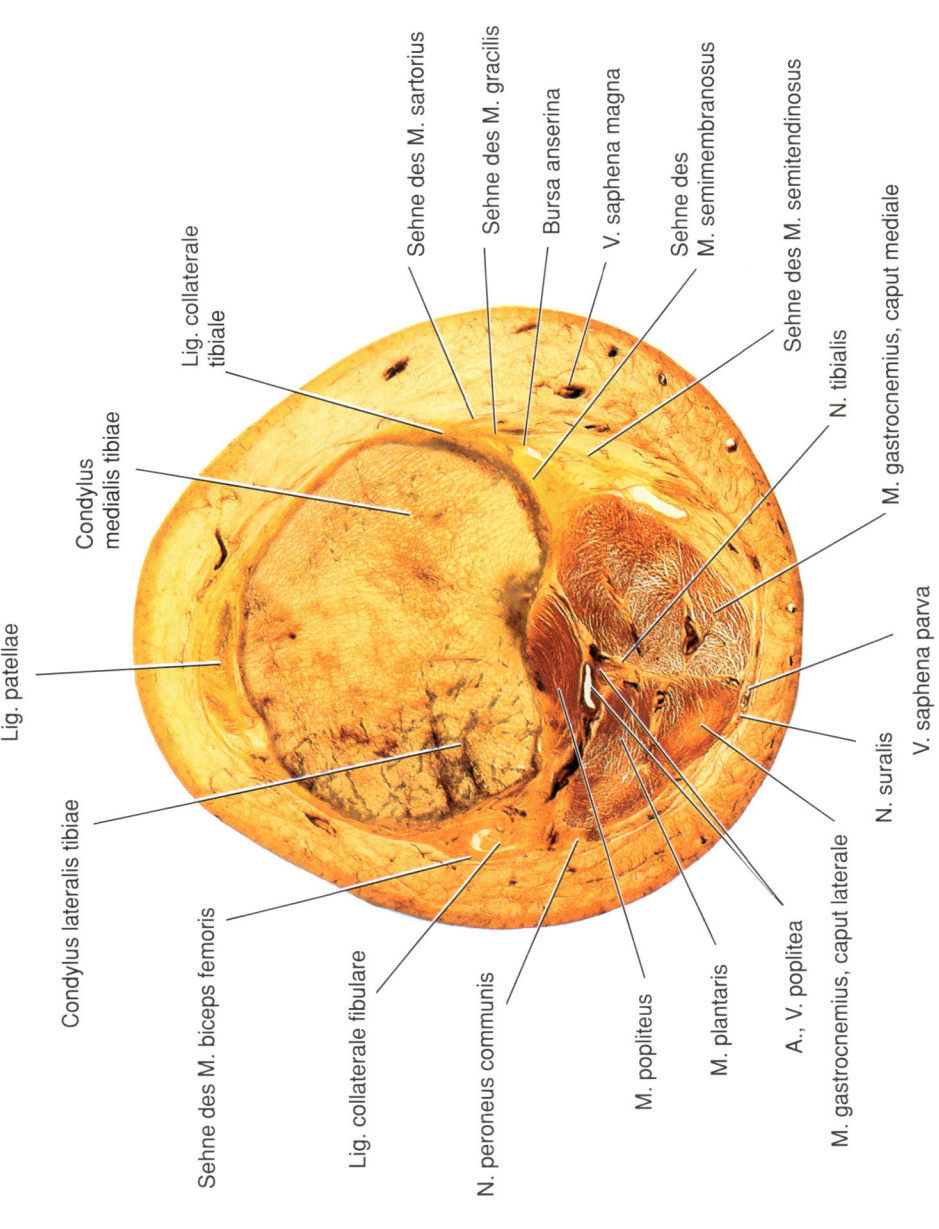

Lig. collaterale tibiae

Condylus medialis tibiae

Lig. patellae

Condylus lateralis tibiae

Sehne des M. biceps femoris

Lig. collaterale fibulare

N. peroneus communis

M. popliteus

M. plantaris

A., V. poplitea

M. gastrocnemius, caput laterale

N. suralis

V. saphena parva

N. tibialis

M. gastrocnemius, caput mediale

Sehne des M. semitendinosus

Sehne des M. semimembranosus

V. saphena magna

Bursa anserina

Sehne des M. gracilis

Sehne des M. sartorius

Abb. 7.13b

Transversalschnitt

259

Unterschenkelquerschnitt kurz unterhalb des Tibiaplateaus.

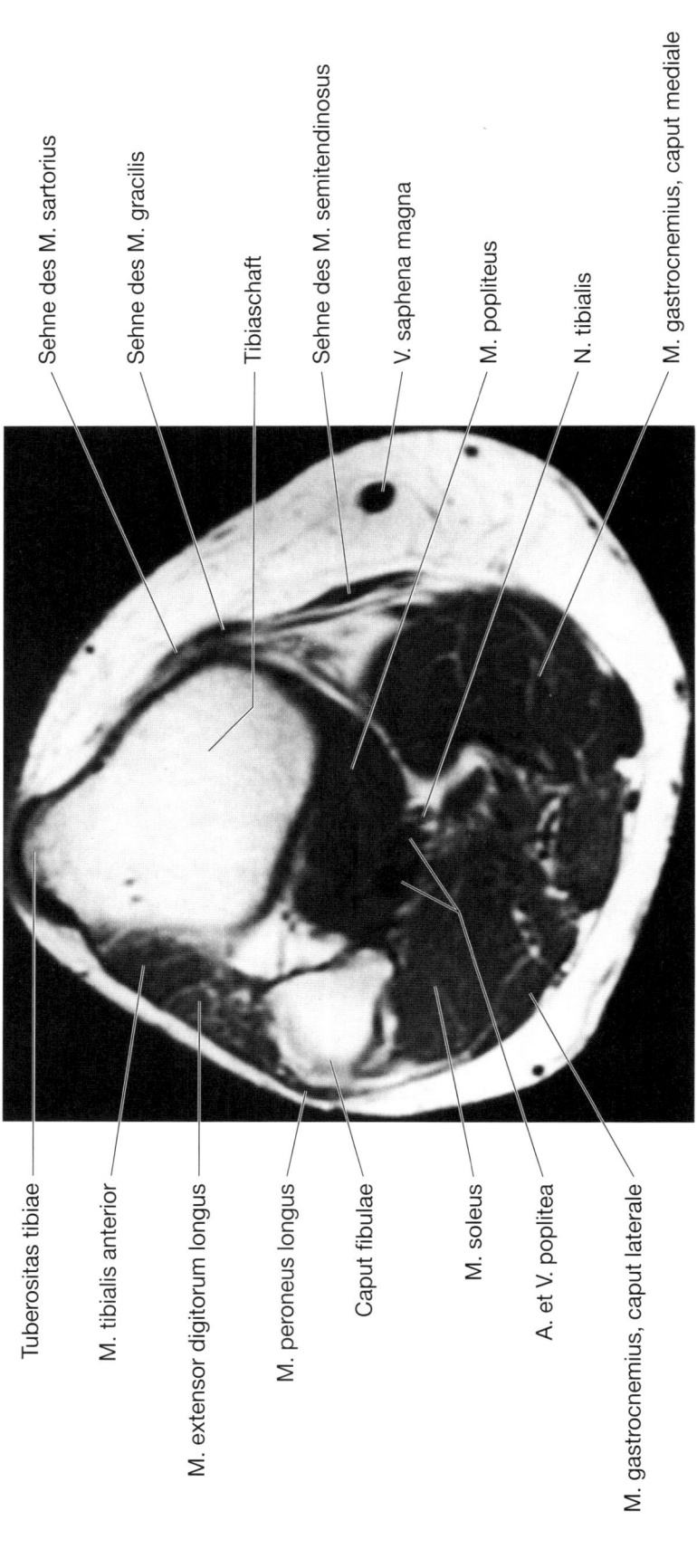

Sehne des M. sartorius

Sehne des M. gracilis

Tibiaschaft

Sehne des M. semitendinosus

V. saphena magna

M. popliteus

N. tibialis

M. gastrocnemius, caput mediale

Tuberositas tibiae

M. tibialis anterior

M. extensor digitorum longus

M. peroneus longus

Caput fibulae

M. soleus

A. et V. poplitea

M. gastrocnemius, caput laterale

Dieses T1-gewichtete, transversale MR-Bild des proximalen Beins liegt auf der Höhe der Tuberositas tibiae. Die V. saphena magna liegt medial. Auf Grund des fließenden Blutes erscheint die Vene dunkel; sie ist von hellem subkutanem Fettgewebe umgeben.

Abb. 7.14a   MRI   Transversalschnitt

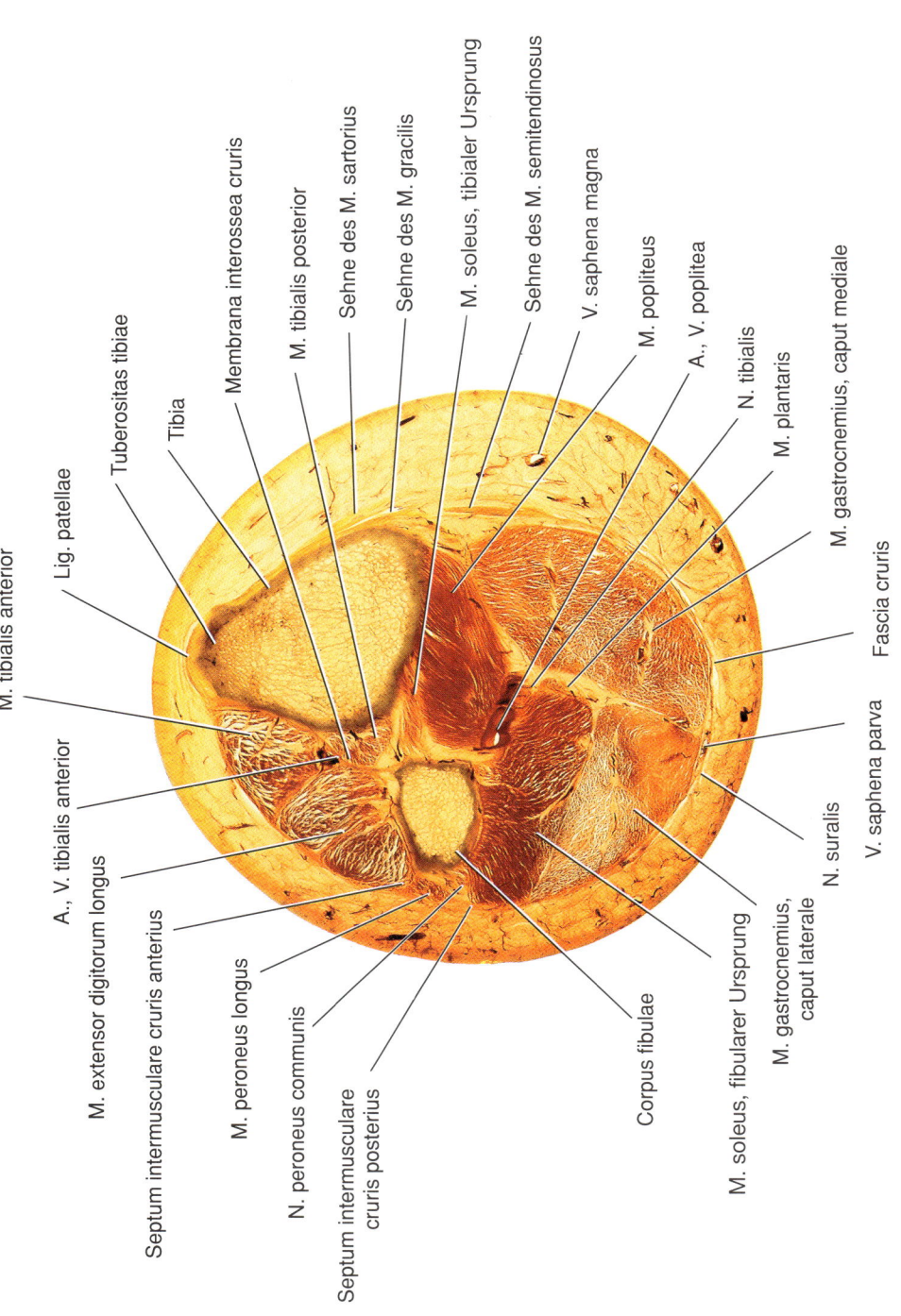

M. tibialis anterior

Lig. patellae

Tuberositas tibiae

Tibia

Membrana interossea cruris

M. tibialis posterior

Sehne des M. sartorius

Sehne des M. gracilis

M. soleus, tibialer Ursprung

Sehne des M. semitendinosus

V. saphena magna

M. popliteus

A., V. poplitea

N. tibialis

M. plantaris

M. gastrocnemius, caput mediale

Fascia cruris

V. saphena parva

N. suralis

M. gastrocnemius, caput laterale

M. soleus, fibularer Ursprung

Corpus fibulae

Septum intermusculare cruris posterius

N. peroneus communis

M. peroneus longus

Septum intermusculare cruris anterius

M. extensor digitorum longus

A., V. tibialis anterior

Abb. 7.14b

Unterschenkelquerschnitt am unteren Ende der Tuberositas tibiae.

M. tibialis anterior

Corpus tibiae

V. saphena magna

M. soleus

M. tibialis posterior

M. gastrocnemius, caput mediale

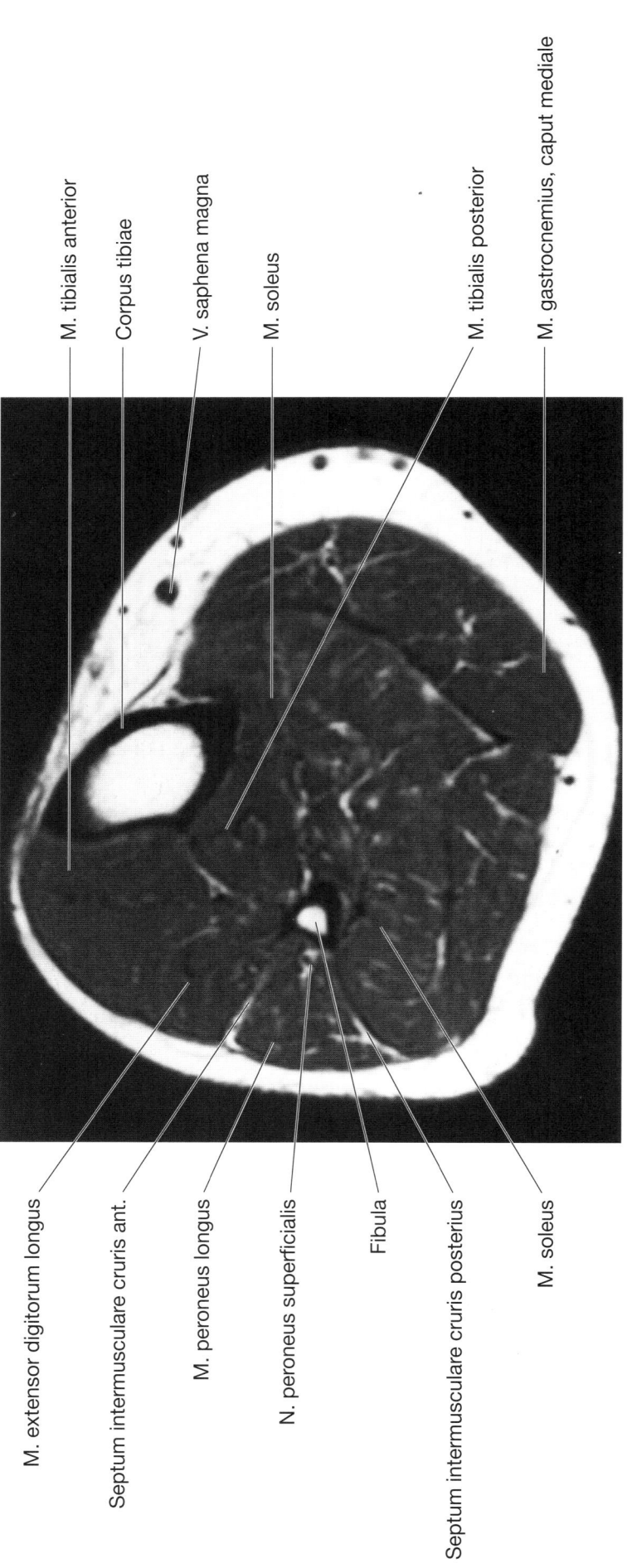

M. extensor digitorum longus

Septum intermusculare cruris ant.

M. peroneus longus

N. peroneus superficialis

Fibula

Septum intermusculare cruris posterius

M. soleus

Das T1-gewichtete, transversale MR-Bild des proximalen Unterschenkels zeigt den M. soleus und den M. gastrocnemius dahinter.

Transversalschnitt

MRI

Abb. 7.15a

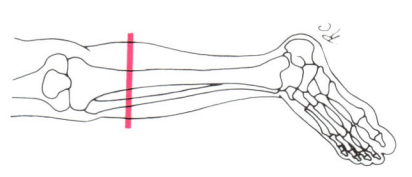

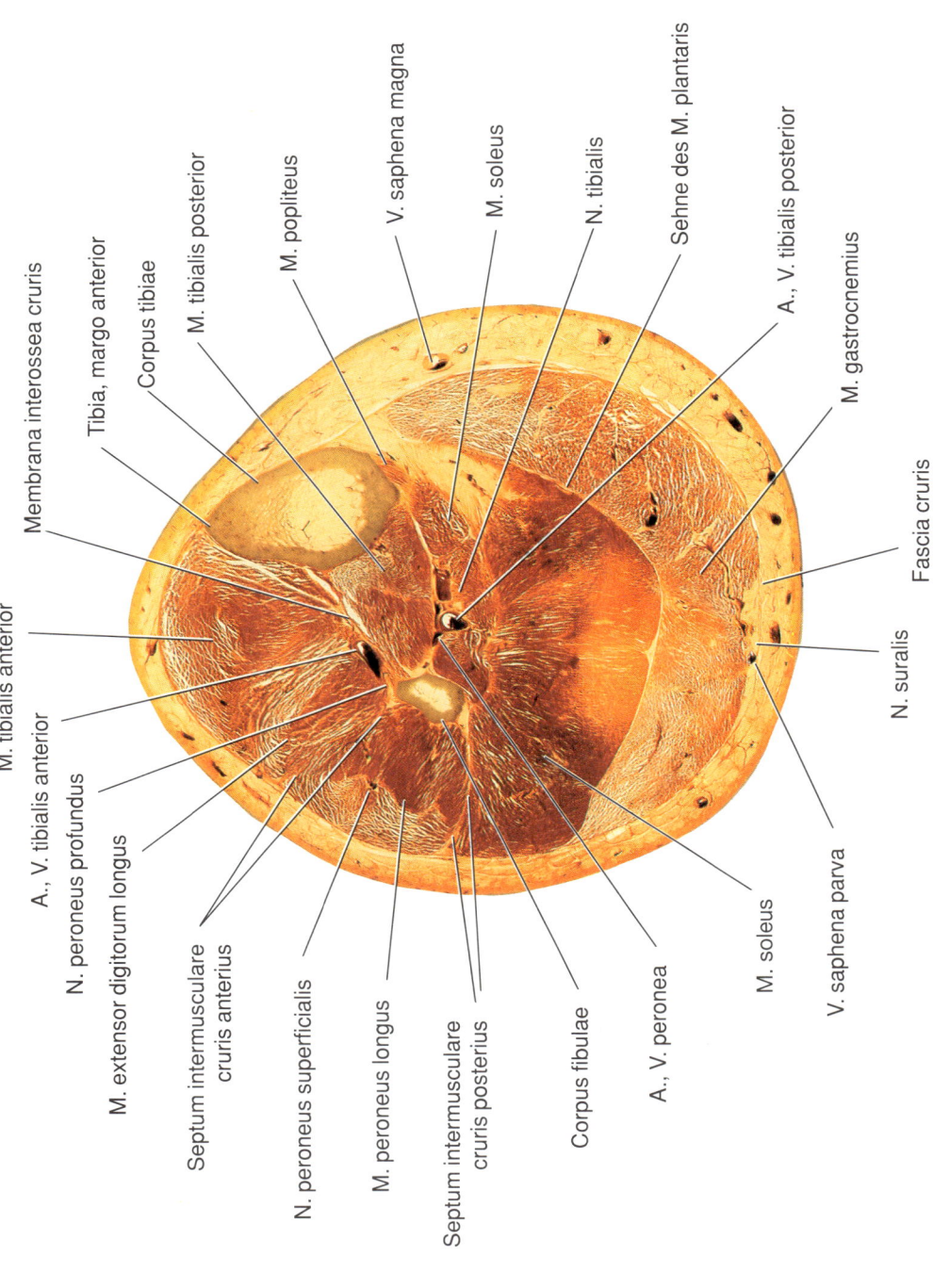

M. tibialis anterior

A., V. tibialis anterior

N. peroneus profundus

M. extensor digitorum longus

Septum intermusculare
cruris anterius

N. peroneus superficialis

M. peroneus longus

Septum intermusculare
cruris posterius

Corpus fibulae

A., V. peronea

M. soleus

V. saphena parva

Membrana interossea cruris

Tibia, margo anterior

Corpus tibiae

M. tibialis posterior

M. popliteus

V. saphena magna

M. soleus

N. tibialis

Sehne des M. plantaris

A., V. tibialis posterior

M. gastrocnemius

Fascia cruris

N. suralis

Abb. 7.15b   Unterschenkelquerschnitt im oberen Drittel mit kräftiger oberflächlicher Wadenmuskulatur.   Transversalschnitt

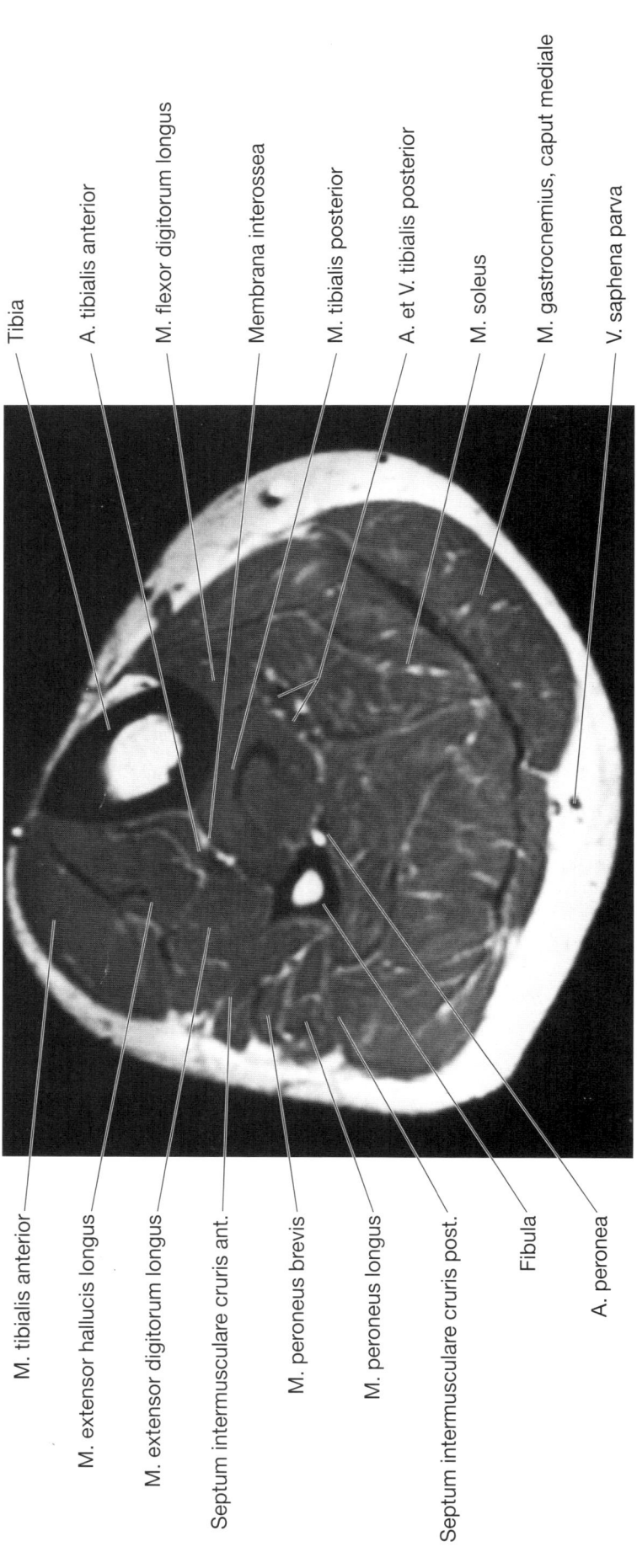

Tibia

A. tibialis anterior

M. flexor digitorum longus

Membrana interossea

M. tibialis posterior

A. et V. tibialis posterior

M. soleus

M. gastrocnemius, caput mediale

V. saphena parva

M. tibialis anterior

M. extensor hallucis longus

M. extensor digitorum longus

Septum intermusculare cruris ant.

M. peroneus brevis

M. peroneus longus

Septum intermusculare cruris post.

Fibula

A. peronea

Das T1-gewichtete, transversale MR-Bild des Unterschenkels zeigt auf dieser Ebene
die relativ geringe Menge an subkutanem Fettgewebe vor der Tibia. Der vordere Rand
der Tibia ist spitz und wird gewöhnlich als Schienbein bezeichnet.

Transversalschnitt

MRI

Abb. 7.16a

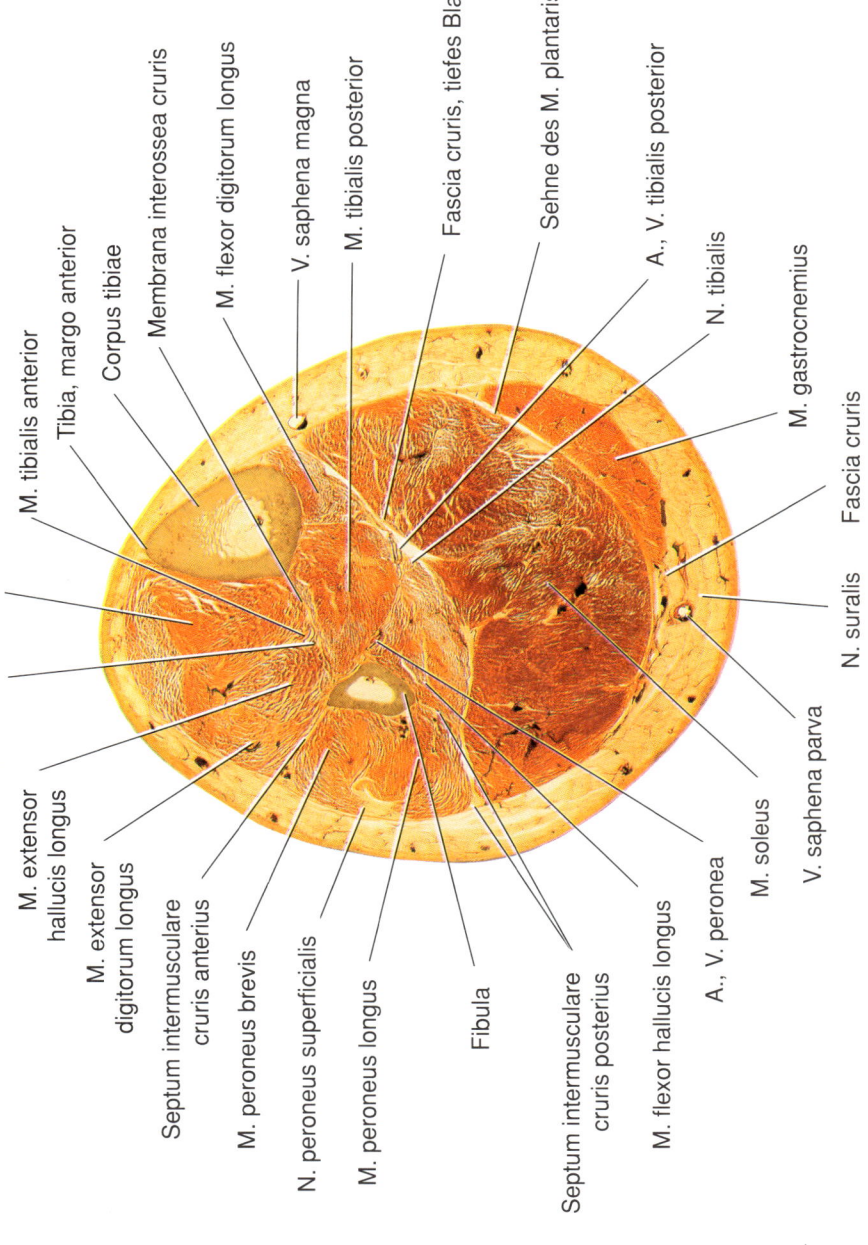

N. peroneus profundus

A., V. tibialis anterior

M. extensor hallucis longus

M. tibialis anterior

M. extensor digitorum longus

Tibia, margo anterior

Septum intermusculare cruris anterius

Corpus tibiae

M. peroneus brevis

Membrana interossea cruris

N. peroneus superficialis

M. flexor digitorum longus

M. peroneus longus

V. saphena magna

Fibula

M. tibialis posterior

Septum intermusculare cruris posterius

Fascia cruris, tiefes Blatt

M. flexor hallucis longus

Sehne des M. plantaris

A., V. peronea

A., V. tibialis posterior

M. soleus

N. tibialis

V. saphena parva

M. gastrocnemius

N. suralis

Fascia cruris

Abb. 7.16b

Querschnitt durch die Mitte des Unterschenkels am Sehnenübergang des M. gastrocnemius.

Transversalschnitt

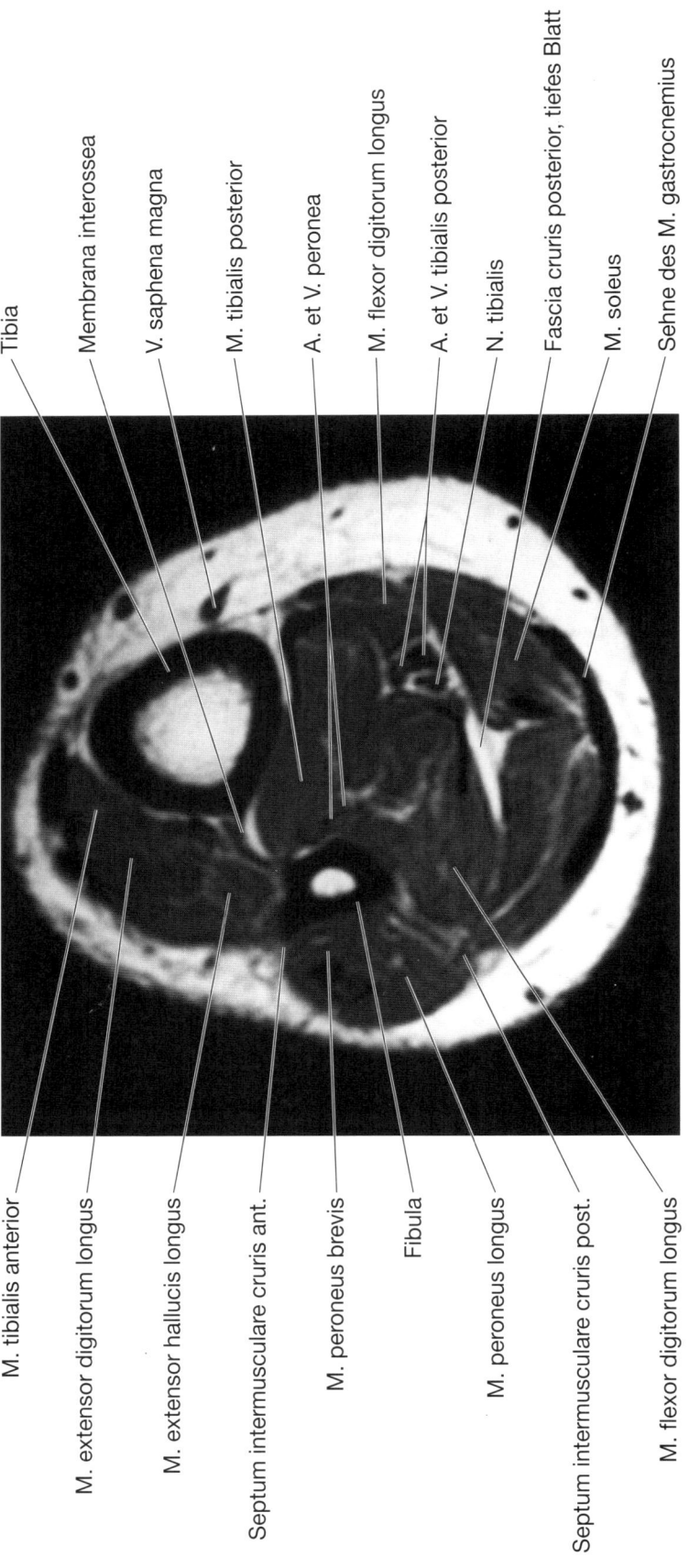

Tibia

Membrana interossea

V. saphena magna

M. tibialis posterior

A. et V. peronea

M. flexor digitorum longus

A. et V. tibialis posterior

N. tibialis

Fascia cruris posterior, tiefes Blatt

M. soleus

Sehne des M. gastrocnemius

M. tibialis anterior

M. extensor digitorum longus

M. extensor hallucis longus

Septum intermusculare cruris ant.

M. peroneus brevis

Fibula

M. peroneus longus

Septum intermusculare cruris post.

M. flexor digitorum longus

Dieses T1-gewichtete, transversale MR-Bild des distalen Unterschenkels zeigt die Sehnen, über die die Flexion und die Extension des Sprunggelenks vermittelt werden. Die Sehnen erscheinen auf Grund ihrer fibrösen Gewebsanteile dunkel.

Transversalschnitt

MRI

Abb. 7.17a

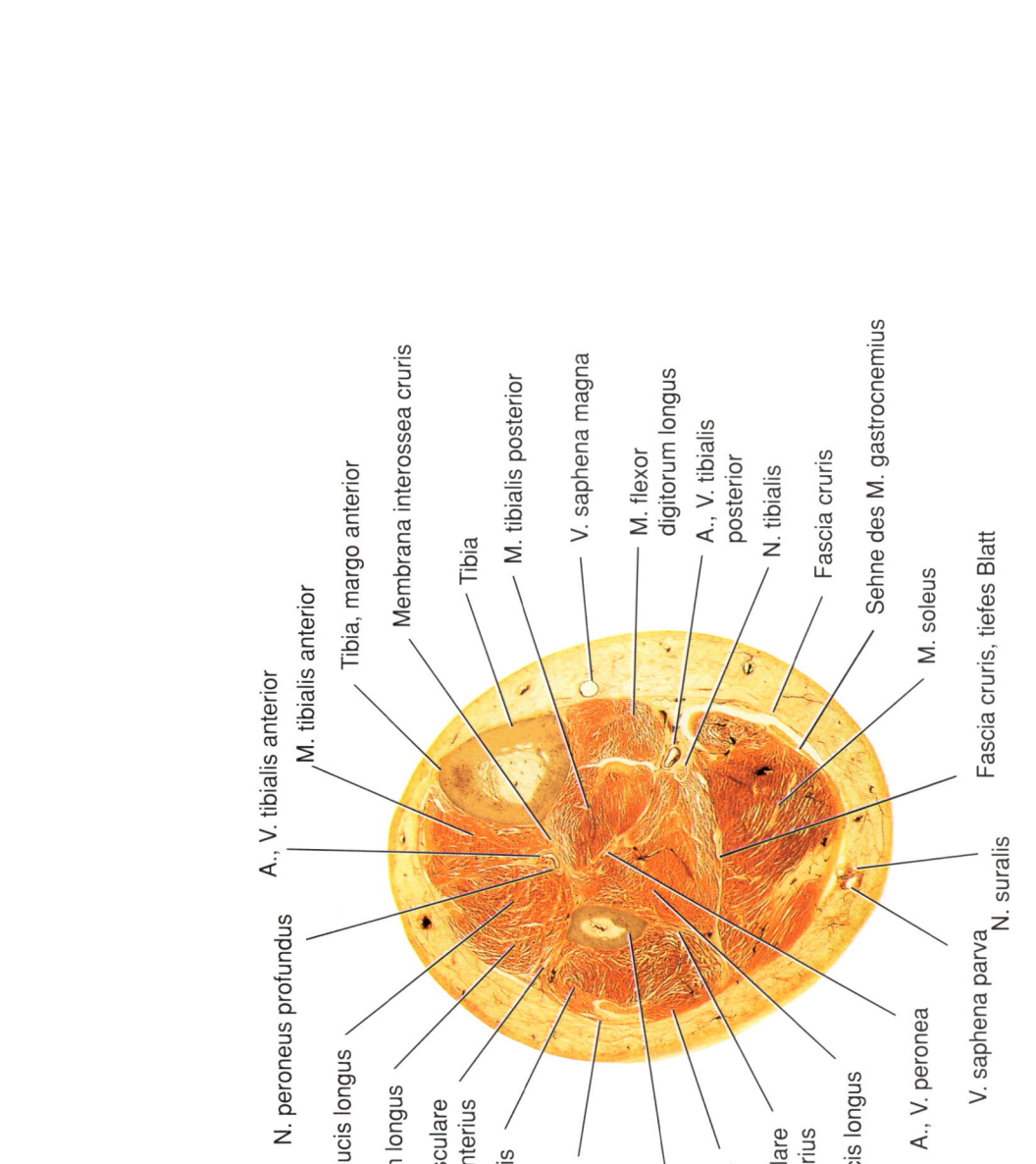

N. peroneus profundus

N. peroneus superficialis

M. extensor hallucis longus

M. extensor digitorum longus

Septum intermusculare cruris anterius

M. peroneus brevis

A., V. tibialis anterior

M. tibialis anterior

Tibia, margo anterior

Membrana interossea cruris

Tibia

M. tibialis posterior

V. saphena magna

M. flexor digitorum longus

A., V. tibialis posterior

N. tibialis

Fascia cruris

Sehne des M. gastrocnemius

M. soleus

Fascia cruris, tiefes Blatt

N. suralis

V. saphena parva

A., V. peronea

M. flexor hallucis longus

Septum intemusculare cruris posterius

M. peroneus longus

Corpus fibulae

Abb. 7.17b   Unterschenkelquerschnitt im Bereich der breiten Endsehne des M. gastrocnemius.

Sehne des M. tibialis anterior

Tibia

Sehne des M. tibialis posterior

Sehne des M. flexor digitorum longus

A. et V. tibialis posterior

Tendo calcaneus

Sehne des M. extensor hallucis longus

Sehne des M. extensor digitorum

Fibula

Sehne des M. peroneus brevis

Sehne des M. peroneus longus

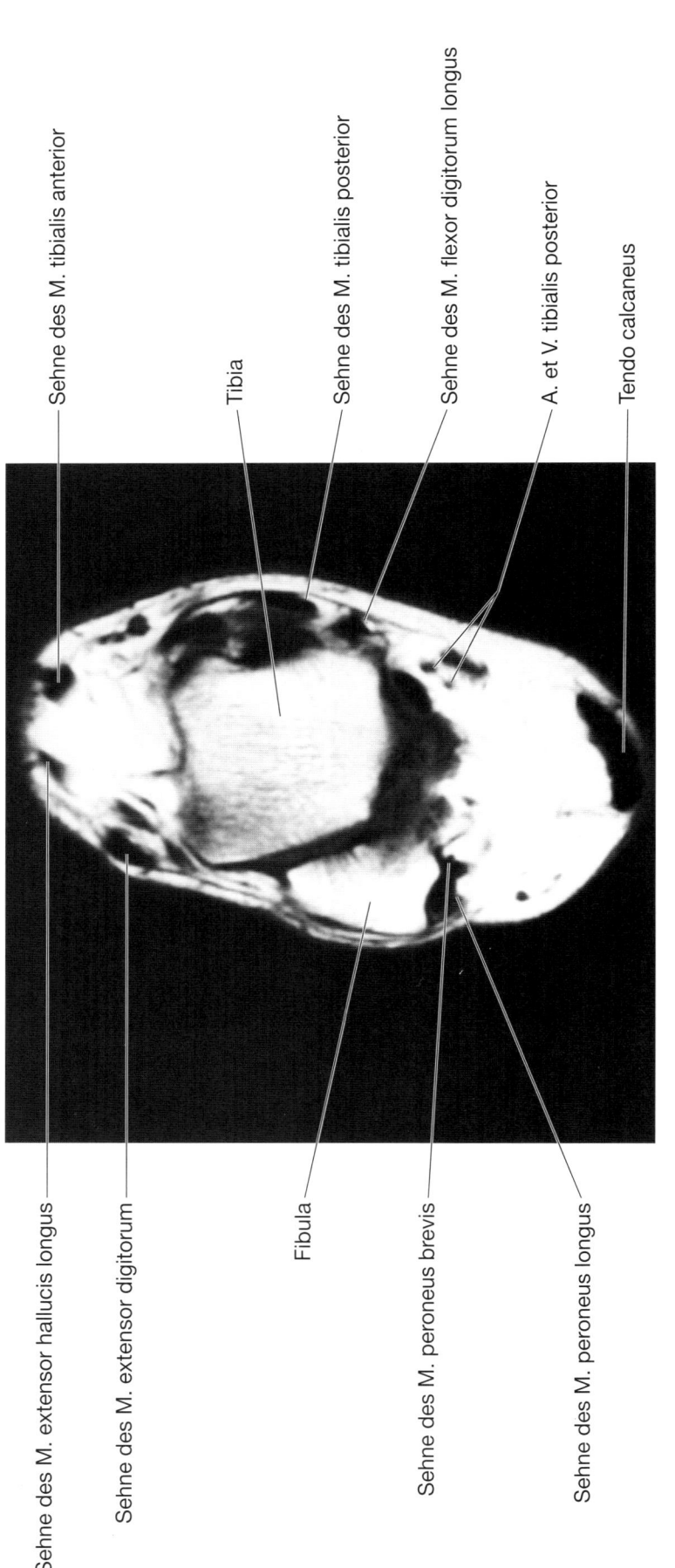

Transversalschnitt

Das T1-gewichtete, transversale MR-Bild des distalen Unterschenkels zeigt die vielen Sehnen, die zwischen Sprunggelenk und tibiofibularem Band laufen.

MRI

Abb. 7.18a

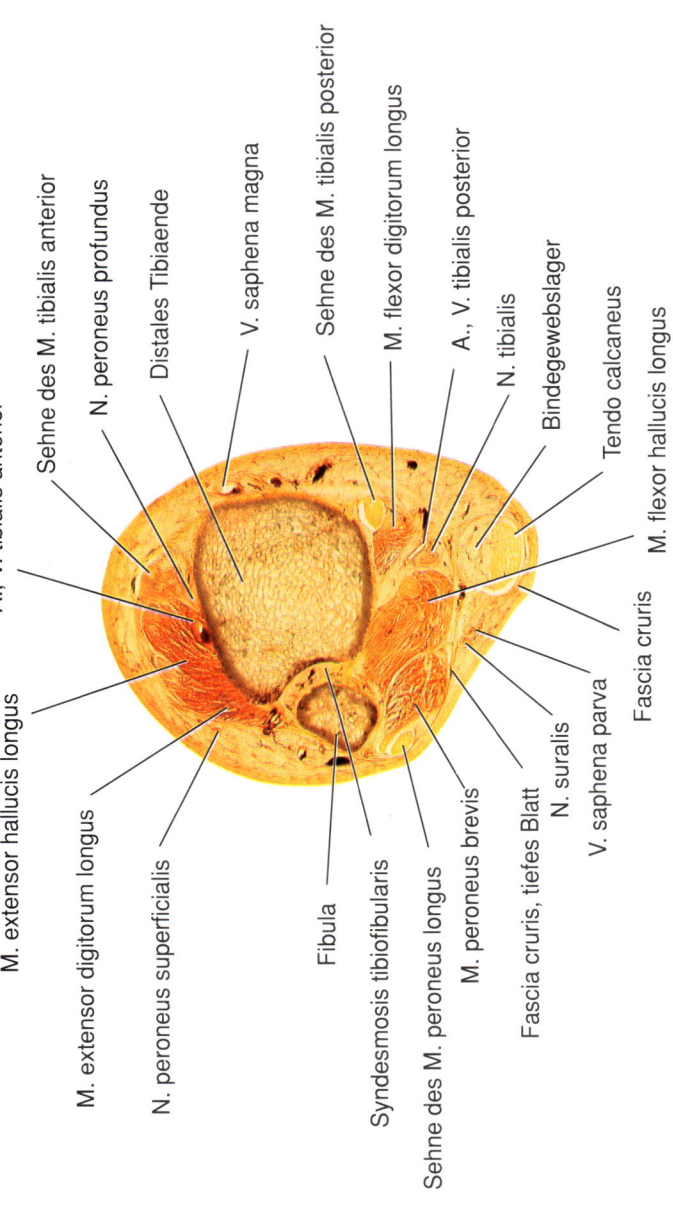

M. extensor hallucis longus

M. extensor digitorum longus

N. peroneus superficialis

Fibula

Syndesmosis tibiofibularis

Sehne des M. peroneus longus

M. peroneus brevis

Fascia cruris, tiefes Blatt

N. suralis

V. saphena parva

Fascia cruris

M. extensor hallucis longus

A., V. tibialis anterior

Sehne des M. tibialis anterior

N. peroneus profundus

Distales Tibiaende

V. saphena magna

Sehne des M. tibialis posterior

M. flexor digitorum longus

A., V. tibialis posterior

N. tibialis

Bindegewebslager

Tendo calcaneus

M. flexor hallucis longus

Transversalschnitt

Distaler Unterschenkelquerschnitt dicht oberhalb der Malleolengabel im Bereich der Incisura fibularis der Tibia.

Abb. 7.18b

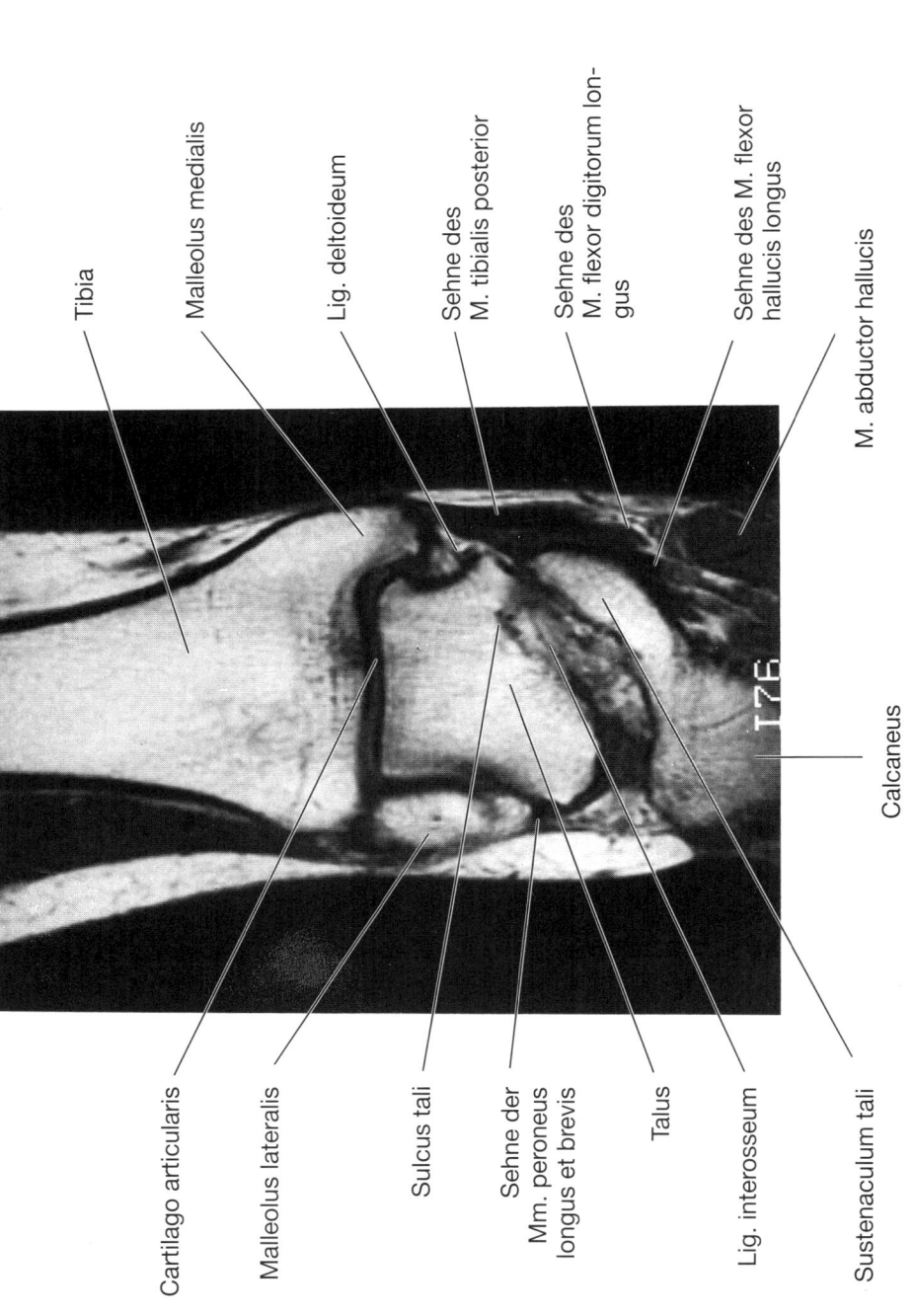

Tibia

Malleolus medialis

Lig. deltoideum

Sehne des
M. tibialis posterior

Sehne des
M. flexor digitorum lon-
gus

Sehne des M. flexor
hallucis longus

M. abductor hallucis

Calcaneus

Cartilago articularis

Malleolus lateralis

Sulcus tali

Sehne der
Mm. peroneus
longus et brevis

Talus

Lig. interosseum

Sustenaculum tali

Das T1-gewichtete, frontale MR-Bild des Sprunggelenks
zeigt die Articulatio tibiotalaris. Die Stabilität ist durch den
medialen und lateralen Malleolus und mehrere Bänder
gewährleistet.

Abb. 7.19a

MRI

Frontalschnitt

Sachwortverzeichnis *

* Aus technischen Gründen wurden folgende Begriffe in obsoleten Schreibweisen belassen.
In Klammern dahinter finden Sie die heute übliche Orthographie.
ancone-(anconae-)us
aryte-(arytae-)noidea
glute-(glutae-)us
perone-(peronae-)us
thyro-(thyreo-)idea

Atlas der
Histologie

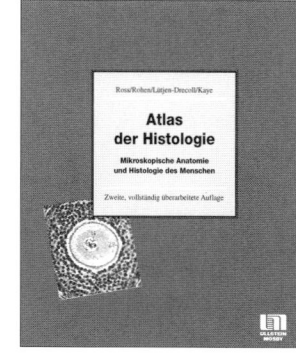
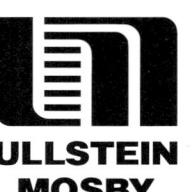

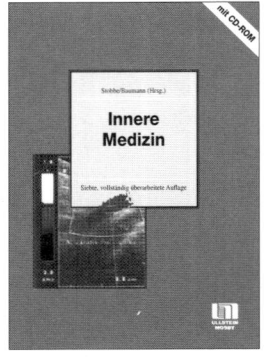